제 2 판

알기 쉬운 간호정보학

Easy to Understand Nursing Informatics

이혜자 · 김연하 · 김채봉 · 남경동 · 양옥렬 · 이병채 · 이혜진 · 최순옥 공저

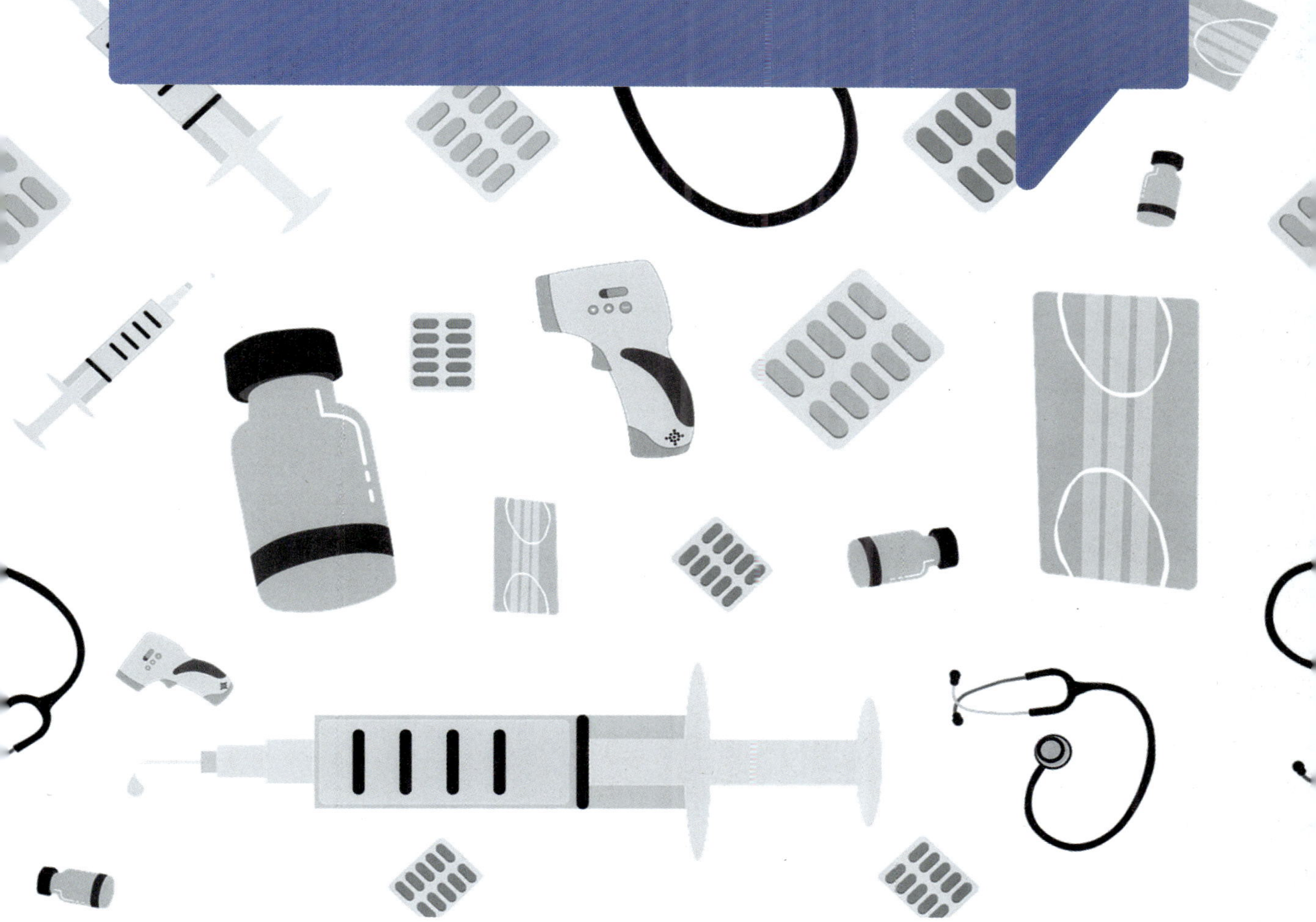

계축문화사

머리말
PREFACE

정보기술 발달과 4차 산업혁명 도래로 우리 주변에는 각종 정보가 넘치고 정보 기반 시스템은 기업뿐만 아니라 보건의료기관에서도 널리 이용되고 있습니다. 그런데 그 많은 정보 중에서 사용자 본인에게 필요한 정보를 찾아 효율적으로 이용하는 것은 쉽지 않은 실정입니다.

보건의료기관에서 핵심 역할을 담당하고 있는 간호사가 본연의 역할을 제대로 수행하기 위해서는 간호정보를 효율적으로 관리하고 이용하는 데 필수적인 개념과 기술을 잘 이해하고 사용할 수 있어야 합니다. 그러나 시중의 간호정보학 교재 대부분은 간호정보학을 전공하는 대학원 학생에게 적합하게 구성되어 있어 일반 간호사를 목표로 공부하는 학부 학생들이 접하기가 쉽지 않습니다. 이에 간호학과 학부 학생과 일반 간호사를 위한 간호정보학 개론서로서 2018년 이 책의 초판을 출간하였고, 2022년에 빅데이터와 디지털 헬스 관련 내용을 추가하고, 각 장의 내용을 업데이트하여 개정판을 발간하게 되었습니다.

이 책은 저자들이 다년간 간호사 양성 교육에 종사하면서 사용해 왔던 교육 자료를 기초로 저술하였으며, 일반 간호사에게 필요한 지식과 기술에 대하여 5개 파트(부) 17개 주제(장, chapter)로 나누어서 기술하여 한 학기 교재로 이용할 수 있게 하였습니다.

제1부는 간호정보와 간호정보학을 이해하는 데 도움이 되는 기초적인 개념들을 중심으로 3개의 장으로 나누어 구성하였습니다. 제1장에서는 간호정보학의 개념과 핵심역량 등에 대하여 살펴보았고, 제2장에서는 간호정보 표준화에 필요한 용어표준과 분류체계에 대하여 살펴보았습니다. 제3장에서는 보건의료정보 표준화에 대한 개념, 필요성, 종류 등에 대하여 살펴보았습니다.

제2부는 간호사가 일하는 병원에서 이용하고 있는 정보시스템 전반에 대하여 5개의 장으로 나누어 소개하였습니다. 제4장에서는 간호정보시스템과 연동되는 병원정보시스템(HIS)의 구성과 기능 전반에 대하여 소개하였으며, 제5장부터 제8장까지는 HIS의 핵심인 처방전달시스템(OCS), 전자의무기록(EMR), 의료영상저장전송시스템(PACS), 병원경영정보시스템(HMIS) 등에 대하여 살펴보았습니다.

제3부는 간호사가 직접 이용하는 간호정보시스템의 구성과 활용에 대하여 4개의 장으로 나누어 구성하였습니다. 제9장에서는 병원에서 간호실무를 수행하는 데 필요한 정보시스템에 대하여, 제10장에서는 병원에서 간호행정업무를 수행하는 데 도움이 되는 정보시스템에 대하여 살펴보았고, 제11장과 제12장에서는 간호사가 연구활동과 교육업무를 효율적으로 수행하는 데 도움이 되는 정보통신기술 활용에 대하여 소개하였습니다.

제4부는 간호사와 관련 있는 기타 보건의료분야 정보시스템과 환자개인정보 보호에 대하여 3개의 장으로 나누어 구성하였습니다. 제13장에서는 보건의료분야에서의 빅데이터 활용과 분석에 대하여 살펴보았고, 제14장에서는 간호사와 관련 있는 기타 보건의료분야 정보시스템에 대하여 기초적인 개념 중심으로 살펴보았습니다. 제15장에서는 환자개인정보 보호 및 보안에 대한 다양한 내용을 소개하였습니다.

제5부는 디지털 헬스와 간호정보학의 미래에 대하여 2개의 장으로 나누어 구성하였습니다. 제16장에서는 디지털 헬스와 4차 산업혁명에 대하여 살펴보았고, 17장에서는 정보기술의 발전과 미래 사회변화에 따른 간호정보학의 발전에 대하여 전망해 보았습니다.

끝으로 이 책이 보건의료기관에서 간호사로 종사하고자 하는 모든 분들에게 좋은 지침서가 되어 나름의 결실을 맺기 바라며, 부족한 부분에 대해서는 계속 보완해 나갈 것을 약속드립니다. 그리고 이 책을 출판하기 위해 수고하여 주신 계축문화사 관계자분들께 감사드립니다.

2022년 7월

저자 일동

차례

CONTENTS

제1부 간호정보학 개념과 보건의료정보 표준화

제 2 부 병원정보시스템 이해

제7장 의료영상저장전송시스템(PACS) … 125

제8장 병원경영정보시스템(HMIS)과 의사결정지원시스템(DSS) ………… 141

제3부 간호정보시스템 구성과 활용

제9장 간호실무를 위한 정보시스템 ……… 153

제 4 부 기타 보건의료 정보시스템과 환자개인정보 보호

제5부 디지털 헬스와 간호정보학의 미래

1

제1부

간호정보학 개념과 보건의료정보 표준화

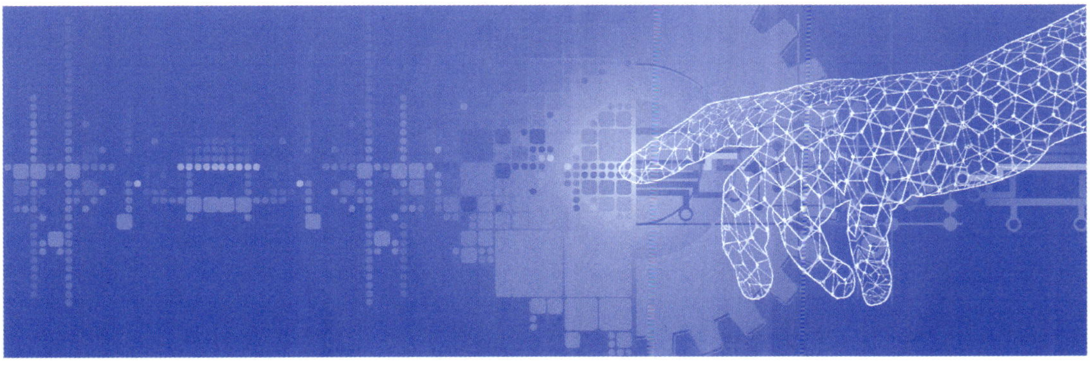

제 1 장

간호정보학 개념

학습목표

1. 간호정보학의 정의에 대해 설명할 수 있다.
2. 간호정보학에서 다루는 네 가지 핵심개념에 대해 설명할 수 있다.
3. 간호사가 갖추어야 할 정보화 역량을 설명할 수 있다.
4. 간호정보학의 연구범위를 설명할 수 있다.

주요용어

정보학(Informatics)
보건의료정보학(Healthcare informatics)
간호정보학(Nursing informatics)
자료(Data)
정보(Information)
지식(Knowledge)
지혜(Wisdom)
간호정보학 핵심역량(Core competencies in nursing informatics)
정보간호사(Informatics nurse), 정보전문간호사(Informatics nurse specialist)

간호사는 병원에서 환자와 가장 밀접한 상태로 일하고, 간호사 업무는 환자 요구와 직접적인 관계를 갖고 있다. 간호사는 의사 처방에 따라 방사선과, 약제과, 임상병리과, 원무과 등 여러 행정, 임상부서와 끊임없이 정보를 교류한다. 그리고 간호는 환자 질병예방과 치료뿐만 아니라 환자를 돌봄으로써 환자가 스스로 자신을 돌볼 수 있는 능력을 증진시키는 데 그 목적이 있다. 따라서 간호사는 환자진료의 조정자 및 제공자로서 환자에게 의료를 제공함에 있어 중요한 연결고리가 되고 있다.

그러나 간호사들은 근무시간의 약 25~40% 가량을 기록과 의사소통과 같은 반복적인 간접 간호업무에 사용하고 있다. 따라서 병원에서 가장 많은 인적자원인 간호사들이 업무시간을 효율적으로 사용하여 직접간호에 더 많은 시간을 투입할 수 있도록 하는 것은 매우 중요하다. 간호사의 기록과 서류작업 시간을 줄이고 환자를 위한 직접간호 시간을 늘려 환자의 만족도와 간호의 질 향상에 간호정보학은 유용하게 쓰인다. 이 장에서는 우선 간호정보학의 정의에 대하여 살펴보고, 간호정보학의 실무범위, 핵심개념, 실무표준, 핵심역량, 연구방향 등 간호정보학 관련 개념 전반에 대하여 살펴보고자 한다.

1 간호정보학 정의

1) 정보학

정보학(Informatics)은 컴퓨터를 이용하는 정보시스템에서 정보의 발생, 전달, 수집, 축적, 처리 등과 관련되는 이론과 실제를 연구하는 학문이다. 또한 정보학은 계산, 인지, 사회적 측면을 포함하여 기초전산학, 컴퓨터과학, 정보처리, 인공지능, 응용시스템 구축 등을 포함하고, 적용 분야에 따라 경영정보학, 보건의료정보학, 생명정보학, 간호정보학 등의 복합명사로도 사용되고 있다.

2) 보건의료정보학

보건의료정보학(Healthcare informatics)이란 건강관리에 정보기술을 응용하는 학문으로서, 개인의 보건위생, 건강이나 의료와 관련된 정보를 디지털화하여 안정적이고 효율적인 의료서비스 제공에 도움이 되도록 한다. 환자의 진료, 의학교육 및 연구, 보건의료경영에 필요한 각종 정보를 효율적으로 체계화하고 컴퓨터와 정보통신기술을 임상에 적용하여 효과적으로 업무를 처리하기 위한 방법을 연구한다. 병원을 비롯한 대부분의 보건의료기관에서는 보건의료정보시스템을 구축 운영하여 방대한 양의 보건의료 자료를 축적하고 있으며, 이러한 자료를 효율적으로 관리하고 활용하여 가치 있는 정보를 추출해 내기 위한 업무가 더욱 중요시되고 있다.

보건의료정보학의 분야는 매우 넓다. 내용상으로 보아 기초의료정보학(academic

medical informatics), 임상의료정보학(health informatics, clinical informatics), 생명정보학(bioinformatics) 등으로 구분할 수 있다. 기초의료정보학은 의학정보의 수집 및 정리, 교환에 대한 분야로 의학자료, 정보와 지식 처리, 의료정보시스템 엔지니어링의 기초학문을 연구하는 분야이다. 임상의료정보학은 주로 임상에 초점을 맞춘 분야로 보건의료데이터베이스, 전자의무기록, 병원정보시스템, 보건의료경영관리시스템, 의료 활동의 모니터링 등 실제적 응용을 갖는 분야와 그 관련 기술에 대한 폭넓은 교육 및 연구가 해당된다. 생명정보학은 컴퓨터를 이용하여 유전자정보 등 각종 생명정보를 처리하는 학문이다.

3) 간호정보학

간호사가 환자관찰 기록으로부터 수집된 임상데이터는 환자의 건강상태를 동료 간호사나 의사, 기타 보건의료종사자, 병원관리자들과 의견을 교환할 때 사용된다. 간호정보학(Nursing informatics)은 간호사들이 임상데이터를 수집 관리하고, 수집한 데이터를 분석, 모형화, 정형화하는 방법에 대해 연구하는 학문이다. 즉, 간호실무를 지원하기 위해 간호자료, 정보와 지식을 관리하는 것으로 간호과학, 정보과학, 컴퓨터과학을 결합한 학문이다. 2009년 세계간호정보학회에서는 간호정보학을 "전 세계의 인구, 가족, 그리고 지역사회의 건강을 증진하기 위해 간호정보와 지식의 관리를 정보통신기술과 통합하는 것"이라고 정의하였다. 궁극적으로 간호정보학은 정보기술을 이용하여 간호사의 의사결정과정을 지원함으로써 안전하고 질 높은 간호를 추구하고 있다.

간호정보학의 역할은 여러 보건의료서비스 제공자를 지원하고 다양한 역할을 요구받는 간호사들이 의사결정을 할 때 필요한 자료, 정보, 지식을 통합해 주는 데 있다. 간호정보학은 직접적인 간호제공, 효과적인 간호정보시스템, 유용한 간호의사결정지원시스템의 설계, 간호교육, 간호연구 지원 등의 모든 간호영역을 지원한다.

용어 정의

1. 정보학(Informatics)
   컴퓨터를 이용하는 정보시스템에서 정보의 발생, 전달, 수집, 축적, 처리 등과 관련되는 이론과 실제를 연구하는 학문
2. 보건의료정보학(Health informatics)
   건강관리에 정보기술을 응용하는 학문으로서, 개인의 보건위생, 건강이나 의료와 관련된 정보를 디지털화하여 안정적이고 효율적인 의료서비스를 제공하기 위한 학문

- 기초의료정보학(academic medical informatics) : 의학정보와 지식 처리 및 의료정보시스템 엔지니어링의 기초 학문
- 임상의료정보학(health informatics, clinical informatics) : 임상에 초점을 맞춘 분야로 보건의료 데이터베이스, 전자의무기록, 병원정보시스템, 보건의료경영관리 시스템, 의료 활동의 모니터링 등의 실제적 응용 학문
- 생명정보학(bioinformatics) : 컴퓨터를 이용하여 유전자정보 등 각종 생명정보를 처리하는 학문

3. 간호정보학(Nursing informatics)

간호사들이 임상데이터를 수집 관리하고, 수집한 데이터를 분석, 모형화, 정형화하는 방법에 대해 연구하는 학문

2 간호정보학의 실무범위

간호정보학 실무에는 정보처리를 위한 응용프로그램, 도구, 과정, 전략의 개발과 평가가 포함된다. 자료, 정보, 지식을 관리하는 과정인 정보처리에는 자료와 정보의 명명, 정리, 분류, 수집, 처리, 분석, 저장, 검색, 변형, 전달 등이 포함된다.

이에 간호교육자들은 간호학생들이 정보기술이 환자 간호에 적용되는 이유를 설명할 수 있고, 환자간호에 컴퓨터 정보기술을 효과적으로 사용할 수 있도록 교육전략을 개발해야 한다. 지금까지 국내에서의 간호정보학 과목은 전통적인 전공과목보다는 선택과목으로 채택되는 등 소극적으로 다루어졌으나, 의료기술과 정보통신과학의 발달에 따라 간호현장도 변화하고 있어 더욱 중요하게 다루어지고 있다.

최근 이와 같은 간호 전문직의 요구를 반영하여 한국간호교육평가원에서 발표한 4주기(2022~2026년) 간호교육인증평가 기준에도 [그림1-1]과 같이 간호학 학사학위 프로그램의 8번째 학습성과(program outcome, PO)로 "정보통신과 최신 보건의료기술을 활용한다."를 추가하였다.

한국간호교육평가원의 간호학 학사학위 프로그램 학습성과 8번 [PO 8. 정보통신과 최신 보건의료기술을 활용]에 포함된 간호교육역량은 다음과 같다.

첫째, 데이터 수집과 지식생성에 정보통신기술을 활용한다.

둘째, 개인, 가족, 인구집단의 건강관리에 정보통신과 최신 보건의료기술을 활용한다.

셋째, 정보통신과 보건의료기술 활용 시 윤리적 기준을 준수한다.

간호학 학사학위 프로그램 학습성과

① 간호학문과 다양한 학문 분야의 지식을 응용한다.
② 임상 추론을 통해 간호상황에 적합한 간호를 제공한다.
③ 보건의료체계 내에서 인구집단 건강을 관리한다.
④ 법과 윤리에 따라 간호를 수행한다.
⑤ 안전과 질 향상 원리를 적용한다.
⑥ 건강증진과 건강문제 해결을 위해 보건의료팀과 협력한다.
⑦ 개인과 전문직 발전을 위한 리더십을 개발한다.
⑧ 정보통신과 최신 보건의료기술을 활용한다.

그림 1-1 한국간호교육평가원의 간호학 학사학위 프로그램 학습성과

출처 : 한국간호교육평가원. 2022년도 상하반기 간호교육인증평가 대학용 편람 2022.

3 간호정보학의 개념 : 자료, 정보, 지식, 지혜

1) 자료, 정보, 지식, 지혜

미국간호협회(ANA, American Nurse Association)에서 2008년에 발표한 간호정보학 실무범위와 표준에 제시된 간호정보학의 정의에 따르면 자료, 정보, 지식, 지혜가 간호정보학의 핵심 개념이다.

(1) 자료

일상에서 자료(Data)와 정보는 유사한 개념으로 사용되지만 정보학에서는 구분할 필요가 있다. 자료, 즉 데이터란 단순히 관찰이나 측정을 통해 얻어진 사실이나 값 자체를 의미한다. 자료는 사실 중 객관성이 확보된 진술로 가공되지 않은 정보 산출의 원재료이다. 예를 들어 수축기 혈압을 측정하여 얻은 값은 자료이다. 그러나 자료 단독으로는 아무런 의미를 갖지 못한다. 자료가 의미를 가지려면 이완기 혈압, 맥박, 체중, 나이, 복용 약물 등 더 많은 자료가 필요하다. 즉 여러 개의 자료가 모인 자료 세트가 있어야 자료가 의미를 가질 수 있고 의사결정하는 데 사용될 수 있다. 자료 세트가 모이면 자료가 정보로 변형될 수 있다.

(2) 정보

자료를 특정 목적과 상황에 맞게 해석 및 구조화한 것을 정보(Informaion)라고 한다. 일반적으로 보기에 동일한 값이라도 사용목적에 맞게 의미를 부여받은 유용한 자료는 정보가 될 수 있다. 환자가 처한 상황도 자료를 변형하는 데 적용될 수 있다. 환자의 고유성을 지원하기 위해서는 상황정보를 이용하여 간호사가 자료세트를 특정 환자 상황과 연결하여야 한다. 자료를 정보로 변형시키는 데는 지식도 필요하다. 간호사들은 정보를 변형할 때 학교에서 배운 지식, 가이드라인 혹은 프로토콜과 같은 정보자원으로부터 얻은 지식이나 경험으로부터 얻은 지식을 활용한다. 자료 처리 혹은 자료 변형은 가공하지 않은 사실에 상황을 반영하거나 의미를 함축하는 구조로 자료를 정리할 때 발생한다.

(3) 지식

정보를 변형하면 지식(Knowledge)이 생성된다. 축적된 정보가 일반화된 사실로 받아들여지면 이를 지식이라고 한다. 지식은 특정 자료를 다루는 수많은 경험에서 얻은 패턴과 정보 변형을 이해하는 것이다. 패턴을 이해하면 특정 환자 상황에서 무슨 일이 일어날지 예측하는 능력이 생긴다. 또한 많은 임상경험에서 정보 변형을 통해 얻은 지식은 간호사의 경험지식 기반에 통합될 수 있다. 이러한 경험적 지식을 발표하거나 출판하여 공유하면 더 많은 사람들이 이용할 수 있다. 연구는 자료와 정보를 근거기반 지식으로 변형하는 과정이다. 자료를 해석하기 위해서는 지식이 필요하며 이러한 지식을 컴퓨터에 탑재하여 이용한다면 수많은 자료를 자동으로 해석할 수 있는 시스템 구축이 가능하다.

(4) 지혜

지혜(Wisdom)는 문제를 관리하고 해결하는 데 있어서 유사한 문제가 반복될 때 즉각 해결안을 제시할 수 있도록 자연스럽게 체계화된 지식을 의미한다. 지혜는 2008년에 발표된 간호정보학 실무범위 및 표준에 포함된 간호정보 모델에 추가된 구성요소이다. 지혜는 의사결정과 판단이 합리적이고, 이러한 의사결정과 판단의 성과는 최상이고, 진실성과 공정성이 수반된다는 것을 내포한다. 지혜의 세 가지 핵심 요소로는 공익과 서로의 이익을 위해 제공하고, 문제를 해결할 때 지성뿐 아니라 감성을 활용하고, 문제를 다룰 때 경험에 기반한 암묵적 지식을 활용하는 것을 포함한다. 현행 근거기반 실무와 성과 연구들이 지혜를 실무에 적용하는 것을 조작화하는 과정이라고 할 수 있다. 자료, 정보, 지식, 지혜의 차이는 [표 1-1]과 같다.

표 1-1 자료, 정보, 지식, 지혜

구 분	의미	예
자료 (Data)	사실에 대한 단순한 묘사 사실 중 객관성이 확보된 진술 가공되지 않은 정보 산출의 원재료	환자 재원일수
정보 (Information)	자료로부터 추출된 의미의 집합 수신자에게 의미있는 형태로 조직화된 유용한 자료	질병군별 재원일수
지식 (Knowledge)	축적된 정보가 일반화되어 사실이나 진리로 받아들여진 것 의사결정 시 논리적인 근거 제공	충수돌기염의 평균재원일수 5일
지혜 (Wisdom)	문제를 관리하고 해결하는 데 있어서 지식의 적절한 활용	충수돌기염 환자의 재원일수 예측

(5) 자료, 정보, 지식, 지혜의 관계

간호정보학의 핵심개념인 자료, 정보, 지식, 지혜의 관계를 살펴보면 다음과 같다(그림 1-2). 자료와 정보를 수집하고 처리하는 데 정보시스템이 활용된다. 인간의 의사결정을 도와줄 목적으로 설계된 응용 프로그램인 의사결정지원시스템은 규칙기반으로 자료와 정보를 분석하고 권고안을 제시하기 위해 지식기반과 일련의 규칙을 활용한다. 의사결정지원시

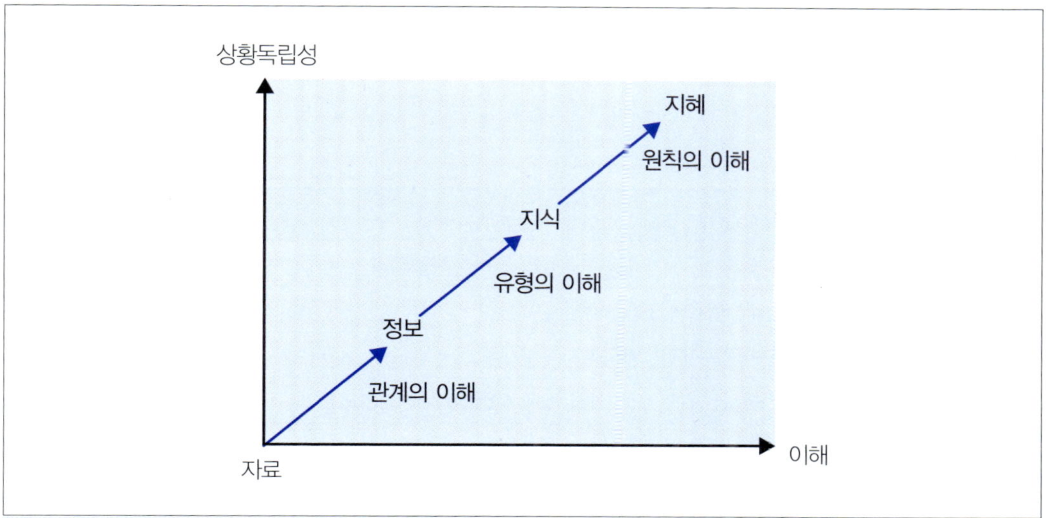

그림 1-2 자료, 정보, 지식, 지혜의 관계

출처 : http://www.systems-thinking.org/kmgmt/kmgmt.htm

스템에는 자료로부터 직접 추론한 지식모델, 결과를 예측하는 모델에 근거한 의사결정지원 시스템도 있다. 인간전문가의 지식을 구현한 의사결정지원시스템을 전문가시스템(Expert System)이라고 한다. 전문가시스템이 제시하는 권고안은 비정상적인 임상검사 결과, 혹은 가능한 약물부작용에 대한 주의와 같은 경고 형식과 적절한 약물, 치료, 혹은 행동과 같은 제안의 형식을 취한다.

2) 보건의료 자료의 특징

보건의료분야에서 다루는 자료는 다양하며 형태가 이질적이고, 매우 복잡한 특성을 가지고 있다. 환자의 나이, 체중과 같은 단순한 수치 데이터부터 CT, MRI와 같은 영상 데이터까지 다양하다. 또 수시로 측정되는 임상병리검사나 중환자실의 활력징후, 생체모니터에서 연속으로 측정되는 값들과 심장박동이나 폐의 잡음 같은 소리로 들리는 데이터들을 모두 포함하면 보건의료 데이터의 종류와 양은 실로 방대하다.

의무기록에 작성되는 환자의 임상 데이터는 주로 의사에 의해 프리 텍스트(Free Text)로 작성되거나, 수치 혹은 그림 등으로 작성된다. 문제는 동일한 내용이라도 의사마다 다른 형식의 데이터로 기록하거나 표준어가 아닌 유사한 개념의 동의어(Synonym)로 작성하는 경우가 많다는 것이다. 또 검사장비에 따라 측정단위가 다를 수 있기 때문에 만약 장비가 변경되거나 다른 시스템에서 조회할 시 입력된 수치만으로는 일관성 있는 값으로 해석하기 어렵다. 예를 들어, 몸무게 4500g과 4.5kg은 같은 의미지만 단위를 빼고 보면 큰 차이가 나는 것처럼 보인다.

표 1-2 보건의료 데이터의 종류

구 분	종 류
수치 데이터	혈압, 키, 몸무게, CBC 검사 결과 등
텍스트 자료	방사선 판독 결과, 병리검사 결과 등
영상 이미지	단순 방사선 사진, CT 사진, MRI 사진 등
연속 데이터	활력징후, 생체모니터 등
동영상 데이터	초음파 동영상 등

4 간호정보학 실무표준

간호정보학 실무표준은 실무표준과 전문직 성과표준으로 구성되어 있다. 표준의 주요 원칙은 모든 정보학 실무에 적용이 된다. 미국간호협회(ANA, American Nurses Association)에서 제시된 간호정보학 실무표준에 따르면 사정, 현안 혹은 문제의 파악, 성과 규명, 계획, 수행, 평가의 문제해결 과정 틀에 따라 구성된 간호정보의 실무를 다루는 6개의 표준이 있다. 이 표준은 간호정보학의 실무를 포함한다. 이 표준은 미국간호협회에서 제시한 간호실무표준과 유사한 구조를 가지고 있으며 각각의 측정 기준을 가지고 있다.

전문직 성과표준은 전문직 행위를 다루는 10개의 표준으로 구성되어 있으며, 각각의 측정 기준을 가지고 있다. 전문직 성과표준은 교육, 간호정보실무의 질, 전문직 실무평가, 동료 간의 협조관계, 윤리, 협력, 연구, 자원 활용, 옹호와 리더십에 초점을 두고 있다.

5 간호정보학 핵심역량

보건의료분야의 정보화가 급속히 진행됨에 따라 간호사들은 전문인으로서의 역할을 수행하기 위해 정보역량을 갖추어야 한다. 2005년 미국에서 시작된 간호사의 질 향상과 안전교육(QSEN, Quality and Safety Education for Nurses) 프로젝트에서는 환자중심 간호, 팀워크와 협력, 근거기반 실무, 안정성, 질 향상과 함께 정보학 역량을 주요 핵심역량에 포함시켰다. 이와 같이 간호정보학은 간호사에게 중요한 역량으로 간주되고 있으나 국내에서는 교육목표에 간호정보학과 관련된 항목이 명시되어 있지 않고, 표준간호교육과정에도 필수교과목으로 포함되어 있지 않은 실정이다.

2001년 ANA에서는 간호정보학 실무의 범위 및 표준을 발표하면서 신규간호사, 경력간호사 및 정보전문간호사의 정보학 역량을 제시하였다. 간호사의 실무경력에 따른 전문성에 따라 요구되는 정보관련 지식과 기술의 범위와 수준이 다르겠지만 ANA에서는 공통적으로 모든 간호사가 컴퓨터 활용기술과 정보 활용기술, 전반적인 정보학 역량을 갖출 것을 권고하였다.

1) 컴퓨터 활용기술

컴퓨터 활용기술은 개인이 컴퓨터 기술을 사용하여 과업을 수행하기 위한 기술을 말한다. 여기에는 기본적인 문서 작성, 이메일 소통, 간호를 기록하기 위한 임상 응용프로그램 사용 등이 포함된다.

2) 정보 활용기술

정보 활용기술은 정보가 언제 필요한지 인식하고 그 정보를 적절하게 찾아서, 평가하고 활용하는 것을 말한다. 예로는 문헌 검색, 인터넷 검색, 정보원의 평가 등이 있다.

3) 전반적인 정보학 역량

전반적인 정보학 역량은 간호업무 수행을 위해 설계된 임상정보시스템을 이용하여 환자자료를 수집하여 기록하고, 서비스를 제공하기 위해 정보를 해석하고 정보의 프라이버시, 기밀성 및 보안 유지를 포함한다.

6 간호정보학의 전문분야

간호정보학 실무에는 정보처리를 위한 응용프로그램, 도구, 과정, 전략의 개발과 평가가 포함된다. 자료, 정보, 지식을 관리하는 과정인 정보처리에는 자료와 정보의 명명, 정리, 분류, 수집, 처리, 분석, 저장, 검색, 변형, 전달 등이 포함된다. 간호정보학에서는 단순히 컴퓨터뿐 아니라 다양한 정보통신기술을 활용한다.

간호정보학은 의료정보분야를 선도하고 있는 미국의료정보학회, 대한의료정보학회 등과 같은 전문학회에서 하나의 전문분야로 인정받고 있다. 또한 국제간호협의회와 같은 간호분야의 대표적인 전문단체에서도 간호실무에서 간호정보학의 현안과 활용에 대해 중요하게 다루고 있다.

현재 대부분의 간호교육기관에서 보건의료정보와 간호정보에 대한 내용을 특정 과목의 일부로 포함하거나 단독 교과목으로 개설하여 다루고 있다. 미국 매릴랜드 대학에서는

1989년 세계 최초로 간호정보학 대학원 과정을 개설하였으며, 1990년에 유타대학에서 두 번째로 간호정보학 대학원 과정을 개설하였다. 우리나라는 2003년 서울대학교 간호대학에서 간호정보학 석 · 박사과정을 처음으로 개설하였다. 지금은 전세계적으로 대학원과정에서 간호정보학 석 · 박사과정을 대면 혹은 온라인 교육과정으로 개설한 대학이 많이 있다.

미국에서 간호정보학 실무 범위와 표준을 발표한 이후 미국간호사자격센터(American Nurses Credentialing Center)에서 1995년에 기본적인 정보전문 역량을 갖춘 간호사를 석사과정에서 교육하고 자격을 인정하는 자격시험제도를 도입하였다. 간호정보학 분야에서 종사하는 간호사로는 정보간호사(Informatics nurse)와 정보전문간호사(Informatics nurse specialist)를 들 수 있다. 정보간호사는 간호정보학 분야에 경험이 있는 면허 간호사를 말하고, 정보전문간호사는 간호정보학 전공으로 석사학위를 받은 간호사를 말한다. 즉, 정보전문간호사는 대학원 수준에서 교육받은 전문간호사 역할을 수행한다.

용어 정의

- 정보간호사(Informatics nurse) : 간호정보학 분야에 경험이 있는 면허 간호사
- 정보전문간호사(Informatics nurse specialist) : 간호정보학 전공으로 석사학위를 받은 간호사

미국간호협회에서는 정보간호사와 정보전문간호사들이 수행하는 업무를 기능별로 다음과 같이 정리하였다(표 1–3).

표 1–3 정보간호사, 정보전문간호사 수행 업무

구분	업무
행정, 관리	최고관리자, 중간급 관리자 등
분석	자료 분석자, 질관리 담당자, 데이터웨어하우스 관리자 등
컴플라이언스 및 무결성 관리	데이터 무결성, 보안, 기밀성, 사생활 보호 책임자 등
상담	요구사항 분석, 프로젝트 관리 상담자 등
조정, 촉진, 통합	프로젝트 조정자, 프로젝트 관리자 등
개발	사용자 인터페이스 개발자, 데이터베이스 개발자, 컨텐츠 개발자, 프로그램 개발자 등
교육 및 전문직 개발	교수, 임상 프리셉터, 업체 교육담당자, 환자 교육담당자 등
정책개발 및 옹호	표준개발기구 및 전문단체 임원, 로비스트 등
연구 평가	업체 연구담당, 성과 평가자, 유용성 평가 담당자 등

7 간호정보학의 연구 방향

미국에서는 정보최고책임자(CIO, Chief Information Officer), 간호정보최고책임자(CNIOs, Chief Nursing Information Officers)가 각 조직에서 최고경영책임자(CEO, Chief Excutive Officer) 다음으로 중요한 위치를 차지하고 있다. 왜냐하면 조직의 전체 정보를 기초로 한 경영전략이 필수적이며, CEO에게 적절한 조언과 보고를 하는 CIO의 역할이 커지고 있기 때문이다. 간호사가 보건의료기관의 정보와 의사소통 상황을 가장 잘 파악하고 있기 때문에, 미국에서는 간호사가 CIO가 되는 경우가 늘고 있다.

이에 간호정보학의 연구 역시 지역과 사회에 공헌도가 커지고 있다. 환자를 간호하는 데 지식 전달뿐 아니라 환자간호를 위한 도구 개발, 환자 – 간호사 – 기계 상호작용에 인체공학 적용, 더 나은 환자간호를 위한 시스템 통합, 간호정보학 솔루션의 효과 평가 등이 포함된다.

요약

- 간호정보학은 간호사들이 수집한 간호자료, 정보 및 지식을 관리하고 처리하기 위해 간호과학, 정보과학, 컴퓨터 과학을 결합한 학문이다. 간호정보학은 간호사들이 기록과 서류작업시간을 줄이고 직접간호 시간을 늘려 간호 만족도를 높이고 간호의 질을 향상시키는 데 유용하게 쓰인다.
- 자료란 단순히 관찰이나 측정을 통해 얻어진 사실이나 값 자체를 의미한다. 자료는 사실 중 객관성이 확보된 진술로 가공되지 않은 정보 산출의 원재료이다.
- 정보란 자료를 특정 목적과 상황에 맞게 해석 및 구조화한 것이다. 일반적으로 보기에 동일한 값이라도 사용목적에 맞게 의미를 부여받은 유용한 자료는 정보가 될 수 있다.
- 지식은 특정 자료를 다루는 수많은 경험에서 얻은 패턴과 정보 변형을 이해하는 것이다. 축적된 정보가 일반화된 사실로 받아들여지면 이를 지식이라고 한다.
- 지혜는 문제를 관리하고 해결하는 데 있어서 유사한 문제가 반복할 때 즉각 해결안을 제시할 수 있도록 자연스럽게 체화된 지식을 의미한다.
- 보건의료분야의 정보화가 급속히 진행됨에 따라 간호사들은 전문인으로서의 역할을 수행하기 위해 정보역량을 갖추어야 한다. 간호교육자들은 간호학생들이 정보기술이 환자간호에 적용되는 이유를 설명할 수 있고, 환자간호에 컴퓨터 정보기술을 효과적으

로 사용할 수 있도록 교육전략을 개발해야 한다.

- 간호정보학 분야에서 종사하는 간호사로는 정보간호사(Informatics nurse)와 정보전문간호사(Informatics nurse specialist)가 있다.

제 2 장

용어표준과 분류체계

학습목표

1. 용어표준의 개념 및 필요성을 설명할 수 있다.
2. 보건의료분야의 용어분류체계를 이해하고 각 분류체계의 특징을 설명할 수 있다.
3. 간호표준용어체계를 이해하고 각 분류체계의 특징을 설명할 수 있다.

주요용어

국제질병분류체계(International Classification of Disease, ICD)
ICD11(International Classification of Diseases–11th Revision)
SNOMED CT(Systematized Nomenclature of Medicine Clinical Terms)
보건의료용어표준(Korea Standard Terminology of Medicine, KOSTOM)
한국표준질병사인분류(Korean Standard Classification of Disease, KCD)
KCD7(Korean standard Classification of Disease–7th Revision)
임상간호 분류체계(Critical Care Classification, CCC)
국제간호실무분류체계(ICNP: International Classification for Nursing Practice)
간호진단분류체계(NANDA-I, North American Nursing Diagnosis Association–International)

보건의료 분야에는 많은 용어(term)가 사용되고 있는데, 그 중에서 의과학과 진료에 관련된 용어들을 살펴보면 해부학, 조직학, 생리학, 생화학, 병리학, 약리학 등의 학문적 지식을 나타내는 용어(뼈, 근육, 신경, 세포, 호르몬, 화학기호 등) 및 기록에 사용되는 기록명(진료기록지, 간호정보조사지, 입원기록지 등), 기록 내에서 사용되는 주 호소, 증상 및 징후, 진단명, 처치명, 검사명, 약품명 등 매우 다양함을 알 수 있다. 진료과정에서 작성하는 임상기록이 전자화됨에 따라 이들을 표준화된 용어로 적절히 사용할 용어를 관리하는 체계가 필요하다.

과거 건강보험제도와 같은 제도가 없는 환경에서는 종이기록을 사용하고 의약품의 처방과 제조가 같은 곳에서 이루어짐으로써 타 기관, 타 지역과의 교류가 존재하지 않았다. 과거의 의료기관에서는 의료인 개개인이 원하는 의학용어를 종이에 기록하여 사용하여도 문제가 발생하지 않았기 때문에, 같은 용어라도 각각의 병원에서 다른 용어를 사용하는 경우가 많았으나, 현재와 같이 건강보험의 청구제도 및 보건의료조직 간에 정보의 교류가 필요한 상황(의사가 처방을 하고 약사가 조제하기 위한 약품정보의 교류 등)에서는 최소한의 용어의 표준화가 필요해졌다. 이에 본 장에서는 용어체계의 이해를 돕고자 용어체계 자체에 대한 개괄적인 설명과 국내외 보건의료 분야에서 통용되고 있는 용어체계들에 대한 설명 및 현황에 대해 살펴보고자 한다.

1 용어표준의 개념

보건의료 분야에서 사용하는 용어는 일반인이 일상생활에서 사용하는 용어와 차이가 있다. 보건의료 영역에서는 해부학, 생리학, 병리학, 약리학 등의 학문 분야에서 사용하는 다양한 전문용어와 질병의 진단, 검사, 처치 등에 사용되는 고유한 용어들이 등장한다. 이러한 환경은 의사소통의 오류 발생 가능성을 높일 수 있다. 특히 의료기관에서는 수많은 전문가가 진료 및 치료과정에 참여하기에 명확한 의사소통을 위해 분야별 특화된 용어가 아닌 보건의료 전 분야에서 이해할 수 있는 표준화된 용어 사용이 환자의 안전을 위해서도 매우 중요하다.

보건의료 분야에서의 용어체계의 역사는 John Graunt(1620-1674)가 영국 런던에서 발생하는 질병에 대한 통계적 연구인 '런던의 사망 일람표(London Bills of Mortality)'에서 사망 원인을 천연두(smallpox), 구루병(rickets), 경련(convulsions) 등으로 분류하면서 통계적 목적의 일부로 시작되었다. 그 후 오랫동안의 발전을 통해 WHO의 ICD(International Classification of Diseases)와 같은 분류체계가 완성되었다.

과거에는 종이에 수기로 기록하다가 전자의무기록(EMR, Electronic Medical Record)이 보편화되면서 더 많은 정보의 교류가 가능해졌다. 이에 따라 다양한 용어를 입력, 저장, 처리하게 되었으며, 더 나아가 기계가 인간의 언어를 해석할 수 있는 의미론적 상호운용성(semantic interoperability)을 지원하는 전자건강기록(EHR, Electronic Health Record)이 대두되면서 위에서 언급한 최소한의 용어 통일을 넘어서 체계화된 용어체계

(Terminology)의 표준이 대두되었다.

2 용어표준의 필요성

의료서비스의 질 향상과 환자안전, 의료비 절감, 임상연구 지원 및 병원 경영의 효율성 극대화 등의 다양한 장점을 활용하기 위해 빠른 속도로 의료기관에서 보건의료시스템을 구축하고 있다. 그러나 이러한 시스템을 구축할 때 기본이 되는 보건의료용어의 표준화가 마련되지 않는다면, 보건의료 정보화 추진에 큰 걸림돌이 될 것이다. 왜냐하면, 의료기관마다 사용하는 용어나 서식 등을 자체적으로 개발하여 적용하게 되면 생산된 데이터를 다른 의료기관과 공유할 수 없으므로 임상연구 활성화를 제한하고 국제적인 통계 비교가 어렵게 될 뿐 아니라, 빅데이터를 활용한 신의료기술의 개발 및 발전을 저해할 수 있기 때문이다.

우리나라는 2014년부터 의료정보 표준화 사업을 추진하였으며, 현장 용어 확충과 국제표준과의 호환성을 위해 개정작업을 진행하고 하고 있다. 주요 의료정보정책 추진방향은 의료정보 생성과 의료정보 통합 및 연계, 의료정보 활용이다(그림 2-1). 의료정보 표준화는 모든 데이터를 활용하는 사업의 근간이 될 수 있으므로 기본 단위가 되는 용어표준을 마련해야 한다. 이를 통해 의료데이터 활용을 통한 기술개발이 가능해지며, 국민과 환자 중심의 의료정보 활용으로 효과적인 의료체계를 마련할 수 있다.

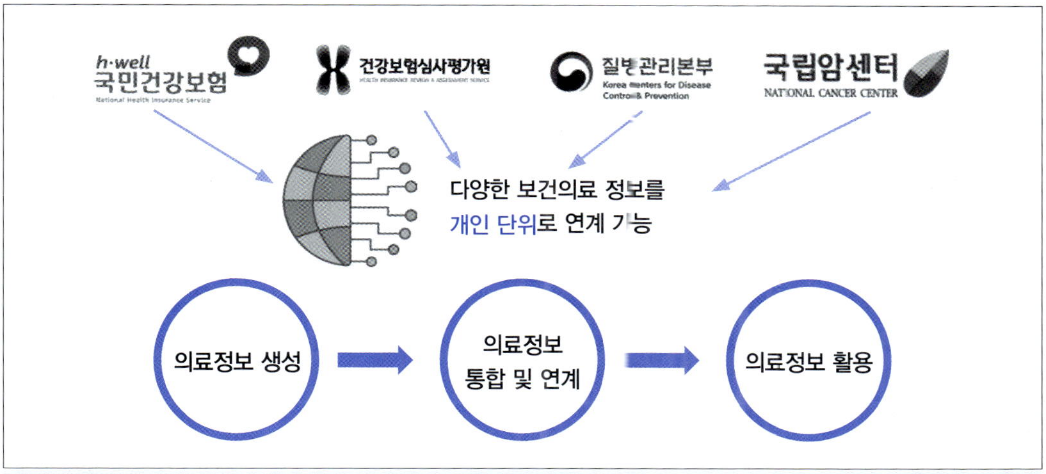

그림 2-1 의료정보정책 추진방향

출처 : 한국보건복지인력개발원 (2020). 4차 산업혁명 시대 의료정보 & 의료용어 표준.
(https://drive.google.com/file/d/1SVP949XEyXqCUeb31VPNlKXNgmcrnFLd/view)

용어표준의 필요성은 다음과 같이 정리할 수 있다.

1) 보건의료정보화시스템 구축

각종 환자 상태 및 처치 기록을 각 의료진의 개별적인 용어나 언어로 기술해서는 중요한 환자 의료정보를 일관된 방식으로 표현할 수 없고, 의료진 간의 의사소통도 불가능하다. 그러므로 모든 의료진은 정확하고 원활한 의사소통이 가능해야 하며, 경력의 유무에서 오는 기록상의 차이점을 감소시키고 요류를 최소화해야 한다. 보건의료정보화시스템 추진에 있어 보건의료용어의 표준화는 매우 중요한 요소이다.

2) 상호운용성 확보

현재 한 의료기관에서 발급받은 환자 정보 및 기록을 다른 의료기관의 정보화시스템으로 한번에 입력하는 것은 불가능하다. 표준화된 용어를 사용하지 않았기 때문에 상호운용성이 매우 낮아, 타 의료기관의 보건의료정보를 활용하지 못하는 실정이다. 이러한 문제로 인해 환자 상태의 정확한 전달이 어려워지고, 의료진 간 의사소통 결여로 인한 오진 가능성이 발생한다. 또한, 환자의 반복진료로 인해 의료비용이 증가하며, 의료기관 간 적시에 진료협력이 이루어지지 못하는 문제점이 발생한다.

3) 의료비용 절감

의무기록의 전자화가 빠르게 진행되고 있으나, 아직도 많은 기관에서 비용문제 때문에 전자의무기록시스템의 전면도입이 지연되고 있다. 보건의료용어의 표준화가 이루어진다면, 의료기관별 개별화된 보건의료정보시스템 구축을 위해 막대한 비용을 지출할 필요없이 정부의 지원으로 상용화된 의료정보시스템을 도입하여 실무에 적용할 수 있다. 또한 환자가 의료기관 전원 시 불필요한 의무기록 복사를 요청할 필요없이 전자적 전송방법을 통해 의료기관 간 기록전송이 가능해져 의무기록 발급 비용을 감소시킬 수 있다. 이 밖에도 의무기록을 종이로 출력하고 보관할 장소를 확보할 필요가 없으므로 병원의 저장, 관리비용 절감에 도움을 줄 수 있다.

4) 임상연구 활성화 및 국제적 보건산업경쟁력 확보

표준화된 의료용어를 사용함으로써 환자 치료와 관련되어 생성된 수많은 빅데이터를 활용한 통계적 자료처리를 통해 새로운 치료법 및 간호중재 방법이 개발될 수 있다. 실제 스마트폰을 이용한 혈압, 산소포화도 측정, 운동량 측정이 가능하며 이렇게 축적된 빅데이터가 또 다른 다양한 스마트 의료기기의 개발에 이용될 전망이다.

3 용어표준을 위한 코드화

1) 코드화

코드(code)란 컴퓨터로 데이터의 분류 및 조합을 용이하게 하기 위해 사용되는 기호이다. 코드화(encoding)란 일정한 규칙에 따라 문자나 메시지를 부호로 변환하여 작성하는 것을 말한다. 코드는 컴퓨터를 사용하여 자료를 처리하는 과정에서 분류, 식별, 조합 및 집계를 용이하게 한다. 코드를 사용하면 정보를 신속하고 명확하게 전달할 수 있고, 정보처리의 효율에 많은 영향을 미치고 정보의 가치를 높일 수 있다. 용어체계에 있어서 코드화란 개별 대상이나 사례를 어떤 계급 혹은 계급세트에 할당하는 과정을 말한다.

2) 코드화의 기능

코드화의 주요 기능은 분류, 식별, 배열기능이다. 코드화는 복잡한 데이터를 간소화 하고, 데이터 간의 식별을 쉽게 하며, 일정한 기준에 따라 데이터를 쉽게 배열하게 한다.

(1) **분류기능** : 특정 기준을 만족하는 그룹과 아닌 그룹을 나누거나, 그룹화할 수 있다.
(2) **식별기능** : 각각의 자료가 무엇을 의미하는지 구분할 수 있다.
(3) **배열기능** : 코드를 논리적인 순서에 따라 정리할 수 있다.

3) 코드의 구분

용어체계의 코드화 유형에는 숫자코드, 연상코드, 계층코드, 조합코드 등이 있다. 숫자코드(Number codes)는 코드화 대상 항목을 일정한 순서에 의해 일련번호를 부여한 코드이다. 순서를 결정하는 기준은 정보가 발생하는 순서, 크기, 방향 등이 사용된다. 코드 자체로는 자료의 특성을 알 수 없다. 숫자는 무한대로 늘어날 수 있고 코드에 대상의 특성이 나타나지 않기 때문에 방대한 양의 데이터나 환자등록번호와 같은 비밀스런 데이터에 적합하다(그림 2-2).

행정 구역	지역 코드
서울특별시	01
부산광역시	02
대구광역시	03
인천광역시	04
광주광역시	05
...	...

행정구역 코드(크기 순서)

이름	환자등록번호
홍길동	100000
이순신	100002
유관순	100003
윤봉길	100004
안중근	100005
...	...

환자등록번호(발생순서)

그림 2-2 숫자코드의 예

연상코드(Mnemonic codes)는 코드화할 대상의 특성을 쉽게 연상할 수 있는 문자나 숫자를 부여하는 방법이다. 코드화할 대상의 약어를 코드에 포함시키기 때문에 쉽게 기억할 수 있고 대상자의 식별이 어느 정도 가능하다. 유사한 연상코드가 중복될 수 있고 비밀스런 정보에는 적합하지 않은 단점이 있다(그림 2-3).

나라	코드
한국	KOR
미국	USA
유럽	EURO
영국	UK
...	...

나라 코드

이름	환자등록번호
ENT	이비인후과
OBGY	산부인과
MG	소화기내과
PS	성형외과
...	...

진료과 코드

그림 2-3 연상코드의 예

계층코드(Hierarchical codes)는 코드화 대상을 특정 기준에 따라 대분류, 중분류, 소분류 등의 계층으로 구분하고 각 그룹 내에서 번호를 부여하는 방식이다. 상위수준과 하위수준으로 구성된다(그림 2-4).

조합코드(Combination codes)는 성격이 다른 두 개 이상의 코드를 조합하여 만든 방식으로 코드 범위와 자리수를 미리 정한 후 이를 결합하여 많은 코드를 만들어낼 수 있다(그림 2-5).

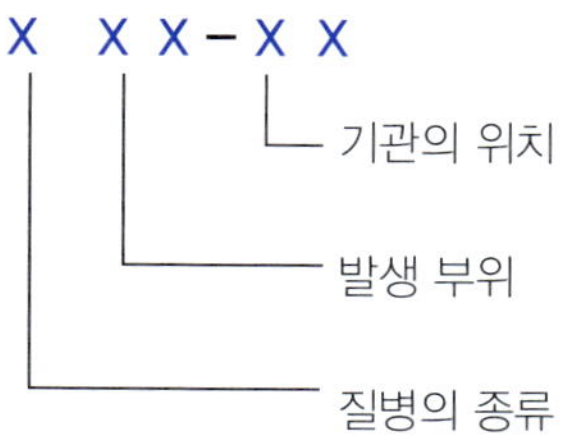

구분	ICD 코드
악성신생물	C
위의 악성신생물	C16
위분문의 악성종양	C16.0

그림 2-4 계층코드의 예

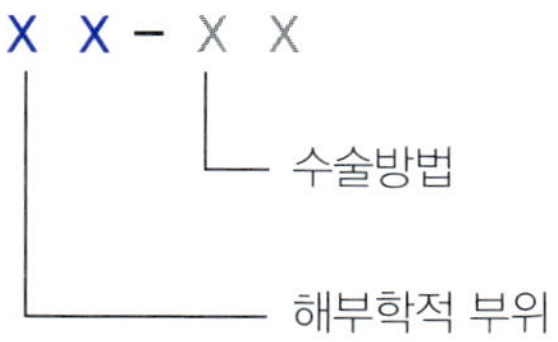

구분	ICD-9-CM 코드
충수절제술	47.09
충수조루술	47.91

그림 2-5 조합코드의 예

용어 정의 코드의 유형

1. 숫자코드(Number codes)
   - 순차번호나 일련번호를 부여
   - 일정한 순서로 코드 생성
   - 데이터의 속성과 무관한 단순 식별
2. 연상코드(Mnemonic codes)
   - 대상의 명칭과 관계있는 숫자나 문자부여
   - 기억하기 쉬운 장점
   - 유사한 연상코드 발생이 가능한 단점

3. 계층코드(Hierarchical codes)
   - 대상 항목을 특정 기준에 따라 대분류, 중분류, 소분류 등으로 구분하고, 각 그룹 내에서 일련번호를 부여하는 방식
   - 상위수준과 하위수준으로 구성
4. 조합코드(Combination codes)
   - 성격이 다른 두 개 이상의 코드를 조합
   - 코드 범위와 자리수를 미리 정한 후 이를 결합하여 수많은 코드를 만들어 내는 방법

4) 의학용어의 코드화

진료기록을 보다보면 간암을 '간의 악성종양', '간의 악성 신생물', 'Hepatoma', 'Cancer of liver' 등 의사마다 서로 다른 용어로 작성된 사례를 흔하게 볼 수 있다. 이러한 의학용어를 코드화할 때는 병원에서 자체에서 개발된 코드를 사용하는 것보다 국가에서 표준으로 인정한 코드 혹은 전세계에서 표준으로 인정한 코드를 사용하면 병원 내 의사소통 뿐 아니라 의료기간 간의 진료정보에 대한 공통된 이해를 보장할 수 있다. 한국질병사인분류코드를 이용하여 국가통계를 작성하거나, 환자의 진단서에 한국질병사인분류코드를 반드시 기재하도록 하는 것도 바로 이런 이유에서이다(그림 2-6). 보험청구시에 의사가 사용하는 일반적인 진단명 대신에 표준코드를 사용하면 업무의 처리와 관리가 훨씬 수월하다.

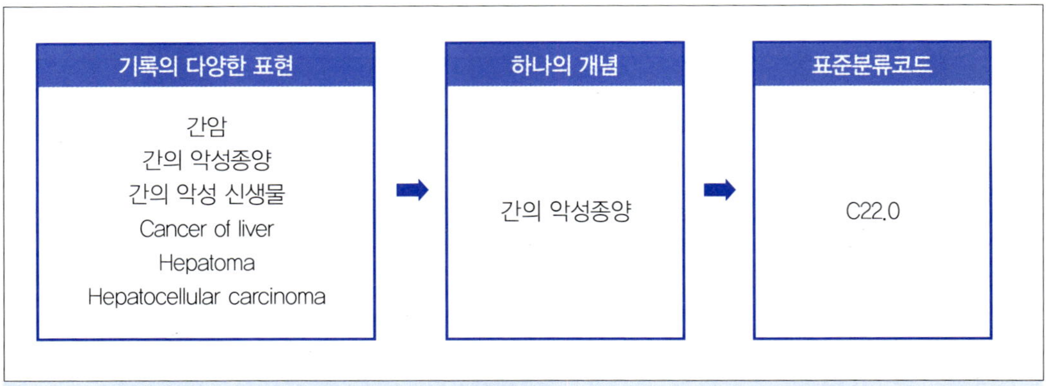

그림 2-6 용어의 표준을 위한 의학용어의 코드화

4 용어체계의 종류

국제적으로 사용되는 의료분야의 용어체계는 [표 2-1]과 같이 매우 다양하다. 세계적으로 인정을 받는 용어체계로는 WHO에서 개발한 진단 및 사인분류체계인 국제질병분류체계(ICD, International Classification of Disease), 기능과 기능장애에 대한 분류인 국제기능 · 장애 · 건강분류체계(ICF, International Classification of Functioning, Disability and Health), 그리고 아직은 개발단계에 있어 알파버전만 제공되는 의료행위(수술, 처치)에 대한 분류체계인 국제의료행위분류체계(ICHI, the International Classification of Health Interventions), 의약품분류체계(ATC, Anatomical Therapeutic Chemical Classification System,), 국제검사용어체계(LOINC, Logical Observation Identifiers Names and Codes) 등이 있다. ICD의 경우에는 각 국가에서 수정한 버전인 미국의 ICD-10-CM(Clinical Modification), 호주의 ICD-10-AM(Australian Modification), 국내의 KCD7(Korean Modification) 등이 있다(표 2-1).

간호분야의 용어체계로는 국제간호협회에서 개발한 간호실무 분류체계인 ICNP (International Classification for Nursing Practice)와 북미간호진단협회(NANDA, North American Nursing Diagnosis Association)에서 간호진단을 위해 개발한 NANDA Nursing Diagnosis 등이 있다.

표 2-1 의료분야 용어체계의 예

적용분야	용어체계
진단, 증상과 징후	ICD, SNOMED CT
수술 및 처치	ICD, CPT, SNOMED CT
검사	LOINC, DICOM, SNOMED CT
간호용어	ICNP, NANDA, NIC, NOC
의약품	ATC, RxNorm, SNOMED CT
색인	MESH

표 2-2 ICD의 역사

년 도	내 용	비 고
1900년	사인분류체계 1판 출판	1893년 시카고 국제통계학회에서 공식 인정
1909년	사인분류체계 2차 개정	
1920년	3차 개정	
1929년	4차 개정	
1938년	5차 개정	
1948년	ICD 6차 개정, WHO 업무 이관	질병분류 확장버전
1955년	7차 개정, ICD-7	
1965년	8차 개정, ICD-8	
1975년	9차 개정, ICD-9	
1990년	10차 개정, ICD-10	
2022년	11차 개정, ICD-11	SNOMED CT와 연계하여 개발

5 보건의료분야의 주요 용어체계

1) ICD

(1) ICD의 역사

국제질병사인분류인 ICD(International Classification of Diseases)는 국제적으로 통일된 질병상해 및 사인분류를 정하여 활용하기 위해 세계보건기구(WHO)가 제안한 국제분류체계로 국내·외 보건의료분야에서 가장 오랜 시간 동안 가장 널리 사용되고 있다.

ICD는 통계적 목적에서 시작되었다. 국제통계기구(International Statistical Institute)의 의장이었던 Jacques Bertillon이 개발한 사인분류체계(International List of Cause of Death)가 1893년 시카고 국제통계학회에서 여러 나라의 지지를 받아 채택이 되면서 ICD가 시작되었다. 1898년 캐나다에서 열린 미국공중보건학회(APHA, the American Public Health Association)에서 미국, 멕시코, 캐나다가 사인분류를 채택하기로 하고 10년마다 개정하기로 하였다. 이후 1909년(2차), 1920년(3차), 1929년(4차), 1938년(5차) 개정까지 개정이 이루어졌으며, 1946년(6차) 개정에서 명칭을 International Classification of Diseases, Injuries, and Causes of Death로 변경하고, WHO에서 ICD를 관리하기로 하였다. 이후 WHO에서는 1955년(7차), 1965년(8차), 1975년(9차), 1990년(10차), 2022년(11차) 개정하였다(표 2-2).

ICD는 계층구조로 대분류, 중분류, 소분류, 세분류, 세세분류로 구분된다. 실용적이고 역학적 목적을 위해서 질병에 대한 통계 데이터는 전염병(epidemic diseases), 일반적인 질병(constitutional or general diseases), 부위에 의해 결정되는 국소 질병(local diseases arranged by site), 발달상의 질병(developmental diseases), 상해(injuries) 등의 그룹으로 되어 있다.

제10차 국제질병분류(ICD-10)는 ICD의 10번째 개정판이며 1990년에 발간되었다. 현재 ICD10이 세계적으로 가장 많이 쓰이고 있고 우리나라의 경우 ICD10을 번역하여 국내 실정에 맞도록 질병을 추가하고 상세 분류한 KCD7(Korean Classification of Diseases-7th Revision)을 사용하고 있다.

제11차 국제질병분류(ICD-11)는 디지털 환경에 적합하도록 접근과 활용이 쉽고 온라인 브라우저를 통해 다양한 국가의 언어로 제공이 가능하며 일관성과 상호호환성을 보장하기 위해 관련된 용어체계 및 다른 분류체계와 연동이 가능하게 개발되어 데이터 취합을 원활하게 할 수 있다.

ICD-11의 새로운 점은 다음과 같이 정리할 수 있다.

① **접근의 용이성** : 2007년 개발에 착수한 ICD-11은 디지털 환경에 적합하도록 전산 기반으로 작성되어 과거 종이 기반의 ICD-10보다 접근과 활용이 쉽고, 무료로 다운로드 가능하며, 온라인 브라우저를 통해 다양한 국가의 언어로 제공된다. ICD-11 기준으로, 현재 제공 중인 언어는 스페인어, 아랍어, 영어, 중국어이며, 통계청이 현재 한국어 번역 중이다.

② **상호호환성** : ICD-11은 다양한 활용 분야 간 일관성과 상호호환성을 보장하기 위해 관련된 용어체계 및 다른 분류체계와 연동 가능한 구조로 개발되어 데이터의 취합을 더욱 원활하게 할 수 있도록 지원한다.

③ **공동저술 방식** : ICD-11은 99개국 270여개 기관으로부터 수백여 명의 관련 전문가들이 온라인 플랫폼을 통해 분류 콘텐츠를 WHO에 제안하고, 참가자 간 토론을 위한 플랫폼도 개발 · 운영되는 등 웹 기반의 공동저술 방식을 통해 개발되었고, 분류 내용 등에 관한 업데이트 제안도 누구든지 온라인 브라우저를 통해 제출할 수 있으며, 제출된 제안의 진행 현황과 처리 과정도 조회할 수 있다.

④ **신설 대분류장** : ICD-10은 22개 장(Chapter)으로 구성된 반면, ICD-11은 26개 장과 보조적 사용을 위한 2개 장으로 구성된다. 이 중 전통의학병태가 26번째 장으로 신설되어 의학과 전통의학의 듀얼 코딩(Dual coding)도 지원한다.

⑤ **코드 구조** : ICD-10 코드는 알파벳과 숫자의 순서로 결합된 형태로 'A00.0-Z99.9' 범위의 14,400여개코드를 포함하고 있는 반면, ICD-11의 코드는 '1A00.00-ZZ9Z.ZZ'의 범위에서, 55,000개 이상의 고유 코드를 포함하고 있다.

⑥ **수록 콘텐츠** : ICD-10은 주로 코드와 코드명의 수록이 대부분인 반면, ICD-11은 코드별로 부여된 URL로의 이동을 통해 코드와 코드명 외에도 해당코드(명)에 대해 ICD-11상 수록된 모든 콘텐츠(Foundation)를 확인할 수 있다. 즉, ICD-10 대비 ICD-11의 코드별 정보 제공 항목과 항목별 수록 내용의 규모가 대폭 증가되었다

⑦ **제공 패키지** : ICD-11에서 제공 중인 패키지는 ICD-11 브라우저, 코딩 툴, 색인, 지침서, 번역 작성툴, 응용프로그래밍 인터페이스, 이행 또는 전환에 관한 지침, 현장시험 도구 등으로 ICD-10 대비 사용자 지원을 위한 도구가 다양해졌다.

ICD-10과 ICD-11의 주요 특징을 비교하면 [표 2-3]과 같다.

2) ICHI

국제의료행위분류인 ICHI(International Classification of Health Interventions)는 통계적 목적에서 처치, 수술 등의 건강 중재(health intervention)를 분류하기 위한 체계로 보건의료의 서로 다른 분야에서 사용하기 위해 다양한 수준에서 공통적으로 받아들여질 수 있는 용어로 구성하였다.

ICHI는 2005년 호주의 분류체계인 ACHI(Australia Classification of Health Intervention)에 기반을 두고 개발되었으며, 대상(Target), 행위(Action), 수단(Means)이라는 3개의 축과 각각의 하위 축으로 구성되어 있다(그림 2-7).

3) ICF

국제기능 · 장애 · 건강분류(ICF, International Classification of Functioning, Disability and Health)는 개인의 기능제약을 측정하기 위한 분류체계로 기능제약을 의학적인 측면만

보는 것이 아니라 질병으로 인한 개인의 건강상태 변화를 기술하였다. ICF와 ICD10은 상호 보완적이다. ICD10이 질병 및 장애라는 진단을 제공한다면 ICF는 기능과 관련된 추가적인 정보를 제공함으로써 인간의 건강에 대한 의미 있는 현황에 대한 파악이 가능해진다.

표 2-3 ICD-10과 ICD-11의 주요 특징 비교

구분	ICD-10	ICD-11
범주정보	• 코드와 타이틀만 제공	• 모든 ICD 개체에 대한 원문 정의 제공 • 공식적인 모델을 통한 구조화된 기술 제공
코드 체계	• A00.0 ~ Z99.9로 구성 • 4단위의 하위 카테고리로 구성	• 1A00.00 ~ ZZ9Z.ZZ로 구성 • 최소 4단위 및 2단계의 하위 카테고리로 구성
용어와의 연계	• 연계없음	• SNOMED-CT • Gene Ontology와의 연계 제공
발간 방식	• 연간 개정회의를 통해 개정	• 웹기반 도구를 이용한 공동저술을 통해 개정
제공방식	• 종이책	• 전자책+종이책
다국어	• 영어로 출간한 후에 각 국가별로 번역하여 사용	• UN 공식언어 – 영어, 프랑스어, 아랍어, 중국어, 러시다어, 스페인어 • WHO 지역별 공식언어 – 독일어, 포르투갈어
브라우저	http://apps.who.int/classifications/icd10/browse/2016/en 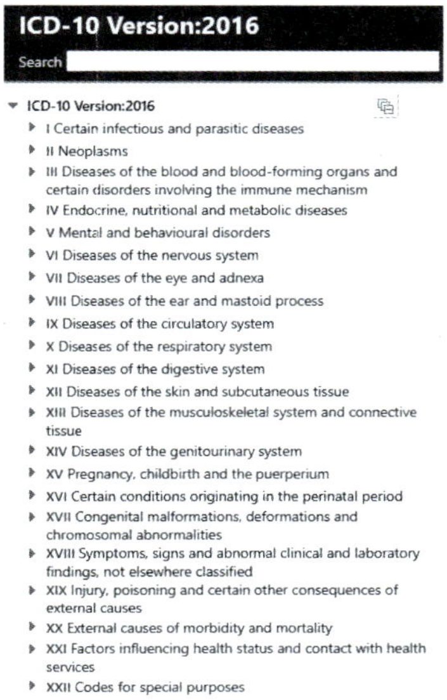 	https://icd.who.int/browse11/l-m/en 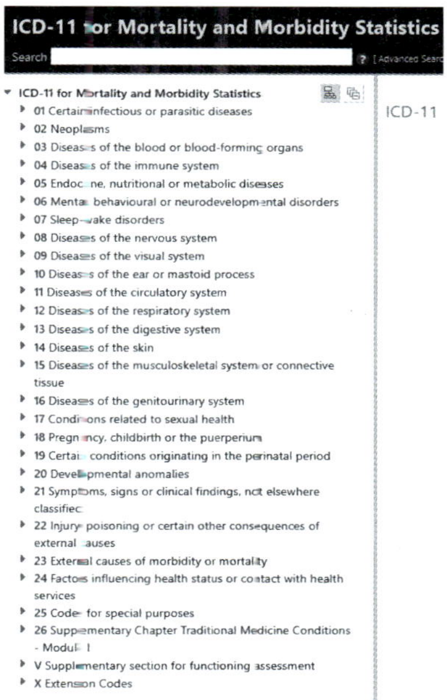

출처 : 통계청(2021). 세계보건기구의 제11차 국제질병분류의 소개

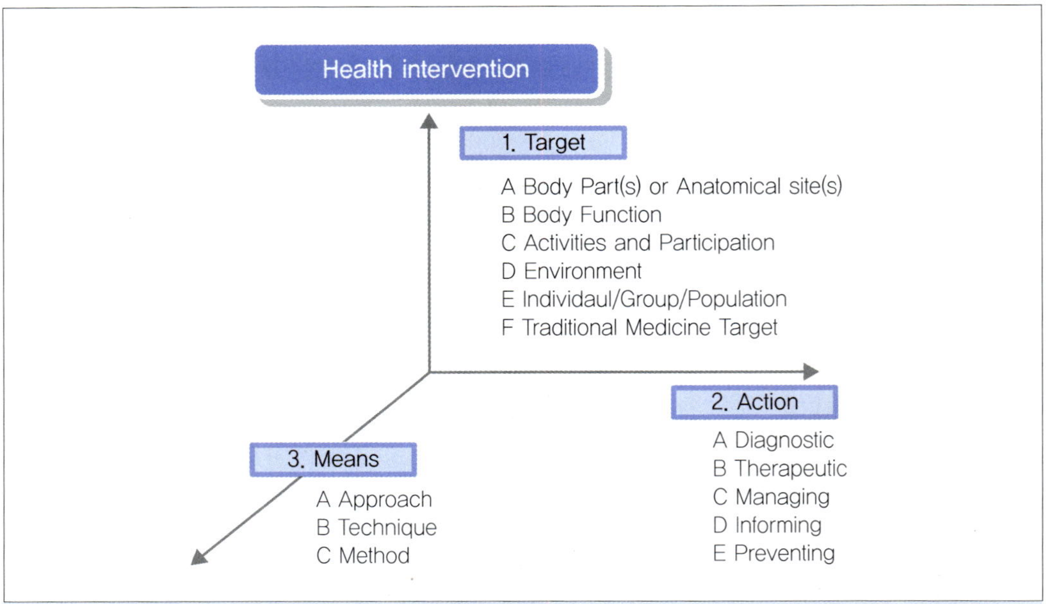

그림 2-7 ICHI의 구성

1980년에 ICIDH(International Classification of Impairments, Disabilities, and Handicaps) 분류체계가 만들어지고 2001년에 제4차 WHO 총회의 승인을 거쳐 공식적으로 ICF의 국제적인 사용이 시작되었다.

ICF의 영역은 신체적, 개인적, 사회적 관점으로 나누어지며 신체기능(body function)과 구조(structure), 활동(activity)과 참여(participation)에 대한 항목으로 구성되어 있다. 현재 영국과 호주 등에서 활발하게 사용중이다. 국내에서는 임상적으로 활발하게 사용하고 있지는 않으나 ICF의 국내도입을 위한 연구가 계속적으로 이루어지고 있다.

4) 포괄적 임상용어체계(SNOMED-CT)

(1) 포괄적 임상용어체계(SNOMED-CT)의 정의

현재 전 세계적으로 가장 많이 사용되고 있는 포괄적 임상용어체계(Systematized Nomenclature of Medicine Clinical Terms, SNOMED-CT)는 임상적인 내용과 표현력을 제공하는 포괄적인 임상용어체계로 의료분야의 모든 용어를 기술할 목적으로 개발되었다. 1965년 미국병리학회에서 병리학을 체계적으로 명명하고자 SNOP(Systematized

Nomenclature of Pathology)의 출판이 시작되었다. 이후 지속적으로 업그레이드되었고, 2002년 미국병리학회의 SNOMED Reference Terminology와 영국 NHS(National Health Service)의 Clinical Terms Vesion 3의 내용을 통합하여 SNOMED-CT가 개발되었다.

SNOMED-CT의 목적은 진료 향상을 목적으로 효과적인 임상자료의 기록에 사용되는 의미를 코드화시켰다. EHR을 위한 전반적인 핵심용어체계를 제공한다. SNOMED-CT의 보장 범위는 임상 관찰, 증상, 진단, 처치, 신체구조, 유기체와 기타 병인, 물질, 의약품, 장비와 검사 대상물 등이다.

표 2-4 SNOMED CT의 상위 수준 계층

구분	계층
1	Body structure
2	Clinical finding
3	Envoronment or geographical location
4	Event
5	Observable entity
6	Organism
7	Pharmaceutical/biologic product
8	Physical force
9	Physical object
10	Procedure
11	Qualifier value
12	Record artifact
13	Situation with explicit context
14	SNOMED CT Model Component(metadata)
15	Social context
16	Special concept
17	Specimen
18	Staging and scales
19	Substance

(2) 포괄적 임상용어체계(SNOMED-CT)의 구성

SNOMED-CT는 개념 정의들을 만들기 위해 19개의 속성을 사용하고 있다. 각 속성들은 보통 하나의 계층에 적용될 수 있으며 소수의 속성들이 하나 이상의 계층에 적용될 수 있다. [표 2-4]는 SNOMED-CT의 영역에 해당하는 19개의 상위 수준 계층이다.

(3) 포괄적 임상용어체계(SNOMED-CT)의 특징

SNOMED-CT의 가장 큰 특징은 포괄적이며(comprehensive), 확장가능하고(scalable), 유연하다(flexible)는 것이다. SNOMED-CT는 ICD-9-CM, ICD-10, LONIC와 같은 보건의료분야의 표준용어체계와 매핑되어 있다. 이러한 다른 용어체계들과의 매핑은 의미적 상호운용성을 보장하여 전자건강기록을 일관된 방법으로 색인, 저장, 검색, 통합을 가능하게 한다. 또한 일관되고, 믿을 수 있게 넓은 범위에서 관련 정보를 임상적으로 표현할 수 있게 한다. 전자건강기록에서 개인의 임상자료를 기록하고 정보를 해석하여 의사결정, 진료지침서, 진료계획을 지원하는데 활용된다.

SNOMED-CT는 미국병리학회에서 개발하여 관리하였지만, 2007년부터는 IHTSDO(International Health Terminology Standards Development Organization)에서 권한을 얻어 관리하고 있다. SNOMED-CT를 사용하려면 IHTSDO에 유료로 회원가입을 해야 한다.

5) 통합의학언어시스템(UMLS)

통합의학언어시스템(UMLS, Unified Medical Language System)은 미국립의학도서관에서 1986년에 개발한 의생명분야 용어를 통합한 용어체계로 정보검색을 용이하게 하고 다양한 자료로부터 정보를 통합 관리하기 위해 개발되었다. UMLS 자체가 표준은 아니며, 상호참조 표준, 자료 및 지식원의 모음이라고 볼 수 있다.

의학용어에 대한 공통 인터페이스를 제공하고 각각의 용어집에 있는 개념을 서로 연결하여, 각 용어의 기본의미 및 유형, 범주에 대한 자료를 제공한다. 용어의 개념들이 서로 연관되어 있는 저장소로 ICD-10-CM, LOINC, MeSH, RxNorm, SNOMED CT의 모든 용어체계를 포함한다. 영어, 프랑스어, 독일어 등으로 번역한 15개국의 번역판이 있다. ULMS는 미국국립의학도서관 웹 사이트를 통해 회원가입 후 모든 콘텐츠를 무료로 다운받을 수 있다.

6) 국제검사용어체계(LOINC)

국제검사용어체계(LOINC, Logical Observation Identifiers Names and Codes)는 미국의 리젠스트리프 연구소(Regenstrief institute)에서 검사실 결과와 임상 관찰을 위해 개발한 국제검사용어체계이다. 현재 가장 광범위하게 사용되고 있는 진단검사 용어체계로 총 53,000개의 코드와 275,000개의 관계정보를 포함하고 있다.

Laboratory LOINC는 생화학 검사, 혈액학 검사, 미생물 검사, 조직학 검사 등 검체와 관련된 모든 사항을 포함하며 Clinical LOINC는 신체 징후, 신체검진 결과, 방사선검사, 심전도, 초음파 등 검사한 모든 사항을 포함한다.

LOINC는 미국, 캐나다, 호주에서 사용되고 있다. LOINC의 매핑을 지원하기 위해 Regenstrief에서 RELMA(Regenstrief LOINC Mapping Assistant)를 무료로 제공하고 있으며, 현재 LOINC 위원회가 배포하고 있는 LONIC 2.64, RELMA 6.23 버전을 다운받을 수 있다.

표 2-5 보건의료용어표준(KOSTOM) 통합용어테이블 세부내용 (2022년 기준)

항목명	데이터 타입	세부내용	비고
개념코드	문자	• 각 개념에 할당된 9자리 코드 「H+numeric number」 • 대표용어 : 개념코드 = 용어코드 • 동의어 : 개념코드 ≠ 용어코드 • 코드는 무의미한 일련번호임	214,480개
용어코드	문자	각 용어에 할당된 9자리 코드 「H+ numeric number」	280,098개
영문명	문자	용어의 영문명	
한글명	문자	용어의 한글명	
UMLS	문자	UMLS(통합의료용어시스템)의 CUI(개념코드)	8자리
버전	문자	고시 버전	3.0
참조분류	문자	외부참조분류체계(예. KCD, ICD9CM, LOINC 등)	
참조코드	문자	외부참조용어체계의 코드	

출처 : 보건의료정보표준(https://www.hins.or.kr/)

표 2-6 국내에서 사용 중인 용어분류체계 (2022년 기준)

용어 분야	국내 · 외 용어분류체계
진단	UMLS, KCD(ICD)
의료행위	UMLS, ICD9CM
임상검사	UMLS, LOINC, EDI
방사선의학	UMLS, EDI
치과	UMLS, KCD(ICD), ICD9CM
보건	UMLS
간호	UMLS, CCC, ICNP
한의학	UMLS
기타	UMLS

6 국내 용어체계

1) 한국보건의료용어표준(KOSTOM)

2018년 현재 보건의료정보표준 사이트(www.hins.or.kr)에서 고시한 보건복지부의 한국보건의료용어표준(KOSTOM, Korea Standard Terminology of Medicine)에 대한 내용을 살펴보면, 보건의료기본법 제3조, 제57조를 근거로 하여, 보건의료정보는 보건의료와 관련한 지식 또는 부호, 숫자, 음성, 음향, 영상 등으로 표현된 모든 종류의 자료를 말하고, 보건의료정보 표준화는 보건의료정보의 효율적 운영과 호환성 확보를 위하여 보건의료정보의 표준화를 위한 시책을 강구하는 작업으로 정의되어 있다.

'한국보건의료표준용어체계'를 의미하는 KOSTOM은 시스템 간 상호운용성을 보장하기 위해 다양하게 표현되는 용어들에 대한 대표어, 동의어 등의 의미를 제공하는 용어체계로 분야별 용어에 대한 표준을 제공한다. 통합의학언어시스템(UMLS, Unified Medical Language System), 국제검사용어표준(LOINC, Logical Observation Identifiers Names and Codes), 국제간호실무분류체계(INCP, International Classification for Nursing Practice), 한국표준질병사인분류(KCD, Korean Standard Classification of Diseases), 건강보험요양급여비용코드와 상호 연계가 되도록 코드를 부여하여 국제표준과 상호 호환할 수 있게 되도록 노력하고 있다. 이는 국내외 통합형 용어체계를 만들기 위해서이다.

[그림 2-8]은 국내에서 연구 중인 보건의료용어표준의 서브셋 내용과 저장 테이블의 구조를 개념적으로 보내주고 있으며, [표 2-5]는 [그림 2-8]의 가운데 위부분에 표시되어 있는 보건의료용어표준 통합용어테이블의 세부내용을 정리한 것이다.

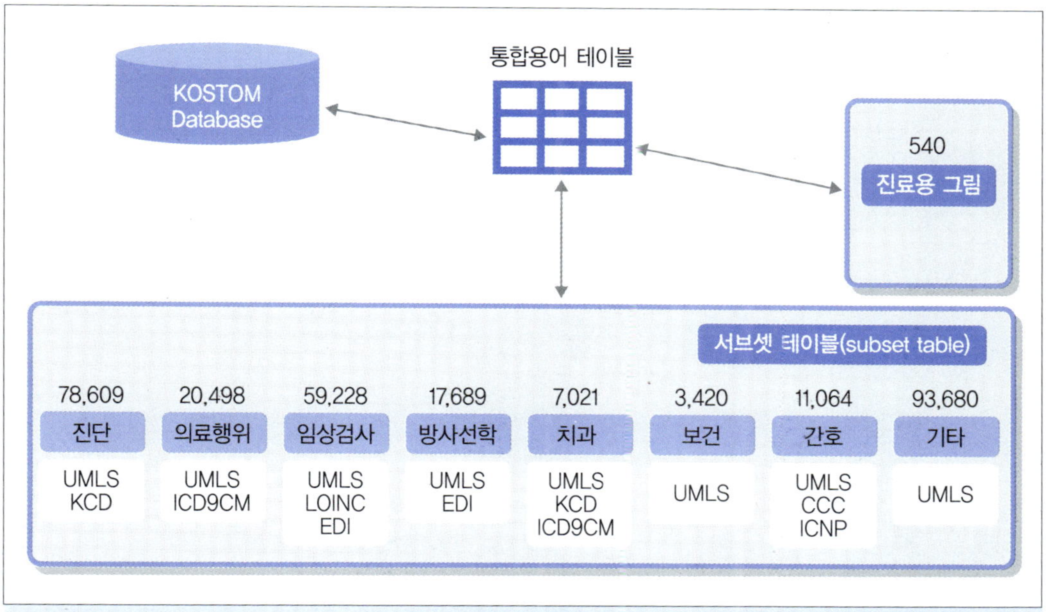

그림 2-8 보건의료용어표준(KOSTOM) 서브셋 내용 및 저장 테이블 구조

출처 : 보건의료정보표준(https://www.hins.or.kr/)

한국보건의료용어표준(KOSTOM)은 크게 8개의 개념(concept)을 기본으로 하는 통합형 용어체계에 진료용 그림 항목을 합쳐 총 9개의 영역별 서브셋(subset)으로 구성된다. 8개의 개념 서브셋으로는 진단, 의료행위, 임상검사, 방사선의학, 치과, 보건, 간호, 기타 등이 해당된다. 8개의 개념이 참조하는 국내외 용어분류체계를 살펴보면, 진단(UMLS, KCD(ICD)), 의료행위(UMLS, ICD-9-CM), 임상검사(UMLS, LOINC, EDI), 방사선의학(UMLS, EDI), 치과(UMLS, KCD(ICD), ICD-9-CM)), 보건(UMLS), 간호(UMLS, CCC, ICNP), 기타(UMLS)로 구성된다(표 2-6).

[표 2-7]은 보건의료용어표준의 용어 분야별 해당 용어의 개수와 세부내용에 대한 개략적인 사항을 보여주고 있다. [표 2-8]은 보건의료용어표준의 용어에 대해 상세히 검색한

결과를 예로 보여주고 있는데, 진단용어 중 상기도 급성 질환 용어에 대한 상세 검색 결과이다. [표 2-9]는 LOINC 기반 보건의료용어표준의 검사 용어에 대해 상세히 검색한 결과를 예로 보여주고 있는데, 검사 용어 중 [전혈구 및 백혈구 자동 감별계산 패널:검사시점:전혈:정량]에 대한 상세 검색 결과이다.

표 2-7 한국보건의료용어표준(KOSTOM)의 용어 분야별 세부내용 (2022년 기준)

번호	용어 분야	개수	내용
1	진단용어	78,609	한국표준질병 · 사인분류(KCD) 용어 및 의료현장 임상용어로 구성
2	의료행위용어	20,498	국제의료행위분류(ICD-9-CM volume Ⅲ) 및 의료현장 임상용어로 구성
3	임상검사용어	59,228	국제임상검사용어체계(LOINC) 기반으로 구축, 6개 축으로 구분 표기
4	방사선의학용어	17,689	영상의학과 핵의학 분야 검사 · 시술 용어를 3개 축(장비명, 부위명, 방법명)으로 구분 표기
5	치과용어	7,021	한국표준질병 · 사인분류(KCD) 및 국제의료행위분류(ICD-9-CM) 중 치과 용어 추출, 구성
6	보건용어	3,420	지역보건법, 보건사업지침을 기본으로 보건소 업무관련 용어
7	간호	11,064	임상간호분류체계(CCC) 기반 진술문 및 국제간호실무분류체계(ICNP) 기반 용어로 구성
8	기타용어	93,680	의사협회 의학용어집, 의무기록용 용어 등 일반적인 용어
용어 계		280,098	※ 분야별 용어 중복 제거
9	진료용 그림	540	진료와 의료행위 기록에 필요한 인체그림(체형 · 골격, 머리 · 목, 장기 · 계통)과 진단 · 기록용 그림

출처 : 보건의료정보표준(https://www.hins.or.kr/)

표 2-8 한국보건의료용어표준(KOSTOM)의 진단용어 상세 검색 예시 (2022년 기준)

분야명	진단		
참조코드	(KCD6) J06.9		
UMLS	(UMLS) C2887379		
한글명	상기도 급성 질환		
영문명	Upper respiratory disease, acute		
용어코드	H01777555	대표코드	H01777555
대분류	X. 호흡계통의 질환		
중분류			

출처 : 보건의료정보표준(https://www.hins.or.kr/)

표 2-9 LOINC 기반 보건의료용어표준(KOSTOM)의 검사용어 상세 검색 예시 (2022년 기준)

분야명	임상검사		
참조코드	(LOINC) 57021-8		
UMLS	(UMLS) C2734697		
한글명	전혈구 및 백혈구 자동 감별계산 패널:검사시점:전혈:정량		
영문명	CBC W Auto Differential panel:-:Pt:Bld:Qn		
용어코드	H02023460	대표코드	H02023460
대분류	진단		
중분류	혈액학검사		

출처 : 보건의료정보표준(https://www.hins.or.kr/)

2) 한국표준질병사인분류(KCD7)

한국표준질병사인분류(KCD7, Korean standard Classification of Disease)는 통계청에서 관리를 하고 있다. 1973년 WHO ICD8을 번역하여 KCD1, 1979년 WHO ICD9를 번역하여 KCD2, 1995년 ICD10을 번역한 KCD3을 발간한 이후 최근까지 지속적으로 개정되어 2016년에 KCD7이 발간되었다(표 2-10).

표 2-10 KCD의 역사

년도	주요개정내용
1973	ICD8(국제표준질병사인분류 8차 개정판)을 번역하여 KCD1(한국표준질병사인분류 1차 개정판)을 발간
1979	ICD9를 번역하여 KCD2를 발간
1995	ICD10을 번역하여 KCD3을 발간
2002	WHO에서 권고한 ICD10개정내용을 반영하여 KCD4를 발간
2006	WHO에서 신생물 형태분류를 개정함에 따라 ICD10개정내용(1998~2005)을 반영하여 KCD5를 발간
2010	ICD10개정내용을 근거로 KCD6을 발간
2016	ICD10개정내용을 근거로 KCD7을 발간

KCD는 통계청 홈페이지를 이용하여 별도의 회원가입 없이 온라인 콘텐츠를 검색할 수 있다(그림 2-9).

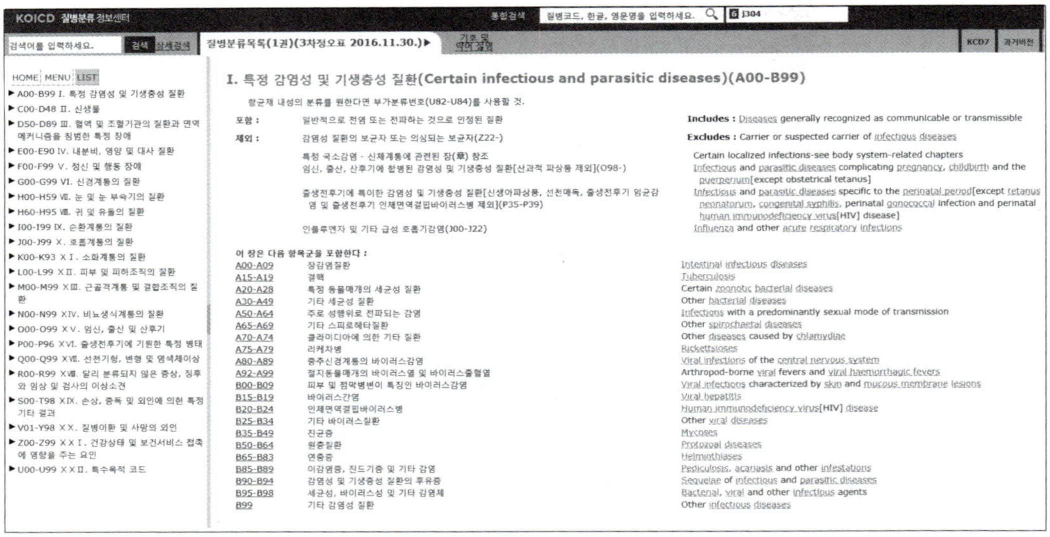

그림 2-9 KCD7의 온라인 검색도구

출처 : http://www.koicd.kr/2016/kcd/v7.do#0&n

3) 건강보험 EDI 코드

의료기관에서 국민건강보험공단에 환자의 비용 청구를 위해 사용하는 건강보험 요양급여비용 코드를 건강보험 EDI(Electronic Data Interchagnge) 코드라고 한다. EDI란 기업이나 조직 간에 표준화된 거래서식이나 공공서식을 서로 합의한 통신표준으로, 컴퓨터 간에 교환하는 정보전달방식을 의미한다. 의료기관은 의료보험가입자에게 진료서비스를 제공하고 그에 대한 비용을 보험자에게 지불받기 위해서는 보험자가 요구하는 청구양식에 맞추어 청구를 해야 한다. 우리나라의 경우 공급자인 의료기관이 보험자인 보건복지부로부터 건강보험업무를 위임받아 관리하는 국민건강보험공단에 비용을 지불받기 위해 국민건강보험공단의 심사업무를 담당하는 건강보험심사평가원에 심사청구서를 제출해야 하고, 그 심사결과에 따라 국민건강보험공단으로부터 비용을 받게 된다.

의료기관의 입장에서는 진료비용을 지불받기 위해 반드시 심사청구서를 요구에 맞게 작성해야 하기 때문에 심사청구서에 사용하는 코드들을 사용해야 한다. 심사청구서에 포함된 항목코드는 대부분 간단한 코드들이며, 용어체계와 관련된 진단, 약제, 행위 등과 관련된 코드들이다. 심사평가원 코드는 정해진 자리에 영문자와 숫자를 조합하는 단순한 방식의 코드를 사용하고 있다.

7 간호분야의 용어체계

가장 대표적인 국제 표준 간호용어체계로는 임상간호분류체계(CCC), 국제간호실무분류체계(ICNP), 간호진단분류체계(NANDA-I) 등이 있다.

1) 임상간호분류체계(CCC)

임상간호분류체계(CCC, Clincal Care Classification)는 간호의 결과를 측정하고 자원사용을 예측할 목적으로 1991년 Virginia K. Saba에 의해 가정간호분류체계인 HHCC(Home Health Care Classification)로 개발되었으며, 2003년 그 명칭을 CCC로 바꾸어 가정간호뿐 아니라 외래간호업무에 사용할 수 있도록 개정되었다.

개발당시 HHCC는 20개의 가정간호 구성요소(Component)를 이용해서 50개의 간호진단 대분류와 95개의 간호진단 하부 분류로 이루어진 145개의 가정간호 진단명으로 구성되었다.

CCC는 20개의 요소에서 '생의 주기'를 추가하여 21개 간호 구성요소로 구성되어 있다. 21개의 간호 구성요소로는 투약, 안전, 건강행위, 활동, 수액량, 영양, 자가간호, 감각, 심장, 호흡, 대사, 생리적 조절, 피부통합성, 조직 확산, 배변, 배뇨, 생의 주기, 인지적, 대응, 역할관계, 자아개념을 포함한다. 이들 간호 요소는 기능적 요소(functional), 건강행위 요소(health behavioral), 생리적 요소(physiological), 심리적 요소(psychological)로 구분된다.

간호 요소는 간호진단이나 다른 분류체계와 서로 연결되어 있으며 지속적으로 대상자의 간호에 대해 기록하고 추적할 수 있도록 고안되었다. 간호진단은 21개의 간호 구성요소를 이용해서 대분류의 59개 진단명과 하부분류의 123개 진단명으로, 총 182개의 간호진단명으로 구성되어 있다.

21세기에 들어서면서 표준간호용어에 대한 필요성이 급격히 대두되면서 CCC는 컴퓨터를 기반으로 한 정보과학기술 시스템인 EHR(electronic health record: 전자건강기록)로 간호데이터 서류작업이 가능하게 되었고, SNOMED CT와도 매핑된다. 또한 CCC는 간호사가 작성한 환자 간호데이터를 PMRI(Patient medical record information: 환자의료 기록 정보 형식 표준) 데이터베이스에 통합하였고, 간호사들이 연구와 교육, 환자결과 산출에 기여할 수 있도록 하였다.

2) 국제간호실무분류체계(ICNP)

국제간호협회(ICN, International Council of Nurses)에서는 간호실무용어를 기술하고 표준화된 형태로 저장 및 국제적인 비교가 가능하도록 국제간호실무분류체계(ICNP, International Classification for Nursing Practice)를 개발하였다. ICNP는 간호실무에 사용되는 간호의 진단과 결과(diagnosis/outcome), 중재(intervention)를 표현하는 진술문을 구성하기 위해 7개의 축의 모델을 사용한다. 간호수행의 초점, 판단, 활동, 방법, 대상자, 장소, 시간이라는 7개의 축을 조합하여 간호진단, 간호중재, 간호결과를 표현하는 진술문을 개발할 수 있다(표 2-11). INCP는 여러 개의 원자단위 개념을 조합하여 복잡한 개념을 구축할 수 있는 조합형 용어체계로 표현력이 뛰어나고 작은 수의 축과 개념으로 많은 수의 용어를 생성할 수 있다.

표 2-11 ICNP 축 정의 및 예시

	축	내용	예
1	초점 (Focus)	간호 관심의 영역	인간, 환경 등
2	판단 (Judgement)	간호행위와 관련 있는 임상적 의견 또는 결정	장애, 향상, 결핍, 과다 등
3	방법 (Means)	간호중재를 위한 방법 또는 수단	도구와 서비스
4	활동 (Action)	환자에게 수행된 의도적인 행위	관찰, 관리, 수행, 간호, 정보제공 등
5	시간 (Time)	행위를 수행한 시각, 간격, 기간 등	시점과 기간 등
6	장소 (Location)	진단 또는 중재의 해부학적 및 공간적 위치	신체부위와 장소
7	대상자 (Client)	진단 및 중재의 대상이 되는 주체	개인, 가족, 지역사회 등

국내에서도 건국대병원, 서울성모병원 등 간호정보의 표준화를 위해 ICNP를 도입하여 사용하고 있다. 서울대학교분당병원의 경우 전자간호기록시스템에 ICNP를 이용하여 8,000개 이상의 간호진술문을 만들어 서술적 간호일지를 전자형태로 기록하고 있다.

ICNP는 회원가입 없이 온라인 브라우저를 이용하거나 설치 파일을 다운로드 받아 사용할 수 있다(그림 2-10).

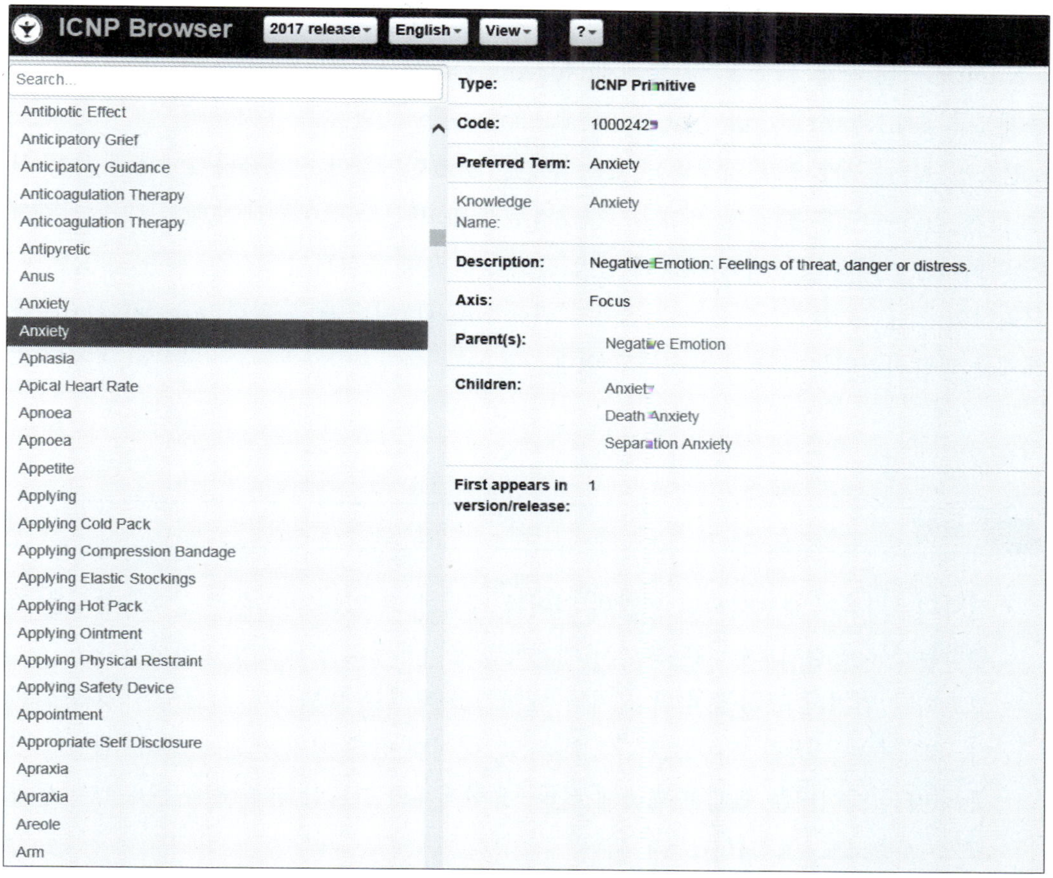

그림 2-10 ICNP 브라우저

출처 : http://www.icn.ch/what-we-do/ICNP-Browser

3) 간호진단분류체계(NANDA-I)

간호진단분류체계(NANDA-I, North American Nursing Diagnosis Association-International)는 1973년 간호문제를 분류하고 정의하기 위한 목적으로 북미간호진단협회(NANDA: North American Nursing Diagnosis Association)에서 개발하였다. NANDA는 용어의 국제적 사용을 위해 2002년 NANDA-I로 변경되었으며, 3년마다 개정판이 발표되고 있다. 2018-2020 간호진단 분류체계는 13개의 영역(domain), 47개의 과(class) 안에 244개의 간호진단이 있다. 또한 각 진단별로 정의, 정의적 특성, 관련요인, 위험집단,

연관 상태 등이 상세하게 제시되어 있다.

NANDA-I는 보통 간호결과분류체계(Nursing Outcomes Classification, NOC), 간호중재분류체계(Nursing Intervention Classification, NIC)와 함께 사용된다.

간호진단의 문제점으로 지적되고 있는 부분은 간호진단들이 상호배타적이지 못하여 서로 다른 진단이 같은 증상 및 징후를 갖는 경우가 있고 진단의 이론적 토대와 내적 일관성이 약한 점, 신체적인 면과 병리적인 면이 강조되고 질병 중심적인 것이 우세한 점 등이다. 그리하여 이를 교정하고 유용성을 높이기 위해 NANDA의 진단을 확장하고 간호진단분류체계를 발달시키려는 노력이 계속되고 있다.

요약

- 전자의무기록이 보편화되고 인간의 언어를 해석할 수 있는 의미론적 상호운용성을 지원하는 전자건강기록이 대두되면서 체계화된 용어체계의 필요성이 증가하였다.
- 코드화란 일정한 규칙에 따라 문자나 메시지를 부호로 변환하여 작성하는 것을 말한다. 코드화는 복잡한 데이터를 간소화 하고, 데이터 간의 식별을 쉽게 하며, 일정한 기준에 따라 테이터를 쉽게 배열하게 한다. 용어체계의 코드화 유형에는 숫자코드, 연상코드, 계층코드, 조합코드 등이 있다.
- 세계적으로 인정을 받는 용어체계로는 WHO에서 개발한 진단 및 사인분류체계인 국제질병분류체계(ICD), 기능과 기능장애에 대한 분류인 국제기능 · 장애 · 건강분류체계(ICF), 의료행위분류체계인 국제의료행위분류체계(ICHI)와 포괄적인 임상용어체계(SNOMED CT), 통합의학언어시스템(UMLS), 국제검사용어체계(LOINC) 등이 있다.
- 국내 용어체계로는 보건의료용어표준(KOSTOM), ICD10의 수정버전인 한국표준질병사인분류(KCD7), 건강보험요양급여비용코드(EDI) 등이 있다.
- 간호분야의 용어체계로는 임상간호분류체계(CCC), 국제간호협회에서 개발한 간호실무분류체계(ICNP), 북미간호진단협회에서 간호진단을 위해 개발한 간호진단분류체계(NANDA-I) 등이 있다.

제 3 장

보건의료정보 표준화

학습목표

1. 보건의료정보 표준화의 개념과 필요성에 대해 설명할 수 있다.
2. 보건의료정보 표준화 영역과 수준에 대해 설명할 수 있다.
3. 국내외 보건의료정보 표준화 관련 주요 기관을 나열할 수 있다.

주요용어

표준화(standardization), 표준(standard)
보건의료정보 표준화(standardization of healthcare information)
표준화 기구(organization for standardization)

이 장에서는 보건의료분야 정보화 추진 시 진료정보 교류, 시스템의 호환성(compatibility) 확보 등을 위해 반드시 거쳐야 하는 표준화에 대하여 살펴보고자 한다. 표준화와 보건의료정보 표준화의 개념에 대하여 살펴본 후, 보건의료정보 표준화의 주요 영역과 각 영역별 표준화 현황을 살펴본다. 일반적으로 표준화는 해당 분야의 국제표준화기구 또는 국가표준화기구에서 표준으로 채택한 것이 있으면 특별한 문제가 없는 한 그 표준을 그대로 따르는 방식으로 추진하고 있다. 이러한 의미에서 국제표준화기구와 국가표준화기구에 대하여 보건의료정보 표준화를 중심으로 살펴본다.

1 보건의료정보 표준화의 개념

1) 보건의료정표준화의 정의

표준화(standardization)란 다음(DAUM) 백과사전(컴퓨터 정보용어대사전)에 의하면, '기업 활동을 중심으로 한 사회활동에서 당사자 간의 상호이해, 사람과 물자의 안전 확보, 제품의 품질과 성능의 개선, 제품의 단순화, 공통성과 호환성의 확립 등을 도모할 목적으로 물자의 특성, 동작이나 순서, 방법, 이들과 관련된 기초적 사항에 관하여 통일적인 약속을 설정하는 것'이라고 정의되어 있다. 네이버(NAVER) 지식백과(도해 기계용어사전)에는 표준화란 '표준이나 기준(규격) 등을 만들어 사용함으로써 합리적인 활동을 조직적으로 행하는 것으로, 표준화의 대상이 되는 것은 품질, 형상, 치수, 성분, 시험 방법 등으로, 이들에 일정한 표준을 정하여 호환성을 높이도록 한다'고 설명되어 있다.

우리나라 국가기술표준원의 정의에 의하면, 표준화란 '일상적이고 반복적으로 일어나거나 일어날 수 있는 문제를 주어진 여건 하에서 최선의 상태로 해결하기 위한 일련의 활동'으로 정의하고 있다(ISO/IEC 가이드 2). 이러한 활동에 필요한 합리적 기준이 바로 표준(standards)을 의미하며, 표준은 '합의에 의해 작성되고 인정된 기관에 의해 승인되며, 공통적이고 반복적인 사용을 위해 제공되는 규칙, 가이드 또는 특성을 제공하는 문서'로 정의하고 있다.

표준은 우리생활과 매우 밀접한 관계를 가지고 있으면서 드러나지 않게 제 역할을 다하고 있다. 우리가 매일 사용하는 가전용품에서부터, 인터넷, 도로 표시판, 교통신호등, 책과 복사지의 사이즈 등 표준이 적용되지 않는 곳은 없다. 만약 교통신호등의 신호표시 체계나 표시 색깔이 다르다면 어떻게 될까? 이러한 상황은 상상도 할 수 없을 것이다. 우리는 안전과 편리성을 위해 신호등의 신호체계를 표준화하였다. 우리가 신호등에 의지해서 안전하게 운전을 하는 동안 표준은 제 역할을 묵묵히 하고 있는 것이다(우리나라 국가기술표준원 홈페이지).

이렇듯 표준화란 '합리적인 산업 활동을 위해 표준을 만들고 표준화 대상에 대한 공통성, 통일성, 호환성을 확보하는 행위'라고 정의할 수 있다.

용어 정의

- **표준화(standardization)** : 합리적인 산업활동을 위해 표준을 만들고 표준화 대상에 대한 공통성, 통일성, 호환성을 확보하는 행위
- **표준(standard)** : 표준화 활동에 필요한 합리적 기준. 표준은 합의에 의해 작성되고 인정된 기관에 의해 승인되며, 공통적이고 반복적인 사용을 위해 제공되는 규칙, 가이드 또는 특성을 제공하는 문서로 정의하고 있음

보건의료정보(healthcare information)는 국가적인 차원의 보건의료정책을 위한 자료에서부터, 각종 보건의료사업 종사자들에게 필요한 정보와 각 분야 실무종사자가 필요로 하는 정보 등을 포함하는 광범위한 개념으로, 보건의료분야에서 발생하는 모든 정보를 의미한다. 우리나라 보건의료기본법 제3조(정의)에서는 보건의료정보란 '보건의료와 관련한 지식 또는 부호 · 숫자 · 문자 · 음성 · 음향 · 영상 등으로 표현된 모든 종류의 자료를 말한다'고 정의하고 있다. 따라서 보건의료정보 표준화(standardization of healthcare information)란 '병원 등 모든 보건의료기관에서 발생하는 환자에 대한 의료행위와 운영상에서 발생하는 모든 자료를 보건의료산업 활동을 위해 표준을 만들어 호환성 있게 사용하고자 하는 행위'라고 정의할 수 있다.

용어 정의 **보건의료정보 표준화(standardization of healthcare information)**

병원 등 모든 보건의료기관에서 발생하는 환자에 대한 의료행위와 운영상에서 발생하는 모든 자료를 보건의료산업 활동을 위해 표준을 만들어 호환성 있게 사용하고자 하는 행위

2) 보건의료정보 표준화의 필요성

보건의료정보 표준화의 궁극적인 목적은 환자가 보건의료기관 어디에서든 본인의 진료기록 정보를 검색하여 계속적으로 치료를 받을 수 있게 하는 것이라 할 수 있다. 환자에 대한 정보를 진료받은 특정 보건의료기관 내부에서만 폐쇄적으로 사용하는 것이 아니라, 환자가 진료받은 곳과 멀리 떨어져 있는 경우에도 가까운 다른 보건의료기관에서 본인의 진료기록 정보를 검색하여 계속적으로 치료를 받을 수 있게 하는 것이다. 네트워크를 통해 환자의 진료기록 정보를 주고받으면서 계속적으로 치료를 받을 수 있게 하려면, 모든 보건의료기관에서 사용하는 진료기록이 디지털로 표준화되어야만 한다. 이를 위해서 보건의료정

보의 표준화가 필요하다.

우리나라 보건의료기본법 제57조(보건의료정보의 표준화 추진)에서도 보건복지부장관은 보건의료정보의 효율적 운영과 호환성 확보를 위하여 보건의료정보의 표준화를 위한 시책을 강구하여야 한다고 명시하며 보건의료정보 표준화의 필요성을 강조하고 있다.

이러한 보건의료정보 표준화의 필요성은 크게 3가지 측면 즉, 의료행위(치료), 정보전달, 사회적 비용 효율성 측면으로 구분하여 정리할 수 있다. 각각에 대하여 살펴보면 다음과 같다.

(1) 의료행위(치료) 측면

병원에서 환자가 내원하여 질병을 검사하고 진단하여 적절한 치료과정이 이루어지는 동안 생성된 환자에 대한 정보가 의료정보이다. 의료인이 환자에게 적절한 의료행위를 행하기 위해서는 환자의 건강상태에 대한 정보 즉, 의료정보는 어느 의료인이 보더라도 똑같이 정확하게 이해할 수 있게 표준화되어야 한다.

최근 우리나라는 고령사회로 변화하고 있으며 이로 인해 만성질환자가 증가하고 있다. 이러한 보건의료 환경의 변화에 따라 국가적 차원에서 질병 예방과 관리를 위한 체계를 구축하고, 국민의 생애 주기별 특성에 적합한 보건의료서비스를 수행하기 위해서도 보건의료정보의 표준화는 필수적이다.

(2) 정보전달 측면

만일 치료를 필요로 하는 환자가 1차 의료기관(의원, 보건소 등)에서 2차, 혹은 3차 의료기관으로 이송되어야 할 경우에 의료인이 작성한 처방전, 간호기록, 검사기록, 의료영상 등의 정보도 함께 상급 의료기관으로 전달되어야 할 것이다. 이렇게 한 개인의 보건의료정보가 치료를 위해 이동되어야 할 때, 해당 보건의료정보가 표준화되어 있지 않다면 의료기관마다 환자의 보건의료정보가 달라 해독할 수 없게 될 것이다. 따라서 보건의료정보 표준화는 정확한 정보전달을 위하여 반드시 필요하다.

(3) 사회적 비용 효율성 측면

의료분쟁 소송에서, 의료기관의 의료인 교육에서, 또는 생명보험, 손해보험 등 다양한 보건의료 부가산업에서 표준화된 보건의료정보를 사용해야만 사회적 비용의 효율성이 확보된다. 예를 들면, 최근 우리나라 민간 상해보험의 경우 여러 보험사에 가입한 경우에 여러 보험사에 보험료를 청구해도 각 보험사 간에 표준화된 고객정보의 검색을 통해 보험료에 대한 중복 수혜가 불가능하게 된다. 이러한 시스템을 사용하는 이유는 보험사의 보험료 지출이 많아질수록 개인이 불입하는 보험료도 그 영향을 받기 때문이다.

3) 보건의료정보 표준화의 기대효과

보건의료정보 표준화를 통해 기대되는 효과는 의료의 질, 시 · 공간적 효율성, 의학연구 효율성 측면에서 다음과 같은 사항을 확인할 수 있다.

(1) 의료의 질 향상

① **정확한 진단과 치료** : 환자의 과거 병력, 검사결과, 처방, 수술, 예후 등의 결과를 명확히 확인하여 질 향상이 가능함

② **의료사고 차단** : 모든 의료정보가 표준화되고 전산화되기 때문에 진단이나 처방의 오류를 방지할 수 있음

③ **약물 부작용 차단** : 표준화된 의료정보를 축적하여 데이터웨어하우스로 구축하면 약물 상호간 부작용이나 서로 다른 병원에서 관련 약물을 확인하지 못하고 처방하는 부작용을 차단할 수 있음

④ **병력정보의 지속적 관리** : 고령화 혹은 고령사회어서 발생하는 만성질환자의 지속적 병력 정보의 축적으로 의료 질 향상을 도모함

(2) 시 · 공간적 효율성

① **시간적 효율성** : 표준화된 의료정보를 전산화하여 의료정보 검색이 빨라짐

② **공간적 효율성** : 기존의 종이 의무기록차트, 슬립, 필름 의료영상 등이 데이터베이스로 보관되기 때문에 진료차트를 보관하기 위한 공간적 비용이 축소됨

③ **인력의 효율성** : 병원전산팀과 의무기록팀 등이 통합되어 의무기록 등을 관리함으로써 인력을 축소하여 효율적으로 활용함으로써 인건비가 감소됨

(3) 의학연구 효율성

① **의학적 의사결정의 효율성** : 환자에 대한 검사, 진료, 치료 등의 정보가 표준화된 의료정보로 축적됨으로써 의료인의 새로운 환자에 대한 치료에 활용할 수 있음

② **임상교육의 효율성** : 대학병원과 같은 의료기관은 환자의 치료뿐만 아니라 임상교육의 목적을 가진 의료기관으로, 표준화되어 축적된 의료정보를 임상교육과 연구논문 발표 등에 활용할 수 있음

4) 표준의 수준과 표준화의 일반적 원칙

일반적으로 표준의 수준(level)은 표준화 작업으로 만들어진 표준이 지역적으로 어느 정도의 범위까지 영향을 미치는가에 따라 구분하고 있다. 표준의 수준 구분은 기본적으로 3가지 수준 즉, 국제표준 수준, 국가표준 수준, 사내표준 수준으로 구분할 수 있다(그림 3-1). 경우에 따라서는 국제표준과 국가표준 사이에 유럽표준과 같은 지역표준 수준을 추가할 수도 있다. 국제표준은 국가표준보다 상위표준이고 국가표준은 사내표준보다 상위표준이다.

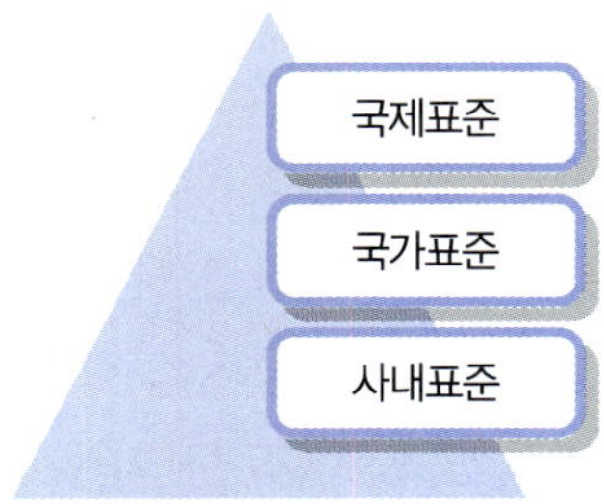

그림 3-1 표준의 수준

표준화 작업을 추진할 때 표준의 수준과 관련하여 유의해야 할 일반적인 원칙이 두 가지가 있다. 첫 번째 원칙은 상위표준이 있으면 상위표준을 채택하는 것이다. 상위표준을 그대로 따르는 데 문제가 있다면, 최대한 상위표준을 수용하면서 새로운 표준을 개발하는 것이 일반적인 원칙이다. 두 번째 원칙은 선행표준이 있으면 선행표준을 채택하는 것이다. 같은 수준의 표준을 만들어야 할 경우에, 이미 먼저 만들어진 선행표준을 따르는 데 문제가 없으면 새로운 표준을 만드는 것보다는 선행표준을 채택하는 것이 일반적인 원칙이다.

이렇듯 상위표준이 있으면 상위표준을, 그리고 선행표준이 있으면 선행표준을 채택하는 이유는 표준화의 정의에서 살펴보았듯이 합리적인 산업활동을 위해 표준에 대한 공통성, 통일성, 호환성을 확보하기 위한 것이다.

활동 과제

- ✓ 보건의료정보 표준화의 필요성에 대해 생각하고 토의해 봅시다.
- ✓ 표준의 수준과 표준화의 일반적인 원칙에 대해 설명해 봅시다.

2 보건의료정보 표준화 영역

우리나라의 보건의료정보 표준화 활동은 다른 어떤 나라보다 매우 활발하게 이루어지고 있다. 우리나라는 1989년 전 국민 의료보험 통합과 함께 처방전달시스템의 전산화가 이루어지고, 1990년대 중반부터 의무기록서식의 표준화 작업을 시작으로 표준화에 대한 연구가 시작되었다. 우리가 살고 있는 사회가 그 자리에 머물러 있지 않고 끊임없이 변화하기 때문에 표준도 사회의 변화와 함께 변하게 되어 있다. 따라서 표준화를 위한 작업도 사회의 변화와 함께 지속적으로 이루어져야 한다.

최근 우리나라는 국가 차원의 보건의료정보 표준화를 위해 2019년에 보건복지부가 주관하여 한국보건의료정보원을 설립하였다. 한국보건의료정보원은 전자의무기록시스템의 표준을 마련하고 표준의 적용에 대한 인증업무를 수행하며, 전자의무기록시스템의 품질향상을 통하여 환자안전과 환자진료의 연속성을 지원하는 등 보건의료정보와 관련된 사업을 지원하기 위해 설립되었다.

한국보건의료정보원에서는 우리나라 보건의료정보분야의 표준의 보급과 활용을 위하여 통합 활용 포털 시스템인 보건의료정보표준시스템(HINS; www.hins.or.kr)을 운영하고 있다. 보건의료정보표준시스템의 고시 내용을 중심으로 정리하면, 국내에서 이루어지고 있는 보건의료정보 표준화 영역은 크게 용어 표준, 서식 표준, 기술 표준의 3가지 영역으로 구분할 수 있다. 각 영역별 표준에 대하여 간략히 살펴본다.

1) 용어 표준

용어를 표준화할 때에도 표준화의 일반적인 원칙에 따라 상위표준인 국제표준이 있는 경우에는 국제표준을 그대로 채택하는 것이 일반적이다. 단, 국제표준을 그대로 이용하는 데

문제가 있는 경우에 한하여 국내 환경에 적합하도록 표준안을 개발한다. 이러한 일반적인 용어 표준화 원칙에 따라, 우리나라 보건의료분야 용어 표준화 작업도 국제표준을 그대로 이용하거나 그대로 적용하는 데 문제가 있는 경우에는 국내 보건의료정보 환경에 적합하도록 다양한 표준안을 개발하는 방향으로 진행해 오고 있다. 우리나라는 2004년부터 보건복지부의 보건의료정보표준화위원회를 중심으로 용어 표준에 대한 연구가 진행되었으며 현재까지 지속적으로 연구가 이루어지고 있다.

용어 표준은 환자의 증상을 표현하는 용어, 환자의 수술 또는 처치와 같은 행위에 대한 용어 등 의료분야 전반에 걸쳐 다양한 분야를 포함한다. 대표적인 국제표준용어체계로는 범용으로 사용되는 임상용어체계인 SNOMED CT, 진단검사 측정 및 문서를 식별하기 위한 용어코드 체계인 LOINC®, 세계보건기구에서 개발한 질병과 건강문제에 대한 분류체계인 ICD를 들 수 있다.

우리나라 표준용어체계로는 보건의료용어표준(KOSTOM; Korea Standard Terminology of Medicine)과 한국표준질병 · 사인분류(KCD)를 들 수 있다. KOSTOM은 국내 의료환경을 반영한 보건의료분야의 포괄적 기초데이터로, 미국 UMLS(Unified Medical Language System) 체계를 기반으로 각 부문별 용어를 포괄적으로 수록하려 하고 있다. KCD는 세계보건기구의 ICD를 근거로 한국에 적합하도록 제정한 질병이환 및 사망 분류체계이다. 보건의료용어표준에 대한 자세한 내용은 2장에 서술되어 있는 내용을 참조하길 바란다.

2) 서식 표준

서식 표준화는 보건의료관련기관 간에 여러 가지 목적으로 보건의료정보가 수록된 문서를 공유하기 위해 표준화하는 분야이다. 서식 표준화를 추진할 때에도 표준화의 일반적인 원칙에 따라 상위표준인 국제표준이 있는 경우에는 국제표준을 그대로 채택하고, 국제표준을 그대로 이용하는 데 문제가 있는 경우에 한하여 국내 환경에 적합하도록 표준안을 개발하는 것이 일반적이다.

서식 표준은 환자의 진료기록에 이용하는 문서의 다양한 형태와 항목, 내용 등을 포함한다. 보건의료정보 분야의 대표적인 국제표준서식으로는 CDA(Clinical Document Architecture) 표준 템플릿과 FHIR(Fast Healthcare Interoperability Resources) 표준 리소스를 들 수 있다. 우리나라 보건의료분야 서식 표준화의 대표적인 사례로는 건강보험

요양급여비용 청구를 위한 EDI(Electronic Data Interchange) 표준 문서를 들 수 있다. 그 밖에 우리나라 보건의료분야에서 추진하고 있는 표준서식으로는 진료정보교류에 이용 중인 표준 CDA서식과 건강검진 문진표 서식을 들 수 있다.

CDA는 HL7(Health Level 7)에서 제시하는 임상의료문서(Clinical Document)의 교환을 목적으로 문서 작성에 필요한 구문 구조를 규정한 표준 문서를 의미한다. CDA 문서는 HL7의 RIM(Reference Information Model)에서 파생된 문서이며, XML(eXtensible Markup Language)로 작성되어 구조적인 형식을 갖는다. CDA 문서의 주요한 관점은 의료인이 얼마나 쉽게 문서를 읽을 수 있는가와 서로 다른 시스템 간에 교환이 얼마나 쉽게 이루어질 수 있는가이다.

HL7(Helath Level 7)은 1987년 미국에서 병원 내 정보시스템과 의료장비의 접속을 위해 개발한 표준으로, 보건의료정보 분야에서 이기종간 컴퓨터시스템 및 데이터베이스 사이에서 정보공유와 접속을 위한 프로토콜이다. HL7은 대표적인 통신 프로토콜인 ISO의 OSI 7계층(Open Systems Interchange Reference Model 7 Layer)의 가장 상위 계층인 7번째 계층(응용계층, Application Layer)과 상응하는 계층적 개념이라고 할 수 있다. HL7은 보건의료정보 중에서 입원, 퇴원, 전원 등에서 발생하는 메시지를 전송하고 전송받는 교환 표준이다. 처방입력 및 검사결과에서도 HL7 형태의 메시지가 전송된다.

FHIR(Fast Healthcare Interoperability Resources; 불꽃을 의미하는 Fire처럼 '파이어, [faɪə(r)]'로 발음)는 기존의 HL7 RIM(Reference Information Model), CDA(Clinical Document Architecture) 등의 기존 프레임워크의 장점들만을 결합시킨 차세대 프레임워크이다. 이 표준의 명칭은 'FHIR' 혹은 'HL7 FHIR'로도 사용된다. FHIR는 기존의 임상의료 문서 교환 표준이 모바일, 클라우드 컴퓨팅, 사물인터넷(IoT) 등 새롭게 변화하는 시대의 변화에 유연하게 대응할 수 있도록 하는 문서 교환 표준으로, 보건의료 분야의 HTML(HyperText Markup Language) 문서라고 할 수 있을 만큼 쉽고 편리하게 의료기기 간 문서를 만들 수 있게 하는 웹기반 프레임워크이다.

HL7® FHIR®

3) 기술 표준

기술 표준은 다양한 의료정보들을 컴퓨터를 통하여 전송 교환할 수 있도록 데이터 구조, 전송 프로토콜, 정보 보안, 기술 요구사항 등을 포함한다. 정보교환을 위한 표준화를 추진할 때에도 표준화의 일반적인 원칙에 따라 상위표준인 국제표준이 있는 경우에는 국제표준을 그대로 채택하는 것이 일반적이다. 단, 국제표준을 그대로 이용하는 데 문제가 있는 경우에 한하여 국내 환경에 적합하도록 표준안을 개발한다.

보건의료정보 분야에서 정보교환을 위해 이용되고 있는 기술 표준의 대표적인 것으로는 XML, JSON(JavaScript Object Notation) 기반의 데이터 전송 포멧이나, IHE((Integrating the Healthcare Enterprise) XDS.b(Cross-Enterprise Document Sharing.b) 또는 HTTP(HyperText Transfer Protocol)와 같은 전송 프로토콜과 API(Application Programming Interface) 표준, 그리고 의료영상 교환을 위한 DICOM(Digital Imaging & COmmunication in Medicine) 등을 들 수 있다.

DICOM은 1982년 미국방사선학회(ACR, America College of Radiology)와 미국전기제조업협회(NEMA, National Electric Manufacturers Association)가 ACR/NEMA라는 공동 이름으로 표준화를 시작하였다. DICOM은 컴퓨터단층촬영(CT, Computed Tomography), 자기공명영상(MRI, Magnetic Resonance Image) 등 다양한 의료영상정보를 저장·전송하는 표준으로, PACS(Picture Archiving & Communication System)에서 사용하는 표준 전송 프로토콜이다.

우리나라는 1995년에 한국 DICOM 지부를 설립하였다. 응용프로그램 통합 차원에서 대부분의 국내 의료기관은 DICOM 표준을 완벽히 활용하고 있으며, 개인건강기록의 공유, 검색, 접근이 가능한 프레임워크를 개발하기도 했다.

DICOM
Digital Imaging and Communications in Medicine

활동 과제

- 국내 보건의료정보 표준화의 대표적인 영역을 나열하고, 각 영역의 대표적인 사례를 들어 설명해 봅시다.
- HL7과 DICOM에 대하여 비교하여 설명해 봅시다.

3 보건의료정보 국제 표준화 기구

보건의료정보 표준화는 국제표준화기구(ISO, International Standard Organization), 세계보건기구(WHO, World Health Organization) 등의 국제적인 표준화기구에서 산하기관이나 세부 연구그룹을 만들어 보건의료정보 표준화에 대한 연구를 활발하게 진행하고 있다. 보건의료정보 표준화와 관련하여 대표적인 국제 표준화 기구에 대하여 살펴본다.

1) 국제표준화기구(ISO, International Standard Organization)

1947년 창설된 ISO는 지적 활동이나 과학, 기술, 경제활동 전반에 걸친 국가 간 표준화 협력을 위해 설립된 국제기구이다. ISO는 다양한 분야에서 많은 표준을 만들고 있으며, 각 분야의 건의안을 기초로 하여 운영하는 기술위원회(TC, Technical Committee)를 중심으로 표준화를 추진하고 있다. ISO의 기술위원회 중에 보건의료정보 표준화와 관련된 그룹은 ISO/TC 215이다. ISO/TC 215는 보건의료정브 표준화 전문위원회라고도 한다. 이 위원회의 목표는 보건의료정보를 국가별 혹은 전 세계를 대상으로 표준화하고 활성화하며, 보건의료정보산업을 발전시키는 보건의료정보시스템 간 상호 호환과 교환을 목표로 하고 있다.

2) 국제전기통신연합(ITU, International Telecommunication Union)

1865년에 창설된 ITU는 전기통신 분야의 발전과 합리적인 사용을 위한 국제협력기구이면서, 전세계 전기통신표준화 추진, 무선주파수 사용의 질서 유지, 기술 및 조작상의 문제점 등에 대한 연구개발을 담당한다. 우리나라는 1952년에 가입하였다. 보건의료정보와 관련된 산하기관은 ITU-T이다. ITU-T는 정보통신표준화 부문을 담당하는 산하기관이며, 보건의료정보와 관련된 연구그룹(SG, Study Group)은 ITU-T/SG 17이다. ITU-T/SG 17은 정보보호에 관한 국제표준을 담당하며, ITU-T/SG 17/WP2/Q.9는 의료기관의 원격의료 서비스를 위한 의료인의 텔레바이오인식기술 및 정보보호기술에 관한 표준화 작업을 담당하고 있다.

3) 국제전기기술위원회(IEC, International Electrotechnical Commission)

1904년 창설된 국제전기기술위원회(IEC)는 모든 전기공학적 표준화 문제에 대하여 국제적 협력을 증진하고 회원국가 간에 전기전자 분야의 표준화를 이룩하기 위해 IEC규격을 제정하였다. 이를 통해 모든 국가는 전기 및 전자제품을 수출입할 때 IEC규격을 채택해야만 가능하도록 하고 있다. 우리나라는 1963년 기술표준원(KATS, Korean Agency for Technology and Standards)의 전신인 공업진흥청 표준국에서 IEC에 가입하였으며, 현재는 기술표준원이 IEC의 표준을 등록하는 일을 담당하고 있다. IEC는 국가위원회(National Committee) 회의를 통해 회원국을 정회원국(Full Member)과 준회원국(Associate Member)으로 구분하고 있다.

IEC에서 보건의료정보 표준화는 IEC 60601-X에 해당하는데, 이는 의료기기의 국제규격에 대한 표준을 정의하고 관리하는 일을 담당한다.

4) 세계보건기구(WHO, World Heath Organization)

1948년에 설립된 세계보건기구(WHO)는 우리 인류가 신체적, 정신적으로 최고의 건강수준에 도달하는 것을 목적으로 활동하는 UN 내부의 전문기구이다.

보건의료정보 표준화 분야에서 WHO는 국제적인 사인이나 질병 통계를 국가 간 비교하여 질병분류체계를 표준화하고 현재의 질병, 기능상태, 시술 등의 보건의료 전 영역을 포괄하는 종합적인 분류체계를 개발하고 있다. 이를 통해 분류체계의 일치성을 높이고 질병분류체계와 의료용어체계 간의 연계를 통해 통합적인 보건의료정보시스템 개발에 협력하고 있는 기구이다.

WHO-FIC(WHO Family of International Classifications)는 세계보건기구 국제분류체계의 집합으로, 보건의료통계 작성, 보험청구코드, 진단서 등에 사용하기 위한 분류체계를 만들고, 회원국 간의 원활한 보건의료 통계작성 및 정보교환을 도도하기 위한 표준협력기구 패밀리이다. WHO-FIC에서는 국제질병 · 사인분류(ICD, International Classification of Diseases and Procedures), 국제기능장애건강분류(ICF, International Classification of Functioning Disability & Health), 국제건강행위분류(ICHI, International Classification of Health Interventions) 등의 국제표준분류체계 제정 및 개정을 의결하는 역할을 담당하고 있다.

우리나라는 2012년 한국사회보장정보원이 WHO-FIC 한국협력센터로 최초 지정받았다. 그 후 업무 이관에 따라 2022년 현재 한국보건의료정보원이 Second Center로 지정되어 국제표준에 부합하는 보건의료용어 및 분류체계를 개발하고 보건의료정보의 국내 · 외 상호운용성 확보 및 보건의료 선진화에 기여하고 있다.

4 국가별 표준화 기관

1) 국가기술표준원(KATS, Korean Agency for Technology and Standards)

우리나라의 국가표준 및 공산품의 안전관리, 품질관리, 법정계량, 측정, 신기술 및 신제품의 기술평가 및 인증 등을 총괄하는 기관인 국가기술표준원(KATS)은 2010년 조직개편을 통해 우리나라의 모든 표준체계를 일원화하기 위해 설립되었다. 국가기술표준원은 제품안전 기능강화, 시험인증 등을 통합하는 기관이다. 국제표준인 ISO, IEC, PASC(Pacific Area Standards Congress, 태평양지역표준회의), APEC/SCSC(Sub Committee on Standards and Conformance, 표준적합소위원회) 등의 국제표준화기구와 한국표준에 관한 업무의 창구역할을 담당하는 기관이기도 하다.

또한 국가기술표준원은 국가표준(KS)의 인증을 위한 국가표준인증종합정보센터를 운영하고 있으며, 시험기관, 교정기관, 검정기관 및 표준물질생산기관의 인증 업무를 담당하는 한국인증기구(KOLAS, Korea Laboratory Accreditation Scheme)와 한국제품인증제도(KAS, Korea Accreditation System)도 운영하고 있다. 이 외에도 신제품의 인증을 위한 신제품인증마크(NEP, New Excellent Product)의 발행도 담당하고 있다.

국가기술표준원은 보건의료정보 표준화 분야에서도 국제표준기구와 연계하여 의료기술, 의료장비, 의료기관 인증에 이르는 다양한 업무를 담당하고 있다.

2) 미국표준협회(ANSI, American National Standards Institute)

1969년에 미국 워싱턴에 설립된 미국공업표준단체인 미국표준협회(ANSI)는 미국 내 사설 및 공공부문을 위한 자율적인 표준기관으로 프로그래밍언어, 전자통신, 디스크, EDI(Electronic Data Interchange) 등의 물리적 표준을 정의하는 기관이다. ANSI는 산업계에 소속된 기술자 그룹들과 함께 기술표준을 연구하는 일을 수행하며 국제표준화기구인 ISO 및 IEC에 가입된 기관이다. ANSI는 우리나라의 한국표준(KS, Korean Standard), 일본의 일본공업표준(JIS, Japanese Industrial Standards)과 같은 공업규격을 제정하고 관리하는 역할을 한다.

ANSI에서 제정한 대표적인 표준으로는 컴퓨터 통신에서 사용하는 코드체계 아스키(ASCII, American Standard Code for Information Interchange)가 있다. ANSI에서 정의한 표준 중 보건의료정보 표준화 분야의 대표적인 것으로는 국민건강보험 요양급여 전자청구에 사용되는 EDI가 있다. EDI는 전자적으로 문서를 교환할 때 이용되고 있는 표준전자문서이다.

3) 기타 국가별 표준화 기관

일본공업표준은 일본 내의 공업용품, 의료용품의 종류, 생산방법, 작업방법, 시험분석방법, 용어, 기호 등의 표준화를 위한 표준기관이다.

프랑스표준협회(AFNOR, Association Francaise de Normalisation)는 프랑스 국가규격인 NF를 승인하는 협회이며, 공업제품, 환경, 식품, 서비스(의료, 자동차 등)에 대한 규격을 표준화하는 기관이다.

독일표준협회(DIN, Deutsche Industrie Normen)는 독일의 전 산업분야에 걸쳐 규격 표준화를 담당하는 기관이다. 독일의 산업화는 세계적인 영향력을 미치기 때문에 ISO, IEC 등의 표준화에 대한 간사국의 역할을 하고 있다.

영국의 경우에는 영국규격협회(BSI, British Standards Institution)가 영국을 대표하여 ISO, IEC 등의 표준화기구와의 창구역할을 담당하고 있다. [표 3-1]은 주요 국가의 표준화

표 3-1 주요 국가별 표준화 기관

국가	표준화기구
한국	KATS (Korean Agency for Technology and Standards)
미국	ANSI (American National Standards Institute)
일본	JIS (Japanese Industrial Standards)
프랑스	AFNOR (Association Francaise de Normalisation)
독일	DIN (Deutsche Industrie Normen)
영국	BSI (British Standards Institute)

기관을 정리한 것이다.

활동 과제

✔ 보건의료정보 관련 주요 국제 표준화 기구를 나열해 봅시다.
✔ WHO의 보건의료정보 표준화 관련 역할에 대하여 정리해 봅시다.

요약

- 표준화란 '합리적인 산업활동을 위해 표준이나 규격을 만들고 표준화 대상에 대한 공통성, 통일성, 호환성을 확보하는 행위'라고 정의할 수 있다. 보건의료정보 표준화란 '병원 등 모든 보건의료기관에서 환자에 대한 의료행위와 운영상 발생하는 모든 자료를 보건의료산업 활동을 위해 표준이나 규격을 만들어 호환성 있게 사용하고자 하는 행위'라고 정의할 수 있다.
- 보건의료정보 표준화의 필요성은 크게 3가지 측면 즉, 의료행위(치료), 정보전달, 사회적 비용 효율성 측면으로 구분할 수 있다. 보건의료정보 표준화를 통해 기대되는 효과는 의료의 질, 시 · 공간적 효율성, 의학연구 효율성 측면에서 확인할 수 있다.
- 표준의 수준 구분은 기본적으로 3가지 수준 즉, 국제표준 수준, 국가표준 수준, 사내표준 수준으로 구분할 수 있다. 표준화 작업을 추진할 때, 상위표준이 있으면 상위표준을 채택하고, 선행표준이 있으면 선행표준을 채택하는 것이 일반적이다.
- 국내에서 이루어지고 있는 보건의료정보 표준화 영역은 크게 용어, 서식, 기술 3가지 영역으로 구분할 수 있다.
- 세계적으로 보건의료정보 표준화는 국제표준화기구(ISO), 국제전기통신연합(ITU), 국제전기기술위원회(IEC), 세계보건기구(WHO) 등의 국제적인 표준화기구에서 산하기관이나 세부 연구그룹을 만들어 활발하게 진행되고 있다.

2

제 2 부

병원정보시스템 이해

제4장 병원정보시스템(HIS)의 구성

제5장 처방전달시스템(OCS)

제6장 전자의무기록(EMR)

제7장 의료영상저장전송시스템(PACS)

제8장 병원경영정보시스템(HMIS)과 의사결정지원시스템(DSS)

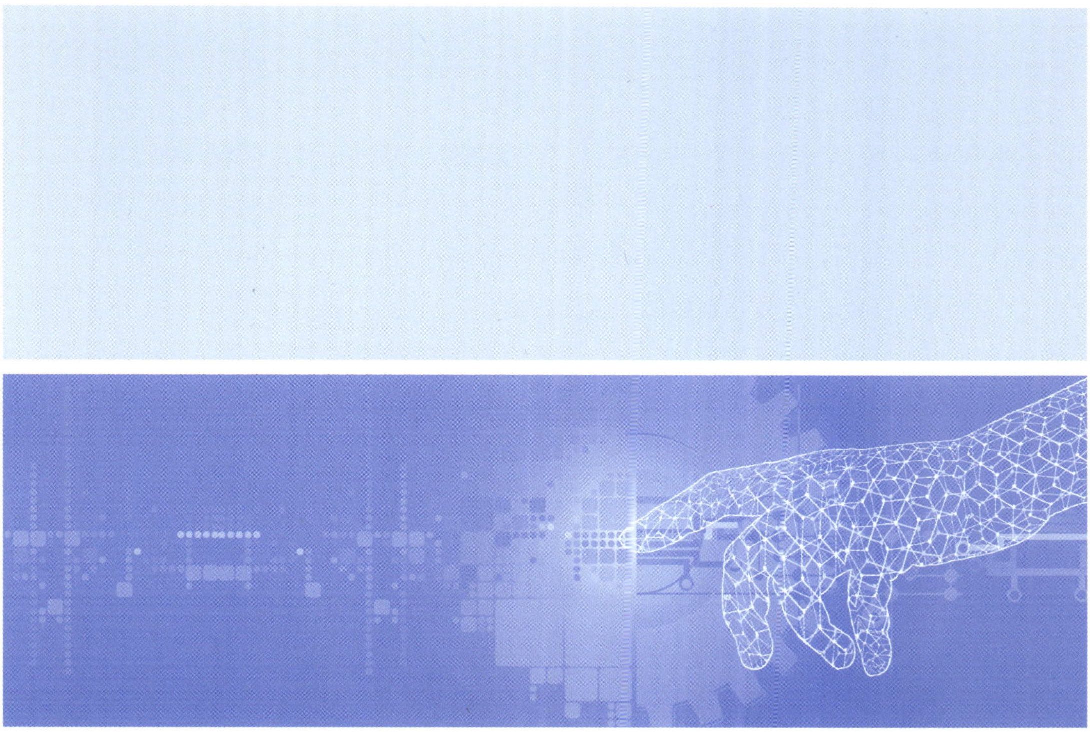

제 4 장

병원정보시스템(HIS)의 구성

학습목표

1. 병원정보시스템의 개념을 명확히 설명할 수 있어야 한다.
2. 병원정보시스템의 기능 및 특징에 대하여 설명할 수 있어야 한다.
3. 병원정보화의 핵심 3대 시스템에 대하여 설명할 수 있어야 한다.
4. 국내외 병원정보시스템의 현황 및 방향에 대하여 설명할 수 있어야 한다.
5. 유헬스 혹은 유비쿼터스 기술 및 개념에 대하여 설명할 수 있어야 한다.

주요용어

병원정보시스템(HIS), OCS, EMR, PACS, 자원관리

의료기관을 방문하는 고객이나 환자가 '가족 친지가 아플 경우 병원선택 시' 어떤 병원을 선택할 것인가에 대한 병원정보 획득에 가장 많이 이용하는 방법은 아직까지도 '주위사람(56.1%)', '인터넷을 통한 검색(23.9%)', '방송매체(11.3%)' 순으로 나타났다. 또한, 병원정보 이용목적이 '건강상담이나 종합검진 위한 병원선택 시' 정보획득을 위해 가장 많이 이용하는 방법 역시 '주위사람(49.5%), '인터넷을 통한 검색(28.1%)', '방송매체(9.4%)', '광고매체(6.8%)' 순으로 우선순위가 같았다. 마지막으로 병원정보 이용목적이 '궁금증 등 기타이유'인 경우에는 정보획득을 위해 가장 많이 이용하는 방법이 '주위 사람(48.3%)', '인터넷(25.9%)', '방송매체(13.8%)' 순이었다. 이 설문연구 결과는 아직까지도 국내 의료기관에서 의료서비스를 선택(이용)하는 방식이 다소 비과학적이라고 할 수 있다.

이렇게 의료기관을 이용할 때 보다 과학적 접근을 위해서는 병원정보시스템이 단순히 의료기관 내에서 뿐아니라 의료기관 밖에 있는 의료서비스 이용자까지도 고려할 필요가 있다

는 점을 시사하고 있는 연구결과이다.

또한, 흥미로운 설문결과도 있다. 대한전공의협회가 의사 전용 온라인 플랫폼인 '메디스태프(medistaff.co.kr)'에 올라온 '2021년 전국 전공의 병원 평가' 설문에서 '전공의 가족이 아프면 자신의 병원에 모실까?'라는 이채로운 설문을 진행하였다. 설문결과, 서울아산병원(96.1%), 삼성서울병원(94.6%), 서울대병원(93.2%) 전공의들은 90% 이상이 '가족이 아플 때 자신의 수련병원으로 모시고 올 의향이 있다'고 대답했다.

또한, 분당서울대병원(89.3%), 양산부산대병원(88%) 수련의들도 90% 가까이 가족을 자신이 수련 중인 병원에 모시겠다고 답했다. 전남대병원(87.1%), 순천향대부천병원(87%), 세브란스병원(85.1%), 중앙대병원(85%), 계명대 동산병원(83.7%) 등으로 높게 나타났다.

이에 반해, 인제대학교일산백병원(48%), 원주세브란스기독병원(46.3%), 한림대학교성심병원(43.8%), 이화여대목동병원(41.3%), 강동성심병원(40%), 원광대병원(39.1%), 인제대학교상계백병원(36.7%), 서울의료원(28.6%), 중앙보훈병원(17.6%)에 근무 중인 전공의의 절반 이상은 '가족을 자신이 근무하는 병원에 모시지 않겠다'고 응답했다.

국내 '빅5 병원'에 가족을 데리고 오겠다는 응답에서는 서울아산병원(96.1%), 삼성서울병원(94.6%), 서울대병원(93.2%), 세브란스병원(85.1%), 서울성모병원(72.2%) 등으로 응답이 나타났으며, 분당서울대병원(89.3%)이 세브란스병원과 서울성모병원 보다도 응답률이 높게 나온 점은 다소 특이점이라고 볼 수 있다.

결론적으로, 병원을 방문하는 환자, 보호자, 의료인(전공의) 등에게 있어서 병원의 선택은 의료기관의 규모와 인지도는 다소 연관성이 있다고 할 수 있을 것이다.

이렇게 병원의 규모가 크다는 점은 병원 내에 시설, 장비, 의료인 등에 대해 안심하고 의료서비스를 이용할 수 있다는 신뢰감과도 관련 있다고 볼 수 있으며, 이번 장에서는 병원의 시설 및 장비에서 빠져서는 안 될 병원정보시스템에 대하여 살펴보고자 한다.

병원정보시스템(HIS, Hospital Information System)이란 의료기관이 제공하는 의료서비스를 전산시스템으로 통합관리하기 위해 진료, 간호, 행정, 재정, 물류, 법제 및 인사와 같은 업무처리를 전산화한 시스템을 말한다. 지금까지 병원정보시스템은 의료진과 병원 행정가들에게 병원의 행정적 부담을 감소시키고, 환자들에게는 보다 빠른 의료서비스를 제공하는 데 초점이 맞춰져 있었다. 시대의 흐름에 따라 디지털화된 의료데이터가 기하급수적으로 축적되면서 병원의 데이터를 이용해 인공지능(AI, Artificial Intelligence)과 임상의사결정지원시스템(CDSS, Clinical Decision Support System)이 개발되고 있다. 또한, 의료진의 모바일 환경에 대한 요구가 증가함에 따라, 병원정보시스템의 데이터를 스마트기기와 연동하여 모바일 병원정보시스템이 구현하고 있다.

다시 말해, 병원정보시스템(HIS, Hospital Information System)을 정의하면, 의료기관(병원)의 진료, 진료지원, 영상정보, 접수/수납에 이르는 관리 업무를 전산화한 시스템을 의미한다. 또한 환자가 병원에 들어와 등록에서부터 진료, 수납까지 병원 내에서의 모든 데이터를 관리, 저장, 전달을 통해 병원의 업무를 효율적으로 관리하는 통합의료정보시스템을 의미한다. 병원정보시스템은 효율적인 병원의 관리 및 경영을 위해 컴퓨터를 활용한 정보처리 및 통신시스템으로 정의할 수 있다.

병원정보시스템(HIS)과 처방전달시스템(OCS)을 구별하자면, HIS가 OCS보다 훨씬 더 큰 개념이며, HIS를 기능적으로 분류하면 크게 3부문으로 분류할 수 있는데 처방전달시스템(OCS), 영상정보(Medical IMAGE), 병원경영정보(HMIS)가 바로 그것이다.

최근에는 병원정보시스템을 진료부문과 경영부문 등 크게 2부문으로 구분하기도 하는데, 진료부문에는 전자의무기록(EMR), 처방전달시스템(OCS) 및 영상정보시스템(PACS)으로 구성되고, 경영부문에는 전사적데이터웨어하우스(EDW), 재무정보시스템(FIS)으로 구성된다.

용어 정의 **병원정보시스템(Hospital Information System)**

- 의료기관이 제공하는 의료서비스를 전산시스템으로 통합관리하기 위해 진료, 간호, 행정, 재정, 물류, 법제 및 인사와 같은 처리를 전산화한 시스템
- 효율적인 병원의 관리 및 경영을 위해 컴퓨터를 활용한 정보처리 및 통신시스템
- 의료, 행정, 재정적, 법적 문제 및 서비스의 해당 처리와 같은 병원의 운영의 모든 측면을 관리할 수 있도록 설계한 포괄적인 통합 정보시스템

아래 [그림 4-1]은 HIS의 구조를 표현한 것이다.

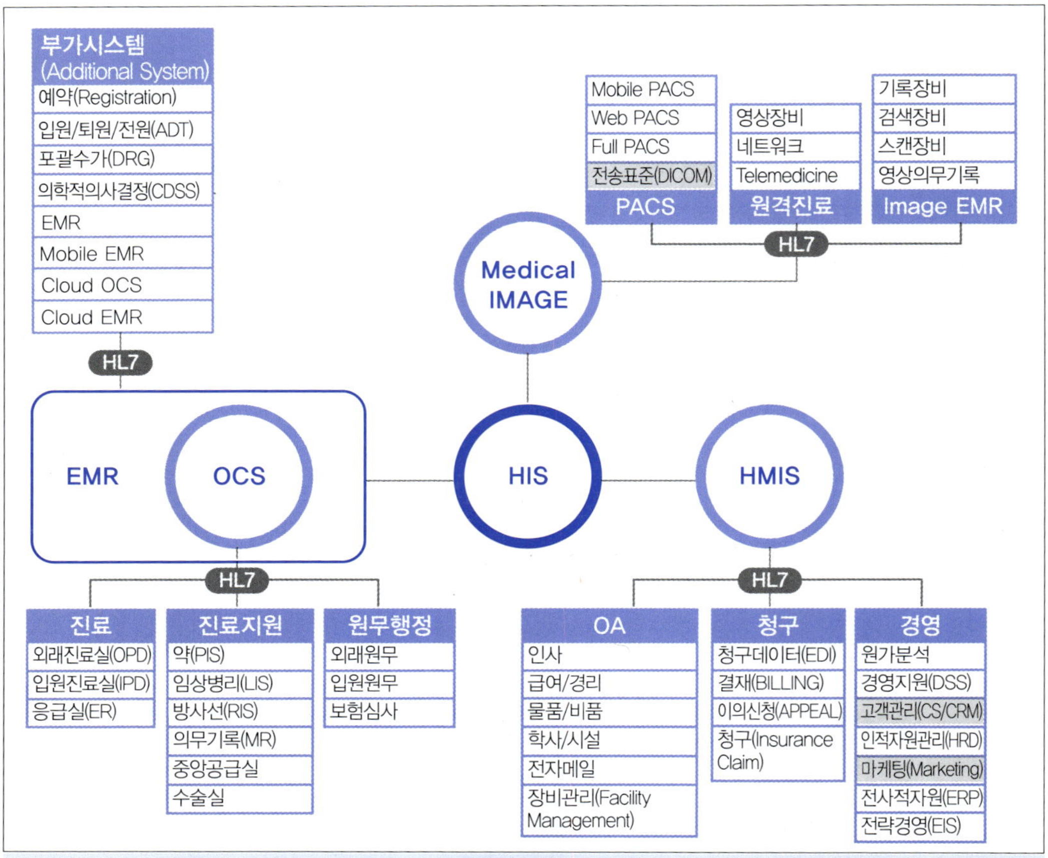

그림 4-1 병원정보시스템의 구조

출처 : 양옥렬. NEW 병원정보시스템실무. 파주: 지구문화사; 2013.

1 HIS의 목적

병원정보시스템의 목적은 병원 내에 존재하는 다양한 의료정보의 커뮤니케이션을 촉진시키기 위해 컴퓨터 기반 시스템을 제공하는 것이다. 시스템적 차원에서 병원정보시스템은 환자진료 및 의료서비스 영역에서 입출력 장비들로부터 발생하는 데이터를 이동/조정/저장하는 중앙처리 단위의 통신네트워크라고도 할 수 있다.

따라서 병원정보시스템은 병원 내의 부서간 정보를 수신, 정렬, 전송, 저장, 검색하는 중앙정보시스템이면서, 빠르고 경제적인 데이터 처리를 통해 가장 유용한 형태로 정보를 제공할 수 있도록 하는 초고속 자료 처리 시스템이기도 하다.

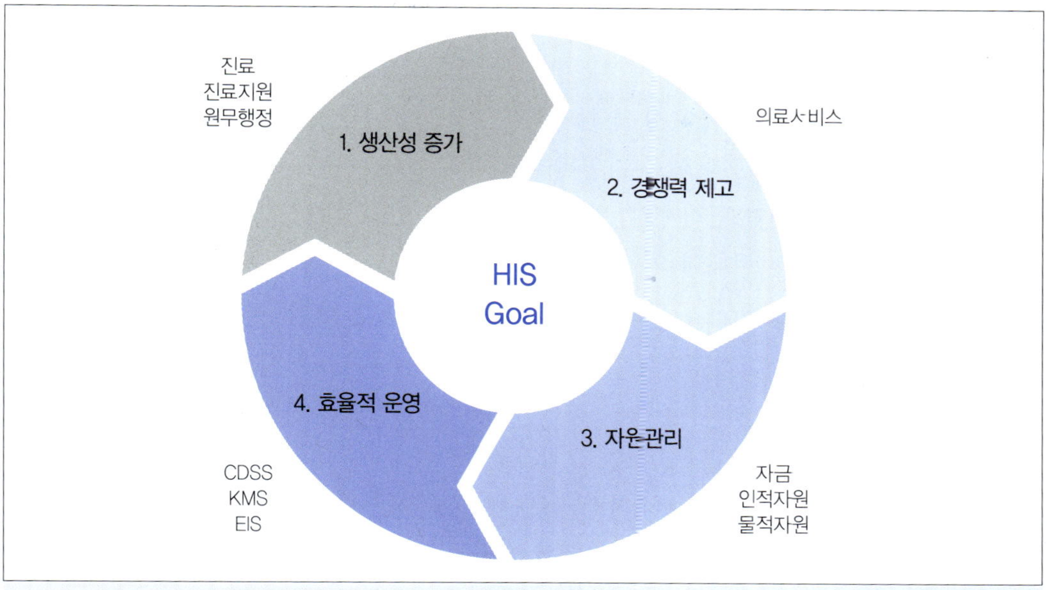

그림 4-2 HIS의 구축목적

출처 : 양옥렬. NEW 병원정보시스템실무. 파주: 지구문화사; 2013.

병원정보시스템의 구축 목적에 따라 살펴보면 생산성, 경쟁력 제고, 자원관리, 효율적인 운영의 4가지 구축 목적을 아래와 같이 갖는다고 할 수 있다.

1) 생산성

의료서비스를 제공하는 의료기관은 환자의 질병치료를 위한 총체적 활동에 있어서 진료, 진료지원, 원무행정에 이르는 일련의 활동이 신속하고 정확하게 이루어져야 한다. 이를 통해 서비스의 질이 높아지고, 해당 의료기관을 찾는 환자의 수가 늘어나며, 표준진료를 통해 더 많은 환자를 유치할 수 있게 하는 일련의 과정을 의미한다.

2) 경쟁력 제고

의료기관에서 제공받는 서비스는 환자뿐만 아니라 보호자, 내부고객에 이르는 다양한 서비스 이용자가 존재하는데, 이들에 대한 의료서비스 향상은 타 의료기관으로부터 고객(환자)을 유인할 수 있는 힘을 의미한다.

3) 자원관리

의료서비스를 제공하는데 필요한 병원의 3대 요소인 인원, 물자, 자금을 체계적으로 관리하기 위한 노력이 필요한데 이를 자원관리(RM, Resource Management)라고 한다. 자원관리는 크게 물적자원과 인적자원 관리로 구분할 수 있으며, 이들에 대한 체계적 관리와 보상을 통한 자원관리는 현대의 의료기관 운영에 필수 요소라고 할 수 있다. 이를 위해 전사적자원관리(ERP, Enterprise Resource Management) 등을 활용하기도 한다.

4) 효율적 운영

보다 정확한 의료기관 경영을 위해 최근에는 임원진정보시스템(EIS, Executive Information System), 경영정보시스템(MIS, Management Information System), 거래처리시스템(TPS, Transaction Information System), 의사결정지원시스템(DSS, Decision Support System) 등을 통해 의료기관 분석자료를 기반으로 하는 합리적 운영계획을 수립 가능하도록 함을 의미한다.

2 HIS의 특징

병원정보시스템의 특징은 크게 5가지로 구분하여 설명할 수 있다. 이는 시스템의 고성능, 시스템의 안정성, 신속한 정보전달 능력, 전문화된 정보관리, 환자중심의 정보전달 체계로 구성되어져야 한다는 것이다.

병원정보시스템의 특징을 보다 자세히 설명하면 아래와 같다.

1) 고성능 시스템

우리나라의 대표적인 의료기관 분류는 보유 병상수라고 할 수 있다. 이는 의원, 병원, 종합병원, 그리고 상급종합병원으로 구분되는데 병원정보시스템은 일반적으로 종합병원급 이상의 의료기관에서 구축된다고 할 수 있다. 따라서 병상의 규모는 300병상 이상이고 환자의 수, 의료인, 의료기사, 병원행정인 등이 모두 시스템을 사용하기 위해서는 고성능 시스템이 필요하다. 대표적으로 고성능 서버(high-end server), Giga-byte급 고속 네트워크(high-speed network), 클라이언트 장치(client device), 저장 장치(storage device) 등이 높은 성능을 갖추고 있어야 함을 의미한다.

2) 시스템의 안정성

네트워크에 연결된 의료기관의 다양한 병원정보시스템관련 서버의 안정성을 위한 다양한 장치가 필요하다. 정전으로부터 서버를 보호하기 위한 무정전 전원공급장치(UPS, Uninterruptible Power Supply), 안정적인 데이터베이스관리시스템(DBMS, Database Management System), 외부 침투로부터의 차단을 위한 방화벽(Firewall), 침입탐지시스템(IDS, Intrusion Detection System), 침입차단시스템(IPS, Intrusion Prevention System) 등을 이용하여 시스템의 안전을 유지해야 한다.

3) 신속한 정보전달 능력

일반적으로 병원정보시스템이 구축된 의료기관은 진료정보, 진료지원정보, 의료영상정보 등을 내부적으로 고속으로 전송/수신하기 위해 고속의 네트워크 시스템이 필요하다. 또한, 진료과별, 부서별 요구정보에 대한 응용프로그램의 빠른 처리 및 전송 능력이 요구된다.

4) 전문화된 정보관리

예를 들어, 임상병리과에서는 임상병리정보시스템(LIS, Laboratory Information System), 간호 업무처를 위한 간호정보시스템(NIS, Nursing Information System), 약국정보시스템(PIS, Pharmacy Information System), X선이나 CT, MRI 등의 다양한 의료영상을 처리하기 위한 의료영상저장전송시스템(PACS, Picture Archiving and Communication System), 방사선과 관련 정보관리를 위한 방사선과정보시스템(RIS, Radiology Information System), 외래/입원 환자 진료와 진료지원을 위한 처방전달시스템(OCS, Order Communication System), 환자의 진료기록관리를 위한 전자의무기록(EMR, Electronic Medical Record), 개인건강기록정보관리를 위한 개인건강기록(PHR, Personal Health Record) 등 분야별 정보의 전문화, 표준화된 정보관리 체계가 요구된다.

5) 환자중심의 정보전달 체계

2022년 현재, 국내 병원정보시스템과 전자의무기록은 '병원기반 전자의무기록'의 형태이다. 그러나 궁극적으로는 의료기관이 어디인가와 상관없이 환자의 기록을 확인하고 처방할 수 있는 '환자기반 전자의무기록'의 형태로 기술개발이 이루어져야 한다. 즉, 모든 정보의 시작과 끝이 병원중심이 아닌 환자중심의 정보전달 체계가 요구되는데, 궁극적으로 정보의 중심은 의료기관 중심에서 환자중심으로 변경되어야 한다.

3 클라우드HIS(CloudHIS)

클라우드HIS(Cloud Hospital Information System)란 클라우드(cloud)와 병원정보시스템(Hospital Information System)이 합쳐진 개념이라고 할 수 있다. 클라우드 기술을 쉽게 설명하면, 휴대폰, 노트북, 데스크탑PC, 타블렛PC 등의 컴퓨터 및 응용기기들을 초고속망이 구축된 유/무선 인터넷 상에서 하나의 계정(ID)으로 어디에서든지 동일한 프로그램이나 자료를 연속적으로 사용할 수 있는 환경을 의미한다. 국내에서는 2013년 7월에 LG U+에서 최초로 클라우드HIS를 개발하여 서울의료원 등에 구축하였다.

클라우드HIS는 중앙 데이터 서버에 각종 프로그램을 두고 병원정보시스템을 패키지화하여 만든 차세대 병원정보시스템의 패러다임이라고 할 수 있다. 즉, 클라우드HIS는 삼성서울병원, 서울아산병원, 서울대학교병원, 세브란스병원 등이 각 병원에 서버를 두지 않고 IDC(Internet Data Center)와 같은 공용공간에 공용서버(Server)와 데이터베이스관리시스템(DBMS)을 두고 여기에 각 병원마다 데이터베이스를 별도로 관리하는 시스템을 의미한다. 각 병원에서는 구글 크롬이나 MS 엣지와 같은 인터넷 탐색창에서 아이디와 패스워드로 접속하여 해당 병원의 병원정보시스템을 전용 데이터베이스와 함께 사용하기 때문에 서버운용에 필요한 비용을 절감하고 안전하게 시스템을 사용할 수 있다. 대신 각 병원의 사용자들은 사용자수에 따른 임대료를 지불하는 방식으로 비즈니스모델이 설계되어 있다.

2019년, 의료법 상 '원격의료'에 관련한 법률개정[의료법 제34조(원격의료), 의료법 시행규칙 제29조(원격의료의 시설 및 장비)]에 따라 환자의 의무기록정보를 저장하는 저장시스템을 의료기관 밖의 시설에 둘 수 있게 됨으로써 클라우드 기반의 HIS에 관한 관심과 병원 프로그램 개발업체의 시스템 개발도 활발해지기 시작했다.

클라우드 기반 전자의무기록 혹은 처방전달시스템(OCS, 전자차트) 개발사례로는 ㈜비트컴퓨터의 '클레머(CLEMR), 비트닉스클라우드(bitNixCloud), 비트플러스(bitPLUS)', 포인트닉스사의 '닉스펜(nixPen 5.x)', 세나클소프트의 '오름차트', 유비케어의 '위차트(Wi chart)', ㈜한메디의 'OK차트', 이지케어텍의 '엣지앤넥스트(EDGE&NEXT)' 등이 최근 개발되어 판매되기 시작했다. 클라우드 기반 전자의무기록 혹은 처방전달시스템 내용은 5장 처방전달시스템에서 좀 더 자세히 살펴보기로 하겠다.

클라우드HIS를 사용하게 될 때 고려해야 할 몇 가지 사항을 알아보자.

첫 번째, 보안부문이다. 외부에 서버와 데이터베이스를 두고 인터넷을 이용해 접속하기 때문에 보안은 클라우드HIS의 최대의 관심부문이다. 그러나 병원 자체 HIS를 구축하여 별도의 보안장비를 구입하고 인력을 투입하는 것 보다 클라우드HIS는 모든 서버를 중앙에서 관리하기 때문에 별도의 보안비용 없이 월 이용료만으로도 높은 수준의 보안서비스를 받을 수 있다.

두 번째, 환자를 치료한 정보의 데이터 백업(data backup)문제이다. 일반적으로 서버호텔이라고 하는 IDC에서 운영되는 클라우드HIS는 동일한 서버를 중복으로 구축해 놓는 서버 이중화로 재난에 대비한 정보 소실을 최소화할 수 있다. 대표적인 백업 방법으로는 실시간 스토리지 백업과 디스크 백업을 이용한다.

세 번째, 비용문제이다. 병원 자체적으로 구축하는 병원정보시스템의 경우보다 클라우드HIS는 최대 40% 정도의 비용 절감효과가 있기 때문에 비용적인 문제를 해결하는 데에도 클라우드HIS가 유리하다.

그러나 아직까지 클라우드HIS에 대한 개념은 완벽하게 구축되어 운영되기에는 법적, 제도적 문제점이 존재하며, 정보통신기술(ICT)과 헬스케어의 기술적 결합은 상당한 수준에 와 있으나 현재 병원중심으로 구축된 의료데이터베이스 시스템이 하나의 클라우드HIS에서 운영되기 위해서는 병원들마다 공통된 HL7, ISO/TC 215, IHE 등의 표준 프로토콜을 사용해야 한다는 제약이 존재한다. 이러한 제약이 완전히 해결된다면 진정한 클라우드HIS 구축이 가능해질 것이며, 이는 병원중심의 의료정보구축에서 환자중심의 의료정보구축으로의 전환이 완성되는 단계라고 할 수 있다. 이는 미국 MRI(Medical Record Institute)에서 전자의무기록의 발전단계가 EMR(Electronic Medical Record)에서 CPR(Computer-based Patient Record)로 전환되었음을 의미한다.

용어 정의 클라우드HIS(Cloud Hospital Information System)

- 중앙 데이터 서버에 각종 프로그램을 두고 병원정보시스템을 패키지화하여 만든 차세대 병원정보 시스템의 패러다임
- 각 병원에 서버를 두지 않고 IDC(Internet Data Center)와 같은 공간에 공용서버(Server)와 데이터베이스관리시스템(DBMS)을 두고 여기에 각 병원마다 데이터베이스를 별도로 관리하는 시스템을 의미

4 병원 정보화의 3대 핵심 시스템

세계적으로 병원정보시스템 개발되기 시작된 시점은 1960년대부터이다. 병원정보시스템에는 외래/입원/응급실 등의 진료현황 정보에서부터 의약품관리 및 재무/회계 정보에 이르기까지 매우 다양한 정보시스템을 포함하고 있다. 병원정보시스템에 포함되는 내부 시스템에는 임상정보시스템(CIS), 재무정보시스템(FIS), 임상병리정보시스템(LIS), 간호정보시스템(NIS), 약국정보시스템(PIS), 의료영상저장전송시스템(PACS), 방사선과정보시스템(RIS), 처방전달시스템(OCS), 전자의무기록(EMR) 등의 다양한 시스템이 포함된다.

이중에서도 병원정보시스템의 3대 시스템에는 처방전달시스템(OCS), 영상정보시스템(Medical IMAGE), 병원경영정보시스템(HMIS) 등이 이에 해당한다.

그러나 실제로 가장 핵심이 되는 기능은 OCS, PACS, 그리고 EMR이라고 할 수 있다. 여기에서는 핵심 3대 구성요소 대하여 설명하도록 하겠다.

1) 처방전달시스템(Order Communication System)

OCS(Order Communication System)는 의사의 처방을 인력이나 기계적인 방법에 의존하지 않고 컴퓨터를 이용해 신속, 정확하게 진료 지원부서에 전달하는 시스템이다. 앞서 설명했듯이 OCS는 진료, 진료지원, 원무행정으로 구분된다. 이 중에서 진료파트는 크게 외래진료실(외래OCS)과 입원진료실(병동OCS)이 그 핵심이다.

(1) 외래 진료실 특징

① 주로 낮 시간 대 사용량 증가

② 집중사용시간 (10~12시 / 14시~16시)

③ 환자의 병원 방문(접수) → 진료 → 귀가(혹은 입원) 처리의 전산화

④ 진료수가 자동 산정

⑤ 진료대기시간 및 각종 검사 소요시간 단축

(2) 입원 진료실 특징

① 24시간 온라인 상태로 작동

② 백업(backup) 기능을 제공

③ 환자가 외래나 응급실을 거쳐 입원하여 퇴원할 때 까지의 모든 행위 정보 전산화

④ 원무수납 이후에 이루어짐

⑤ 식사와 처방이 발생

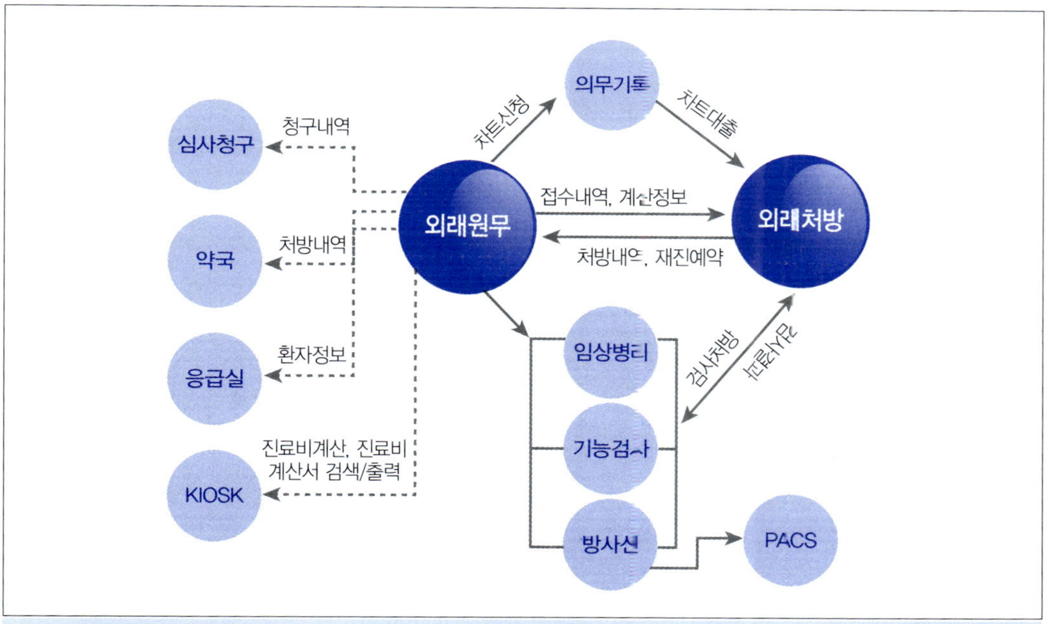

그림 4-3 외래OCS의 구조

출처 : 양옥렬. NEW 병원정보시스템실무. 파주: 지구문화사; 2013.

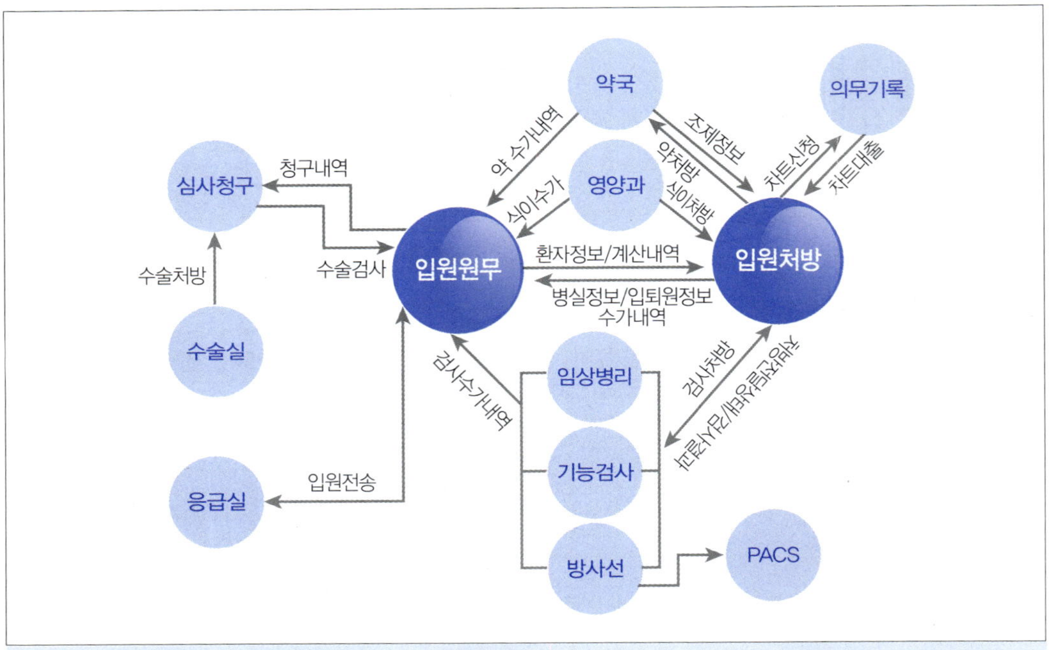

그림 4-4 병동OCS의 구조

출처 : 양옥렬. NEW 병원정보시스템실무. 파주: 지구문화사; 2013.

용어 정의 처방전달시스템(OCS, Order Communication System)

- 의사의 처방(Order)을 인력이나 기계적인 방법에 의존하지 않고 컴퓨터를 이용해 신속, 정확하게 진료 지원 부서에 전달하는 시스템
- OCS 세부분류 : OCS는 진료, 진료지원, 원무행정 등 크게 3부분으로 구성됨.

2) 의료영상저장전송시스템(Picture Archiving and Communication System)

PACS(Picture Archiving and Communication System)는 X-ray, MRI, CT 등의 의료영상기기로부터 획득된 디지털 영상을 고속의 네트워크를 이용해 의학용 영상정보의 저장(archiving), 판독(diagnosis), 검색(viewing), 전송(forwarding)하는 의료영상 통합 관리 시스템을 의미한다.

PACS는 영상획득 장치를 통해 생성된 의학영상을 디지털 데이터로 변환시켜 저장관리하고, 이를 네트워크로 연결된 단말기를 통해 조회하는 시스템으로 현재 영상정보의 매체로

사용되는 필름을 대체(filmless)할 수 있다.

PACS는 병원에서 발생하는 모든 영상정보의 전산화, 저장, 검색을 할 수 있는 시스템이라고 생각하면 된다. 여기에 사용되는 영상장비에는 X-Ray, CT, MRI, MRA, PET, US 등 모든 영상정보가 해당된다.

체계적인 구축된 의료영상정보는 의학연구 및 교육 기초자료를 제공하며, 통신망을 통한 원격 영상 진단 시스템(teleradiology system)의 구축도 가능해진다. PACS는 초기 구축비용이 많이 들지만 현재 거의 모든 2, 3차 병원은 PACS를 도입했다고 볼 수 있으며 CT, MRI 등의 검사가 건강보험이 적용되면서부터 한국은 세계 최고의 PACS 구축 국가가 되었다.

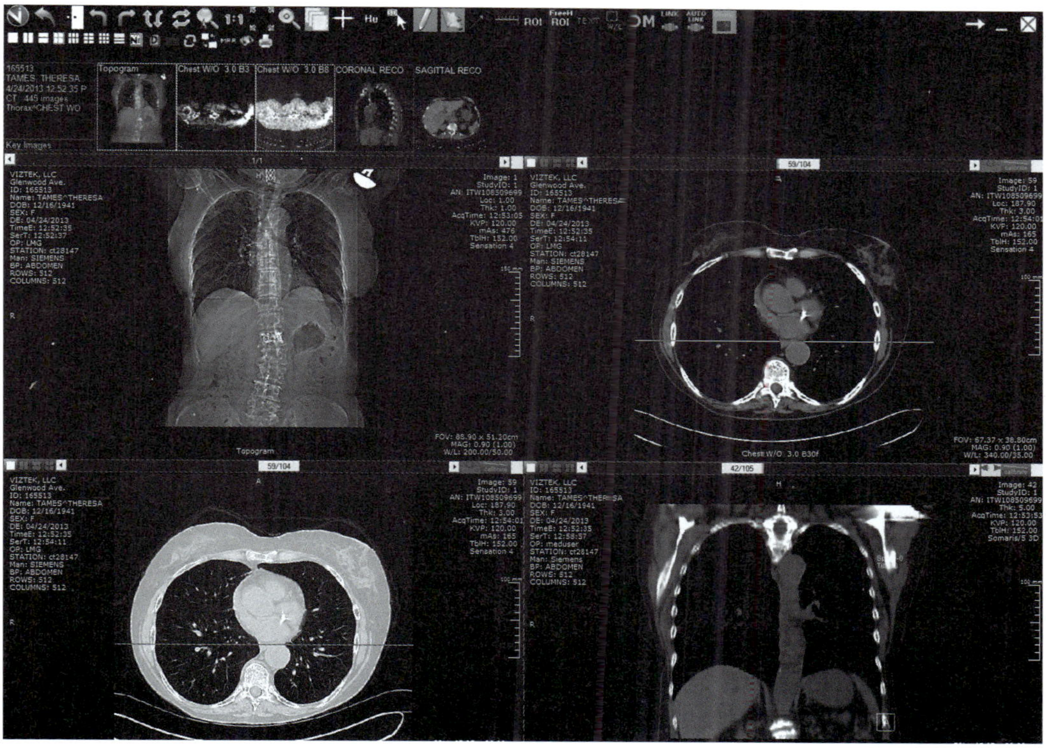

그림 4-5 의료영상저장전송시스템 뷰어(PACS Viewer)의 실행 예

용어 정의 **의료영상저장전송시스템(PACS, Picture Archiving and Communication System)**

- 의료영상기기로부터 획득된 디지털 영상을 고속의 네트워크를 이용하여 의료영상정보의 획득/저장/판독/검색/전송하는 의료영상 통합 관리시스템

3) 전자의무기록(Electronic Medical Record, EMR)

EMR(Electronic Medical Record)은 의료기관에서 치료를 받거나 입원중인 환자의 개인별 병력, 투약상태, 검사결과, 수술기록, 마취기록, 간호기록 등의 건강상태정보를 쉽게 입력하고 저장하여 의료인이 편리한 형태로 정보교환할 수 있도록 만들어진 임상진료기록을 관리하는 시스템이다. EMR은 진료, 원무, 통계에 걸친 전 병원업무를 자동화함은 물론 영상 저장 및 전송시스템과의 자동연계로 병원경영의 효율성을 극대화한다. OCS의 개념 보다 EMR은 포괄적인 의미이며, 쉽게 얘기하자면 병원에서 종이로 구성된 진료차트들이 모두 사라지고 데이터형식으로 주고 받도록 해주는 의무기록 전산화에 초점을 맞춘 개념이다.

(1) EMR 도입 기대효과

① 보험청구업무 자동화 및 실시간 청구 가능
② 진료 및 대기시간 단축
③ 진료비, 검사내역 등 자동 통계 처리
④ 외래간호사나 간호조무사 인건비 절감
⑤ PACS와 연계 차트, 필름 없는 병원(filmless) 환경 마련
⑥ 종이형태 의무기록지의 소멸(chartless)

보건복지부와 한국보건의료정보원 및 갤럽이 2021년에 연구조사 및 발표한 국내 의료기관의 보건의료정보화 실태조사 연구보고서인 '2020 보건의료정보화 실태조사'에 따르면, 2013년도, 2015년도, 2017년도에 비해 의료기관의 정보화는 급격하게 증가되고 있음이 보고되고 있다.

또한 '2020 보건의료정보화 실태조사' 연구보고서와 국가통계포털(KOSIS)에 따르면 국내 요양기관 중에 상급종합병원(45개, 2022년 현재 제4기(2021~2023년) '의료전달체계 개선대책(보건복지부/2020.12.29.)' 발표자료)은 전체 비율의 0.05%에 해당하는데, 전체 의료기관수(96,742개소) 중에 상급종합병원(45개소), 종합병원(319개소), 병원(1,515개소), 요양병원(1,582개소), 의원(33,115개소), 치과병원(235개소), 치과의원(18,261개소) 한방병원(410개소), 한의원(14,464개소) 보건소(241개소), 보건지소(1,317개소), 보건진료소(1,903개소), 보건의료원(15개소), 조산원(18개소) 약국(23,305개소) 등으로 조사되었다.

2022년 현재, 우리나라에 의료기관의 총 병상수 국가통계포털(KOSIS) '요양기관 종별

입원실 현황' 검색결과에 따르면, 전체 병실수는 189,978개소(병실수 722,671개)를 보유하고 있다. 이중 상급종합병원(13,221병실/47,879병상), 종합병원(30,201병실/108,879병상), 병원(40,412병실/144,295병상), 요양병원(56,854병실/276,513병상), 정신병원(11,365병실/63,467병상), 의원(24,073병실/54,255병상), 치과병원(103병실/252병상), 치과의원(68병실/97병상), 조산원(28병실/31병상), 한방병원(9,648병실/30,484병상), 한의원(3,897병실/7,324병상), 보건의료원(108병실/358병상)으로 조사되었다.

'2020 보건의료정보화 실태조사' 연구보고서(2021.4.)에 따르면, 아래 [그림 4-6]에서와 같이 국내 상급종합병원 및 종합병원, 병원 순으로, 전자의무기록시스템(EMR), 처방전달시스템(OCS), 임상검사시스템(LIS), 의료영상저장전송시스템(PACS), 약국관리시스템(PIS), 임상의사결정지원시스템(CDSS) 등의 병원정보시스템의 세부 도입률을 확인할 수 있다.

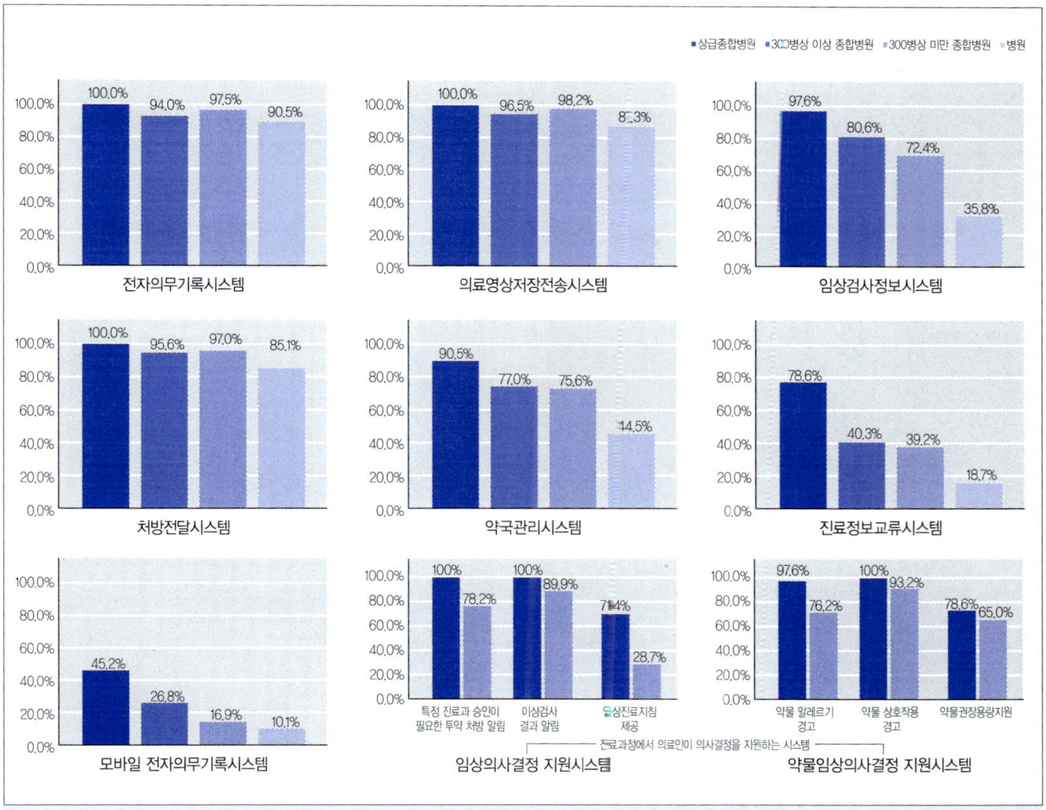

그림 4-6 국내 병원정보시스템 현황(2022년 현재)

출처 : 보건복지부, '2020 보건의료정보화 실태조사' 연구보고서(2021.4.)

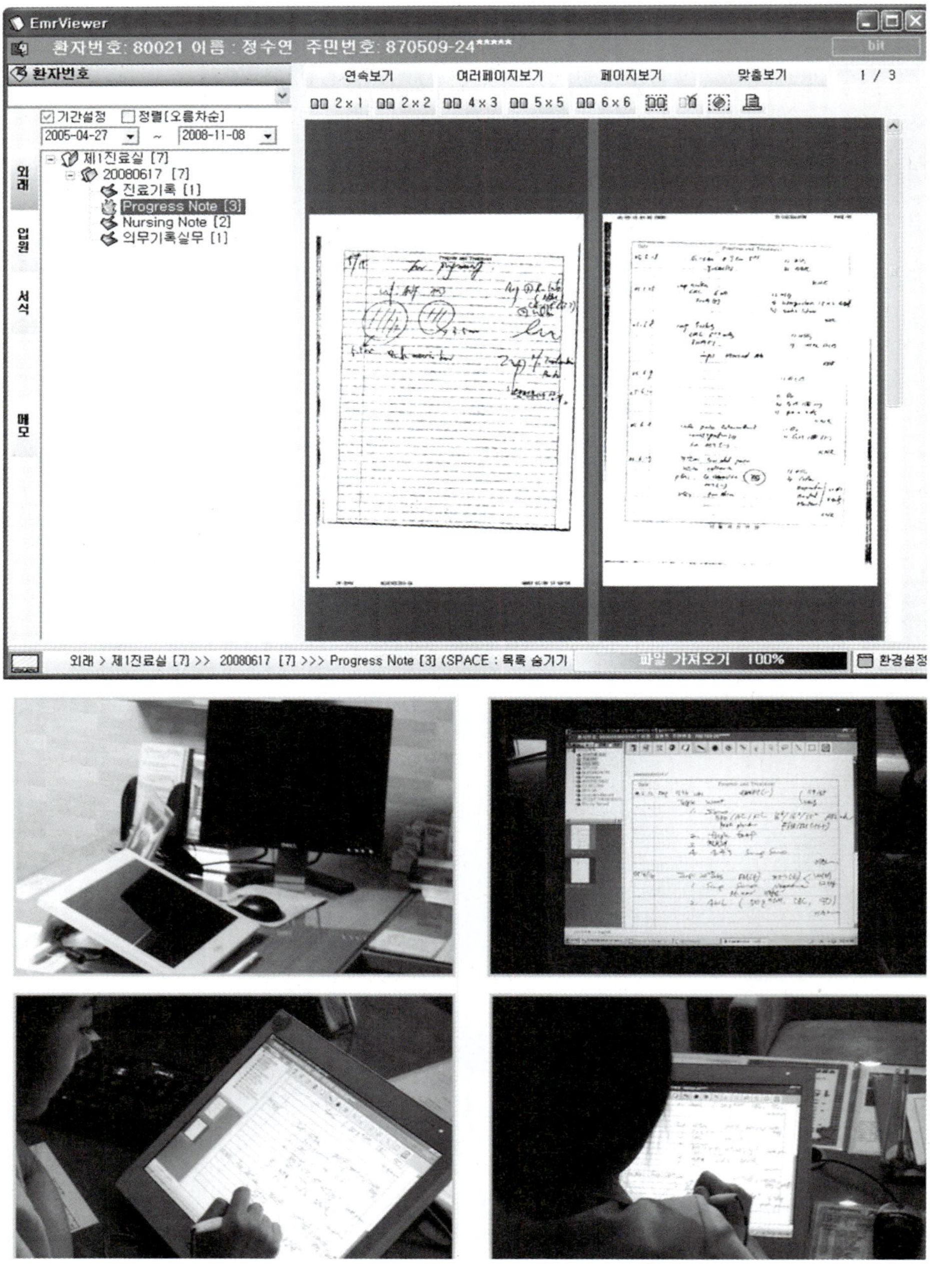

그림 4-7 영상EMR 서버에 접속한 EMR Viewer 및 Tablet EMR 실행 예

출처 : BitNixChart, 비트컴퓨터(주), https://www.drbit.kr/default.asp?mnuidx=13

위의 [그림 4-7]은 영상EMR 서버에 저장된 환자의 스캔된 진료기록을 보는 뷰어 프로그램의 실행 예이다. 2010년대까지, 중소 병원급 의료기관의 경우에는 전자의무기록시스템은 OCS와 EMR의 중간 단계적 형태로 '영상EMR' 혹은 'Image EMR'이라는 이름으로 도입하여 사용하는 경우도 많았다. 이는 EMR 도입 이전의 종이로 된 진료차트, 수술기록, 처방전, 영상정보 등의 진료기록들을 모두 고속 스캔하여 파일링하여 사용하는 방식이다.

그러나 현재에는 중소 병원급 의료기관 뿐만아니라 의원급 의료기관에서도 전자의무기록이나 처방전달시스템이 도입되어 사용하는 사용률이 높아지고 있는데, 여기에는 EMR과 OCS의 기능의 구분이 명확하지 않을 만큼 융합되어 개발되고 있기 때문이다.

의료기관의 전자의무기록시스템의 도입이 이전보다 훨씬 쉬워진 이유에는 클라우드OCS 혹은 클라우드EMR 형태의 시스템이 개발 및 판매되고 있어 초기 도입비용이 줄어들기 때문이라고 할 수 있다.

현재는 EMR, OCS의 기능이 융합되어 '전자차트'라는 명칭으로 전자의무기록시스템이 명명되어 자주 사용되고 있는 실정이다.

용어 정의 전자의무기록(EMR, Electronic Medical Record)

- 의료기관에서 치료를 받거나 입원중인 환자의 개인별 병력, 투약상태, 검사결과, 수술기록, 마취기록, 간호기록 등의 건강상태정보를 쉽게 입력하고 저장하여 의료인이 편리한 형태로 정보를 교환할 수 있도록 만들어진 임상진료기록을 관리하는 시스템

5 국내 병원정보시스템 현황

1) 국내 병원정보시스템 현황

(1) 국내 병원정보시스템 세부현황(2022년 현재)

보건복지부(MOHW), 건강보험심사평가원(HIRA), 한국보건산업진흥원(KHIDI) 등의 정부기관 및 유관기관에서는 주기별로 의료기관의 정보화 현황을 조사하여 발표하고 있다.

2015년, 한국보건산업진흥원이 조사한 '2015년 보건의료정보화 현황조사'에 따르면 보건산업진흥원의 연구보고서에 따르면 전국 병원급 이상 의료기관 10개소 중 8개소 이상(88.8%)이 EMR(전자의무기록) 시스템을 구축해 운영하고 있는 것으로 파악되었다. 2015

년에 발표된 이 보고서는 아래 [그림 4-8]에서와 같이 국내 상급종합병원 및 종합병원의 경우 의료영상저장전송시스템(PACS), 처방전달시스템(OCS), 전자의무기록시스템(EMR) 등의 순으로 대부분의 국내 의료기관의 의료정보화가 갖추어진 것을 알 수 있다.

조사결과에 따르면 IT 전담인력은 종합병원(3차의료기관) 이상 76%가 1~5명이었으며, 병원급(2차의료기관)은 36%에서 1~2명의 전담인력을 보유하고 있었음을 확인하였다.

병원정보시스템(HIS)의 세부 항목 중에 하나인 전자의무기록(EMR)의 구축률은 상급종합병원은 100%, 종합병원급에서는 90.6%, 병원급은 75.9%, 의원급은 65.4% 수준을 보였다.

의료영상저장전송시스템(PACS)과 처방전달시스템(OCS)을 비롯한 각종 시스템 관리에서는 종합병원과 병원급 기관의 차이가 두드러지게 나타났다.

PACS의 경우 상급종합병원은 100%, 종합병원은 99.0%가 구축되었고, 병원급은 72.2%, 의원급도 20.3%까지 구축된 상태이다. 우리나라는 명실상부한 전세계 PACS 도입률 1위의 국가임을 확인할 수 있다.

OCS는 상급종합병원은 100%, 종합병원급에서는 88.4%, 병원급은 85.2%, 의원급은 69.1% 수준을 보였다.

검사정도시스템, 건강검진시스템, 환자관리 및 수납시스템의 경우에는 상급종합병원은 평균적으로 95.6%, 종합병원은 평균적으로 72% 정도의 구축률을 보였으며, 병원급 의료기관은 평균 28.9%에 그쳤다.

정보화 투자비용은 과반수 이상이 연간 총 수입의 2% 미만을 투자하는 것으로 나타났으며, 대부분이 소프트웨어 개발보다는 시스템의 유지보수 비용으로 지출하는 것으로 파악됐다.

2021년, 보건복지부, 한국보건의료정보원, 갤럽 등이 함께 조사한 '2020년 보건의료정보화 실태조사 결과보고서'에 따르면, 아래 [그림 4-9]에서와 같이 국내 의원급 의료기관을 제외하고 상급종합병원, 종합병원(300병상 이상), 종합병원(300병상 미만), 병원급의 4개 범위로 실태조사를 시행하였다. 2021년도 자료에서도 상급종합병원 및 종합병원의 경우 전자의무기록시스템(EMR), 처방전달시스템(OCS), 의료영상저장전송시스템(PACS), 건강검진정보시스템, 임상검사정보시스템(LIS) 등의 순으로 정보화가 구축되었음을 알 수 있다. 2015년과 비교해보면 2021년에는 새롭게 모바일전자의무기록시스템(MEMR), 진료정보교류시스템, 진료의뢰및회송시스템 등 의료기관의 외부에서 의료기관 내에 저장된 환자기록이나 보험정보를 활용할 수 있는 시스템의 도입도 활발하게 진행되고 있음을 알 수 있다.

결론적으로, 병원정보시스템의 구축은 이제 선택이 아니라 필수요건이 되었다고 말할 수 있다.

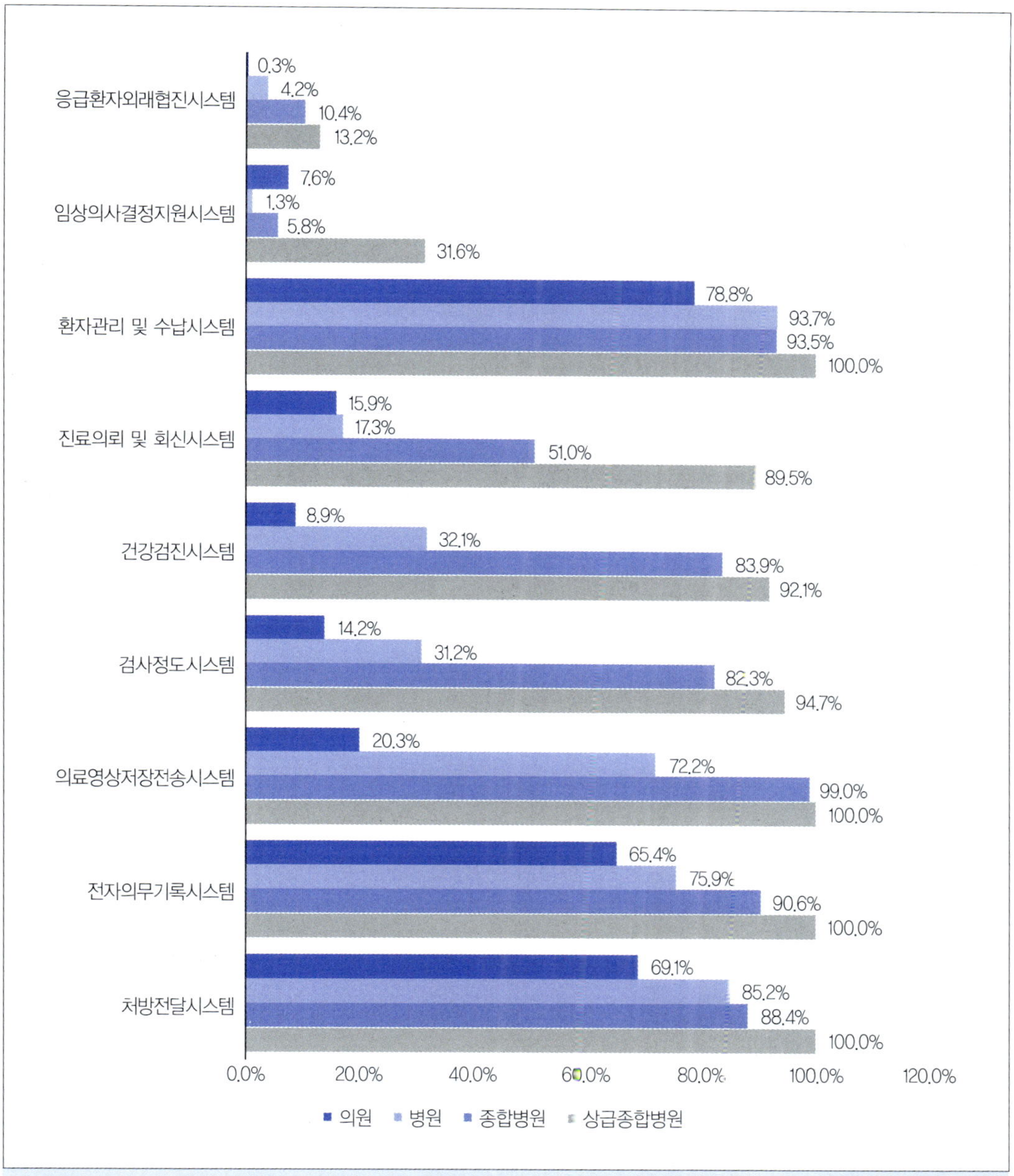

그림 4-8 국내 병원정보시스템 현황(2015년 현재)

출처 : 보건산업진흥원, "보건의료정보화를 위한 진료정보교류 기반 구축 및 활성화 연구보고서-③2015년 보건의료정보화 현황조사", 2015.11.

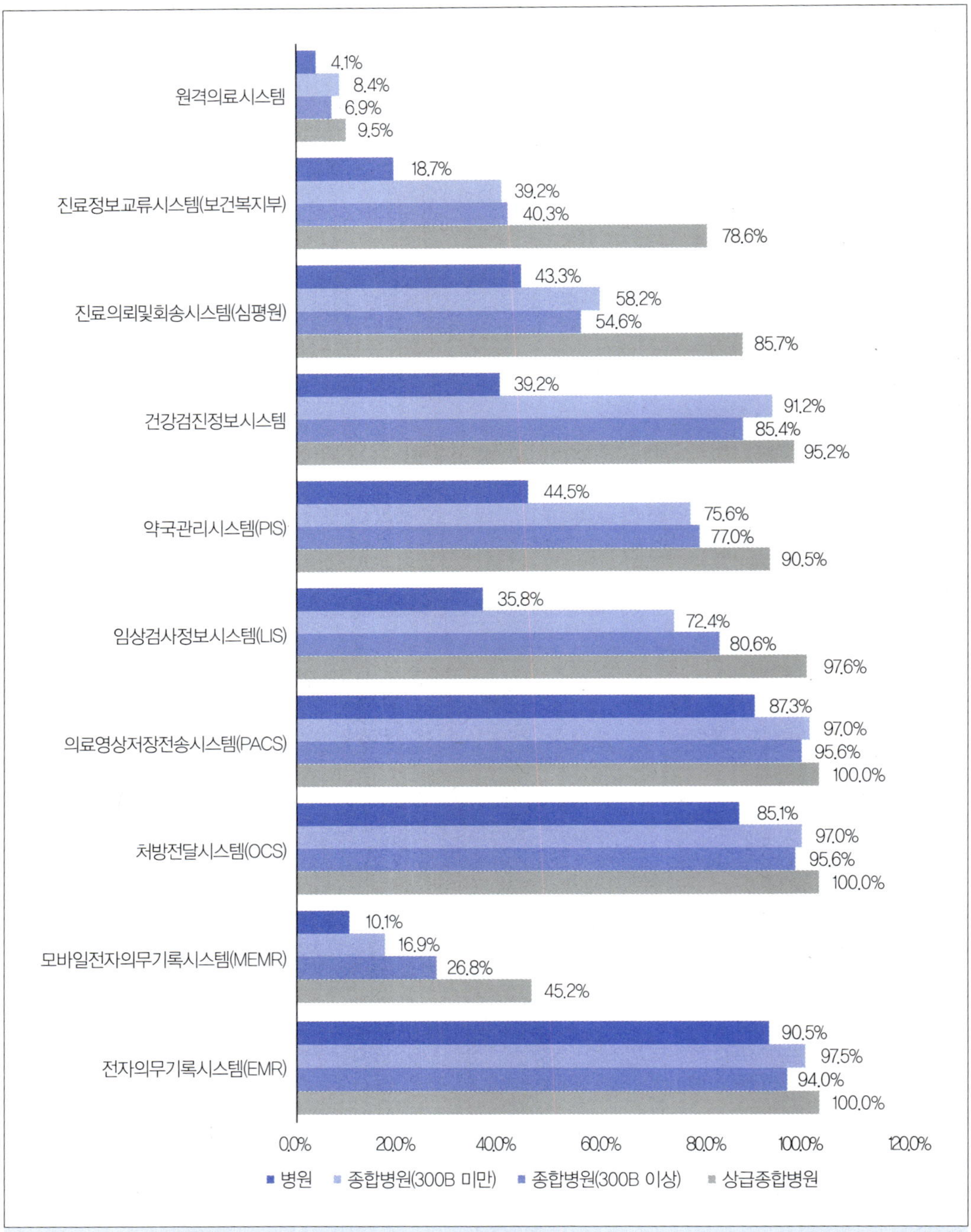

그림 4-9 국내 병원정보시스템 현황(2021년 현재)

출처 : 보건복지부, '2020 보건의료정보화 실태조사' 연구보고서(2021.4.)

2) 통합 의료정보시스템의 기대효과

의료기관에서 사용되는 환자에 대한 임상자료를 통합관리하는 통합 의료정보시스템을 구축하게 되면 아래 [표 4-1]과 같은 6가지 카테고리로 기대효과를 확인할 수 있다.

표 4-1 통합 의료정보시스템의 기대효과

No.	도입목적	기대효과
1	진료서비스 개선	• 처방, 전달, 원무행정의 정확성 • 간편성 • 환자서비스(대기시간) 개선
2	행정업무 개선	• 중복업무 감소 • 입력정보 및 통계의 정확성
3	자원관리의 효율성	• 인원/물자/자금 등의 재고관리 • 표준화 도입 • EDI 도입의 용이
4	의사결정지원시스템	• CDSS • 신속한 의사결정 • 정확한 원가분석
5	수익성 개선	• 인적/물적/자금의 과다 지출 억제 • 수입원 증가 요인 분석 • 집중투자 항목 설정 용이
6	의료진	• 의료진의 사용자 편리성 • 임상연구자료 확보 용이 • 의학교육발전 • EMR 도입 가능 • 수련의 질적 향상 • 시/공간의 초월

활동 과제

- ✔ 병원정보시스템(HIS)에 포함되는 3대 핵심 시스템을 설명해보세요.
- ✔ 처방전달시스템(OCS)을 구성하는 3부분을 설명해보세요.
- ✔ 병원정보시스템을 구성하는 하부시스템 중에 아래와 같은 시스템의 약어풀이와 기능을 설명해보세요.
  - CIS, LIS, NIS, PIS, PACS, RIS, EMR

요약

- 병원정보시스템은 효율적인 병원의 관리 및 경영을 위해 컴퓨터를 활용한 정보처리 및 통신시스템으로 정의할 수 있다.

- 병원정보시스템의 3대 기능적 분류
  (1) OCS : 처방전달시스템
  (2) Medical Image : 의료영상 정보시스템
  (3) HMIS : 병원경영정보시스템

- 병원정보시스템은 기능적으로 OCS, Medical Image, HMIS로 구성된다.

- 병원정보시스템(HIS)의 구축목적
  (1) 생산성 증가 : 진료, 진료지원, 원무행정 등을 통해 생산성 증가
  (2) 경쟁력 제고 : 의료서비스 향상으로 경쟁력 제고
  (3) 자원 관리 : 병원행정의 3대 요소인 인원(man), 물자(material), 자금(money)의 체계적 관리
  (4) 효율적 운영 : 정확한 경영정보 분석정보를 통한 합리적인 운영계획 수립가능

- 병원정보시스템(HIS) 특징
  (1) 고성능 시스템 : 서버, 네트워크, 클라이언트, 저장 장치 등의 높은 성능 요구
  (2) 시스템의 안정성 : 무정전전원장치(UPS), 데이터베이스관리시스템(DBMS) 안정성, 방화벽(firewall) 등의 안정성 요구
  (3) 신속한 정보전달 능력 : 진료과별, 부서별 요구정보에 대한 응용프로그램의 빠른 처리 및 전송 능력 요구
  (4) 전문화된 정보관리 : 분야별 정보의 전문화, 표준화된 정보관리 체계 요구
  (5) 환자중심의 정보전달 체계 : 모든 정보의 시작과 끝이 병원중심이 아닌 환자중심의 정보전달 체계 요구

- 병원정보시스템의 세부 구성요소

(1) 임상정보시스템(CIS) :

- Clinical Information System
- 심전도, 근전도 등의 일반외래검사 장비에서 발생한 생체신호 및 데이터를 저장/조회/진단하는데 도움을 주는 외래 검사장비 시스템

(2) 재무정보시스템(FIS) :

- Financial Information System
- 병원 내부의 경영을 위한 재무관련 정보를 관리하는 시스템

(3) 임상병리정보시스템(LIS) :

- Laboratory Information System
- 임상병리 검사장비에 대한 검사정보 시스템

(4) 간호정보시스템(NIS) :

- Nursing Information System
- 정확, 신속, 간편하게 부서간의 의사소통을 이룩하고 잡무비율을 줄이고 간호에 집중하여 양질의 간호서비스를 제공하는 시스템

(5) 약국정보시스템(PIS) :

- Pharmacy Information System
- 병원 내부에서 환자의 약품처방을 자동화한 시스템

(6) 의료영상저장전송시스템(PACS) :

- Picture Archiving & Communication System
- 병원에서 발생하는 각종 의료영상을 획득/저장/전송/조회를 자동화한 시스템

(7) 방사선과정보시스템(RIS) :

- Radiology Information System
- 환자의 방사선관련 데이터와 이미지를 저장/조작/배포 가능한 데이터베이스 시스템

(8) 처방전달시스템(OCS) :

- Order Communication System
- 의사의 처방을 인력이나 기계적인 방법에 의존하지 않고 신속 정확하게 진료지원부서에 전달하는 시스템

(9) 전자의무기록(EMR) :

- Electronic Medical System
- 환자의 개인별 병력, 투약상태, 검사결과 등 건강상태 정보를 입력/저장/검색/정보교환 할 수 있는 전자적 의무기록 시스템

• 클라우드HIS 주요관점

(1) 보안문제 해결 :

- 외부에 서버와 데이터베이스를 두고 인터넷을 이용해 접속하는 보안의 문제 지적
- 클라우드HIS는 모든 서버를 중앙에서 관리하기 때문에 별도의 보안비용 없이 월 이용료만으로도 높은 수준의 보안서비스로 해결

(2) 백업문제 해결 :

- 환자를 치료한 정보의 데이터 백업(data backup)문제 지적
- IDC에서 운영되는 클라우드HIS는 서버 이중화를 통해 재난에 대비한 백업구현
- 정보 소실을 최소화 가능

(3) 비용문제 해결 :

- 병원 자체 구축 병원정보시스템 보다 클라우드HIS는 최대 40% 정도의 비용 감축효과를 구현

• 클라우드HIS는 클라우드(cloud)와 병원정보시스템(Hospital Information System)이 합쳐진 개념으로 중앙 데이터 서버에 각종 프로그램을 두고 병원정보시스템을 패키지화 하여 만든 차세대 병원정보시스템의 패러다임이라고 할 수 있다. 또한, 각 병원에 서버를 두지 않고 IDC(Internet Data Center)와 같은 공간에 공용서버(Server)와 데이터베이스관리시스템(DBMS)을 두고 여기에 각 병원마다 데이터베이스를 별도로 관리하는 시스템을 의미한다.

• 처방전달시스템(OCS)의 진료분야는 크게 외래진료실과 입원(병동)진료실로 구분할 수 있는데, 외래진료실의 특징은 낮시간대 사용량이 증가되고 진료대기시간 및 각종 검사 소요시간을 단축시킬 수 있으며, 주로 10~12시, 14시~16시 사이에 집중적으로 서버가 사용된다. 또한 입원진료실은 24시간 온라인 가동, 백업기능 필수제공, 식이처방 등이 포함되는 특징이 있다.

• 의료영상저장전송시스템(PACS, Picture Archiving and Communication System)은

의료영상기기로부터 획득된 디지털 영상을 고속의 네트워크를 이용하여 의료영상정보의 획득/저장/판독/검색/전송하는 의료영상 통합 관리시스템이라고 할 수 있다.

- EMR(Electronic Medical Record)은 의료기관에서 치료를 받거나 입원중인 환자의 개인별 병력, 투약상태, 검사결과, 수술기록, 마취기록, 간호기록 등의 건강상태정보를 쉽게 입력하고 저장하여 의료인이 편리한 형태로 정보교환할 수 있도록 만들어진 임상진료기록을 관리하는 시스템이다.

제 5 장

처방전달시스템(OCS)

학습목표

1. 처방전달시스템의 기본 개념을 이해하고 있어야 한다.
2. 처방전달시스템의 주요 3가지 세부항목을 설명할 수 있어야 한다.
3. 처방전달시스템의 구축목표, 구축에 따른 기대효과를 설명할 수 있어야 한다.
4. 국내에서 활용되고 있는 처방전달시스템의 기업별 사례를 설명할 수 있어야 한다.

주요용어

처방전달시스템(OCS), 진료, 진료지원, 원무행정

1 처방전달시스템의 정의

처방전달시스템(OCS, Order Communication System)은 병원에서 환자를 중심으로 의사 · 간호사 · 진료지원부서 간의 정확하고 신속한 의사전달과 정보전송을 전산화하는 병원정보시스템의 핵심이라고 정의할 수 있다. 의원, 병원, 종합병원, 상급종합병원 등에서 사용되는 환자진료의 가장 기본이 되는 처방전달시스템은 'OCS', 혹은 '전자차트' 등의 용어와 혼용되어 일상에서 사용되고 있다. 이는 처방전달시스템과 전자의무기록, 고객관계관리, 경영정보시스템 등의 프로그램이 포함되어 경계가 명확하지 않은 상태에서 개발되고 판매되기 때문이다.

기본적으로 처방전달시스템은 크게 3개 영역으로 구성된다. 첫 번째, 우리병원에 내원한 환자를 '접수–대기–진료–검사–치료–수납–원처방(혹은 입원)–퇴원'에 이르는 일련의 과정을 관리하기 위해 사용되는 진료부문 프로그램이다. 두 번째, 부가적으로 소변, 피검사, 엑스레이, 수술실, 약국, 중앙공급실, 보건의료정보실 등의 환자의 검사 및 기록을 보관하는 등의 업무에 사용되는 진료지원부문 프로그램이다. 세 번째, 의료기관이 건강보험심사평가원으로 전송하는 국민건강보험 환자의 의료기록에 대한 청구자료를 '수집-검토-전송-확인'에 이르는 일련의 과정을 자동으로 생성해주는 원무행정부문 프로그램 등으로 구성된다.

의료기관 내에 모든 업무를 정보화하는 병원정보시스템을 구분할 때 '진료행정시스템'과 '진료정보제공시스템'으로 나누어 구분하기도 하는데, 이는 정보화되기 이전에는 '행정지원(청구) 중심'이었으나 현재는 '진료지원 중심'으로 변화하게 되었다. 여기에 OCS는 진료, 진료지원 및 행정지원을 능동적으로 빠르게 처리할 수 있도록 각종 의학정보와 환자로부터 발생하는 진찰(치료)정보를 보관한 데이터베이스(DB)와 의사가 환자를 진단한 후 통신망을 통해 처방전을 해당하는 각 진료/지원부서로 전달해주는 시스템이라고 할 수 있다.

다시 말해, 처방전달시스템은 방문한 환자의 등록에서부터 진료, 검사, 수납까지 원내의 모든 데이터(DATA)를 관리하고 전달하는 기능을 가지고 있으며, 의료기관의 모든 행정을 효율적으로 관리할 수 있도록 하는 통합의료 정보시스템 내에 속하는 기본프로그램이라고 할 수 있다.

용어 정의 처방전달시스템(OCS)

- OCS : Order Communication System
- 병원에서 환자를 중심으로 의사/간호사/진료지원부서 간의 정확하고 신속한 의사전달과 정보전송을 전산화하는 병원정보시스템의 핵심 프로그램
- OCS는 크게 [진료], [진료지원], [원무행정] 등 3부문으로 구성된다.

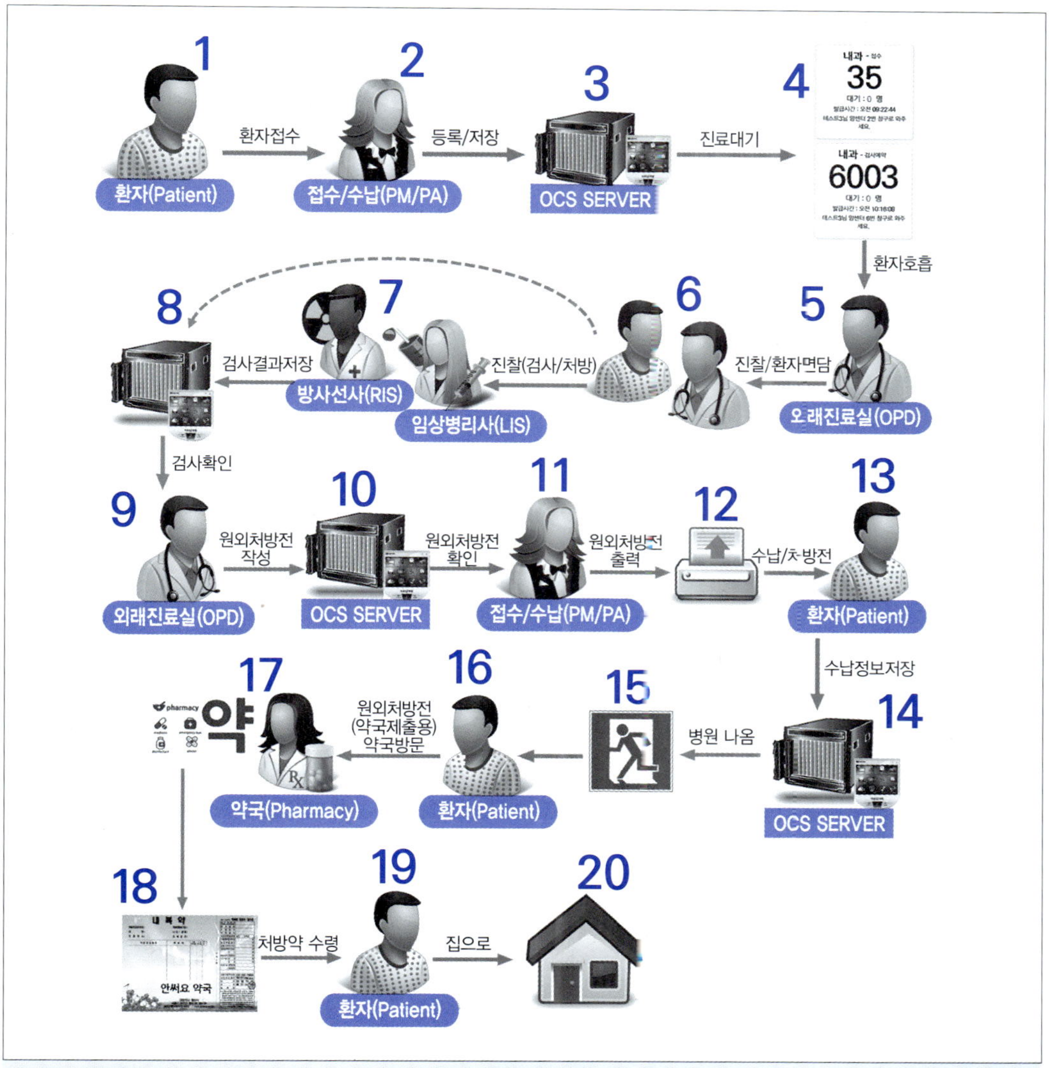

그림 5-1 OCS 외래OCS 흐름도 예시

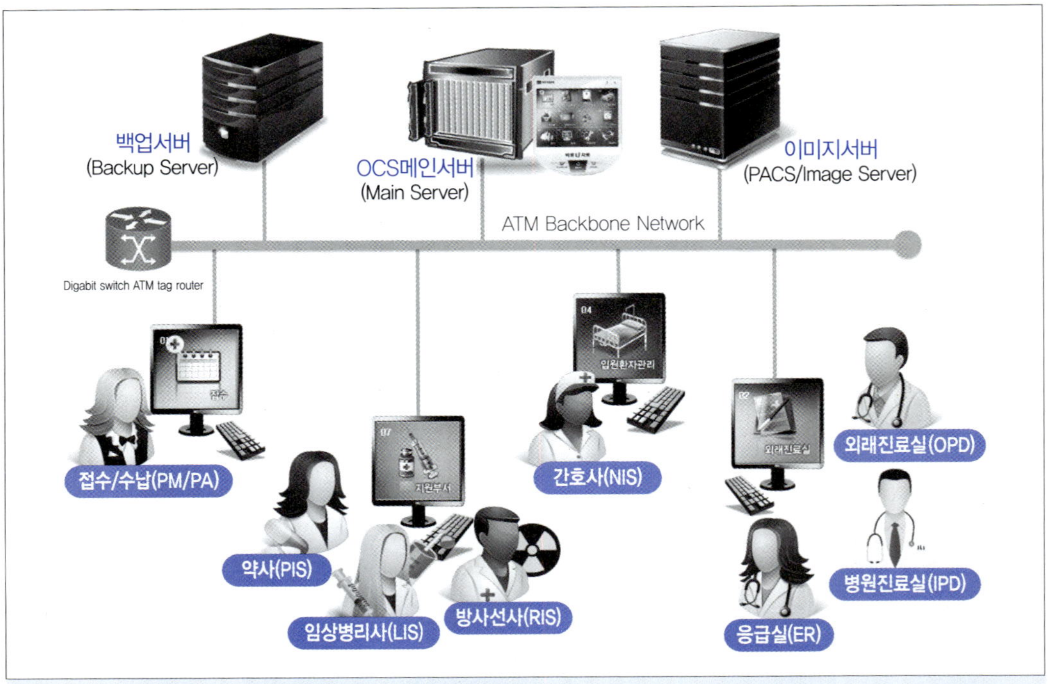

그림 5-2 OCS 시스템 일반 구성도

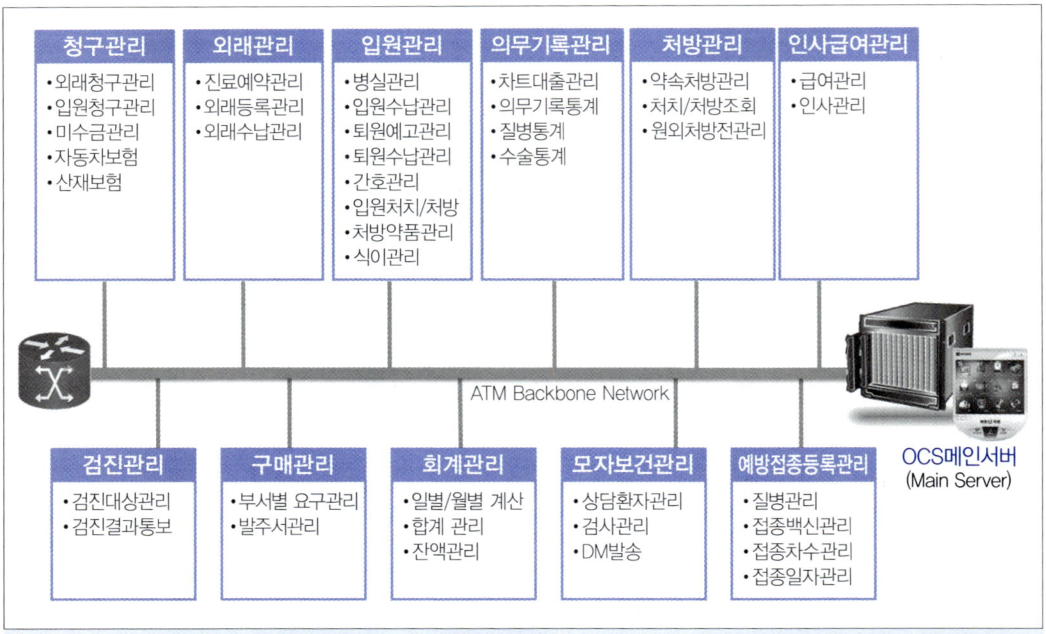

그림 5-3 국내 OCS 내에 포함되어 있는 프로그램의 종류

2 OCS의 세부 내용

1) OCS의 주요 3개 부문

OCS는 아래 [그림 5-4]에서 보는 바와 같이 크게 의사의 '진료', 진료를 지원하는 '진료지원', 각종 보험 및 원무관리(접수/수납)에 해당하는 '원무행정'의 3가지 부분으로 구분할 수 있다.

2) OCS 개발 시 반드시 필요한 영역

또한 OCS를 개발하기 위해서는 환자정보, 진료, 진료지원, 회계, 병원관리, 보험심사 등의 다양한 개발 분야를 포함시켜야 한다. 이를 간단히 요약하면 아래와 같다.

(1) 환자정보

① 외래환자 관리, 입원환자 관리, 응급환자 관리

② 환자 통계

③ 환자정보 조회, 입원환자 진료조회

(2) 진료 및 진료지원 업무

① OCS(Order Communication System)

② 약품 및 조제 관리(Px.)

③ 의무기록 관리, 간호관리(nursing acting, nursing documentation)

④ 식이요법, 건강진단 검사 관리

(3) 환자회계 업무

① 외래수납, 수입금통계 관리

② 입퇴원수납 관리, 청구 및 미수 관리

(4) 원무행정 업무

① 인사관리, 회계관리

② 일반재고 관리
③ 급여관리, 고정자산 관리

(5) 병원관련 장비 연결 업무

① 약품 자동포장 장비
② 신규환자 고객카드 발행기
③ 환자대기순서 관리장비
⑤ 임상병리 검사 장비
⑥ 바코드처리기
⑦ 원외처방전 출력장비 연동

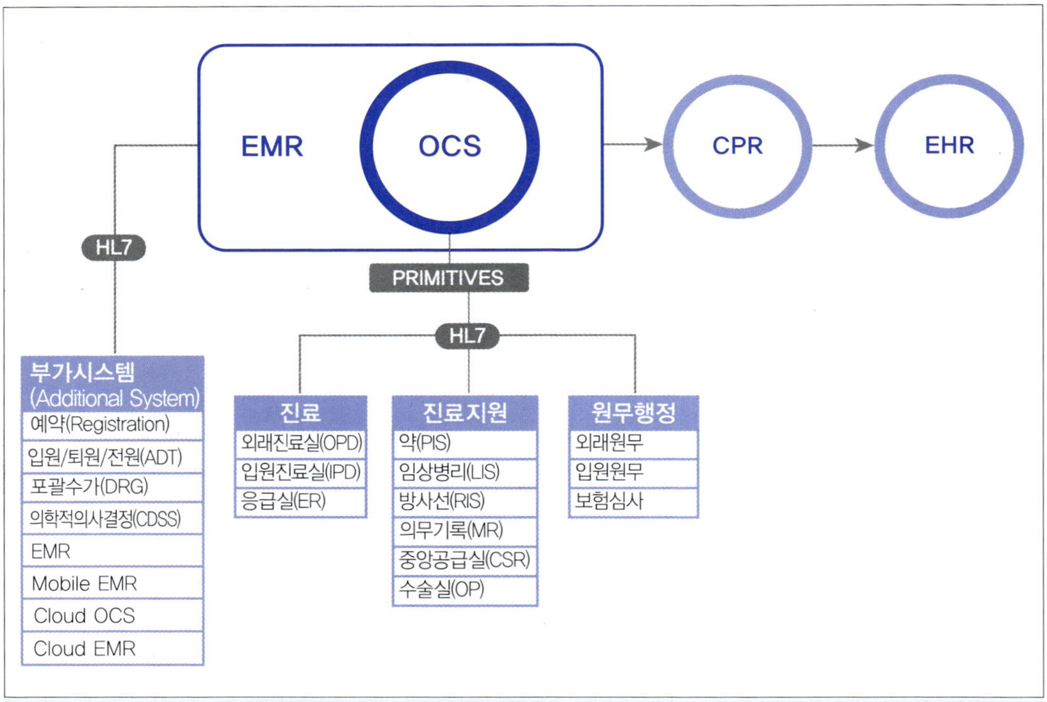

그림 5-4 OCS 기능적 구조도

출처 : 양옥렬, '전자차트 비트U차트를 활용한 병원정보시스템실무', 에듀팩토리, 2019.

3 HIS와 OCS의 기능적 관계

병원정보시스템(HIS)과 처방전달시스템(OCS)을 구별하자면, HIS가 OCS보다 훨씬 더 큰 개념으로 볼 수 있다. HIS를 기능적으로 분류하면 크게 3가지로 나눌 수 있는데 처방전달시스템(OCS), 의료영상정보(Medical IMAGE), 병원경영정보시스템(HMIS) 등이 바로 그것이다.

처방전달시스템(OCS)의 세부항목으로는 진료부분, 진료지원부분, 원무행정부분으로 크게 3가지 세부항목(primitives)로 구분할 수 있는데, 위의 [그림 5-4]는 OCS의 기능적 구조를 설명하고 있다. 또한 1장에서 언급한 바와 같이 아래 [그림 5-5]는 HIS와 OCS의 기능적 관계를 보여주고 있다.

의료영상정보(Medical IMAGE)는 다시 세부항목으로 PACS, 원격진료, 영상EMR 등으로 구분하였으나 최근에는 대표적 기술인 의료영상저장전달시스템(PACS, Picture Archiving & Communication System)으로 통칭하기도 한다.

마지막으로 병원경영정보시스템(HMIS)은 HIS에서 병원의 인사, 급여, 기획, 예산 등의 다양한 병원경영관리를 위한 부분이라고 할 수 있다.

용어 정의 의료영상저장전달시스템(PACS)

- PACS : Picture Archiving and Communication System
- 의료영상기기로부터 획득된 디지털이미지(digital image)를 고속의 네트워크를 이용해 의학용 영상정보의 저장(Archiving), 판독(Diagnosis), 검색(Viewing), 전송(Forwarding)하는 의료영상 통합 관리시스템

용어 정의 병원경영정보시스템(HMIS)

- HMIS : Hospital Management Information System
- 의료기관의 임상 및 진료지원 업무를 지원하고, 의료기관 내 각종 경영 활동에 필요한 정보를 제공하여 합리적인 의사결정을 지원하는 기능을 수행하는 정보시스템

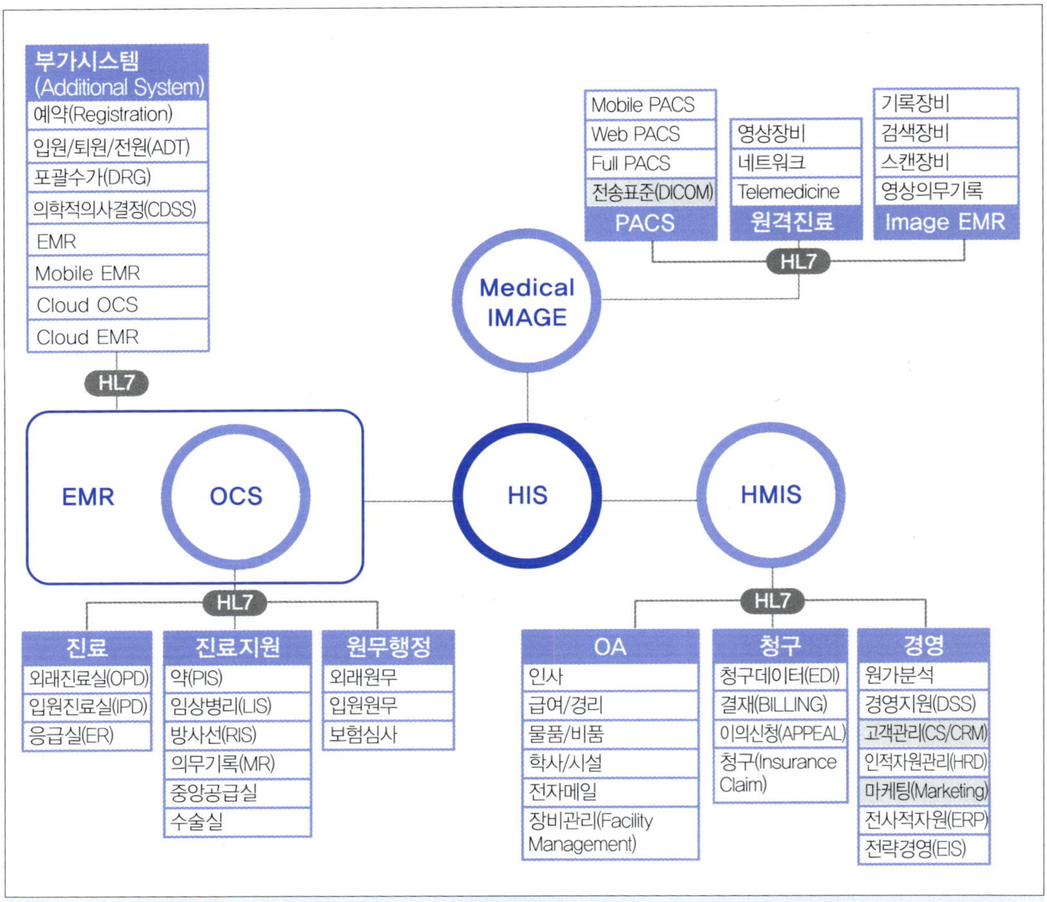

그림 5-5 HIS와 OCS 기능적 관계 구조도

4 OCS의 구축목표

국내 처방전달시스템(OCS)은 전국민의료보험 통합(1989.07.01.) 시행과 매우 밀접한 관계가 있다. 전국민의료보험 통합 이전에는 모든 의료기관이 의료보험환자의 청구를 위한 방법이 환자의 종이차트를 복사하여 국민건강보험공단에 전송하여 심사를 받는 아날로그식 방식을 대부분 사용하고 있었다.

처음 처방전달시스템이 국내에 개발되고 사용하기 시작한 이유가 1989년 이후부터는 건강보험심사에 따른 급여비용을 의료기관(병원)이 건강보험공단에 신청(청구)하기 위한 목적 때문이었다.

OCS를 구축하는 목표는 크게 2가지로 구분할 수 있는데,

첫째, 환자는 진료대기시간을 단축시켜주는 것이며,

둘째, 의사는 수기로 작성하고 접수/수납을 거치는 번거로운 아날로그적인 작업시간을 디지털 문서작성법을 이용하여 진료시간을 단축시켜주는 것이다.

이 두 가지는 결국 병원경영의 효율성을 통해 병원의 재정적 안정을 모색하는 것이 OCS의 궁극적인 목표일 것이다.

(1) **환자서비스의 극대화** : 자동화 및 통합의료정보시스템의 구축

(2) **진료생산성의 극대화** : 진료지원 시스템 구축

(3) **병원운영의 효율성** : 경영자 정보시스템 구축

표 5-1 OCS의 목표

	과거 OCS	현재 OCS	미래 OCS
관심대상	공급자 중심 (원무관리, 일반관리)	소비자 중심 (진료/진료지원)	소비자 중심 (진료/진료지원)
정보이용	전산 전문요원 행정관리 직원	모두 관리자, 경영자, 의사, 간호사, 환자	모두 관리자, 경영자, 의사, 간호사, 환자, 헬스케어기업
보고체계	일정기간 자료 (수집 / 분석)	온라인 방식 (즉시보고)	온라인/모바일 방식 (PoC/즉시보고)
활용장비	중대형 서버 (중앙집중식)	소규모 서버 (분산처리)	클라우드 접속 (IDC/클라우드/분산처리)

5 OCS 구축 기대효과

앞서 OCS의 목표에서 설명한 바와 같이 의료기관(병원)이 OCS를 구축하면 환자는 진료에 필요한 진료대기시간을 단축시키고, 의사는 1일당 진료환자수의 증대를 통해 병원의 수익증가와 의학적 의사결정(CDSS)에 도움을 줄 수 있다는 것이다. 이를 요약하면 아래와 같다.

1) 환자서비스 개선

(1) 외래접수, 수납, 진료, 투약 등의 대기시간 단축
(2) 간호사 사무업무의 감소로 인한 재원환자의 간호서비스 개선
(3) 진료정보의 활용 및 정확한 전달체계를 통한 진료의 질적 향상

2) 진료생산성 향상

(1) 외래 대기시간 단축을 통한 외래환자증가
(2) 병상 회전율 증가
(3) 지역의료 서비스를 통한 환자증가

3) 수익의 증가

(1) 처방의 누락방지
(2) 고의적 누락의 최소화
(3) 의료물품의 철저한 관리를 통한 손실 최소화

4) 경영 효율화

(1) 전산을 통한 안원증가 요인 억제
(2) 효율적 재료관리를 통한 진료재료비율 감소
(3) 각종 경영통계를 통한 재무구조 개선

5) 의사결정 지원

(1) 원내 활동의 변화추이 분석을 통한 미래예측
(2) 진료, 사무, 경영 등의 오류에 대한 근거 추적

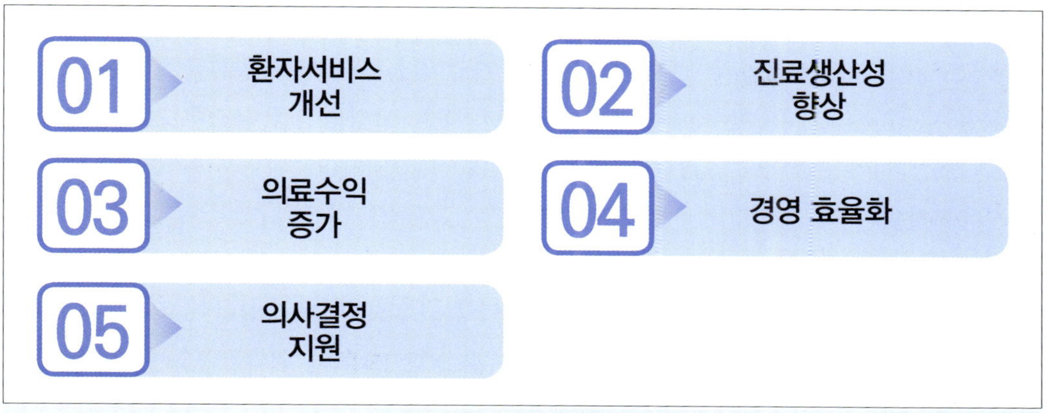

그림 5-6 OCS의 기대효과

6 클라우드OCS

2019년, 의료법 상 '원격의료'에 관련한 법률개정[의료법 제34조(원격의료), 의료법 시행규칙 제29조(원격의료의 시설 및 장비)]이 이루어졌다. 이에 따라 환자의 의무기록정보를 저장하는 저장시스템을 의료기관 밖에 설치가 가능해지면서 클라우드HIS, 클라우드OCS에 관한 관심과 병원프로그램 개발업체의 시스템 개발도 활발해졌다.

클라우드HIS(Cloud Hospital Information System)개념 내에 세부 분야로 클라우드OCS(Cloud Order Communication System)를 포함하고 있다고 할 수 있다.

국내에서는 2013년 7월에 LG U+에서 최초로 클라우드HIS를 개발하여 서울의료원 등에 구축하였으며, 휴대폰, 노트북, 데스크탑PC, 태블릿 등 모든 장치에서 엣지(MS Edge), 크롬(Google Chrome) 등 웹브라우저만 있으면 OCS에 접속이 가능하다. 물론 해당 의료기관 데이터베이스는 각각 독립적으로 저장되며, 각 계정(ID)으로 어디에서든지 프로그램을 연속적으로 사용할 수 있는 환경을 제공한다. 이것은 마치 여러분이 '네이버N드라이브', '구글드라이브'에 작성한 동일한 문서를 사무실, 학교, PC방, 태블릿 등에서 수정하고 저장할 수 있는 기능과 비슷하다.

최근에는 OCS와 EMR의 경계가 모호해지면서 'OCS=EMR=전자차트'라는 명칭을 혼용해 사용하고 있다. 클라우드 기반 전자의무기록(EMR) 혹은 처방전달시스템(OCS,전자차트) 개발사례는 다음과 같다.

㈜비트컴퓨터는 기존의 클라이언트-서버 기반의 '비트U차트', 'HIB' 등의 프로그램에서 클라우드 기반 프로그램을 두 번째로 상용화한 기업이다. 2017년에 병원급 클라우드OCS/EMR인 '클레머(CLEMR)를 개발하였고, 2020년 이후, 요양병원급 클라우드OCS/EMR인 '비트닉스클라우드(bitNixCloud)', 의원급 클라우드OCS/EMR인 '비트플러스(bitPLUS)' 등을 상용화하였다.

포인트닉스사의 경우 2021년에 의원급 클라우드OCS/EMR인 '닉스펜(nixPen 5.x)'을 개발하였다. 세나클소프트의 경우 2021년에 의원급 클라우드OCS/EMR인 '오름차트'를 개발하였다. 유비케어의 경우 2021년에 의원급 클라우드OCS/EMR인 '위차트(Wi Chart)'를 개발하였다.

㈜한메디의 경우 의원급 한의원OCS/EMR인 'OK차트'를 개발하였고, 이지케어는 2021년에 의원급 클라우드OCS/EMR인 '엣지앤넥스트(EDGE&NEXT)'를 개발하였다.

향후, 국내외 의료기관용 전자차트(OCS, EMR)의 경우 나열된 병원프로그램 개발업체의 클라우드기반 프로그램으로 상당한 부분 전환이 예상된다.

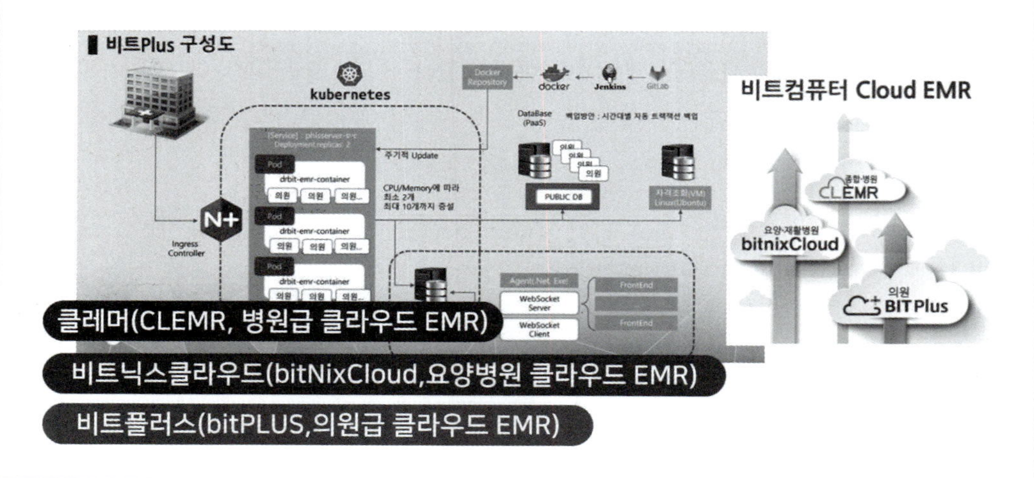

그림 5-7 클라우드OCS/EMR 클레머/비트닉스 클라우드/비트플러스 (사용예_1)

출처 : https://www.bit.kr/01_business/business_01_1_01.aspx

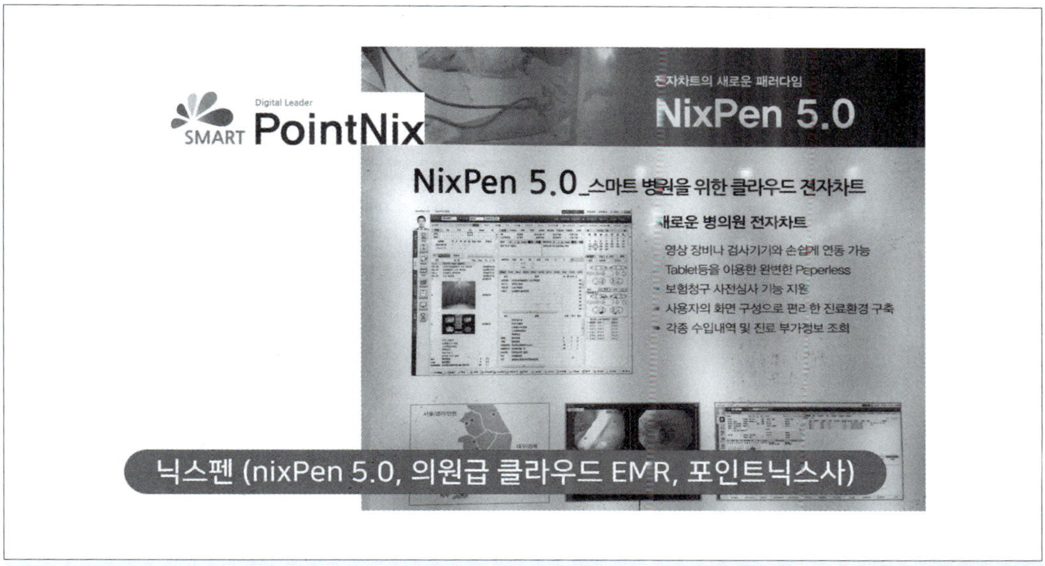

그림 5-8 클라우드OCS/EMR 닉스펜 (사용예_2)

출처 : http://www.pointnix.com/medical/product/ele_nixpen.asp

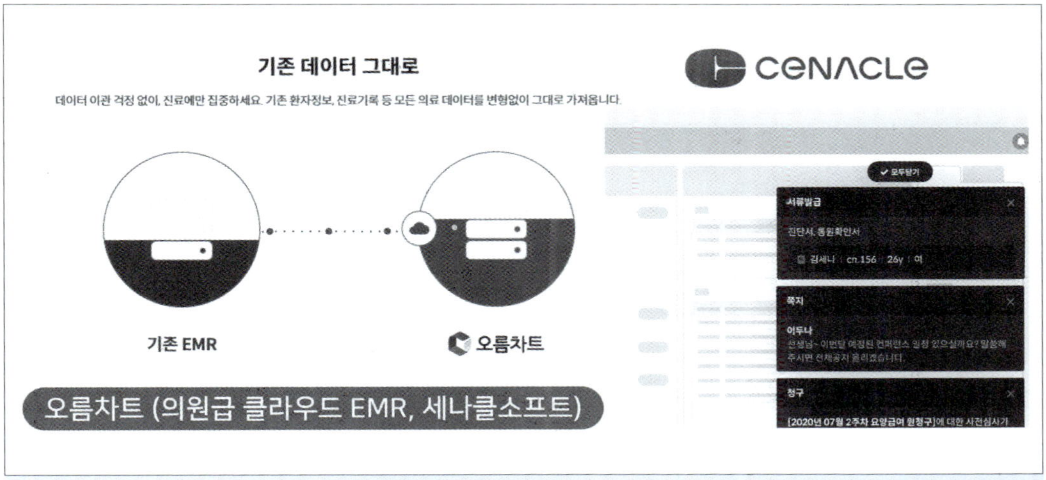

그림 5-9 클라우드OCS/EMR 오름차트 (사용예_3)

출처 : https://cenacle.com/

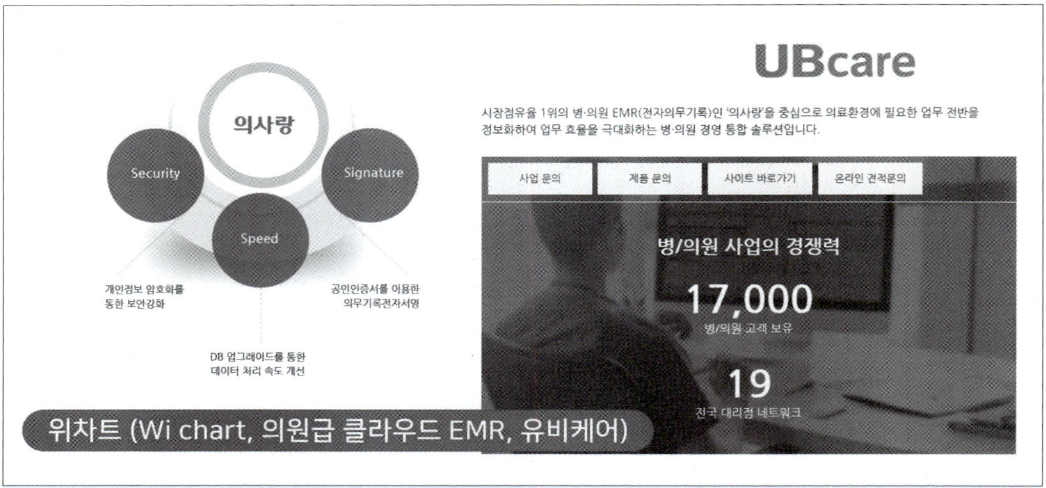

그림 5-10 클라우드OCS/EMR 위차트 (사용예_4)

출처 : https://www.ubcare.co.kr/Contents/24/

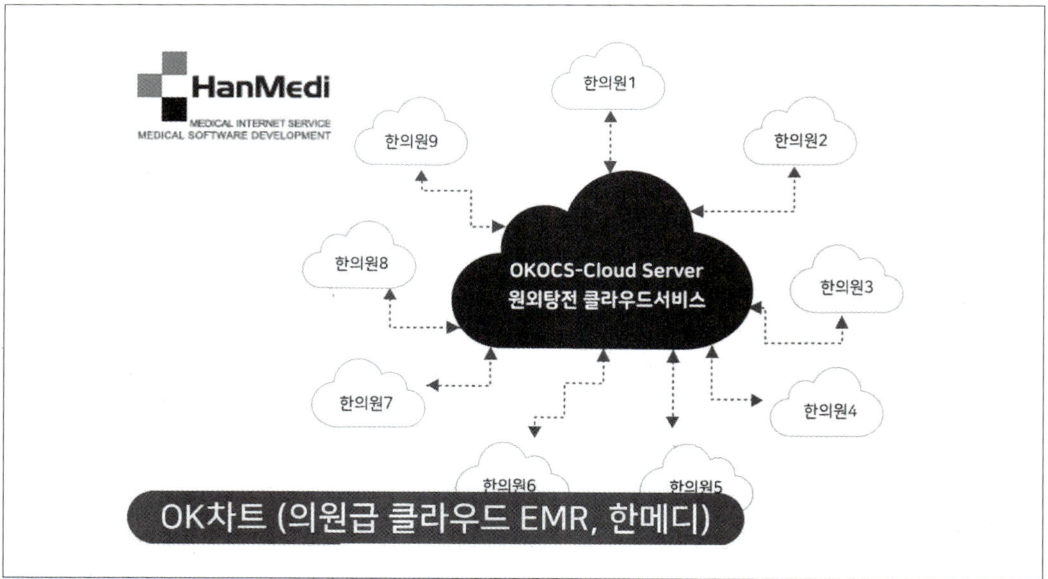

그림 5-11 클라우드OCS/EMR OK차트 (사용예_5)

출처 : https://www.okmedi.net/content/product/okchart.asp

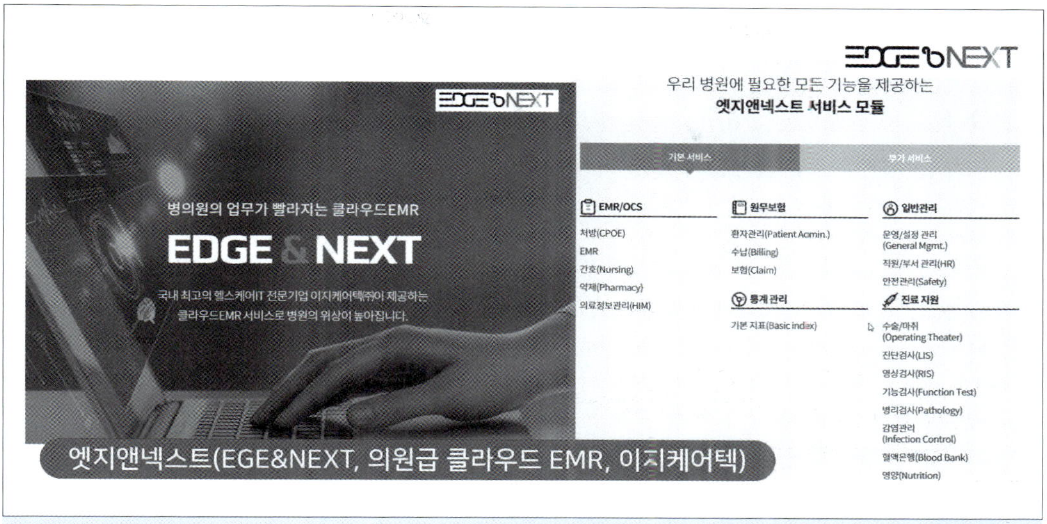

그림 5-12 클라우드OCS/EMR 엣지앤넥스트 (사용예_6)

출처 : https://edgennext.com

활동 과제

✔ 처방전달시스템(OCS, Order Communication System)을 정의해보세요.
✔ 처방전달시스템의 진료부문, 진료지원부문, 원무행정부분에 대하여 설명해보세요.
✔ 처방전달시스템 구축의 궁극적 목표에 대하여 설명해보세요.
✔ 국내 OCS 기업별 개발 사례 및 기업별 제품의 특징을 설명해보세요.

요약

- 처방전달시스템(OCS, Order Communication System)은 병원에서 환자를 중심으로 의사 · 간호사 · 진료지원부서 간의 정확하고 신속한 의사전달과 정보전송을 전산화하는 병원정보시스템의 핵심이라고 정의할 수 있다.
- OCS는 크게 [진료], [진료지원], [원무행정] 등 3부문으로 구성된다.

- OCS의 목표

① 환자서비스의 극대화 : 자동화 및 통합의료정보시스템의 구축

② 진료생산성의 극대화 : 진료지원 시스템 구축

③ 병원운영의 효율성 : 경영자 정보시스템 구축

- OCS의 진료부문은 '접수-대기-진료-검사-치료-수납-원처방(혹은 입원)-퇴원'에 이르는 일련의 과정을 관리하기 위한 프로그램 영역을 의미한다.
- OCS의 진료지원부문은 부가적으로 소변, 피검사, 엑스레이 등의 검사에 해당하는 관리를 위한 프로그램 영역을 의미한다.
- OCS의 원무행정부문은 건강보험심사평가원으로의 국민건강보험 청구자료를 '수집-검토-전송-확인'에 이르는 일련의 과정을 자동으로 생성해주는 프로그램 영역을 의미한다.
- 최근(미래)의 OCS의 궁극적 구축목적은 소비자중심(진료/진료지원), 다수 정보이용자(관리자, 경영자, 의사, 간호사, 환자 등), 온라인 보고(즉시보고), 소규모서버(분산처리)로 구축하는 것이다.

- OCS 구축의 5가지 기대효과

① 환자서비스 개선

② 진료생산성 향상

③ 수익의 증가

④ 경영 효율화

⑤ 의사결정 지원

- 국내 OCS 주요 개발업체로는 비트컴퓨터(www.bit.co.kr), 삼성SDS(sds.samsung.co.kr), LG CNS(www.lgcns.com), 대우정보시스템(www.daewoobrenic.com), 현대정보기술(www.hit.co.kr), 한진정보통신(www.hist.co.kr), 전능아이티(주)(www.alm.co.kr), 유비케어(주) (www.ubcare.co.kr), 지누스(주)(www.ginus.co.kr), LG U+(www.uplus.co.kr) 등 지역별로 매우 많은 업체가 존재한다.

제 6 장

전자의무기록(EMR)

학습목표

1. 전자의무기록(EMR)의 개념에 대하여 이해하고 있어야 한다.
2. 전자의무기록을 위한 의료정보 표준화 및 표준화기구에 대하여 설명할 수 있어야 한다.
3. 국내 전자의무기록의 현황에 대하여 이해하고 있어야 한다.
4. 국내 전자의무기록 개발업체 현황에 대하여 이해할 수 있어야 한다.
5. EMR 발전방향에 대하여 설명할 수 있어야 한다.

주요용어

전자의무기록(EMR), 컴퓨터기반 환자기록(CPR), 전자건강기록(EHR), 미국의무기록연구소(MRI), HL7, Chartless

1 전자의무기록(EMR)의 개념

전자의무기록(EMR, Electronic Medical Record)이란 의료기관에서 치료를 받거나 입원 중인 환자 개인별 병력, 투약상태, 검사결과 등 건강상태정보를 쉽게 입력하고 저장하며 사용자(의료인)가 이를 편리한 형태로 정보교환하여 사용할 수 있도록 처리해주는 임상적 의사결정지원 및 의학참고자료 정보시스템이라고 할 수 있다.

전 세계적으로 의무기록전산화가 가장 잘 되어있는 국가는 스웨덴과 네덜란드이다. 이 두 국가는 거의 완전한 의무기록전산화가 이루어져 있다. 미국의무기록연구소(MRI, Medical Record Institute)에서 의무기록전산화에 대한 단계를 5단계로 구분하고 있는데, 의무기록 자동화(Automated Medical Record, AMR), 전산화된 의무기록 시스템(Computerized

Medical Record System, CMR), 전자의무기록(Electronic Medical Record, EMR), 컴퓨터기반 환자기록(Computer-based Patient Record System, CPR), 평생건강기록(Electronic Health Record, EHR) 등의 순서로 발전하고 있다고 규정하기도 하였다.

본 장에서는 미국의무기록연구소인 MRI에서의 의무기록전산화에 관련된 주요 개념인 EMR, CPR, EHR 등을 중심으로 의무기록전산화에 대한 개념을 좀 더 자세히 설명하고자 한다.

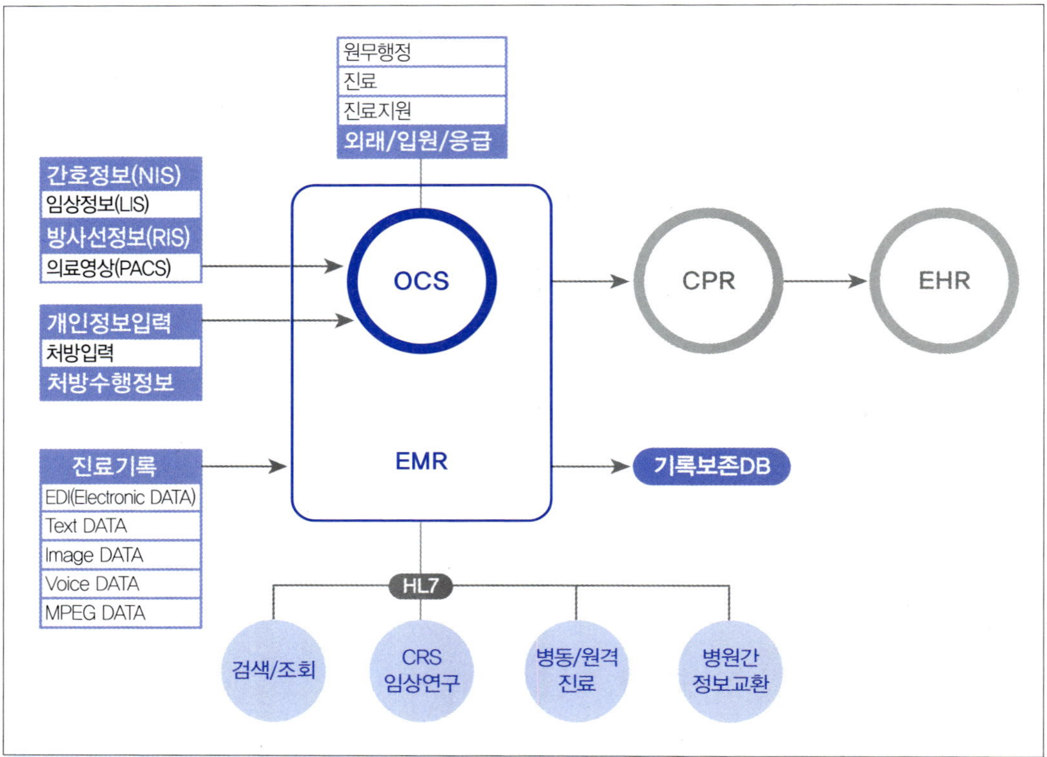

그림 6-1 EMR의 기본구조

출처 : 양옥렬. NEW 병원정보시스템실무. 파주: 지구문화사; 2013.

용어 정의 EMR, 전자의무기록

- EMR : Electronic Medical Record
- 환자 치료과정에서 발생한 모든 의료기록을 병원중심으로 전자문서화하여 기록하는 것
- 의료기관에서 치료를 받거나 입원중인 환자 개인별 병력, 투약상태, 검사결과 등 건강상태정보를 쉽게 입력하고 저장하며 사용자가 편리한 형태로 정보교환하여 사용할 수 있도록 처리해주는 정보시스템

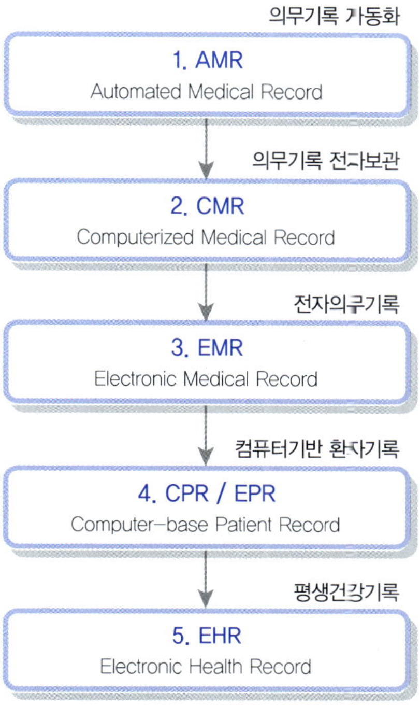

그림 6-2 EMR 발전단계

출처 : 임형주, "EMR 시스템의 도입 특성 요인이 지각된 유용성, 편이성 및 사용의도에 미치는 영향에 관한 연구, 창원대학교대학원 박사학위논문, 2007.

2 EMR(Electronic Medical Record)

1) 전자의무기록(EMR) 현황

EMR(Electronic Medical Record)은 병원내의 의무기록을 전산화하는데 초점을 둔 협의의 개념이다. 따라서 EMR은 병원에서 사용되는 종이기록을 없애고 모든 데이터를 전산매체에 저장하는 방식이다.

비교해보자면, CPR(Computer Based Patient Record)은 한 국가 내의 어느 곳의 의료기관에서나 환자에 대한 진료정보를 이용하는 것에 초점을 두는 광의의 개념인데 비해 EMR(Electronic Medical Record)은 의료기관을 진료정보의 초점으로 둔다는 협의의 개념이다.

의료기관의 의무기록전산화가 추구하는 궁극적 목표가 CPR, EHR 등 이라고 할 때, CPR의 완전한 실현을 위해서는 많은 비용과 시간이 필요하다. 따라서 단계적으로 주로 의료기관 내부에서 환자의 치료, 처방 등의 환자 정보인 의무기록과 연관된 정보를 중심으로 구축된 정보를 개발하여 사용해야 한다.

EMR의 도입 이전에 종이로 기록된 의무기록은 일정시간 동안 자료를 수집하고, 이를 다시 관리/보관해야 하는 시간적/공간적 한계가 발생한다. 따라서 의무기록을 영구보존하기 위해 진료 후 일정기간이 지난 비활용 의무기록을 마이크로필름(microfilm), 광디스크(optical disk), 컴팩트디스크(CD-ROM) 등에 백업(backup)하여 관리했다.

1980년대 말 국내에서는 의료법 개정과 함께 수가처리, 보험청구를 위한 처방전단시스템(OCS)이 도입되기 시작하면서부터 본격적인 전자의무기록의 보관, 검색목적으로 제한적으로 활용될 수 있는 초기 단계의 전자의무기록이 구성되었다.

이러한 OCS환경에서 얻어진 환자의 인적상황, 처방내역, 검사결과 등이 데이터화가 완료되고 환자의 진단영상정보 등을 추가적으로 디지털화함으로써 본격적인 EMR이 가속화되었으며, 현재 국내의 3차의료기관의 경우에는 대부분 EMR의 구축이 완료되거나 완료시점에 근접해 있다. 또한, OCS와 EMR의 중간적인 영상EMR(Image EMR)은 기존의 종이로 보관되어 있는 환자의 의무기록을 스캔하여 이미지 형태로 보관, 관리하는 시스템으로 주로 2차 의료기관에서의 구축이 일반적이다.

앞서 4장 HIS의 [그림 4-8]에서 언급한 바와 같이 2015년 조사자료인 보건산업진흥원('보건의료정보화를 위한 진료정보교류 기반 구축 및 활성화 연구보고서', 2015.11.)의 발표에 따르면, 국내 전자의무기록(EMR)의 구축률은 상급종합병원은 100%, 종합병원급에서는 90.6%, 병원급은 75.9%, 의원급은 65.4% 수준으로 매우 빠르게 전자의무기록 정보화가 구축되고 있음을 알 수 있었다.

2021년 조사자료인 보건복지부와 한국보건의료정보원 및 갤럽이 2021년에 연구조사 및 발표한 국내 의료기관의 보건의료정보화 실태조사 연구보고서인 '2020 보건의료정보화 실태조사'에 따르면, 전자의무기록(EMR)의 구축률은 상급종합병원은 100%, 종합병급(300Bed 이상)에서는 94.0%, 종합병급(300Bed 미만)은 97.5%, 병원급은 90.5% 수준으로 2021년은 2015년에 비해 병원급 이상의 모든 의료기관의 전자의무기록시스템의 구축이 완벽하게 구축되고 있음을 알 수 있다.

2) 국내 전자의무기록(EMR) 구축 현황

전자의무기록(EMR) 및 모바일전자의무기록(MEMR) 도입률은 아래 그림과 같은데 상급종합병원은 100%, 종합병급(300Bed 이상)은 94.0%, 종합병급(300Bed 미만)은 97.5%, 병원급은 90.5%의 도입률을 보이고 있음을 확인할 수 있다.

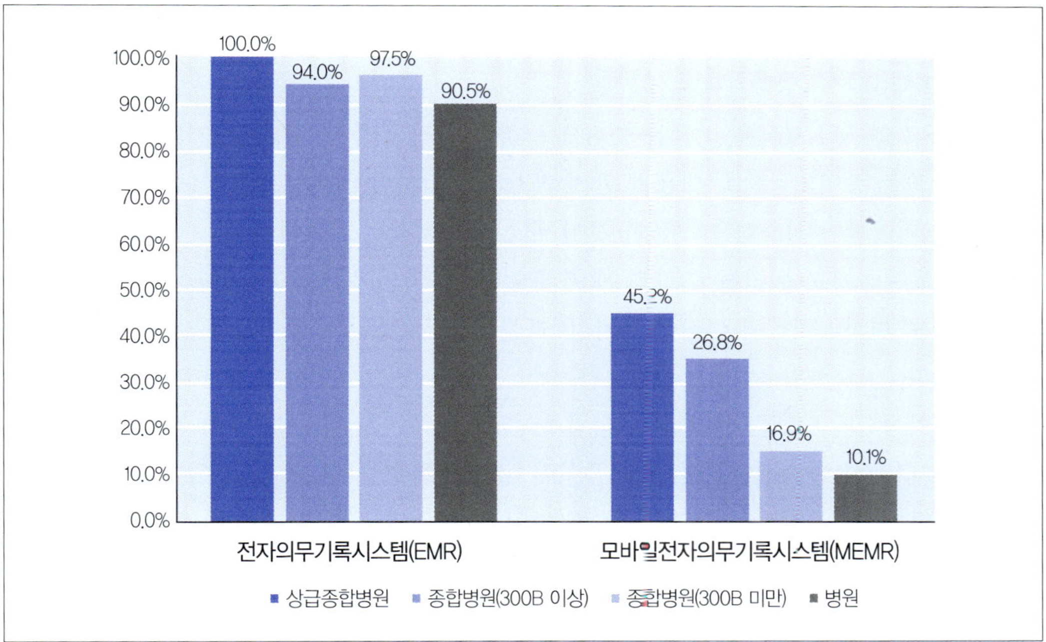

그림 6-3 EMR 구축현황

출처 : - 보건복지부, "2020 보건의료정보화 실태조사 결과보고서", 2021.4.
- 조사지역 : 전국 17개시도
- 모집단 570개 의료기관을 조사하였으며, 이 중 상급종합(42개소), 종합병원(311개소,전수조사), 병원(217개소)을 대상으로 조사함.

3 CPR(Computer Based Patient Record)

CPR(Computer Based Patient Record)은 특정 의료기관에서 진료를 받은 환자의 진료기록을 공유하여 환자의 필요(요구)에 따라 다른 병원이나 보건기관에서 환자의 정보를 즉시 사용할 수 있도록 하는 전국적인 의무기록 정보시스템을 의미한다. 또한, 환자의 치료에 관련된 의료인에게 완전하면서도 정확한 의무기록 정보를 사용할 수 있도록 정보의 안전성을 제공한다. 이를 통해 의료인이 환자의 질병에 대한 의학적 지식과 연계된 의무기록정보를 활용할 수 있도록 만든 시스템을 CPR이라고 정의할 수 있다. CPR은 EPR(Electronic Patient Record)이라는 용어로도 사용하며 EMR이 의료기관 중심 기록 관리의 개념이라면 CPR(EPR)은 환자 중심 기록 관리의 개념이라고 할 수 있다.

이는 병원 간 모든 정보는 디지털화 되어 저장되고 있음을 전제로 하기 때문에 모든 의료기관 사이에는 사용하는 용어나 서식 등이 통일되어 사용되어질 때 실제적인 CPR의 실현이 가능하다고 할 수 있다.

처음 CPR 연구의 시작은 미국을 중심으로 하는 선진국 중심으로 연구가 이루어 졌는데, 당시에는 기존 종이의무기록 내용과 함께 환자의 인적사항, 임상 관련 정보 등을 정보화하여 구축한 획기적인 시스템을 구상한 것이 바로 CPR이라는 개념이었다.

그러나 최근까지도 이러한 CPR의 개념 도입에는 3차의료기관(종합병원) 마다 구축되어 온 의료정보 지식베이스의 이질성(차이성) 때문에 모든 병원간 정보의 통일화가 가장 어려운 관건이다.

CPR이 가장 잘 구축된 국가로는 싱가폴을 예로 들 수 있는데, 싱가폴이 종합병원을 중심으로 CPR 구축이 가능했던 것은 싱가폴이란 국가의 특수성 때문이기도 하다. 도시형 국가인 싱가폴은 국가의 면적이 좁고 정부 정책에 대한 의료기관의 참여가 빠르게 진행되어 가능했다고 평가하고 있다. 예를 들어, 싱가폴에서는 민영의료기관인 레이플즈병원(Raffles hospital)에서 감기로 3일분 처방을 받은 H라는 환자가 3일 후 호전되지 않은 증상(감기)으로 인해 현재 위치에서 더 가까운 존스홉킨스 싱가폴 국제병원센터(Johns Hopkins Singapore International Medical Centre)에서 레이플즈병원의 H환자의 모든 정보를 존스홉킨스 싱가폴 국제병원센터에서 읽어 들여 환자에게 처방 및 치료가 가능하다는 의미이다.

용어 정의 CPR

- CPR : Computer Based Patient Record
- 환자 치료과정에서 발생한 모든 의료기록을 환자중심으로 전자문서화 하여 기록하는 것
- 환자의 필요에 따라 다른 어느 병원이나 보건기관에서 환자의 정보를 즉시 사용할 수 있도록 하는 전국적인 의무기록 정보시스템

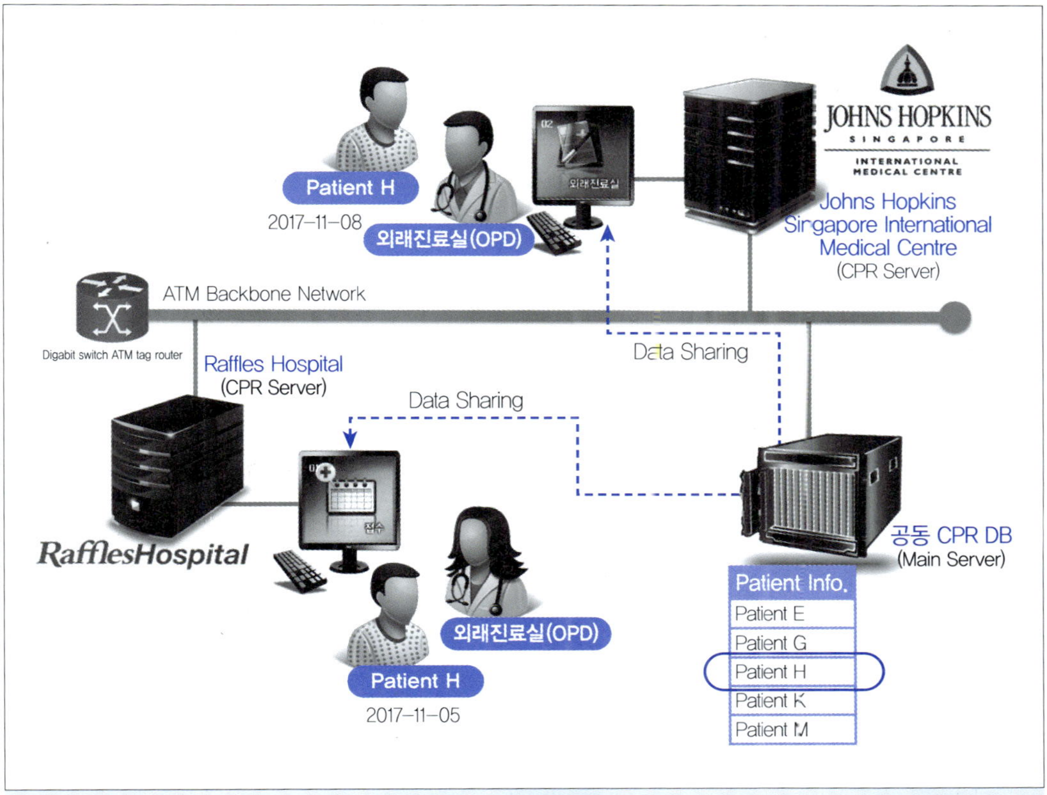

그림 6-4 CPR 개념도

4 EHR(Electronic Health Record)

EHR은 미국의무기록연구소(MRI, Medical Record Institute)에서 전자의무기록을 5가지의 발전단계로 구분한 최종단계의 전자의무기록을 의미한다.

EHR(Electronic Health Record)은 환자의 병원에서의 치료 정보 이외에도 식습관이나 예방접종, 흡연, 음주, 과식 등의 평상 시 건강에 대한 위험요소 정보까지 기록하는 평생건강 의무기록 시스템, 혹은 진료정보교류시스템을 의미한다. 이를 통해 장기적인 환자의 건강관리를 할 뿐만 아니라 EHR의 개념에는 네트워크화된 진료정보를 대한 저장, 원격진료, 치료, 처방, 건강관리, 분석, 기록 등의 전반적인 의무기록 표준화 정보를 제공한다.

용어 정의 EHR

- EHR : Electronic Health Record
- 환자 치료과정, 생활습관 등에서 발생한 모든 의료기록, 환경기록을 국가중심으로 전자문서화하여 기록하는 것
- EHR은 환자의 병원에서의 치료 정보 이외에도 식습관이나 예방접종, 흡연, 음주, 과식 등의 평상 시 건강에 대한 위험요소 정보까지 기록하는 평생건강 의무기록 시스템

2005년 12월에 국내에는 EHR핵심공통기술연구사업단(www.ehrkorea.org)에서 "요람에서 무덤까지 가져가는 평생 건강기록"이라는 의미로 EHR을 "평생전자건강기록"이라고 보건복지부의 지원을 받아 표준화 개발에 힘을 썼다. 그러나, 2018년 현재 EHR핵심공통기술연구사업단은 활동을 종료하였다.

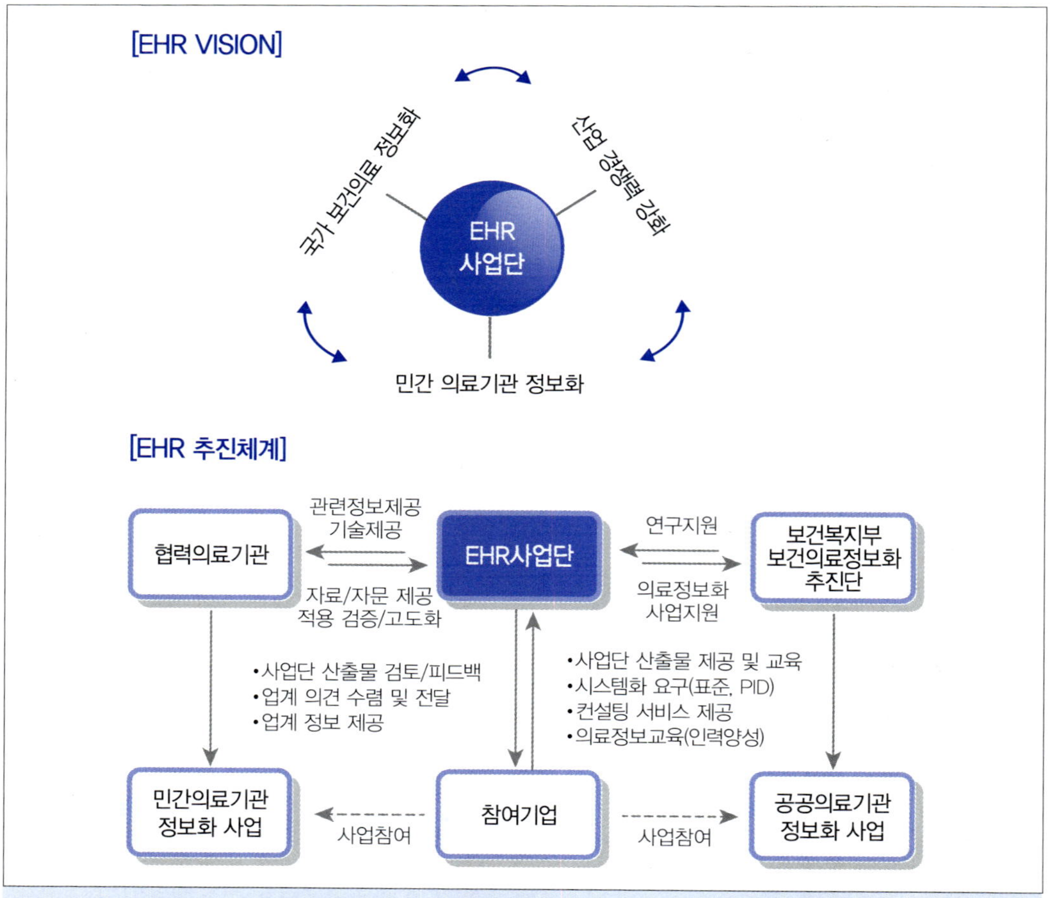

그림 6-5 EHR사업단 비전 및 표준화 추진체계

출처 : EHR핵심공통사업단

TIPS 6-1 EHR, 진료정보교류시스템 관련 뉴스

전자신문 | etnews

2018년부터 전국 병원 진료정보 공유한다.

- 발행처 : 전자신문
- 발행일자 : 2016.06.20

정부가 이르면 2018년까지 전국 병원이 진료정보를 교류하는 통합시스템을 구축한다. 의사 간 협진 시스템과 개인 진료정보를 조회하는 포털도 마련한다. 이를 계기로 진료정보 교류와 데이터 통합 관리를 통한 솔루션, 서비스 시장이 개방될 전망이다.

20일 보건복지부, 미래창조과학부 등에 따르면 정부는 2018년까지 전국 병·의원 간 진료정보 교류시스템을 구축한다. 국제 진료정보 표준을 적용한 교류 시스템을 개발, 대형 병원을 거점으로 우선 적용한다. 정보 중계 역할을 하는 메타데이터 통합 저장소도 만든다.

지금의 의료기관은 시스템 간 진료정보 교류가 제한돼 있다. 환자는 병원을 옮길 때마다 CD나 문서 등 형태로 다시 제출해야 한다. 일부 상급병원에서 진료정보시스템을 구축했지만 1차병원에서 3차병원으로의 단방향 서비스에 그친다. 환자 불편은 물론 중복검사·진료 등 문제가 발생한다. 실제 2014년 기준 컴퓨터단층촬영(CT), 자기공명영상촬영(MRI) 중복 촬영 등으로 월 평균 16억원이 낭비된다는 지적도 있다.

진료정보 교류시스템은 국제 진료정보 교류 표준 'IHE 프로파일'과 'H7'을 적용한다. 보건의료용어 표준을 적용하고, 진료의뢰와 회신서 작성 기능을 EMR 시스템과 연계한다. 환자 진료정보를 조회하는 포털도 만든다. 원활한 진료정보 교류를 위해 메타데이터 통합 데이터베이스(DB)를 구축한다. 진료정보에 관한 기초정보를 한곳에 모아 병원이 원하는 정보를 빠르고 효율적으로 공유한다.

우선 전국 대형 병원에 적용한다. 지역 내 최대 50개 1, 2차 병원이 연계해 진료정보를 교류한다. 복지부는 지난해부터 분당서울대병원, 대구시, 근로복지공단 등을 거점으로 지역 내 병원과 진료정보 교류 시범 사업을 진행했다. 최근 부산대병원을 신규 거점으로 지정했다. 지역 내 85개 협력 의료기관과 진료정보 교류 시스템을 구축한다. 인센티브 등 지원 방안을 마련, 내년에 추가 거점을 확보한다.

거점 중심 진료정보 교류 환경이 구축되면 거점과 거점 간 교류 시스템을 구축, 2018년까지 완료할 계획이다.

정보화진흥원 관계자는 "2018년까지는 전국 대부분 의료기관이 진료정보를 교류할 계획"이라고 밝혔다.

병원 간 진료정보가 교류되면 진료비 절감이 기대된다. 시범사업을 진행하고 있는 분당서울대병원에 따르면 중복검사나 의료서비스 절차 감소 등으로 환자 진료비가 종전 대비 13% 감소했다. 의료기관은 1, 2, 3차 의료기관 간 신속한 진료 서비스 지원과 협진 네트워크를 강화한다. 전국 진료정보 통합 관리도 가능하다.

각종 규제로 침체된 디지털 헬스케어 시장은 활기를 띠게 된다. 전국 단위로 사업이 확대될 경우 전국 3000여개 병원은 진료정보 교류 시스템을 구축해야 한다. 병원마다 다른 의료 플랫폼이 통일되면서 다양한 범용 솔루션이 진입할 기회가 열렸다. 전국 의료정보 메타데이터가 중앙에 통합되면서 분석도 가능, 디지털 헬스케어 서비스 개발 여건이 마련된다.

정보화진흥원 관계자는 "의료 솔루션 업계가 그동안 가장 절실하게 요구한 것은 의료정보 공유"라면서 "의료정보가 공유·저장되면서 여기에 파생되는 다양한 솔루션, 서비스 시장은 디지털 헬스케어 역량을 한 단계 발전시킬 것"이라고 기대했다.

남은 숙제는 보안 우려다. 시스템이 구축되면 네트워크를 통해 진료정보를 공유한다. 진료정보에 뼈대가 되는 메타데이터도 클라우드로 운영·관리된다. 폐쇄 운영되던 과거와 달리 관리 틈새가 생길 수 있다. 국제표준인 'HL7'도 보안 프로토콜이 완벽하지 않다.

장항배 중앙대 산업보안학과 교수는 "HL7에는 보안 프로토콜이 부족해 위·변조 가능성이 있고, 클라우드에 올라가는 메타데이터도 보안 우려가 크다"고 지적했다.

정용철 의료/SW 전문기자 jungyc@etnews.com

TIPS 6-2 진료정보와 빅데이터 관련 뉴스

ITWORLD FROM IDG

한국마이크로소프트-서울아산병원, '의료 빅데이터 분석 콘테스트' 공동 개최

- 발행처 : 아이티월드
- 발행일자 : 2017.01.05

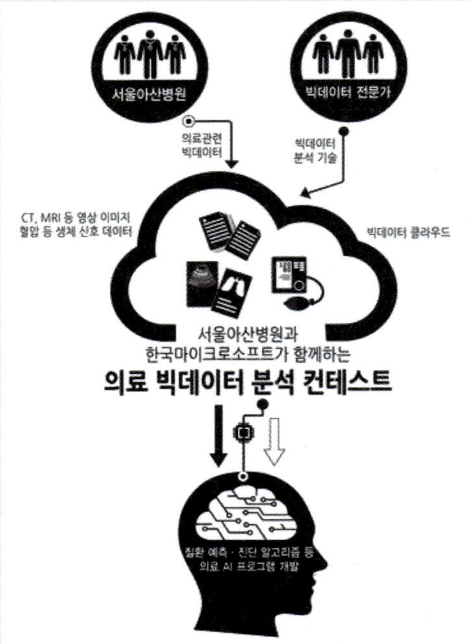

한국마이크로소프트와 서울아산병원은 의료 빅데이터를 분석·활용할 수 있는 협력 플랫폼을 바탕으로 질환 예측 및 진단 등의 알고리즘 프로그램을 개발하는 '의료 빅데이터 분석 콘테스트'를 공동 개최한다고 밝혔다.

콘테스트는 쉽게 접근할 수 없었던 의료 빅데이터의 연계 및 접근성 확대를 통해 산업적 활용 가치를 창출하고, 의료적 관점의 현안 및 난제에 대한 다양한 관점과 해결책을 모색하고자 마련됐다고 업체 측은 설명했다. 아울러, 의료계의 4차 산업혁명을 이끌어낼 빅데이터 전문가를 발굴하고 다양한 산업군과 연구계에 활용 기회를 제공해 더욱 수준 높은 의료 서비스를 개발하는 것을 목적으로 하고 있다.

의료 데이터 분석에 관심있는 개인이나 기업이라면 누구나 콘테스트에 참여할 수 있으며, 마이크로소프트의 클라우드 플랫폼 애저(Azure)를 기반으로 의료 분석 솔루션을 개발할 수 있다.

한국마이크로소프트는 콘테스트 기간 동안 애저 머신러닝, R, 코그너티브 툴킷 등 분석에 필요한 소프트웨어를 무상으로 제공할 예정이다. 또한 희망자를 대상으로 분석 툴 활용 교육을 병행해 참가자들이 솔루션 개발에 전념할 수 있도록 적극 지원한다.

콘테스트를 위해 제공되는 빅데이터는 의료 관련 영상, 생체신호 시계열 데이터, 특정 질환에 대한 임상정보 등이 포함될 예정으로 관련 법령 및 제도에 따라 비식별화가 완료된 데이터에 한해 공개된다. 모든 데이터는 애저 상에서만 열람 및 분석이 가능하고 외부 반출은 불가능하다.

한국마이크로소프트 공공사업부 김현정 전무는 "이번 콘테스트는 4차 산업혁명 시대를 맞아 의료산업과 IT 분야에서의 협력을 통해 의학적 난제를 해결하고, 빅데이터 분석 전문가를 발굴하는 등 일석이조의 효과를 누릴 수 있다는 점에서 그 의미가 깊다"며, "의료분야에서의 디지털 트랜스포메이션을 이뤄내는 의미있는 대회에 많은 관심과 참여를 바란다"고 말했다.

대회 신청 접수(amc-conetest.azurewebsites.net/ASAN-MS)는 1월 23일까지며 1차 결과 발표는 3월 2일 공개된다. 최종 수상자에겐 소정의 상금, 서울아산병원과의 기술협력 및 사업화 기회 제공 등 다양한 혜택이 제공된다.

편집부 | ITWorld | editor@itworld.co.kr

TIPS 6-3 과학기술정보통신부 & 한국데이터산업진흥원, 마이데이터(My Data) 사업

국민이 체감하는 디지털뉴딜 개인맞춤형정보(마이데이터) 실증서비스 8개 선정

MyData MyRights! 개인데이터 권리 찾기

마이데이터(본인정보 활용 지원) 사업은 정보주체 중심의 안전한 개인데이터 활용 체계 확립을 위하여 개인데이터 통합 관리 플랫폼(PDS) 및 맞춤 서비스 개발, 컨설팅, 정책연구, 인식제고 등을 체계적으로 지원하는 혁신성장형 사업

- **과제명** : 마이데이터(본인정보 활용 지원) 실증서비스 지원 사업
- **주요내용** : 분산된 개인데이터를 정보주체 중심으로 통합, 관리, 활용 및 제3자에게 제공하여 개인정보 자기결정권 강화 및 맞춤형 서비스 개발 지원
- **지원분야**
  - 금융, 의료, 생활소비, 교통 및 기타 분야
  - 4대 중점분야 : ① 금융, ② 의료, ③ 생활소비, ④ 교통

추진 사업

① 실증서비스 지원

의료, 금융, 교통, 생활 등 국민생활에 밀접한 분야의 개인 데이터 관리 플랫폼(PDS), 활용 서비스 발굴 및 개발 지원

② 컨설팅 · 교육 지원

개인 데이터 활용 비즈니스를 계획 중인 기관, 기업 대상 비즈니스, 보안, 구현 등 맞춤형 컨설팅 지원

③ 인식제고

공모전, 컨퍼런스 등 대국민 행사를 개최하여 개인정보 자기결정권에 대한 인식 확산 활동 추진

④ 협의체 운영

마이데이터 전문가 협의체 운영을 통한 의제 발굴, 안건 논의 등 주요 현안 대응 전략 제시

마이데이터란?

마이데이터는 개인데이터의 관리와 활용 권한이 정보주체인 개인에게 있음을 강조하는, 개인데이터 활용 체계의 새로운 패러다임이다.

마이데이터는 개인데이터의 활용처와 활용범위 등에 대한 정보주체의 능동적인 의사결정을 지원함으로써 개인정보 자기결정권을 보장한다. 이를 통해 개인은 마이데이터 서비스의 개인데이터 활용 방식과 수익분배 등의 과정에 더욱 적극적으로 참여할 수 있다.

또한 제휴를 맺은 기관 또는 기업 간에만 개인데이터 공유가 가능했던 기존의 환경에서 동의 기반 데이터 제공을 통해 맞춤 서비스가 성장할 수 있는 토대를 마련하여 데이터 산업 발전에 기여한다.

참고문헌 : https://kdata.or.kr/kr/contents/mydata_01/view.do

5 국내의 전자의무기록 현황

1) 국내 전자의무기록 개발 현황

1990년대 들어오면서 건강보험공단의 의료급여수여를 위한 청구를 위해 전자차트 혹은 처방전달시스템이 도입되기 시작하였다. 1990년대 중반에는 종합병원을 중심으로 하는 처방전달시스템의 개발이 본격화 되었으며, 1990년대 초반 지금의 아산병원의 전신인 울산의대 중앙병원과 삼성의료원의 개원과 동시에 처방전달시스템이 개발되었다. 국내 대표 대학병원인 서울대학교병원은 삼성SDS가 공동개발을 통해 1998년에 검사 및 약국처방 전표를 폐지하는 처방전달시스템을 도입하였고, 2002년 PACS를 도입하여 방사선 필름을 없애는 디지털화 사업을 완료하였다

이를 기반으로 서울대학교병원 의료정보실의 독립 벤처회사인 (주)이지케어텍을 설립하여 2004년 10월에는 종이 차트를 없애고 모든 진료기록을 디지털화 하는 전자의무기록(EMR)인 'BESTCare'를 도입하였으며, 2006년에는 완전한 EMR 구축이 완료되었다.

처음에 서울대학교병원은 신축 준비 중이던 분당서울대학교병원에서 EMR 시스템을 구축하고, 이것이 안정화되는 시점에서 서울대학교병원(본원)의 구축을 완료하였다.

이러한 처방전달시스템을 기반으로 하여 최근에는 3차의료기관을 중심으로 하는 EMR 시스템의 개발이 완료되었거나 완료 중에 있는 상태이다.

앞서 4장 병원정보시스템(HIS)에서 살펴본 바와 같이, 2021년 조사자료인 보건복지부와 한국보건의료정보원 및 갤럽이 2021년에 연구조사 및 발표한 국내 의료기관의 보건의료정보화 실태조사 연구보고서인 '2020 보건의료정보화 실태조사'에 따르면, 전자의무기록(EMR)의 구축률은 상급종합병원은 100%, 종합병급(300Bed 이상)에서는 94.0%, 종합병급(300Bed 미만)은 97.5%, 병원급은 90.5% 수준으로 2021년은 2015년에 비해 병원급 이상의 모든 의료기관의 전자의무기록시스템의 구축이 완벽하게 구축되고 있음을 알 수 있다.

2) 그밖의 개발 사례

서울대학교 병원과 분당서울대병원 이외에도 건국대학교병원, 동국대학교 일산병원 등이 EMR 시스템의 구축을 완료했으며, 한국보훈복지의료공단, 국립경찰병원 등에서도

EMR이 구축되었다. 정부에서는 2010년까지 약 3,650억원의 예산을 투입하여 전자건강기록시스템을 전국에 구축한 사례가 있다.

2단계 전자의무기록 표준화 기술에 대한 연구가 진행되면서 전자의무기록에 RFID, 블루투스(Bluetooth) 등의 u-헬스케어(u-Healthcare) 기술과의 연동에 대한 연구를 진행하였다. 국내 EMR 개발 업체로는 (주)이지케어텍, 현대정보기술(주), 투윈정보시스템, LGCNS, 삼성SDS, 비트컴퓨터(주), 유비케어(주), 후지쯔 등이 가장 활발한 전자의무기록 개발 업체이다.

2020년 6월 부터는 보건복지부가 주관하여 '전자의무기록 시스템 인증제도'를 최초로 실시하였다. 최초로 전자의무기록시스템 인증을 받은 의료기관은 분당서울대병원과 삼성서울병원, 양산부산대병원에서 운영 중인 EMR시스템과 의료정보업체인 ㈜이지케어텍의 상용 제품 2종이 선정되기도 했다. 분당서울대병원의 '베스트케어 2.0(2013년 개발)'은 사용자 친화성, 업무효율성, 근거중심환자관리시스템이라는 특징을 가지며, 양산부산대병원 '예스 2.0(2008년 개발)'은 보안인증시스템이 환자정보 안전성 및 신뢰성, 지능형(스마트) 기기 활용 환자 안전투약 및 실시간 검사가 가능하다는 특징을 갖고 있다. 삼성서울병원 '다윈 2016(2016년 개발)'은 실시간 의료정보 흐름 지원, 사용자 중심 사용자인증 인터페이스 등을 특징으로 하고 있다.

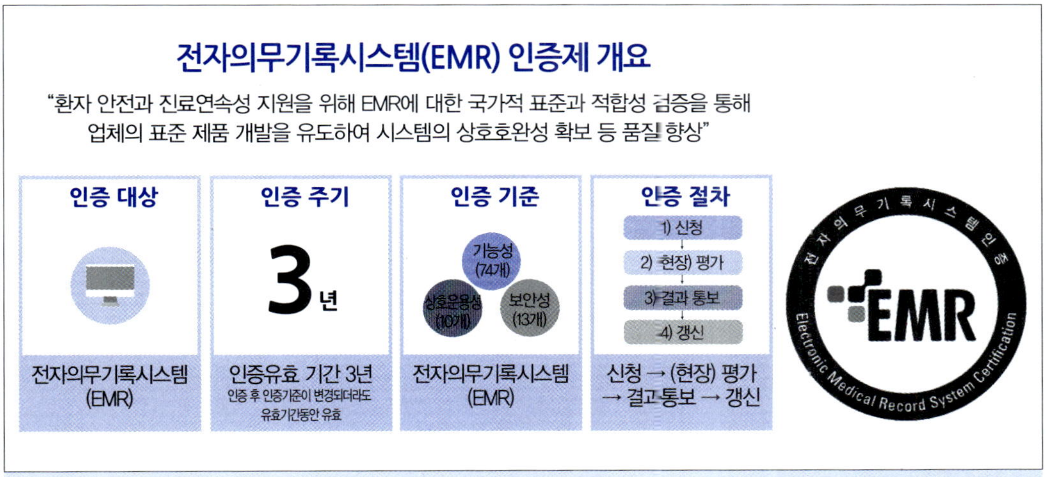
전자의무기록시스템(EMR) 인증제 개요
"환자 안전과 진료연속성 지원을 위해 EMR에 대한 국가적 표준과 적합성 검증을 통해
업체의 표준 제품 개발을 유도하여 시스템의 상호호완성 확보 등 품질 향상"
인증 대상
전자의무기록시스템 (EMR)
인증 주기
3년
인증유효 기간 3년
인증 후 인증기준이 변경되더라도 유효기간동안 유효
인증 기준
기능성 (74개)
상호운용성 (10개)
보안성 (13개)
전자의무기록시스템 (EMR)
인증 절차
1) 신청
2) 현장) 평가
3) 결과 통보
4) 갱신
신청 → (현장) 평가 → 결과 통보 → 갱신
전자의무기록시스템인증
EMR
Electronic Medical Record System Certification

그림 6-6 EMR 인증제도

출처: 전자의무기록시스템인증(https://emrcert.mohw.go.kr/)

표 6-1 국내 주요 EMR 개발업체 현황

No.	개발업체	업체동향	구축된 의료기관
1	분당서울대병원	보건복지부 인증 전자의무기록	분당서울대병원(베스트케어2.0)
2	양산부산대병원	보건복지부 인증 전자의무기록	양산부산대학교병원(예스2.0)
3	삼성서울병원	보건복지부 인증 전자의무기록	삼성서울병원(다윈 2016)
4	이지케어텍	보건복지부 인증 전자의무기록	베스트케어1.0 / 베스트케어2.0
5	비트컴퓨터	• OCS 도입 중형병원 중심의 EMR 구축 주력 • 의료정보화 선도기업의 브랜드 이미지 강화	성빈센트병원, 가톨릭대학교성모병원, 성광의료재단, 구로성심병원 등 개발
6	삼성SDS	• 500병상 이상의 대형병원 주력 • 통합의료정보시스템 수주 주력	삼성서울병원, 국군의무사령부
7	유비케어	• 의원용 EMR 시장 주력 • 병원용 EMR '큰의사랑' 개발 • EMR 관련 정보보호 특허 보유	8,800개 의원 및 7,000개 약국 보유
8	이지케어텍	• 500병상 이상의 대형병원 주력 • 국공립 및 대형병원 집중 개발 • 웹기반 호환성/확장성 강화 • EMR 핵심 기반기술 특허 보유	서울대학교병원, 분당서울대학교병원, 동국대일산병원, 경상대학교병원
9	투윈정보시스템	• 200~300병상의 중소형 병원 주력 • 중소형병원 집중 개발 • 한국형 EMR 강조	국립마산병원, 대구천주성심병원, 대구남산병원, 광주열린병원, 사상중앙병원, 부천서울여성병원, 옥천성모병원, 전주고려병원, 인하대병원, 국립목포병원, 전주예수병원 등 구축
10	현대정보기술	• 500병상 이상의 대형병원 주력 • 웹기반 J2EE 기술로 EMR 구현 • 통합의료정보시스템 수주 집중	건국대병원, 경희대학교부속 동서신의학병원 등 구축
11	후지쯔	• IT/서비스 벤더인 LGCNS와 협업을 통합 EMR 개발	광명성예병원, 영동세브란스

출처1 : 한국소프트웨어진흥원(www.software.or.kr), "전자의무기록(EMR) 시장동향", 2006.
출처2 : 메디소비자뉴스(www.medisobizanews.com), "전자의무기록시스템 첫인증, 분당서울대병원등 5개 제품", 2020.10.26.

3) 전자의무기록 관련 법률

국내 전자의무기록에 관한 법률은 '의료법' 제23조(전자의무기록)와 '의료법' 제23조의 2(전자의무기록의 표준화 등)에서 고시하고 있다.

주요 내용을 살펴보면, 의료법상에서 전자의무기록은 '전자서명이 기재된 전자문서'로 정의하고 있다. 또한 전자의무기록은 안전하게 관리/보존해야 하는 시설과 장비를 갖추어야 하고, 저장된 환자의 개인정보를 탐지하거나 누출/변조/훼손해서는 안됨을 정의하고 있다.

이 법의 내용을 가지고는 구체적인 전자의무기록에 대한 표준화 등이 어렵기 때문에 2016년 5월에 의료법 시행규칙 제16조 개정('16.2.5)으로 전자의무기록의 의료기관 내부 또는 외부보관이 가능해짐에 따라 보관장소(의료기관 내부 또는외부)별 시설과 장비에 관한 구체적인 세부기준을 제정하였다.

이러한 세부기준에 관한 규칙이 '전자의무기록의 관리 · 보존에 필요한 시설과 장비에 관한 기준'이다. 이 기준에 대한 주요내용은 전자의무기록을 의료기관 내/외부 보관시 공통 조치사항과 외부보관시 추가 조치사항으로 구분하여 제정하였다. 공통조치 전자의무기록의 생성/저장장비, 이력관리를 위하여 필요한 장비, 백업 저장장비 등에 관한 사항이다. 또한, 네크워크 및 전자의무기록시스템 보안에 관한 시설과 장비 등에 대해서도 구체적으로 정의하고 있다.

만일 의료기관 밖에 전자의무기록을 외부보관시 추가조치 시스템 보안에 관한 시설장비, 보존장소의 물리적 접근방지 시설장비, 폐쇄회로 텔레비전 등의 감시장비, 재해예방 시설 등에 대해서도 구체적으로 제정되었다.

'전자의무기록의 관리 · 보존에 필요한 시설과 장비에 관한 기준'은 2016년 5월 고시(제2016-140호) 이후 2016년 8월 6일에 시행안이 제정 및 발령되었다.

아래 [TIPS 6-4], [TIPS 6-5]는 해당 '의료법' 조항과, '전자의무기록의 관리 · 보존에 필요한 시설과 장비에 관한 기준'에 대한 구체적인 법률내용이다.

TIPS 6-4 전자의무기록 관련 법률 1 – 의료법 23조

제23조(전자의무기록)

① 의료인이나 의료기관 개설자는 제22조의 규정에도 불구하고 진료기록부등을 「전자서명법」에 따른 전자서명이 기재된 전자문서(이하 "전자의무기록"이라 한다)로 작성 · 보관할 수 있다.

② 의료인이나 의료기관 개설자는 보건복지부령으로 정하는 바에 따라 전자의무기록을 안전하게 관리 · 보존하는 데에 필요한 시설과 장비를 갖추어야 한다. 〈개정 2008. 2. 29., 2010. 1. 18.〉

③ 누구든지 정당한 사유 없이 전자의무기록에 저장된 개인정보를 탐지하거나 누출 · 변조 또는 훼손하여서는 아니 된다.

④ 의료인이나 의료기관 개설자는 전자의무기록에 추가기재 · 수정을 한 경우 보건복지부령으로 정하는 바에 따라 접속기록을 별도로 보관하여야 한다. 〈신설 2018. 3. 27.〉

제23조의2(전자의무기록의 표준화 등)

① 보건복지부장관은 전자의무기록이 효율적이고 통일적으로 관리 · 활용될 수 있도록 기록의 작성, 관리 및 보존에 필요한 전산정보처리시스템(이하 이 조에서 "전자의무기록시스템"이라 한다), 시설, 장비 및 기록 서식 등에 관한 표준을 정하여 고시하고 전자의무기록시스템을 제조 · 공급하는 자, 의료인 또는 의료기관 개설자에게 그 준수를 권고할 수 있다.

② 보건복지부장관은 전자의무기록시스템이 제1항에 따른 표준, 전자의무기록시스템 간 호환성, 정보 보안 등 대통령령으로 정하는 인증 기준에 적합한 경우에는 인증을 할 수 있다.

③ 제2항에 따라 인증을 받은 자는 대통령령으로 정하는 바에 따라 인증의 내용을 표시할 수 있다. 이 경우 인증을 받지 아니한 자는 인증의 표시 또는 이와 유사한 표시를 하여서는 아니 된다.

④ 보건복지부장관은 다음 각 호의 어느 하나에 해당하는 경우에는 제2항에 따른 인증을 취소할 수 있다. 다만, 제1호에 해당하는 경우에는 인증을 취소하여야 한다.

1. 거짓이나 그 밖의 부정한 방법으로 인증을 받은 경우
2. 제2항에 따른 인증 기준에 미달하게 된 경우

⑤ 보건복지부장관은 전자의무기록시스템의 기술 개발 및 활용을 촉진하기 위한 사업을 할 수 있다.

⑥ 제1항에 따른 표준의 대상, 제2항에 따른 인증의 방법 · 절차 등에 필요한 사항은 대통령령으로 정한다.
[본조신설 2016. 12. 20.] [종전 제23조의2는 제23조의3으로 이동 〈2016. 12. 20.〉]

제23조의3(진료정보 침해사고의 통지)

① 의료인 또는 의료기관 개설자는 전자의무기록에 대한 전자적 침해행위로 진료정보가 유출되거나 의료기관의 업무가 교란 · 마비되는 등 대통령령으로 정하는 사고(이하 "진료정보 침해사고"라 한다)가 발생한 때에는 보건복지부장관에게 즉시 그 사실을 통지하여야 한다.

② 보건복지부장관은 제1항에 따라 진료정보 침해사고의 통지를 받거나 진료정보 침해사고가 발생한 사실을 알게 되면 이를 관계 행정기관에 통보하여야 한다.
[본조신설 2019. 8. 27.] [종전 제23조의3은 제23조의5로 이동 〈2019. 8. 27.〉]

제23조의4(진료정보 침해사고의 예방 및 대응 등)

① 보건복지부장관은 진료정보 침해사고의 예방 및 대응을 위하여 다음 각 호의 업무를 수행한다.

1. 진료정보 침해사고에 관한 정보의 수집 · 전파
2. 진료정보 침해사고의 예보 · 경보
3. 진료정보 침해사고에 대한 긴급조치
4. 전자의무기록에 대한 전자적 침해행위의 탐지 · 분석
5. 그 밖에 진료정보 침해사고 예방 및 대응을 위하여 대통령령으로 정하는 사항

② 보건복지부장관은 제1항에 따른 업무의 전부 또는 일부를 전문기관에 위탁할 수 있다.

③ 제1항에 따른 업무를 수행하는 데 필요한 절차 및 방법, 제2항에 따른 업무의 위탁 절차 등에 필요한 사항은 보건복지부령으로 정한다.
[본조신설 2019. 8. 27.]

제23조의5(부당한 경제적 이익등의 취득 금지)

① 의료인, 의료기관 개설자(법인의 대표자, 이사, 그 밖에 이에 종사하는 자를 포함한다. 이하 이 조에서 같다) 및 의료기관 종사자는 「약사법」 제47조제2항에 따른 의약품공급자로부터 의약품 채택 · 처방유도 · 거래유지 등 판매촉진을 목적으로 제공되는 금전, 물품, 편익, 노무, 향응, 그 밖의 경제적 이익(이하 "경제적 이익등"이라 한다)을 받거나 의료기관으로 하여금 받게 하여서는 아니 된다. 다만, 견본품 제공, 학술대회 지원, 임상시험 지원, 제품설명회, 대금결제조건에 따른 비용할인, 시판 후 조사 등의 행위(이하 "견본품 제공등의 행위"라 한다)로서 보건복지부령으로 정하는 범위 안의 경제적 이익등인 경우에는 그러하지 아니하다.
〈개정 2015. 12. 29.〉

② 의료인, 의료기관 개설자 및 의료기관 종사자는 「의료기기법」 제6조에 따른 제조업자, 같은 법 제15조에 따른 의료기기 수입업자, 같은 법 제17조에 따른 의료기기 판매업자 또는 임대업자로부터 의료기기 채택 · 사용유도 · 거래유지 등 판매촉진을 목적으로 제공되는 경제적 이익등을 받거나 의료기관으로 하여금 받게 하여서는 아니 된다. 다만, 견본품 제공등의 행위로서 보건복지부령으로 정하는 범위 안의 경제적 이익등인 경우에는 그러하지 아니하다. 〈개정 2011. 4. 7., 2015. 12. 29.〉
[본조신설 2010. 5. 27.] [제23조의3에서 이동 〈2019. 8. 27.〉]

TIPS 6-5 전자의무기록 관련 법률 2 – 전자의무기록의 관리·보존에 필요한 시설과 장비에 관한 기준

제1장 총칙

제1조(목적) 이 기준은 「의료법」 제23조제2항, 같은 조 제4항 및 같은 법 시행규칙 제16조에 따라 전자의무기록을 안전하게 관리 · 보존하기 위한 시설과 장비에 관한 기준의 구체적인 내용을 정하는 것을 목적으로 한다.

제2조(정의) 이 기준에서 사용하는 용어의 뜻은 다음과 같다.

1. "전자의무기록" 이라 함은 진료기록부 등 의료인이 작성하는 의무기록을 전자서명이 기재된 전자문서로 입력 · 관리 · 저장하는 기록을 말한다.
2. "전자의무기록 시스템"이라 함은 전자의무기록의 관리 · 보존과 관련되는 서버, 소프트웨어 및 데이터베이스 등이 전자적으로 조직화된 체계를 말한다.
3. "전자의무기록 관리자"라 함은 전자의무기록 시스템을 관리하는 의료인이나 의료기관 개설자를 말한다. 이 경우 「개인정보보호법」 제26조에 따라 의료인이나 의료기관 개설자로부터 개인정보의 처리업무를 위탁받아 전자의무기록 시스템을 관리하는 자를 포함한다.
4. "로그정보"라 함은 서버나 컴퓨터 등에서 처리한 내용이나 이용 상황을 시간의 흐름에 따라 전자적으로 기록한 정보를 말한다.

제2장 전자의무기록 관리 · 보존 시설과 장비기준

제3조(전자의무기록의 생성 · 저장 장비 등) 전자의무기록 관리자는 전자의무기록의 안전성과 신뢰성 확보를 위하여 전자의무기록의 생성 · 저장과 전자서명을 검증할 수 있는 장비를 갖추어야 한다.

제4조(전자의무기록의 이력관리를 위하여 필요한 장비) 전자의무기록 관리자는 전자서명이 있은 후 전자의무기록의 추가 기재 · 수정 사항과 변경 여부를 확인 할 수 있게 하는 등 전자의무기록의 이력관리를 위하여 필요한 장비를 갖추어야 한다.

제5조(전자의무기록의 백업 저장장비) 전자의무기록 관리자는 전자의무기록의 분실 · 도난 · 유출 · 위조 · 변조 또는 훼손 등의 사고를 대비할 수 있도록 다음 각 호의 구분에 따른 장비와 장소를 확보하여야 한다.

1. 전자의무기록을 주기적으로 안전하게 백업할 수 있는 기능을 갖춘 백업 저장장비
2. 백업 저장장비에 대한 잠금장치가 구비된 보관장소

제6조(네트워크 및 전자의무기록 시스템 보안에 관한 시설과 장비 등) 전자의무기록 관리자는 불법적인 접근 및 침해사고를 방지하기 위하여 「의료법 시행규칙」(이하 "규칙"이라 한다) 제16조제1항제4호부터 제6호까지의 시설과 장비에 대하여 「개인정보보호법」 제29조에 따른 안전성 확보 조치를 하여야 한다. 이 경우 시설과 장비별 구체적인 조치는 다음 각 호의 구분에 따른다.

1. 규칙 제16조제1항제4호 · 제5호에 따른 시설 및 장비 : 「개인정보보호법 시행령」 제30조제1항제2호부터 제5호까지에 따른 안전성 확보 조치
2. 규칙 제16조제1항제6호에 따른 시설 및 장비 : 「개인정보보호법 시행령」 제30조제1항제6호에 따른 안전성 확보 조치

제7조(의료기관 외의 장소 관리 · 보존시 추가적인 조치) 전자의무기록 관리자가 의료기관 외의 장소에서 전자의무기록을 관리 · 보존하는 경우에는 규칙 제16조제1항제3호부터 제7호까지에 따른 시설과 장비에 대하여 별표에 따른 추가적인 조치를 하여야 한다.

제3장 보칙

제8조(규제의 재검토) 보건복지부장관은 「행정규제기본법」 제8조에 따라 이 고시에 대하여 2016년 7월 1일을 기준으로 매 3년이 되는 시점(매 3년째의 6월 30일까지를 말한다)마다 법령이나 현실 여건의 변화 등을 검토하여 개선 등의 조치를 하여야 한다.

제9조(재검토기한) 보건복지부장관은 이 고시에 대하여 「훈령 · 예규 등의 발령 및 관리에 관한 규정」에 따라 2021년 1월 1일을 기준으로 매 3년이 되는 시점(매 3년째의 12월 31일까지를 말한다)마다 그 타당성을 검토하여 개선 등의 조치를 하여야 한다.

부 칙 (일몰기한 정비를 위한 27개 보건복지부고시의 일괄개정고시) 〈제2021-2호,2021.1.5.〉
이 고시는 발령한 날부터 시행한다.

[별표] 의료기관 외의 장소에 전자의무기록 보관시 필요한 추가적인 조치

구분		세부조치 내용
전자의무기록의 백업 저장장비	시스템 무중단 백업	• 전자의무기록 등의 정보를 백업할 경우, 전자의무기록 시스템을 중단하지 않고 백업업무를 할 수 있도록 장비를 마련하여야 한다.
	백업데이터 긴급복구	• 백업된 데이터는 필요시 신속하게 복구될 수 있도록 관련된 시스템 및 관리절차를 갖추어야 한다.
	백업데이터 위 · 변조 방지	• 백업된 데이터의 위 · 변조 및 비정상적으로 삭제되지 않도록 백업데이터의 보호조치를 하여야 한다.
	백업설비의 물리적 분리	• 백업을 위한 장비 및 시스템은 전자의무기록 시스템을 위한 장비 및 설비와 분리하여 운영되어야 한다.
네트워크 보안에 관한 시설과 장비	이중화된 네트워크의 구성	• 의료데이터 전송을 위한 이중화된 네트워크를 구성하여야 하며 아래 조건을 충족하여야 한다. – 물리적 또는 그에 준하는(논리적 포함) 둘 이상의 회선 분리 – 둘 이상의 경로를 제공하는 내부망 구성 – 라우터의 이중화 구성 – 장애발생 시에도 지속적인 서비스 제공 대책 수립
	네트워크 보호시스템 운영	• 침입차단시스템, 침입탐지시스템 등 인증된 정보보호시스템을 운영하여 내 외부 네트워크를 보호하여야 한다.
전자의무기록 시스템 보안에 관한 시설과 장비	인증된 정보보호 · 보안제품의 사용	• 국가정보원장이 인증 필요성을 인정하는 정보보호시스템의 경우 CC 인증 제품 등 도입요건을 만족한 제품을 사용하여야 한다.
	데이터 및 소프트웨어의 무결성 보장 및 암호화	• 전자의무기록 및 소프트웨어의 무결성을 확인하여야 하며, 데이터 처리에 대한 위변조 방지 등 보호기능을 제공하여야 한다. • 전자의무기록 시스템 운영을 통해 관리되고 있는 중요정보에 대해 암호화하여야 한다.

	접근통제 강화를 위한 시스템의 구성 등	• 안전성 및 신뢰성 향상을 위해 필요한 외주개발 보안, 시스템 주기적 모니터링, 시각 동기화 등 기술적 보호조치를 위한 시스템(장비)을 구성하여야 한다. • 비인가자의 접근을 통제할 수 있도록 접근통제 영역 및 범위, 접근통제 규칙, 방법 등을 포함하여 접근통제 정책을 별도 수립하여야 한다.
	데이터 관리방안 수립 및 모니터링	• 데이터 무결성을 보장하기 위한 보호조치 및 데이터변경에 대한 관리방안을 마련하고 모니터링하여야 한다. • 데이터 훼손 · 유출이 발생한 경우, 이를 즉시 의료기관에 통보하여야 한다.
전자의무기록 보존장소에 대한 물리적 접근방지 시설과 장비	출입통제 구역의 설치	• 전자의무기록 시스템이 위치한 공간의 출입통제가 가능해야 한다. • 전자의무기록 시스템이 위치한 보호구역 내에서의 작업 절차를 수립하고 작업에 대한 기록을 주기적으로 검토하여야 한다.
	출입 통제 및 현황정보 모니터링	• 출입통제 및 이력관리 시스템을 갖추어 출입자(권한)별 감사기록을 생성, 저장하여야 하며, 출입통제시스템에 대한 접근통제 및 암호화 기능을 갖추어야 한다.
	물리적 위치의 한정	• 전자의무기록 시스템 및 그 백업장비의 물리적 위치는 국내로 한정한다.
전자의무기록 시스템을 실시간으로 점검할 수 있는 시설과 장비	전자의무기록 시스템 실시간 점검	• 전자의무기록시스템의 전산자원(H/W) 및 소프트웨어(프로그램)의 동작여부와 상태를 점검할 수 있는 장비를 갖추어, 이상이 발생한 경우 이를 기록하여 관리자에게 알려주어야 한다.
	네트워크 시스템 모니터링	• 스위치 · 라우터 등 네트워크 장비에서 발생하는 트래픽을 기록하고 실시간으로 네트워크 상태를 점검할 수 있어야 한다.
예비 장비	보조시스템 운영	• 전자의무기록 시스템 장애 시 안정적인 서비스 제공을 보장할 수 있도록 보조서버가 작동 · 운영될 수 있어야 한다.
폐쇄회로 텔레비전 등의 감시 장비	CCTV 설치운영	• 전자의무기록 관리시설은 사각지대 없이 24시간 CCTV 실시간 촬영(월단위 백업)이 되어야 한다. • CCTV 시스템에 대한 접근통제 정책을 마련하여야 한다.
	외부 침임감지장치 설비 운영	• 아래 조건을 충족하는 침입감지장치를 설치 운영하여야 한다. – 침입감지시 관리자에게 신속히 알리는 기능 – 침입감지, 경보장치와 연결된 침입 발생위치 확인 기능
	출입현황 정보의 확인	• 출입통제장치로부터 출입현황정보를 확인할 수 있는 장비를 갖추어야 한다. • 정당한 관리자만이 감사기록을 조회하고, 감사기록을 백업한다.
재해예방 시설	화재경보장치	• 화재발생에 대비하여 연기감지장치, 온도감지장치 등의 설비를 갖추어야 한다.
	소화장치	• 소규모 및 대규모 화재에 대비한 소화장치를 구비하되, 시스템에 악영향을 미치지 않는 소화약제를 사용하여, 시스템의 오작동에 대처하여야 한다.

	수재 예방설비	• 시스템 및 네트워크설비 등이 물에 노출되지 않도록 바닥으로부터 이격하여 설치하고 콘센트 등 전원접속장치는 바닥으로부터 이격하여 설치하여야 한다.
	전원 공급시설	• 정전발생시 지속적인 업무의 수행이 가능하도록 추가연료보충 없이 2시간 이상 발전할 수 있는 자가발전설비, 30분 이상 전원을 공급해 줄 수 있는 무정전 전원공급장치(UPS) 설비를 갖추어야 한다.
	온도 및 습도 유지	• 온도 및 습도를 일정하게 유지하기 위한 항온 · 항습장비를 갖추어 시스템의 오작동에 대비할 수 있어야 한다.

활동 과제

✔ 전자의무기록(EMR)의 정의 및 기능에 대해 설명해보세요.
✔ 미국의무기록연구소(MRI)가 정의한 전자의무기록의 발전단계에 대하여 설명해보세요.
✔ EMR, CPR, EHR의 기능을 비교하여 그 특징을 설명해보세요.
✔ 국내 의무기록 구축현황에 대하여 의원/병원/종합병원/상급종합병원별로 설명해보세요.

요약

- 전자의무기록(EMR, Electronic Medical Record)이란 의료기관에서 치료를 받거나 입원중인 환자 개인별 병력, 투약상태, 검사결과 등 건강상태정보를 쉽게 입력하고 저장하며 사용자(의료인)가 이를 편리한 형태로 정보교환하여 사용할 수 있도록 처리해주는 임상적 의사결정지원 및 의학참고자료 정보시스템이다.
- 2018년 현재, 전자의무기록(EMR)의 구축률은 상급종합병원은 100%, 종합병원급에서는 90.6%, 병원급은 75.9%, 의원급은 65.4% 수준으로 매우 빠르게 전자의무기록 정보화가 구축되었다.
- CPR은 환자의 필요(요구)에 따라 다른 어느 병원이나 보건기관에서 환자의 정보를 즉시 사용할 수 있도록 하는 전국적인 의무기록 정보시스템을 의미한다.
- EHR(Electronic Health Record)은 환자의 병원에서의 치료 정보 이외에도 식습관이나 예방접종, 흡연, 음주, 과식 등의 평상 시 건강에 대한 위험요소 정보까지 기록하는 평생건강 의무기록 시스템, 혹은 진료정보교류시스템을 의미한다.

• 전자의무기록관련 법률은 '의료법' 제23조(전자의무기록)와 '의료법' 제23조의2(전자의무기록의 표준화 등)에서 고시하고 있는데, 주요 내용을 살펴보면, 의료법상에서 전자의무기록은 '전자서명이 기재된 전자문서'로 정의하고 있다. 또한 전자의무기록은 안전하게 관리/보존해야 하는 시설과 장비를 갖추어야 하고, 저장된 환자의 개인정보를 탐지하거나 누출/변조/훼손해서는 안됨을 정의하고 있다.

제 7 장

의료영상저장전송시스템(PACS)

학습목표

1. PACS의 등장 배경을 이해하고 있어야 한다.
2. PACS 도입 시 기대효과에 대하여 설명할 수 있어야 한다
3. PACS의 정의를 잘 알고 있어야 한다.
4. PACS의 구성에 대하여 설명할 수 있어야 한다.
5. PACS의 발전 방향에 대하여 설명할 수 있어야 한다.

주요용어

의료영상저장전송시스템(PACS), 영상판독, 영상저장, 영상검색, 영상전송, 팍스, Full PACS, Web PACS, Mobile PACS, DICOM, ACR/NEMA

1 PACS의 일반적 개념

PACS(Picture Archiving and Communication System)는 X-선, CT, MRI, PET-CT 등의 다양한 의료영상기기로부터 촬영되어 획득된 디지털이미지(digital image)를 고속의 네트워크를 이용해 의학용 영상정보의 저장(archiving), 판독(diagnosis), 검색(viewing, retrieval), 전송(forwarding, communication)하는 의료영상 통합 관리시스템을 말한다.

즉, PACS는 X선, CT, MRI, PET, PET-CT, Gamma Knife, Sonography 등 의료기관에서 촬영되는 환자와 관련된 모든 방사선, 초음파, 마그네틱기술을 이용한 검사 결과를 디지털 이미지로 변환, 촬영과 동시에 대용량 기억장치에 저장시켜 영상의학과 전문가가 모니터를 통해 판독할 수 있도록 해주는 시스템이다.

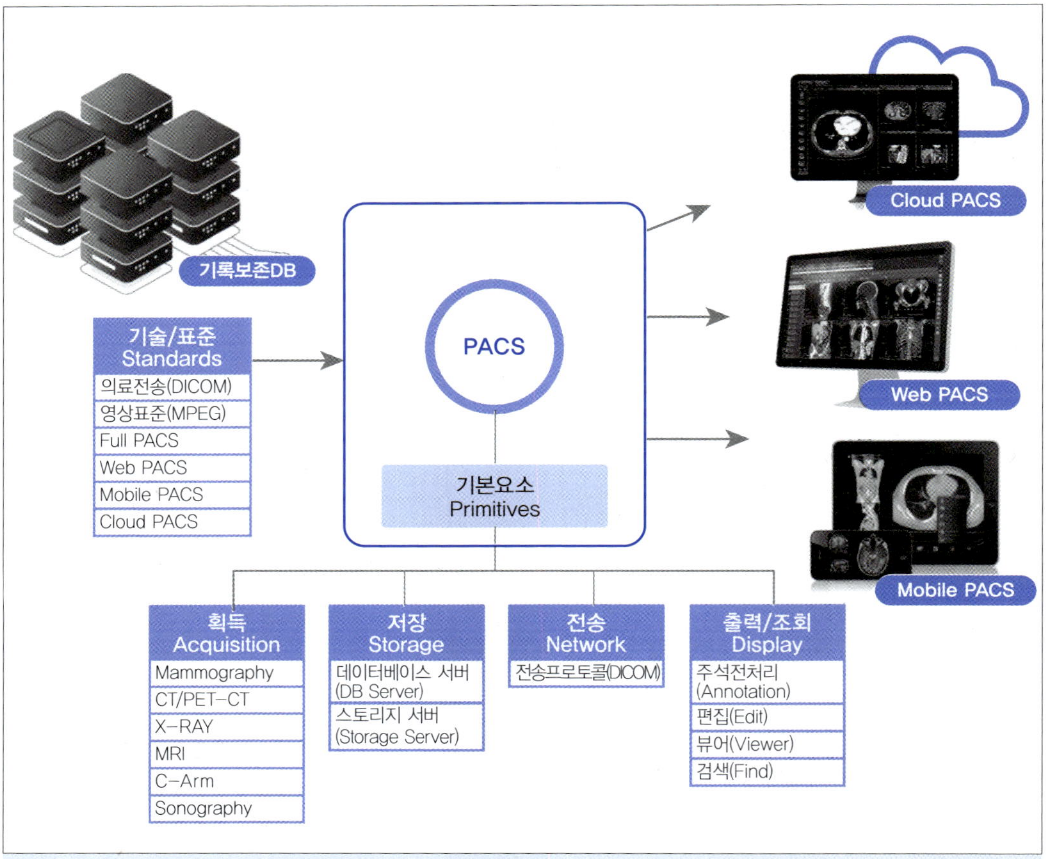

그림 7-1 의료영상저장전송시스템(PACS)의 구조

PACS는 DICOM(Digital Imaging & Communication in Medicine) 규격에 따라 이미지 데이터를 저장, 관리하고 있으며 의료영상획득기기, 진단방사선과, 진료과별 임상의사들을 하나로 연결하고 있다. PACS는 관계형 데이터베이스를 이용하여 의료영상을 저장하거나 요청에 따라 검색하여 전송해주는 일을 한다.

아래 [그림 7-2]에서 보는 바와 같이 PACS는 크게 4가지 영역으로 구성되는데, 의료영상을 촬영하여 필요한 영상을 획득하는 의료영상 획득부(image acquisition), 의료영상을 전송하는 전송부(network), 의료영상을 저장하는 의료영상 저장부(image storage), 마지막으로 저장된 의료영상을 각 단말기에 재생해 주는 의료영상 조회부(image display)가 이에 해당한다.

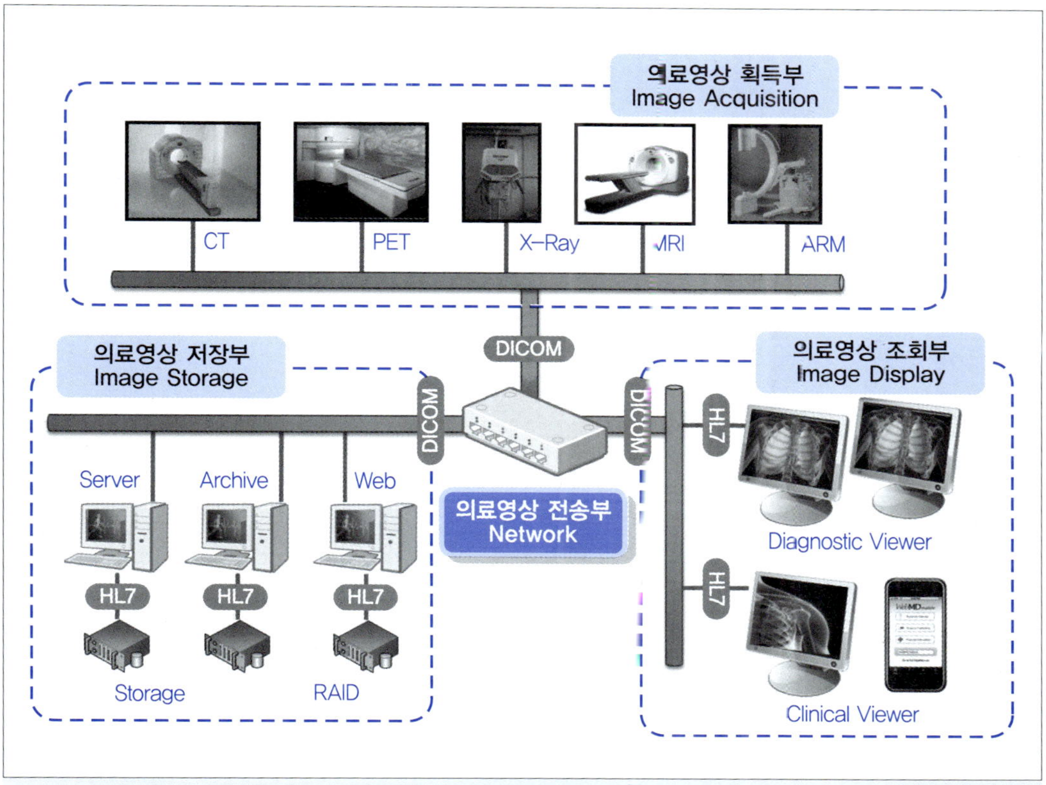

그림 7-2 PACS의 부문별 자료 흐름도

출처 : 이재은, "상황인식기반 의사중심의 의료영상전송시스템(PACS) 미들웨어", 숙명여자대학교대학원 석사학위논문, 2008.

용어 정의 PACS(Picture Archiving and Communication System)

- X-Ray, CT, MRI, PET-CT 등의 다양한 의료영상기기로부터 촬영되어 얻어진 디지털이미지(digital image)를 고속의 네트워크를 이용해 의학용 영상정보의 저장(archiving), 판독(diagnosis), 검색(viewing, retrieval), 전송(forwarding, communication)하는 의료영상 통합 관리시스템

2 PACS의 구성요소

1) 의료영상 획득부(Image Acquisition)

의료영상 획득부는 PACS에서 CT(Computerized Tomography), MRI(Magnetic Resonance Imaging), DR(Digital Radiology), CR(Computer Radiology), PET(Positron Emission Tomography), 초음파, 내시경검사, 조직병리검사 등의 다양한 의료영상을 디지털화하여 저장하는 가장 중요한 부분이다.

의료영상 획득부는 데이터의 흐름이 시작되는 부분이기 때문에 영상의 전송과 재현을 위해서는 반드시 표준화가 필요한데 이러한 의료장비에 사용되는 표준 프로토콜이 바로 DICOM(Digital Imaging and Communication in Medicine)을 채택하여 사용하고 있다. 이는 ACR/NEMA(American College of Radiology / National Electrical Manufacturers Association)에서 제안한 PACS 시스템 사용에 있어서 의료기관 내부에서 의료영상을 전송하기 위한 표준 약속(프로토콜)인 것이다.

2) 의료영상 전송부(Network)

의료영상 전송부는 의료영상기기로부터 촬영된 영상자료의 획득, 저장, 조회 등의 전 과정에 걸쳐 데이터의 이동 및 제어관리를 담당하는 부분이다. 의료영상 촬영 후 생성되는 영상은 수 메가바이트에서 수십 메가바이트에 이르는 대용량이다. 이러한 대용량의 데이터를 2초에서 3초 이내에 해당 서버나 사용자에게 전송하기 위해서는 매우 빠른 네트워크 속도를 요구한다.

따라서 PACS의 의료영상 전송부의 네트워크 구조는 1990년대 초기 PACS가 도입되는 시점부터 일반적으로 ATM(Asynchronous Transfer Mode) 방식을 사용하여 155Mbps의 표준 전송속도를 사용하였다. 최근에는 의료기관 내부의 저장속도는 10Gb/h 정도로 매우 빠르게 저장된다. 의료기관 내부에서는 일반적으로 네트워크 백본을 이용하여, 데이터의 트래픽에 의한 정체현상이 발생하지 않도록 설계 및 구축하여 사용하고 있다.

3) 의료영상 저장부(Image Storage)

의료영상 저장부는 저장된 대용량의 영상자료를 안전하게 저장해놓고 사용자가 빠르고 쉽게 조회할 수 있도록 하는 부분이다. 의료영상 저장부이서는 저장장치의 안정성과 신뢰성이 매우 중요하며, 데이터의 운용방식과 사용자수에 따라 다양한 저장장치가 필요하다.

의료영상 저장부는 일반적으로 촬영된 영상을 단순히 저장장치에 저장하는 저장서버(storage server)와 의료영상정보 데이터베이스(DB)의 두 부분으로 구성된다.

대표적인 의료영상 저장매체는 하드디스크를 병렬로 설치하여 사용하는 RAID(Redundant Array of Independent Disks)를 사용한다. RAID는 대규모의 의료영상 데이터를 효율적으로 저장하기 위해 하드디스크를 중복배열하여 사용하는 방식의 저장장치이다.

이밖에도 Archiving 저장매체로는 지금은 많이 사용하지 않으나 과거에는 광학디스크(optical disk drives)나 광테이프(optical tapes), 광학주크박스(optical jukebox) 등을 활용하기도 한다.

4) 의료영상 조회/출력부(Image Display)

의료영상 조회/출력부는 의료영상을 저장장치로부터 로딩(loading)하여 조회할 수 있도록 하는 장치 부분을 의미한다. 이는 영상의학과나 외래 임상의사들이 의료영상을 조회하여 환자의 진료업무 효율의 극대화를 위해 가장 필요한 PACS의 단말사용자와 연관되어 있다.

또한 저장된 의료영상을 교육이나 연구개발에도 사용할 수 있어야 하기 때문에, 각 사용자의 업무 성격에 따라 사용자 인터페이스를 다르게 제시해 주어야만 효율성을 극대화할 수 있다.

3 PACS의 필요성과 장점

1) 영상정보의 신속한 전달

촬영된 의료영상 판독을 필요로 하는 영상의학과(판독실), 임상의학과(의국, 진료실), 응급실 등에서 ATM과 같은 고속의 전송선로를 이용하여 빠르고 신속하게 환자에 대한 결과를 확인하고, 이에 대한 신속한 후속처리가 가능해질 것이다.

PACS가 구축되면 몇 분에서 몇 십 분에 걸쳐서 전달되던 영상 데이터가 촬영되는 즉시 수 초 내에 전송되기 때문에, 환자에 대한 신속한 진료가 가능해진다. 이를 통해, 병원 내에서의 정보흐름 병목현상을 해소하여, 환자의 진료시간 및 입원기간을 단축하는 효과를 얻을 수 있다.

2) 필름없는 의료영상(Filmless)

PACS는 아래와 같은 필름없는 의료영상의 시대를 열고 있다. 아래는 필름없는 의료영상이 가져다 줄 수 있는 장점들을 나열하였다.

(1) 일반 필름을 사용하지 않으므로 필름의 분실로 인한 데이터 분실 방지

(2) 같은 의료영상을 여러 곳에서 동시에 관찰 가능

(3) 필름의 운반 등에 인력 낭비 감소

(4) 대용량의 데이터는 필름을 보관할 장소(창고)를 없앨 수 있으므로 저장 공간의 효용성 극대화 가능

(5) PACS시스템에서는 찾고자 하는 영상을 모니터에서 신속하게 검색할 수 있음

3) 반영구적인 디지털 의학영상

PACS에서는 컴퓨터 단층촬영기(CT), 자기공명 영상 진단장치(MRI), 초음파 촬영장치(VS) 등 모든 의료영상이 컴퓨터 서버에 디지털 형태로 저장된다.

일반적으로 PACS에서는 최근에 촬영된 영상은 데이터베이스에 저장되어 있으며, 데이터베이스의 물리적인 저장공간의 한계가 있기 때문에 일정 기간에 따라 광학디스크나 광학테이프에 백업하여 저장해 두기도 한다.

또한 이미 촬영되어 보관되고 있는 의료영상 필름들은 필름 스캐너를 이용하여서 PACS의 이미지 서버에 디지털 형태로 변환하여 저장한다.

이러한 데이터베이스나 광학디스크 등에 저장하기 때문에 의료영상의 PACS 시스템화는 데이터의 반영구적인 보관을 가능하게 한다.

4) 초고속통신망 네트워크 필요

의료영상의 데이터는 매우 크기 때문에 이를 보관하고 전송하기 위해 반드시 고속의 네트워크 망을 필요로 한다. 과거에는 이를 위해 FDDI나 ATM 등의 100Mbps 또는 그 이상의 전송속도를 갖는 전송망을 사용하였으나, 최근에는 초고속통신망에 해당하는 광케이블을

이용한 ATM 망을 이용하여 Gigabit 전송이 가능한 형태로 네트워크망의 속도는 빨라졌다.

4 이미지 프로세싱 기술

1) 확대(Zooming)

획득된 의료영상을 크게 보거나 여러 영상을 하나의 스크린상에서 보고자 할 때에 영상의 확대 및 축소기능이 필요하다. 확대 시 알고리즘은 픽셀(pixel)을 복사하는 0차 보간법이나 이웃한 픽셀의 중간 값을 취하는 1차 보간법(first order interpolation)이 흔히 쓰인다. 확대된 상태에서 영상을 이동하는 패닝(panning)기능도 제공해야 한다.

2) 회전 및 전환(Rotate & Flip)

영상 획득 시 방향이나 상하좌우가 바뀌었을 경우 이를 수정하는 회전 및 대칭 기능이 필요하다.

3) 확대경(Mangfying Glass)

사각형 모양의 디지털 확대경이 있어서 이 확대경의 위치를 이동하며 영상을 부분 확대하는 기능이 필요하다.

4) 밝기 및 대비(Brightness & Contrast)

영상의 판독 시 사용자의 조절에 따라 실시간에 영상의 밝기(brightness)와 대비(contrast)를 조절하는 기능이 필요하다.

5) 측정(Mensuration)

촬영을 통해 획득된 영상에서 특정부위의 길이, 면적, 각도를 측정하는 기능이 필요하다.

6) ROI(Region of Interest)에 대한 이미지처리

영상에 잡음이 많거나 영상의 섬세한 변화를 강조하여 보기 위하여 주변부강조처리(edge enhancement), 엠보싱(embossing), 선명처리(sharpening), 매끄러움 처리 (smoothing) 등의 기술이 필요하다.

7) 사인 뷰(Cine View)

움직이는 영상을 시간의 변화에 따라 정지 영상을 획득하였을 경우 이를 주기적으로 동영상 처리하여 움직이는 모습을 보여주는 기능이 필요하다. 이 기능을 구현하기 위하여 초당 약 30장(30fps, frame per second)의 영상을 스크린의 같은 위치에 디스플레이하여 움직임을 구현시킨다.

8) 이미지 포맷(Image Format)

의료영상의 파일 포맷(file format)이나 의료영상에 포함되어야 할 정보의 종류 및 포맷에 대한 표준안을 ACR-NEMA(The American College of Radiology and National Electrical Manufactures Association)에서 준비하여 의료진단시스템과 PACS에서 사용하도록 하고 있다. 이 NEMA 표준안은 MRI나 CT 등의 영상시스템들이 네트워크와 연결될 수 있는 실제 커넥터(connector)에 대한 정의 등 하드웨어에 대해서도 표준안을 정의하였다. 의학정보를 ACR-NEMA 형식 및 일반 상용형식으로 상호 변화하는 기능이 필요하다.

5 차세대 PACS의 전망

현재 국내 PACS 도입률을 전 세계에서 1위이다. 아래 [그림 7-3]에서 보는 바와 같이 상급종합병원과 종합병원의 대부분이 PACS가 완전히 도입되어 있는 상태이다.

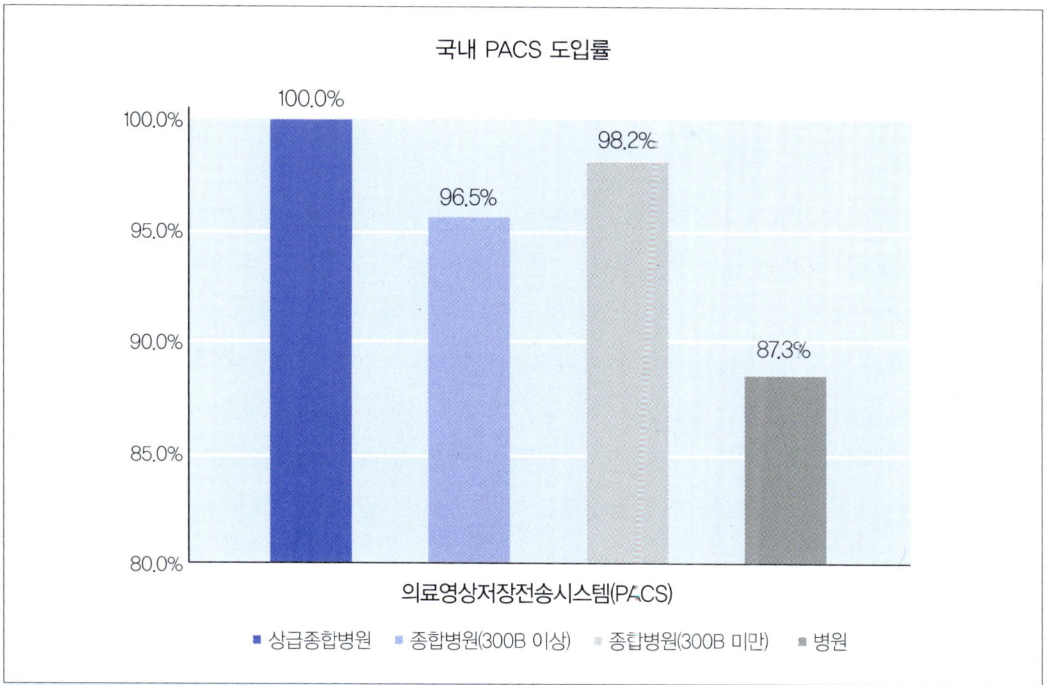

그림 7-3 국내 PACS 도입 현황(2021년 현재)

출처 : 보건복지부, '2020 보건의료정보화 실태조사' 결과보고서(2021.4.)

1) Web PACS

(1) Web PACS의 개념

웹팍스(Web PACS)란 각 의료기관에 구축된 의료영상저장전송시스템(PACS)을 인터넷 기반의 웹 환경으로 연동하는 시스템을 의미한다. 웹팍스 이용하면 의료인이나 환자는 언제 어디서나 시간과 공간에 제약을 받지 않고 관련된 의료영상을 판독하고 처치할 수 있기 때문에 여러 의료인이 서로 다른 공간에서 환자의 증상을 판독하고 협진할 수 있는 원격의료(telemedicine)의 가장 핵심 기술 중에 하나가 '웹팍스', 혹은 '웹팩스'라고 할 수 있다.

(2) Web PACS의 필요성

의료영상 기록의 디지털화와 함께 개인의 평생건강기록 관리의 가능성이 대두되고 있는 21세기에는 기존의 의료기관의 권역별 치료에서 국가 어느 곳에서도 개인의 의료영상에 대한 처리가 가능하도록 하는데 가장 좋은 방법이 Web PACS라고 할 수 있다.

Web PACS는 우리가 인터넷 브라우저를 통해서 구글이나 네이버, 다음, 페이스북, 트위터, 카카오스토리, 인스타그램 등에서 사진이나 동영상을 공유하여 활용하듯이 의료영상을 크롬, 엣지, 파이어폭스, 사파리 등의 웹브라우저(web browser)상에서 공유하여 활용한다는 이론이다.

또한 국가에서는 전국의 보건소에서 시행되는 의료영상관련 연구사업에서도 웹브라우저(web browser)를 이용한 PACS의 연결은 매우 중요한 기술이다. 결국 최종적으로는 원격진료(telemedicine)에 필요한 응용기술이라고 할 수 있다. 우리나라는 보건복지부에서 발간한 '2020 보건의료정보화 실태조사 결과보고서(2021.4.)'에 따르면 국내 PACS 도입률은 전세계에서도 1등이다. 상급종합(100%), 300병상 이상 종합병원(94.7%), 300병상 미만 종합병원(97.5%), 병원급(90.5%) 등의 보급률 보이고 있다. 여기에 Web 방식의 PACS는 궁극적인 전자의무기록(EMR)이나 평생건강기록(EHR), 원격진료(telemedicine) 등의 기술발전과 함께 반드시 필요한 필수기술이다.

(3) Web PACS의 기대효과

현재 국내에서는 PACS가 구축된 의료기관 중에 20여개의 병원이 Web PACS의 기능을 보유하고 있도록 구축되어 있는데, 원 내/외에 상관없이 모든 PACS 이미지에 접근할 수 있는 병원도 있고 병원 인력이 외부에서 선별된 의료영상만을 조회할 있도록 그 기능을 제한하여 사용할 수 있도록 제한성을 두고 있기도 하다.

인터넷의 활용이 사회 전 분야에 걸쳐 확산되어 있는 오늘날에는 의료분야의 응용에 있어서도 인터넷은 매우 유용한 기술이다. 특히 의료영상정보를 서로 다른 지역의 의료기관에서 신속하게 교류할 수 있다면, 환자의 진단과 치료를 위한 의사결정을 신속하고 정확하게 할 수 있기 때문에 유럽과 미국에서는 지속적인 연구가 진행되고 있다.

2) Mobile PACS

웹팍스(Web PACS)에 이어 최근에는 휴대폰, 태블릿 등을 활용한 모바일 팍스(Mobile PACS)에 대한 개발이 국내에서 활발하게 진행되고 있다. 2014년 제16회 헬스케어코리아 포럼에서 발표한 순천향대학교병원에서의 사례를 살펴보면, 상당한 수준에서 서비스의 사용이 진행되고 있음을 확인할 수 있다. Mobile PACS는 표준화된 질의어방식을 사용하고 다양한 모바일 브라우저에서 사용 가능한 크로스플랫폼을 지원한다. 이는 웹팍스와 동일하다고 할 수 있다.

Mobile PACS는 새로운 기술의 압축알고리즘을 이용하여 모바일에서의 영상로딩 속도 문제를 개선하고 있다. 또한, 다양한 업체의 PACS 간의 연동 등을 통해 PACS 개발업체 간의 연동에도 연구를 진행하고 있다.

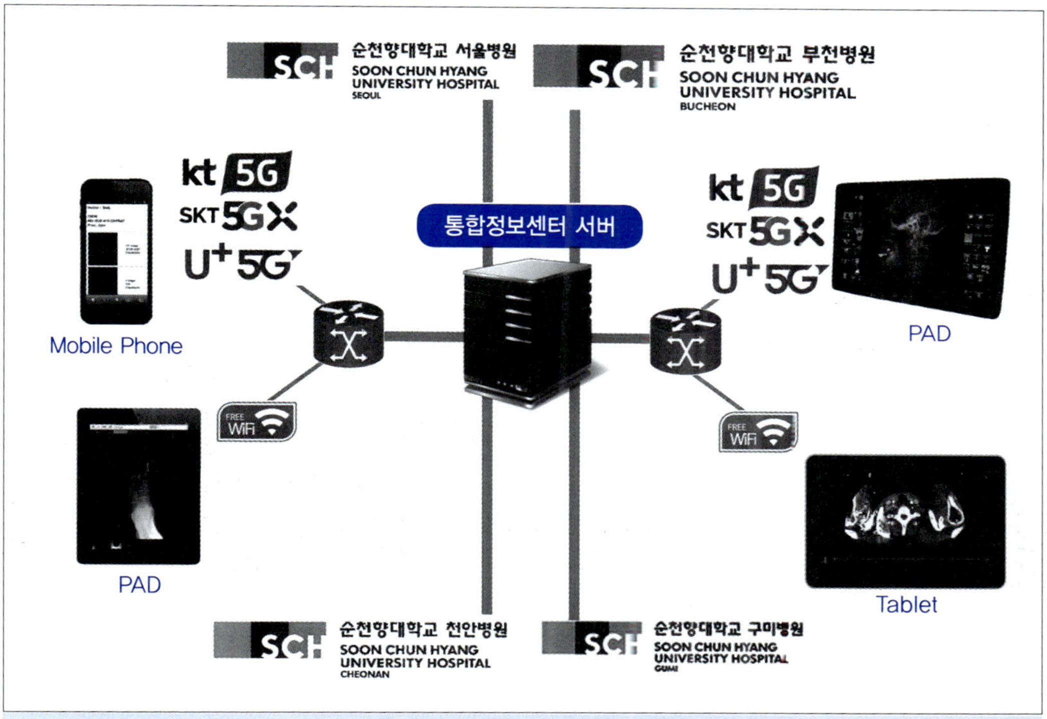

그림 7-4 국내 Mobile PACS 도입 예(순천향대학교병원)

출처 : 이병용, "순천향대학교 중앙의료원 모바일 PACS 구축사례", 제16회 헬스케어 코리아 포럼 컨퍼런스, 2015.

순천향대학교 중앙의료원의 예를 살펴보면, 통합구축된 Mobile PACS는 그룹웨어를 통해 로그인할 수 있는 방식이다. 순천향대학교병원은 서울, 부천, 천안, 구미 등 4곳의 지역병원을 가직 있는데, 원격진료지원을 Mobile PACS를 통해 지원하는 서비스까지 가능한 시스템이다.

또한 이 시스템에는 Mobile PACS 이외에도 원격진료, 의사별 처방환자 조회, 환자처방내역 조회, DICOM 영상조회 등의 기능을 제공한다. CT나 MRI의 경우에는 Position 별 영상표시, 동영상표시도 모바일 상에서 가능하다.

그밖에도 Mobile PACS는 병원 외부에서의 접속뿐만 아니라 병원 내부에서 병동회진 시 입원환자 바로 앞에서 PoC(Point of Care)를 실현할 수 있다.

협진이 필요한 환자에 대해서도 영상의학과–심장내과–소화기내과–종양혈액내과 등이 서로 Mobile PACS를 이용하여 한명의 환자를 동시에 협진하는데 도움을 줄 수 있도록 설계되었다.

국내에서 가장 권위 있는 PACS 시스템 개발업체는 인피니트헬스케어(INFINITT Healthcare Co.)사라고 할 수 있다. Mobile PACS에 있어서도 INFINITT PACS는 DICOM, HL7, HIPPA, IHE 등의 국제표준을 따르는 제품을 개발하여 EMR, HIS, RIS, OCS 등의 연동도 가능하도록 설계되어 있다.

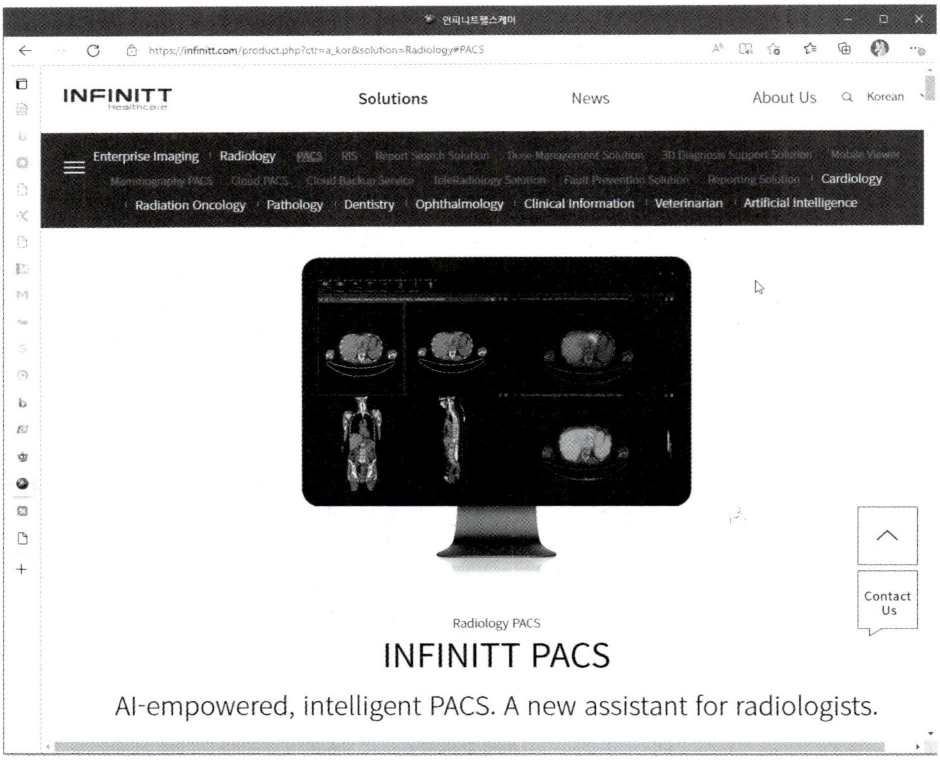

그림 7–5 PACS 대표 개발기업(인피니트헬스케어)

출처 : 인피니트웹사이트, URL : http://www.infinitt.com/cms/index?lang=ko

3) Cloud PACS

클라우드 팍스(Cloud PACS)는 정확하게 말하자면 클라우드를 기반으로 하는 웹팍스(cloud based Web PACS)라고 할 수 있다. 다시 말해, 의료영상을 기관내에서 뿐만아니라 인증을 통해 기관 외부에서도 접속이 가능하도록 클라우드를 기반으로 하는 팍스시스템을 의미한다. 클라우드 팍스의 개념도 최근에 나온 개념은 아니다. 2015년 북미방사선학회(RSNA)에서 처음 클라우드PACS의 개념을 발표했기 때문이다. 기존에 PACS 서버를 의료기관 내부에 설치해두고 고속의 내부 네트워크를 통해 고해상도의 이미지나 동영상을 전송/저장/판독하였으나, 외부에서도 충분히 빠른 기가비트(gigabits)급 전송속도의 4G, 5G 통신네트워크의 발전과 함께 새롭게 인식되고 있는 팍스분야가 클라우드PACS이다. 클라우드 팍스를 개발하는 대표적인 상품으로는 ㈜인피니트헬스케어의 '스마트넷(Smart-Net)', 티에스무역(주)의 동물병원의 동영상 전용 클라우드PACS인 'GoWIX' 등이 있다.

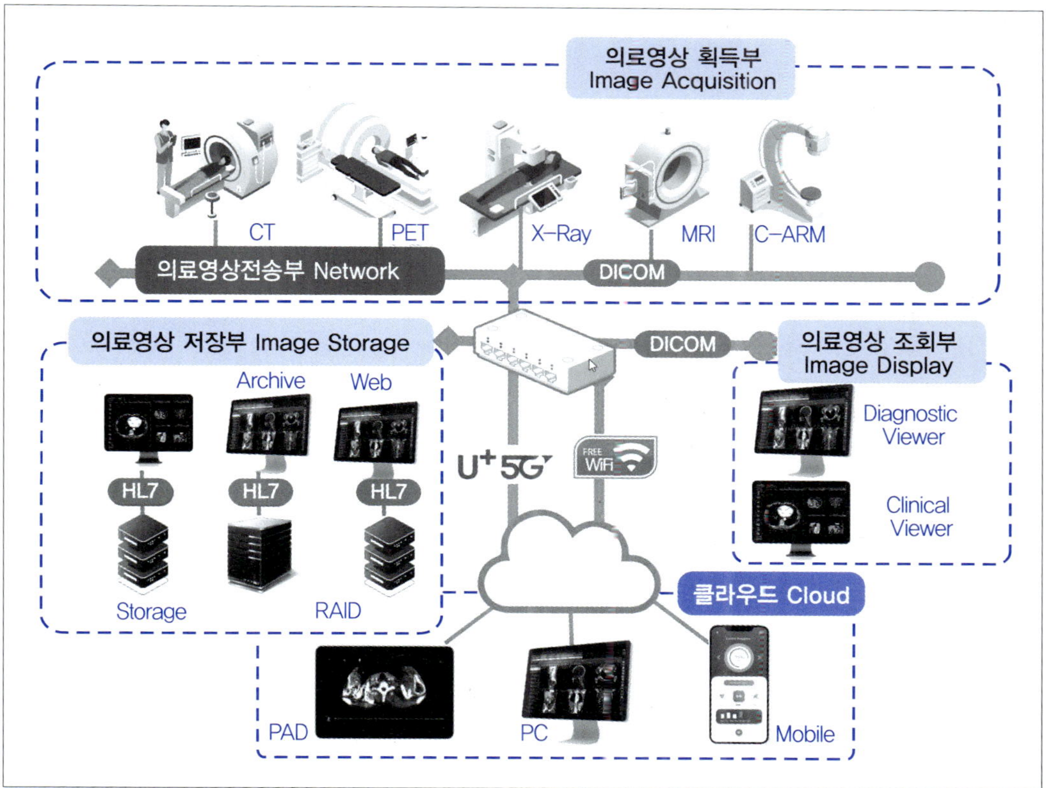

그림 7-6 Cloud PACS 구성예

활동 과제

- ✔ 의료영상저장전송시스템(PACS)에 대하여 정의해보세요.
- ✔ 의료영상저장전송시스템(PACS)을 구성하는 4개 부문을 설명해보세요.
- ✔ 의료영상저장전송시스템(PACS)을 의료기관이 구축하게 되면 얻을 수 있는 장점과 필요성을 설명해 보세요.
- ✔ 의료영상저장전송시스템(PACS)에서 사용하는 이미지 프로세싱 기술에는 어떤 것들이 사용되는지 설명해 보세요.
- ✔ 웹팍스(Web PACS)의 기능과 특징에 대하여 설명해보세요.

요약

- PACS(Picture Archiving and Communication System)는 X-Ray, CT, MRI, PET-CT 등의 다양한 의료영상기기로부터 촬영되어 얻어진 디지털이미지(digital image)를 고속의 네트워크를 이용해 의학용 영상정보의 저장(archiving), 판독(diagnosis), 검색(viewing, retrieval), 전송(forwarding, communication)하는 의료영상 통합 관리시스템을 의미한다.
- PACS 주요영역 4가지
  (1) 필요한 영상을 획득하는 의료영상 획득부(image acquisition)
  (2) 의료영상을 전송하는 전송부(network)
  (3) 의료영상을 저장하는 의료영상 저장부(image storage)
  (4) 저장된 의료영상을 각 단말기에 재생해 주는 의료영상 조회부(image display)
- 웹팍스(Wb PACS)란 각 의료기관에 구축된 의료영상저장전송시스템(PACS)을 인터넷 기반의 웹 환경으로 연동하는 시스템을 의미한다.
- 모바일 팍스(Mobile PACS)는 웹팍스에 이어 최근에는 휴대폰, 태블릿 등을 활용한 모바일에서 표준화된 질의어방식을 사용하고 다양한 모바일 브라우저에서 사용 가능한 크로스플랫폼을 지원하는 팍스시스템으로 정의할 수 있다.
- 클라우드 팍스(Cloud PACS)는 정확하게 말하자면 클라우드를 기반으로 하는 웹팍스(cloud based Web PACS)이며, 의료영상을 기관내에서 뿐만아니라 인증을 통해 기관 외부에서도 접속이 가능하도록 클라우드를 기반으로 하는 팍스시스템을 의미한다.

- PACS 관련 용어 정리

(1) CT(Computerized Tomography) : 컴퓨터 단층 영상법. X-선 영상법과 컴퓨터를 결합시킨 것으로 인체 각 조직의 감약 계수(X-선 투과도) 차이를 이용하여 영상화하는 장치

(2) MRI(Magnetic Resonance Imaging) : 자기공명영상. 자기장을 발생하는 커다란 자석통 속에 인체를 들어가게 한 후 고주파를 발생시켜 신체부위에 있는 수소원자핵을 공명시켜 각 조직에서 나오는 신호의 차이를 측정하여 컴퓨터를 통해 영상화하는 장치

(3) DR(Digital Radiology) : 전통적인 필름스크린을 대신하여 FPD(Flat Panel Detector)를 사용하여 획득한 엑스레이 영상을 의미함

(4) CR(Computer Radiology) : 아날로그 필름방식(AR)과 디지털 필름방식(DR)의 중간형태로 필름대신에 이미지플레이드(Iamge Plate)를 장착해서 영상을 촬영하는 장치

(5) PET(Positron Emission Tomography) : 양전자단층촬영술. 우리 몸의 주요 구성 물질들을 양전자를 내는 방사성의약품으로 합성하여 정맥 주사하고, 최첨단 장비로 이 약품의 몸 속 분포를 촬영하여 분석한다. 이를 통하여 몸의 어떤 조직에 기능이나 대사의 이상이 있는지를 판독하는 장치. 주로 뇌, 심장 질환의 진단과 각종 암의 조기 발견이나 치료 효과를 판정하는 데에 사용. 양전자를 방출하는 방사성의약품을 이용하여 인체에 대한 생리 · 화학적, 기능적 영상을 3차원으로 나타낼 수 있는 핵의학 검사방법 중 하나 임

(6) 초음파(Ultrasound Imaging) : 우리 귀에 들리지 않는 높은 주파수의 음파를 인체 표면에서 인체 내부로 보낸 후 내부에서 반사되는 음파를 영상화시키는 장치. 종류에는 색조 도플러 초음파검사(color Doppler ultrasonography), 출력 도플러 초음파검사(power Doppler ultrasonography), 분음 도플러 초음파검사(spectral Doppler ultrasonography) 등이 있음. 주로 간, 담낭, 췌장, 비장, 콩팥 등의 상복부 장기가 방광, 자궁, 난소, 전립선 등의 골반강 장기, 유방, 음낭, 근골격계, 심장 등 인체 검사에 사용

(7) DICOM(Digital Imaging and Communication in Medicine) : 의료영상 데이터를 효율적으로 교환하고 전송할 수 있도록 마련한 표준. 이 규격은 ACR-NEMA에 의하여 표준 규격으로 채용되었으며, CSI(Open Systems Interconnection)의

7개의 층 모델에 근거하여 정의됨

(8) ACR/NEMA : 1983년에 만들어진 미국방사선의학회와 미국전기공업회의 연합위원회.

(9) ATM(Asynchronous Transfer Mode) : 비동기전송방식교환체계. 자료를 일정한 크기로 정하여 순서대로 전송하는 자료의 전송방식

(10) RAID(Redundant Array of Independent Disks) : 복수 배열 독립 디스크. 여러 개의 하드 디스크에 일부 중복된 데이터를 나눠서 저장하는 기술이다. 디스크 어레이(disk array)라고도 함

제 8 장

병원경영정보시스템(HMIS)과 의사결정지원시스템(DSS)

학습목표

1. 병원경영정보시스템의 개념을 이해하고 설명할 수 있어야 한다.
2. 병원경영정보시스템의 범주에 속하는 분야를 이해하고 설명할 수 있어야 한다.
3. 경영학적 측면에서의 의사결정지원시스템(DSS)에 대하여 설명할 수 있어야 한다.
4. 임상지원 측면에서의 의학적의사결정지원시스템(CDSS)에 대하여 설명할 수 있어야 한다.
5. DSS와 CDSS에 대하여 구분하여 설명할 수 있어야 한다.

주요용어

병원경영정보시스템(HMIS), DSS, CDSS, EIS, OLAP, Data Warehouse, Data Mining, TPS, ABC/M

1 병원경영정보시스템(HMIS)

앞서 설명했던 병원정보시스템(HIS, Hospital Information System)을 구성하는 3개의 큰 카테고리 중에 하나가 병원경영정보시스템이다. 아래 그림에서 'HMIS'로 표기된 부분을 의미한다.

2000년대 초반까지의 국내 의료기관의 병원정보시스템의 구축수준이나 구축기관의 수가 상급종합병원을 중심으로 구축되는 정도였다. 병원정보시스템에서도 임상을 담당하는 OCS, EMR, PACS와는 달리 병원의 경영에 필요한 인사, 급여, 재고, 학사, 시설, 심사청구, 결재, 원가분석, 의사결정, 고객관리, 자원관리, 마케팅, 전략개발 등을 지원하는 통합 경영정보시스템이 바로 병원경영정보시스템(HMIS, Hospital Management Information)

이라고 할 수 있다.

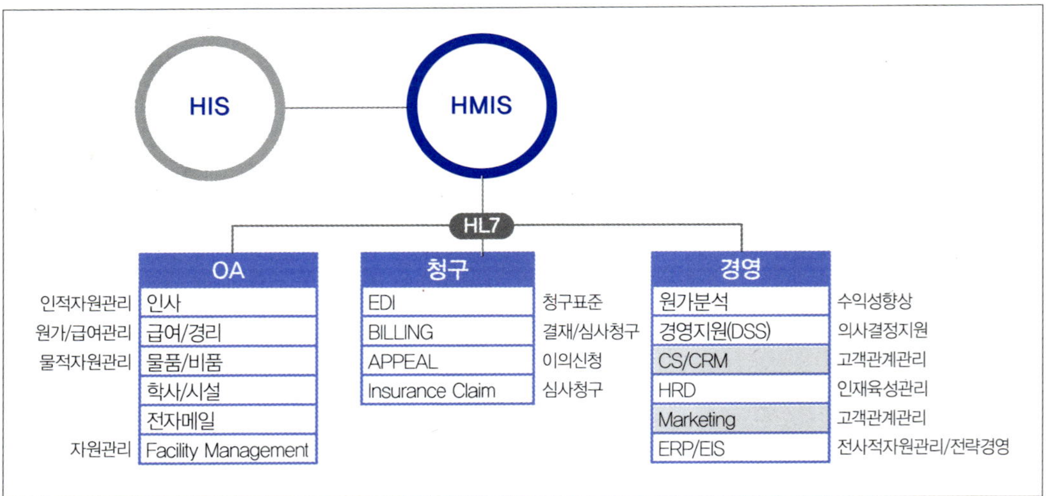

그림 8-1 병원경영정보시스템(HMIS) 세부 내용

4장에서 언급한 바와 같이 병원정보시스템을 구축하는 4대 구축목표 중에서 생산성과 경쟁력 제고가 환자진료에 대한 부문이라고 한다면, 자원관리와 효율적 운영이 병원의 살림살이에 해당하는 병원경영정보시스템은 운영관리에 대한 부문이라고 할 수 있다.

자원관리의 영역은 의료서비스를 제공하거나 의료기관을 운영하는데 필요한 병원의 3대 요소인 인원, 물자, 자금의 체계적 관리인 자원관리(Resource Management)를 의미한다. 자원관리는 크게 물적자원과 인적자원 관리로 구분할 수 있으며, 이들에 대한 체계적 관리와 보상을 통한 자원관리는 현대의 의료기관 운영에 필수 요소라고 할 수 있다. 이를 위해 전사적자원관리(ERP, Enterprise Resource Management) 등을 활용하기도 한다.

최근에는 일반적인 기업에서 대부분 사용하는 전사적자원관리(ERP) 시스템을 도입하여 운영하는데, 의료기관에서도 흩어지고 불규칙적으로 관리되는 자원을 효율적으로 관리하기 위해 도입이 적극적으로 진행되고 있다.

효율적 운영의 영역은 보다 정확한 의료기관 경영을 위해서 최근에는 임원진정보시스템(EIS, Executive Information System), 경영정보시스템(MIS, Management Information System), 거래처리시스템(TPS, Transaction Information System), 의사결정지원시스템(DSS, Decision Support System), BSC, ABC/M, BPR 등을 통해 의료기관 분석자료를 기반으로 경영혁신기법과 합리적 운영계획을 수립 가능하도록 하는 시스템을 운영하고 있다.

BSC(Balanced Scord Card)는 성과평가지표를 이용한 성과측정도구로 조직의 전략적 목표와 제도, 체계를 강화하기 위한 경영혁신기법 도구이며, ABC/M(Activity Based Costing & Management)은 자원을 평가하고 이를 통해 경영체계와 운영을 지원하는 원가 분석 모형을 개발하는데 사용하는 도구이다.

BPR(Business Process Reengineering)은 조직의 운영자체를 개선할 때 사용하는 경영 혁신기법 도구이다.

용어 정의 **병원경영정보시스템(HMIS)**

- 의료기관의 경영에 필요한 인사, 급여, 재고, 학사, 시설, 심사청구, 결재, 원가분석, 의사결정, 고객관리, 자원관리, 마케팅, 전략개발 등을 지원하는 시스템

2 의사결정지원시스템(DSS)

1) 의사결정지원시스템(DSS)

의료기관에서 사용하는 의사결정지원시스템(DSS, Decision Support System)은 데이터와 데이터 모델을 활용해서 구조적이거나 반-구조적인 문제를 해결하기 위한 지원시스템이다. 의사결정지원시스템에 대한 개념은 1970년대 Keen이 'Management Support System'의 개념을 발표하였고, 1987년에 Keen & Scctt의 저서에서 'Decision Support System'이라는 용어를 처음 사용하면서 등장했다.

의사결정지원시스템(DSS)이란 경영자의 의사결정을 대신(replace)하기보다는 지원(support)하며, 의사결정의 효율성(efficiency)보다는 유효성(effectiveness) 혹은 질의 향상에 중점을 두는 의사결정자와 컴퓨터 간 상호대화시스템(interactive system)이라고 정의할 수 있다.

경영자가 의사결정을 지원하는 역할을 하는 DSS는 크게 3가지 특징을 가지고 있다. 첫째는, 의사결정과정을 비용 중심의 효율적(efficiency)인 면보다 목표중심의 효과적(effective)인 측면에서 문제를 분석하고 최적의 대안을 선택하는 과정의 효과적 지원이라는 특성을 갖는다.

둘째는, 의사결정자의 판단을 지원(support)하는 도구이지 역할을 대처(replace)하는 도

구가 아니기 때문에 컴퓨터가 생성한 구조적 정보와 경영자(의사결정자)의 경험, 통찰 등의 비구조적 정보에 보충적 역할을 한다는 점이다. 최종 의사결정은 경영자의 몫이란 뜻이다.

셋째는, 인간과 기계의 상호작용(interactive)시스템이기 때문에 최선의 문제해결을 위해 소프트웨어, 하드웨어, 네트워크, 인터페이스 등을 제공해야 한다는 점이다.

최근에는 의사결정지원시스템은 유비쿼터스, 웹 등의 환경에서도 구동이 가능한 시스템으로 개발되고 있다. 또한, 기업경영에 필요한 전략이나 인공지능 기술 등을 접목한 새로운 패러다임의 의사결정지원시스템도 개발되고 있다.

대표적인 시스템이 전략적 의사결정지원시스템(SDSS, Strategy Decision Support System)과 인공지능기술이 접목된 지능형 의사결정지원시스템(IDSS, Intelligent Decision Support System) 등도 연구되고 있다.

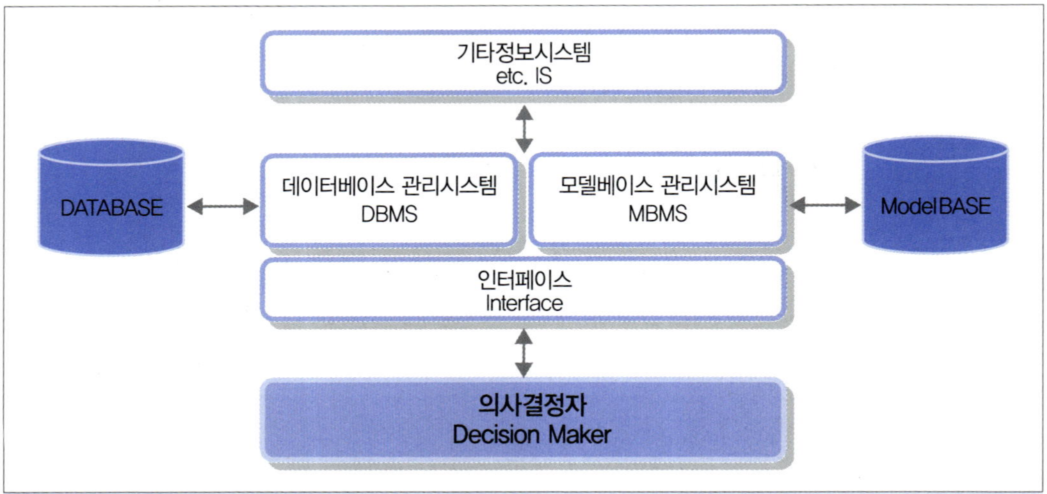

그림 8-2 의사결정지원시스템(DSS) 기본 구조

용어 정의 의사결정지원시스템(DSS)

- Decision Support System
- 경영지원적 관점
- 경영자의 의사결정을 지원(support)하며, 의사결정의 효율성(efficiency)보다는 유효성(effectiveness) 혹은 질의 향상에 중점을 두는 의사결정자와 컴퓨터 간 상호대화시스템(interactive system)

2) 의학적 의사결정지원시스템(CDSS)

환자에 대한 임상적 의사결정이 필요한 예방, 진단, 치료, 예후 등 4개의 단계에서 이전에 환자 치료에 사용된 임상의료정보를 지식베이스화 하고 이를 추론엔진에 연결하여 규칙기반 의사결정을 가능하게 해주는 시스템이다. 이것이 바로 임상적 의학결정지원시스템 혹은 의학적 의사결정지원시스템(CDSS, Clinical Decision Support System)이다.

엄밀하게 구분하면 의학적 의사결정지원시스템(CDSS)은 과거의 경험과 임상의료정보의 패턴을 이용하여 학습을 수행하는 인공지능과 기계학습 기반의 의사결정을 제공하는 비지식기반 CDSS(Non-Knowledge CDSS)와 임상의료정보를 지식베이스화하고 추론엔진과 연결하여 규칙기반 의사결정을 지원하는 지식기반 CDSS(Knowledge CDSS)로 구분할 수 있다.

IBM사의 왓슨(Watson)과 같은 슈퍼컴퓨터를 활용한 인공지능 기술은 비지식기반 CDSS에 해당하며, 특정질병에 대한 의미 있는 결과를 도출해내고 있다. 국내에서는 최초로 2016년 길병원 왓슨포 온콜로지(Watson for Oncology)를 도입하였으며, 2022년 현재는 10여개 대학병원 및 상급종합병원에서 도입하여 사용하고 있다. 왓슨이 처음 도입되었던 2014년 미국 MD앤더슨 병원이나 세계 최고의 암센터인 메모리얼 슬론 케터링(Memorial Sloan Kettering Cancer Center)에서 왓슨을 통한 암진단이 대장암 98%, 직장암 96%, 방광암 91%, 췌장암 94%, 신장암 91%, 난소암 95%, 자궁경부암 100% 등으로 나타났다.

표 8-1 IBM Watson의 질병 진단 정확도

질병부위	First run	Middle run	Latest run
결장/Colon	68	81	98
직장/Rectal	61	88	96
방광/Bladder	24	75	91
췌장/Pancreatic	5	91	94
콩팥/Kidney	12	87	91
난소/Ovarian	41	97	95
자궁경부/Cervical	6	100	100
자궁내막/Endometrial	12	83	89

출처 : Koichi Takahashi et al., MD Anderson's Oncology Expert Advisor powered by IBM Watson: A Web-based cognitive clinical decision support tool, 2014.5.

그러나, 2018년 MD앤드슨은 IBM과의 왓슨 계약을 파기하였는데, 이는 왓슨이 환자의 암진단에 필요한 복잡한 과정을 소화하지 못한다는 단점이 드러났기 때문이다. 지금도 왓슨시스템 성능에 대한 찬반의견은 양분되어 있다.

인공지능(AI) 분야에서 각광받고 있는 딥러닝(deep learning) 기술은 의료기관에서 발생하는 환자들의 대규모 데이터 학습(딥러닝)을 초정밀 판별이 가능해지고 정확도가 높은 치료방법을 제시해주기도 한다.

용어 정의 **의학적 의사결정지원시스템(CDSS)**

- Clinical Decision Support System = 임상적 의사결정지원시스템
- 임상치료적 관점
- 환자 치료에 사용된 임상의료정보를 지식베이스화 하고 이를 추론엔진에 연결하여 규칙기반 의사결정을 가능하게 해주는 시스템
- ex) IBM Watson

의료기관에서 사용하고 있는 CDSS의 대표적인 시스템으로는 건강보험심사평가원에서 제공하여 처방전달시스템(OCS)에서 강제적으로 사용해야 하는 의약품안전사용서비스(DUR, Drug Usage Review)가 있다. 일반적으로 'DUR'로 호칭한다. 이는 약품을 처방 및 조제 시에 발행할 수 있는 노인, 어린이, 임산부에게 주의사항을 사전 고시하여 부적절한 약물사용을 방지하는 시스템이다.

의약품 안전사용서비스 혹은 처방조제 지원시스템인 DUR(Drug Utilization Review)로 지칭되며, 2011년부터 건강보험심사평가원(이하 심평원)에서 병의원과 약국에 설치 및 사용이 의무사항이다. '의약품 처방 · 조제지원서비스'라는 이름으로 2008년 시범사업을 시작한 이래, 유관 기관(보건복지부, 식품의약품안전처, 건강보험심사평가원, 한국의약품안전관리원)의 지속적인 협업으로 기능이 확장하였고, 2017년 기준 총 11억9천만 건의 처방을 점검하여 총 669만건의 부적절한 의약품 사용을 예방하는 성과를 보였다.

이상검사결과보고관리시스템(CVR, Critical Value Report)은 RBC(Red Blood Cell), WBC(White Blood Cell), CBC(Complete Blood Count) 등의 혈액검사, 소변검사 등 각종 검사들의 결과값 중에 정상범위를 현저히 벗어나는 위험한 검사결과에 대해 의료진에게 신속하게 알림 서비스할 수 있는 시스템이다. 이를 통해, 의료진은 진료방향 및 치료계획의 결정을 빠르게 진행할 수 있도록 지원하는 시스템이다. 일반적으로 검사결과 조회화면에서 정상범위를 벗어나는 검사에 대해 붉은색 등의 색깔로 표시하여 눈에 띄게 가이드 해주는

기능이다. 또한, 중증 질환에 해당하는 이상 검사결과의 경우는 직접 의료진이나 담당 간호사에게 Call이나 SMS 전송서비스까지 가능하도록 개발되고 있다.

미비기록알림서비스는 의료기관평가인증제도 등 기관인증에 필요한 주요 점검 사항 중 진료기록에 대한 미작성 되거나 잘못 쓰여 있는 미비사항 점검에 주로 사용되는 서비스이다. 미비기록이 발견되면 진료기록 관리부서인 의무기록팀이나 의무전산팀에서 추후에 기록누락이나 미비항목이 발생하지 않도록 의료진 교육 및 공지를 하는데 사용된다. 의학을 수련중인 인턴이나 전공의의 경우 미비기록이 자주 발생할 수 있는데, 실시간 미비기록 가이드를 통해 진료기록을 충실히 작성할 수 있도록 지원한다.

표 8-2 국내 2차/3차 의료기관에서 사용하는 DSS 및 CDSS 현황

구분	분류	상세분류	기능
임상적 의사결정 지원시스템 (CDSS)	약품조제	DUR Drug Utilization Review	• 의약품 안전사용서비스 혹은 처방조제 지원시스템 • 병원간 약국간 약제 처방 검토 • 병용/연령/초 대용량/최대기간/임산부/수유금기, 성분중복 등의 점검을 통한 처방조제지원 • 2011, 심평원고시 병의원, 약국의무 설치사용
		항생제관리	• 항생제별 MIX수액관리를 통한 처방조제지원
	환자안전	CVR Critical Value Report	• 이상검사결과보고관리 • 주요검사결과 알림 서비스를 통한 빠른 진료지원
		알러지 관리 및 점검	• 알러지 관리 및 약물부작용 관리를 통한 처방조제지원
		수혈처방 점검	• 일반수혈환자 및 이식환자 이형수혈 혈액형점검지원
	임상지침	미비기록 알림/제한	• 필수 진료기록 작성점검지원
		임상 질지표 관리	• 임상 질 지표관련 알림 지원
	임상연구	임상 데이터웨어하우스 시스템	• 임상연구를 위한 각종 임상데이터 조건별 자료 제공
임상외적 의사결정 지원시스템 (DSS)	고시기준	급여구분자동선택	• 처방별 급여기준관리를 통한급여구분 자동선택 지원
		저함량배수 처방점검	• 저함량배수 처방점검을 통한 저비용약품처방 지원
		고시기준 알림	• 고시기준 관리 및 알림 서비스 제공
	병원경영	진료실적	• 병원경영전략계획을 위한 진료실적 제공
		경영통계	• 병원경영전략계획을 위한 각종 통계정보 제공

임상데이터웨어하우스(Clinical Data Warehouse)시스템은 전자의무기록(EMR)과 처방전달시스템(OCS)에 의해 입력되고 관리되는 환자의 각종 임상데이터베이스를 시간순서에 따라 주제별로 통합하여 관리되는 데이터웨어하우스(Data Warehouse) 중에서도 임상자료만을 보관하고 있는 데이터웨어하우스를 임상데이터웨어하우스라고 할 수 있다. 임상데이터웨어하우스 시스템은 온라인분석도구(OLAP, On Line Analytical Processing)를 이용해 대화식으로 직접 접근하여 임상적 의사결정에 필요한 정보를 추출하고, 분석하는데 사용된다. 혹은 데이터마이닝(DM, Data Mining) 기법을 이용해 데이터웨어하우스에 저장된 대량의 단순정보를 사전에 알려지지 않은 유용한 정보형태(일일거래자료, 상품자료, 마케팅활동자료 등)로 추출하는 지식추출 기법을 활용하기도 한다.

활동 과제

- ✔ 병원경영정보시스템(HMIS)에 대하여 간략히 설명해보세요.
- ✔ 의사결정지원시스템(DSS)에 대하여 간략히 설명해보세요.
- ✔ 의학적의사결정지원시스템(CDSS)에 대하여 간략히 설명해보세요.
- ✔ 현재 개발되어 사용되고 있는 CDSS 제품에 대하여 조사하여 발표해보세요.

요약

- 병원경영정보시스템(HMIS, Hospital Management Information)이란 병원의 경영에 필요한 인사, 급여, 재고, 학사, 시설, 심사청구, 결재, 원가분석, 의사결정, 고객관리, 자원관리, 마케팅, 전략개발 등을 지원하는 통합경영정보시스템으로 정의할 수 있다.
- 의사결정지원시스템(DSS)이란 경영자의 의사결정을 대신(replace)하기보다는 지원(support)하며, 의사결정의 효율성(efficiency)보다는 유효성(effectiveness) 혹은 질의 향상에 중점을 두는 의사결정자와 컴퓨터 간 상호대화시스템(interactive system)이라고 정의할 수 있다.
- 임상적 의학결정지원시스템 혹은 의학적 의사결정지원시스템(CDSS, Clinical Decision Support System)이란 환자 치료에 사용된 임상의료정보를 지식베이스화 하고 이를 추론엔진에 연결하여 규칙기반 의사결정을 가능하게 해주는 시스템이다.
- 임상데이터웨어하우스(Clinical Data Warehouse) 시스템은 전자의무기록(EMR)과

처방전달시스템(OCS)에 의해 입력되고 관리되는 환자의 각종 임상데이터베이스를 시간순서에 따라 주제별로 통합하여 관리되는 시스템을 데이터웨어하우스(Data Warehouse)라고 하는데 그중에서도 임상자료만을 보관하고 있는 데이터웨어하우스를 임상데이터웨어하우스라고 할 수 있다.

- 임상데이터웨어하우스 시스템은 온라인분석도구(OLAP, On Line Analytical Processing)를 이용하여 대화식으로 직접 접근하여 임상적 의사결정에 필요한 정보를 추출하고, 분석하는데 사용된다. 혹은 데이터마이닝(DM, Data Mining) 기법을 사용한다.

3

제 3 부

간호정보시스템 구성과 활용

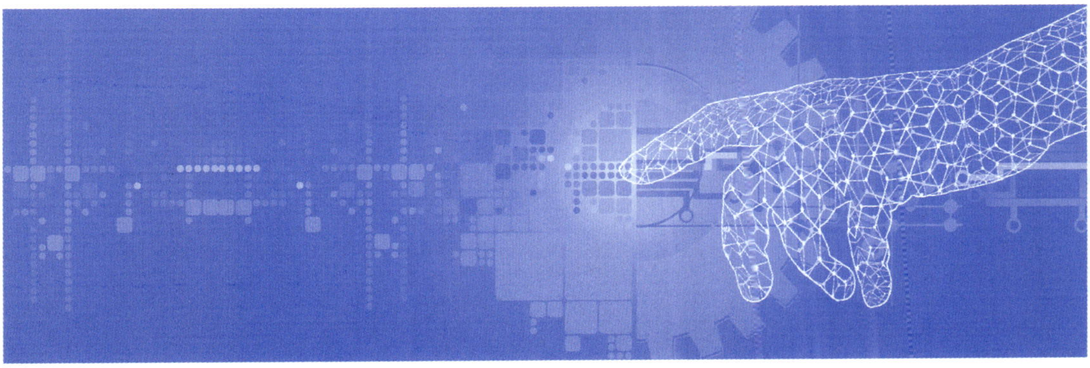

제 9 장

간호실무를 위한 정보시스템

☑ 학습목표

1. 간호정보시스템의 활용 영역을 분류하고, 각 영역의 주요 내용을 설명할 수 있다.
2. 간호실무를 위한 정보시스템의 종류를 나열하고, 각각에 대해 간략하게 설명할 수 있다.
3. 간호계획시스템의 종류를 두 가지로 구분하고, 각각에 대해 기능과 특징을 간략하게 설명할 수 있다.
4. 간호기록시스템의 기록 방식을 두 가지로 구분하고, 각 방식의 특징과 장단점에 대해 간략하게 설명할 수 있다.

☑ 주요용어

간호정보시스템(NIS, Nursing Information System)
전자의무기록(EMR, Electronic Medical Record)
전자간호기록(ENR, Electronic Nursing Record)

이 장에서는 간호정보시스템의 개념과 활용범위 전반에 대하여 개략적으로 살펴본 후, 간호정보시스템의 활용 영역 중에서 간호실무를 위한 정보시스템에 대한 세부적인 내용을 살펴보고자 한다. 간호실무를 위한 정보시스템은 환자 치료를 위해 간호를 수행하고 기록하고 평가하는 데 사용되는 시스템으로, 병원정보시스템의 한 구성요소로서 환자 치료를 위해 다른 요소들과 통합된다. 간호실무는 간호계획, 간호기록, 처방전달 및 결과보고, 환자 모니터링, 입원업무관리, 퇴원계획, 교대근무 보고, 사례관리 케어 등으로 세분화할 수 있다. 각 세부 업무를 위한 정보시스템들의 기능과 특징에 대하여 사례 화면을 중심으로 살펴본다. 또한 최근 개발되어 일부 병원에서 적용되고 있는 Voice ENR 기록에 대하여 간략히 살펴본다.

1 간호정보시스템 개요

1) 간호정보시스템의 개념

간호사의 간호업무 수행에서 간호정보시스템은 필수 도구가 되었다. 간호사는 간호정보시스템(NIS, Nursing Information System)을 충분히 이해하여 잘 활용함으로써 간호업무를 효과적이고 효율적으로 수행할 수 있을 것이다. 간호정보시스템이란 임상에서 간호사가 간호정보를 분류하거나 수집 및 조직화를 위해 사용되는 체계적인 시스템이며 이를 구체적으로 조작하기 위해 사용되는 프로그램의 집합체이다. 좁은 의미로 간호정보시스템은 병동간호사가 입원환자간호 업무를 위해 사용하는 정보시스템을 뜻한다.

용어 정의 간호정보시스템(NIS, Nursing Information System)

임상에서 간호사가 간호정보를 분류하거나 수집 및 조직화를 위해 사용되는 체계적인 시스템. 이를 구체적으로 조작하기 위해 사용되는 프로그램의 집합체

간호정보시스템의 목적은 간호사가 임상에서 발생하는 간접간호시간의 대부분을 차지하는 사무적인 업무의 효율성과 정확성을 향상시키고 직접간호시간을 늘림으로써 간호 생산성을 높이고, 환자 만족도 및 서비스 개선을 통해 간호사의 업무 만족도와 간호정보화 수준을 높이는 데 있다. 간호정보화 수준이란 임상에서 활용되는 간호정보시스템에서 정보를 효율적으로 관리, 유지, 활용하고 있는 정도를 의미하며, 간호정보화 수준이 높을수록 간호 업무의 전문성이 높고, 신속하고 질 높은 서비스가 환자에게 제공되고 있음을 의미한다. 이는 결국, 서비스를 제공하는 의료기관의 이미지 향상과 경쟁력 강화에 도움을 줄 수 있게 한다.

2) 간호정보시스템의 활용 영역

앞서 살펴보았듯이 간호정보시스템의 대부분은 병원정보시스템과 연동되어 운용된다. 간호사가 간호업무를 수행하는 과정에서 좋은 의사결정을 하려면 간호정보시스템을 잘 활용할 수 있어야 한다. 간호정보시스템은 디지털 정보통신기술을 적용하여 간호업무에서 발생하는 자료를 효율적으로 처리함으로써 유용한 정보를 제공한다. 간호사의 의사결정은 환

자 간호, 연구, 교육, 관리 등 간호업무의 모든 영역에 걸쳐 발생한다. 간호정보시스템은 활용 영역에 따라 크게 간호실무를 위한 정보시스템, 간호행정을 위한 정보시스템, 간호연구를 위한 정보시스템, 그리고 간호교육을 위한 정보시스템으로 구분할 수 있다. [표 9-1]은 간호정보시스템의 활용 영역별 주요 내용을 정리하여 보여주고 있다.

표 9-1 간호정보시스템(NIS)의 활용 영역과 주요 내용

활용 영역	주요 내용
간호실무 영역	• 간호계획 및 의사결정 : 임상현장에서 간호계획 수립 및 의사결정 지원, 간호활동 수행 및 판단에 필요한 정보 제공 • 간호기록 : 간호기록 프레임워크 제공, 정확하고 일관성 있는 임상간호기록 제공 • 분석 및 기록 : 투입 또는 활용된 간호자원의 분석, 간호자원의 효과 측정에 활용
간호행정 영역	• 측정평가 : 환자에게 제공된 간호서비스 측정 및 평가를 쉽게 함 • 자원배분 : 간호와 관련된 자원의 효율적 배분, 관리정보 산출 및 파악 • 기획 : 측정 및 산출된 간호정보를 이용하여 간호정책 기획 • 자원비교 : 환자별, 의료기관별, 지역별, 국가별 임상간호자료 및 인적자원 자료 비교 • 질 관리 : 간호서비스의 질 측정 및 모니터링, 각종 간호실무표준, 지침, 질 지표 개발에 활용
간호연구 영역	• 기술적 연구 : 간호접근법, 간호중재유형 등 기술적 연구 수행 • 효과성 연구 : 간호진단, 간호수행 및 결과 관련 간호 효과성 연구 • DB, D/W 구축 : 간호과학, 간호이론, 간호지식을 국가적 차원에서 데이터베이스(DB)화 가능, 구축된 DB를 축적하여 데이터웨어하우스(DW)로 활용
간호교육 영역	• 시간, 장소 제한 없는 교육 : 온라인 병원정보시스템 또는 간호정보시스템을 활용하여 시간과 장소에 제한이 없는 교육 제공 • 병원 내 의사소통 : 교과과정과 임상실무 사이 또는 직업군별 의사소통 채널 제공

활동 과제

✔ 간호정보시스템의 활용 영역을 분류하고, 각 영역의 주요 내용에 대해 설명해 보자.

✔ 간호실무를 위한 정보시스템의 종류를 나열해 보자.

2 간호계획 시스템

최근 국내 종합병원들이 전자의무기록(EMR, Electronic Medical Record)을 도입하면서 간호기록을 전자의무기록의 일부로 포함하는 작업이 활발하게 진행되어 왔다. 전자간호기록(ENR, Electronic Nursing Record)은 전자의무기록 중에서 간호사의 책임 하에 기록하는 부분으로, 기존 종이 차트로 관리되던 기록 관리 방식에 정보통신기술을 접목하여, 병원에서 발생하는 간호정보를 모두 전산화하는 간호정보시스템이라고 정의할 수 있으며, 주요 기능으로는 간호계획을 위한 기능과 간호기록을 위한 기능을 들 수 있다. 여기서는 간호계획을 정보화하는 방법과 사례에 대해 먼저 살펴보고, 간호기록을 정보화하는 방법과 사례에 대해서는 다음 절(3. 간호기록 시스템)에서 살펴본다.

용어 정의 | 전자간호기록(ENR, Electronic Nursing Record)

전자의무기록 중에서 간호사의 책임 하에 기록하는 부분으로, 기존 종이 차트로 관리되던 기록 관리 방식에 정보통신기술을 접목하여, 병원에서 발생하는 간호정보를 모두 전산화하는 간호정보시스템이라고 정의할 수 있으며, 주요 기능으로는 간호계획을 위한 기능과 간호기록을 위한 기능을 들 수 있다.

간호계획을 정보화하는 방법은 크게 두 가지로 구분할 수 있다. 하나는 의학적 진단에 기초를 두고 간호계획을 수립하는 전형적인 방법이고, 다른 하나는 간호과정에 따라 간호진단에 초점을 두고 간호계획을 수립하는 방법이다. 어떤 방법으로 간호계획을 정보화하든 관계없이 간호계획을 위한 준비과정으로 간호 초기평가를 실시하는 것이 일반적이다. 간호 초기평가는 환자 입원 시 수행하는 간호정보조사, 낙상평가, 욕창평가, 통증평가 등 환자 상태에 대한 다양한 자료를 수집하여 간호 초기에 환자 상태를 평가하는 것을 의미한다. 간호 초기평가에 대한 세부적인 내용은 간호학 다른 교과에서 많이 다루어지고 있으므로 여기서 더 상세하게 설명하지는 않는다. 여기서는 간호계획 시스템에 대하여 두 가지 방법 즉, 의학적 진단에 기초를 두는 방법과 간호진단에 초점을 두는 방법으로 구분하여 살펴본다.

1) 의학적 진단에 기초한 간호계획 시스템

의학적 진단에 기초를 둔 간호계획 시스템은 특정 질환을 앓고 있는 환자에게 흔히 나타나는 문제를 찾아서 그 문제에 맞는 중재를 포함하고 있는 질병별 표준 프로토콜(protocol)을 선택하는 방식으로 간호계획을 수립한다. 그러므로 환자의 의학적 진단에 기초한 간호요구에 맞는 간호계획을 표준 프로토콜에서 선택하여 맞춤형 간호계획을 세울 수 있다.

간호계획 등 어떤 프로그램을 실행하려면 사용자 로그인 화면을 통해 사용자 인증을 받은 후 해당 프로그램을 사용할 수 있다. 사용자 인증이 완료되면 이용하고자 하는 프로그램을 선택하여 사용할 수 있다. 병동간호 프로그램을 선택한 경우에는 보통 메인 화면의 상단에 사용자환경관리, 병동간호업무관리, 측정기록관리, 검사결과조회, 병실관리 등의 세부 업무를 선택할 수 있는 메뉴와 쉽게 선택하게 하는 툴바, 특정 환자를 선택할 수 있는 환자 정보 입력란 등이 있다. 각 기능의 사용방법은 해당 시스템에 대한 사용자 지침서(user manual)를 참고하면서 연습을 통해 익혀야 한다. 여기서는 의학진단에 기초한 간호계획 수립과 관련된 사례 화면 몇 가지를 살펴보며 다양하게 구현될 수 있는 간호계획 시스템을 간접적으로 경험해 보고자 한다.

[그림 9-1]은 처방전달시스템에서 의사의 의학적 진단과 처방을 실행한 화면의 예이고, [그림 9-2]는 환자의 처방을 확인한 후 각 환자에 대한 투약이나 그 밖의 간호활동(acting)을 위해 활동목록을 출력하거나 참조하기 위한 화면의 예이다. [그림 9-2]에서 조회일은 해당일에 환자에게 제공할 간호활동 정보들이 조회될 수 있도록 하는 조회조건이다. 화면 하단의 왼편 리스트는 해당병동의 재원환자들이고, 화면하단 오른편의 리스트는 화면왼편 리스트에서 선택된 환자에 해당되는 해당일의 간호활동 정보들을 조회하여 화면에 보여준다. [그림 9-3]은 간호활동 준비 중 하나로, 병동 환자들의 임상병리 처방에 대해 검체용기

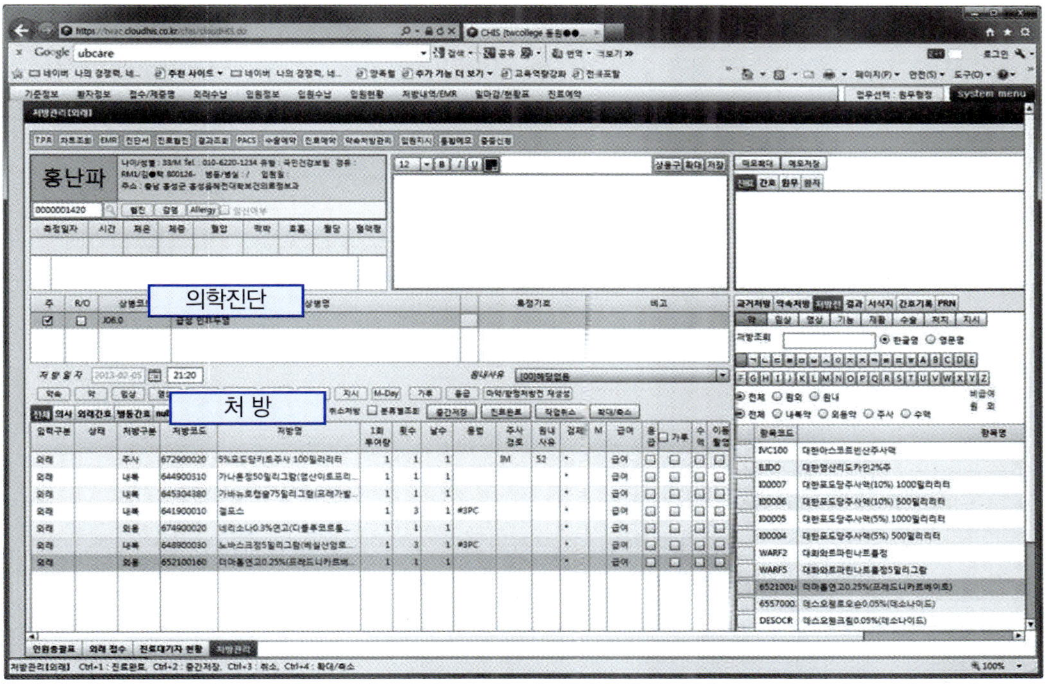

그림 9-1 의학적 진단과 처방 실행 화면의 예

출처 : LG U+ 'Cloud HIS'

에 붙일 라벨을 출력하기 위한 화면의 예이다. 출력할 환자를 선택하면 선택환자의 임상병리 처방이 조회되고 프린터 버튼을 클릭하면 해당 검체라벨을 인쇄할 수 있다.

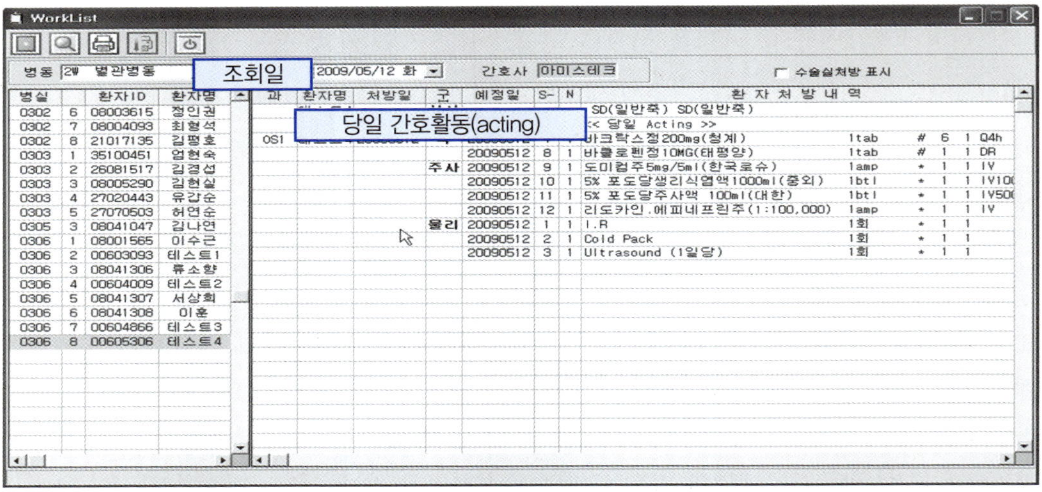

그림 9-2 처방에 따른 간호활동 확인을 위한 화면의 예

출처 : ㈜아미스테크놀로지 병원정보시스템 사용자지침서

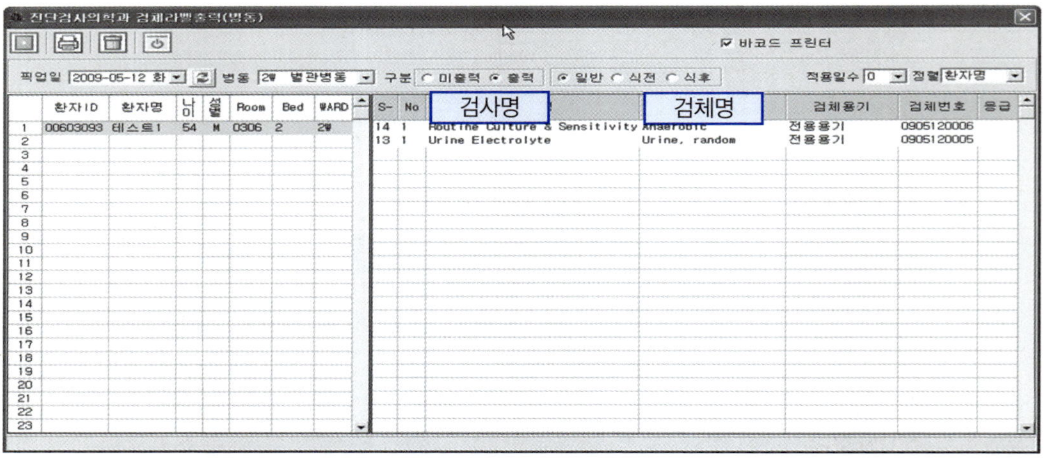

그림 9-3 검체라벨 출력을 위한 화면의 예

출처 : ㈜아미스테크놀로지 병원정보시스템 사용자지침서

[그림 9-4]는 의학적 진단에 기초를 두고 간호진단을 선택하는 화면의 예이다. 오른쪽 상단에 대상 환자에 대한 의학진단이 제시되어 있고, 오른쪽 하단에는 해당 의학진단과 관

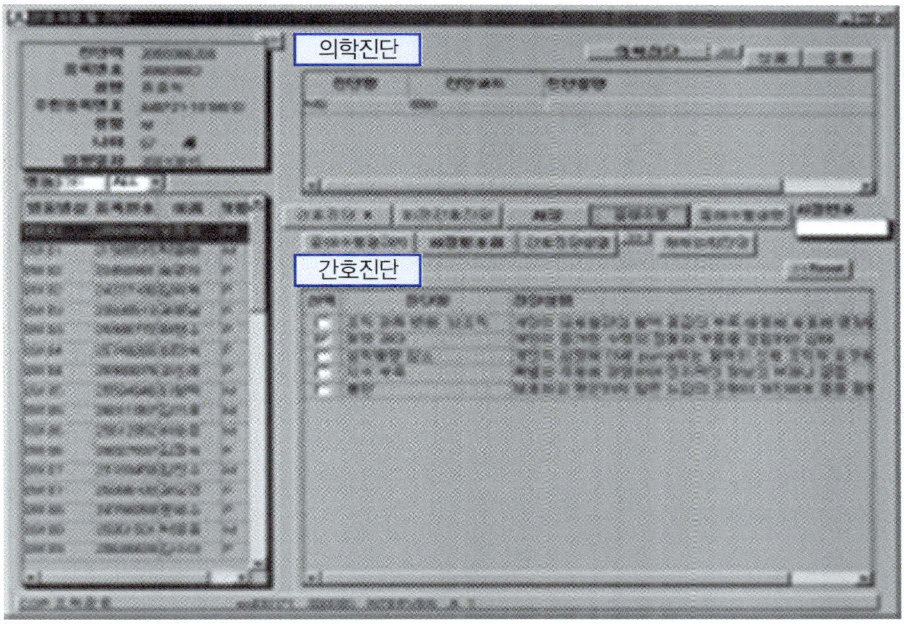

그림 9-4 의학진단 기반 간호진단을 위한 화면의 예

출처 : 박성애, 이혜자, 박성희. 의학진단과 연계된 간호진단 및 중재 프로그램 개발. 간호행정학회지. 2002:8(2):244.

련 있는 간호진단들 중에서 대상 환자에게 적합한 간호진단을 선택한 체크 표시가 나타나고 있다. 이러한 방식의 간호계획 시스템은 의학진단에 따라 예상되는 간호진단들을 연결한 데이터베이스가 미리 만들어져 있어야 편리하게 이용할 수 있다.

2) 간호진단에 초점을 둔 간호계획 시스템

간호과정에 따라 간호진단에 초점을 두는 간호계획 시스템은 간호사정, 진단, 중재, 결과를 포함한다. 이 시스템은 진단, 중재, 결과를 서술하는 데 간호용어 분류체계를 이용한다. 임상간호 분야에서는 간호진단 분류체계로 NANDA(north American nursing diagnosis association) 분류를, 간호중재 분류체계로 NIC(nursing intervention classification)를, 간호결과 분류체계로 NOC(nursing outcome classification)를 많이 사용하고 있다.

가정간호 분야에서는 HHCC(home health care classification)의 진단분류체계와 중재분류체계를 많이 사용하며, 지역사회간호에서는 오마하분류시스템(OCS, Omaha classification system)의 문제분류체계, 중재체계, 결과에 대한 문제 측정척도를 많이 사용하고 있다.

간호진단에 초점을 둔 간호계획과 관련된 사용자 화면 몇 가지를 살펴보고 다양하게 구현될 수 있는 간호계획 시스템을 간접적으로 경험해 보자. [그림 9-5]는 간호진단에 초점을 두고 간호계획을 세우는 사례 화면의 일부이다. 환자의 객관적, 주관적 자료[주요 불편사항(C.C, chief complaint), 상태(condition), 사건(event) 등]를 작성하고, 그 자료를 기초로 간호진단을 도출하여 해당하는 간호진단을 선택한다. 선택한 간호진단과 관련된 요인을 참조하며 간호진단에 따라 수행해야 할 간호중재와 세부 활동들을 선택하며 간호계획을 수립할 수 있다. [그림 9-6]은 앞서 선택한 간호중재와 세부 활동들에 대해 세부적인 사항을 계획하는 사례 화면의 일부이다.

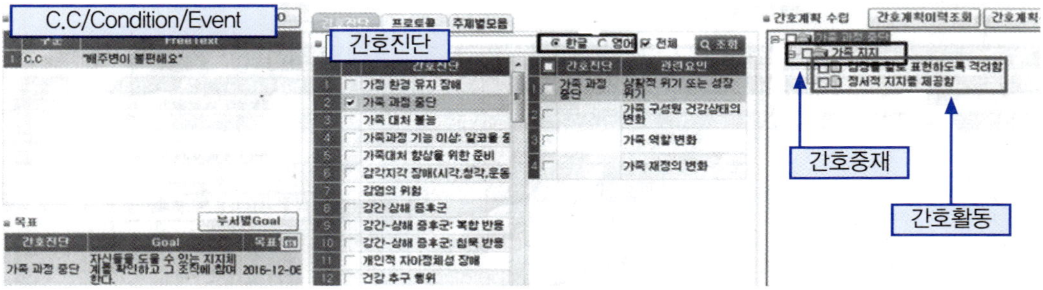

그림 9-5 간호진단에 초점을 둔 간호계획 수립 화면의 예

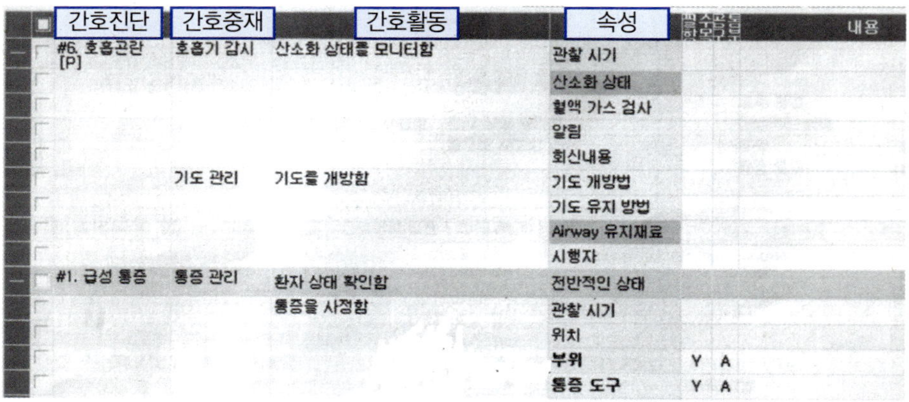

그림 9-6 간호진단 기반 간호중재와 간호활동에 대한 세부계획수립 화면의 예

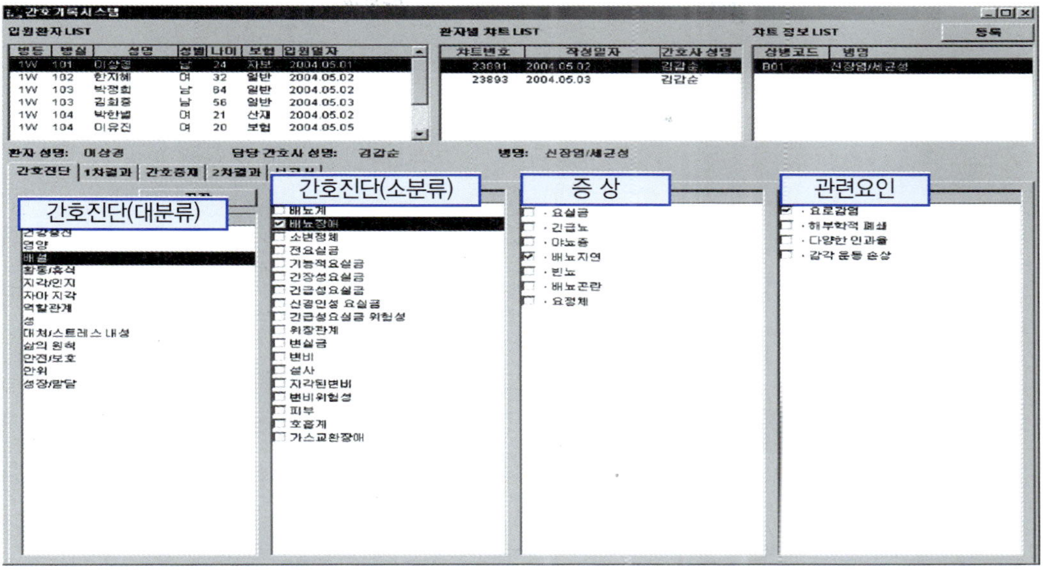

그림 9-7 간호진단에 따른 증상과 관련요인을 선택하는 화면의 예

출처 : 이은주, 이상수. 과학적 간호과정 적용과 훈련을 위한 멀티미디어 컨텐츠 및 웹 기반 EPSS의 개발. 교육정보미디어연구. 2004;10(2):148.

[그림 9-7]은 대상 환자에게 적용 가능한 간호진단을 쉽게 선택할 수 있게 간호진단을 영역별로 구분하여 대분류, 소분류 순으로 선택할 수 있게 제공하고 있다. 대상 환자에게 적합한 간호진단을 선택하면, 그 간호진단에 해당하는 증상과 관련요인을 화면상에 제시하고 쉽게 선택할 수 있게 한다. [그림 9-8]은 해당 간호진단과 관련된 대상 환자의 증상과 관련요인을 선택한 후, 목표로 하는 간호결과와 그 간호결과에 대한 구체적인 지표를 대상 환자에 따라 선택할 수 있게 유도한다. [그림 9-9]에서는 대상 환자의 문제를 해결하기 위해 선택된 간호결과와 연계된 간호중재와 간호활동을 선택하면서 간호계획을 세우게 된다. 이러한 방식의 간호계획 시스템은 간호진단과 간호결과, 그리고 간호중재를 연계한 데이터베이스가 미리 만들어져 있어야 편리하게 이용할 수 있다.

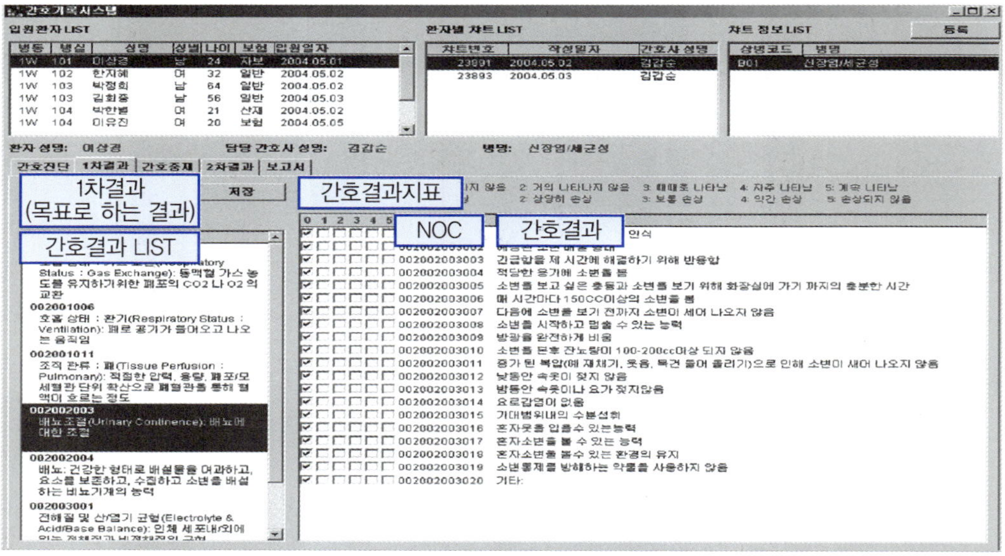

그림 9–8 간호진단과 관련하여 목표로 하는 간호결과를 설정하는 화면의 예

출처 : 이은주, 이상수. 과학적 간호과정 적용과 훈련을 위한 멀티미디어 컨텐츠 및 웹 기반 EPSS의 개발. 교육정보미디어연구. 2004;10(2):149.

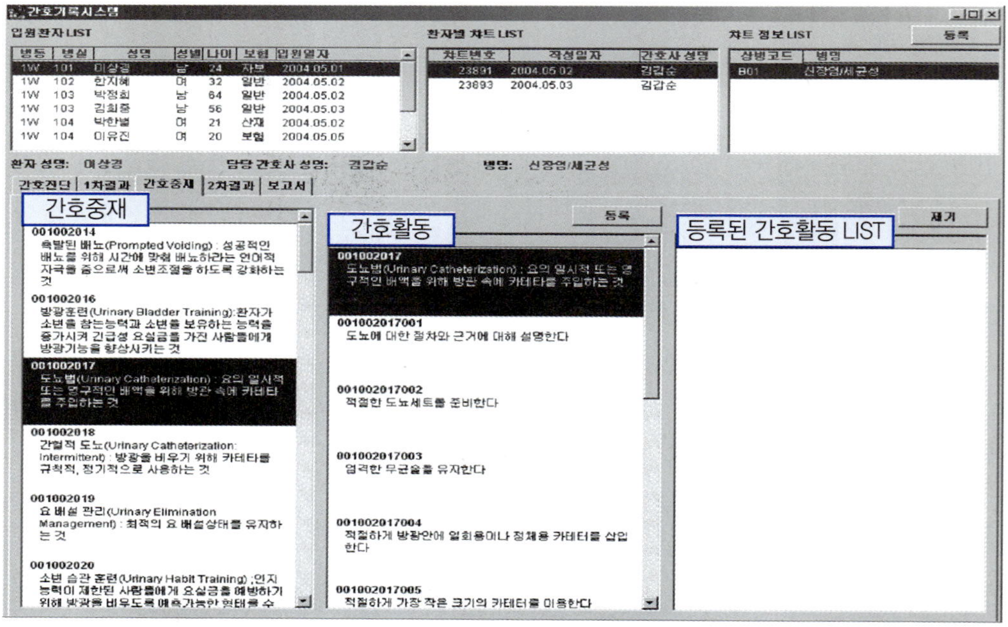

그림 9–9 간호진단과 목표(결과) 설정 후 간호중재와 간호활동을 선택하는 화면의 예

출처 : 이은주, 이상수. 과학적 간호과정 적용과 훈련을 위한 멀티미디어 컨텐츠 및 웹 기반 EPSS의 개발. 교육정보미디어연구. 2004;10(2):150.

3 간호기록 시스템

우리나라보다 앞서 전자간호기록을 도입한 선진국의 경우, 전자간호기록을 도입하여 사용한 이후에 간호사의 서류업무시간이 30% 정도 감소하고 직접간호시간이 늘어난 것으로 나타났다. 간호계획의 용이성과 기록의 정확성이 향상되었고, 침상 옆 간호시간은 증가하였으며, 간접간호와 간호기록에 소요되는 시간은 감소하여 환자상담 및 관찰 등의 직접간호에 더 집중할 수 있게 되었다.

간호기록을 정보화하는 방법은 입력방식에 따라 크게 자유텍스트 기반의 간호기록 방법과 구조화된 방식의 간호기록 방법으로 구분할 수 있다. 자유텍스트 기반의 간호기록 방법은 키보드 입력을 통하여 사용자가 쉽게 기록할 수 있으나 입력된 정보의 분석과 활용이 어려운 단점이 있다. 구조화된 방식의 간호기록 방법은 표준화된 용어체계를 기반으로 하여 기록하므로 자료축적과 분석이 쉬운 편이나 표현의 융통성이 부족한 단점이 있다. 그래서 최근에는 표현을 다양화하면서 자료 축적과 분석도 가능하도록 간호용어를 표준화하는 데이터 모델링 연구가 활발히 진행되고 있다.

1) 자유텍스트 기반 간호기록 시스템

텍스트 형식의 데이터를 자유롭게 입력하며 간호활동을 기록하는 자유텍스트 기반 간호기록 방식은 키보드 입력을 통하여 사용자가 쉽게 기록할 수 있는 장점이 있으나 입력된 정보를 추후 종합적으로 분석하거나 활용하기가 어려운 편이다. [그림 9-10]은 간호활동 시간별로 환자에 대한 간호내역을 자유텍스트 기반으로 간단히 기록하는 화면의 예이고, [그림 9-11]은 환자의 전자의무기록 차트를 조회하고 간호기록지 등을 자유텍스트 기반으로 작성하는 차트작성 화면이다. 차트작성에 대한 사용자 지침서를 참조하여 구체적인 사용법을 익혀야 한다.

2) 구조화된 방식의 간호기록 시스템

정형적인 방식으로 구조화되어 제시된 항목 중에서 쉽게 선택하거나 제한된 범위에서 아주 간단하게 입력하는 구조화된 방식의 간호기록 시스템은 표준화된 용어체계를 기반으로 하여 쉽게 기록할 수 있고 자료축적과 분석이 쉬운 편이다. 그러나 표준화된 방식으로 표준

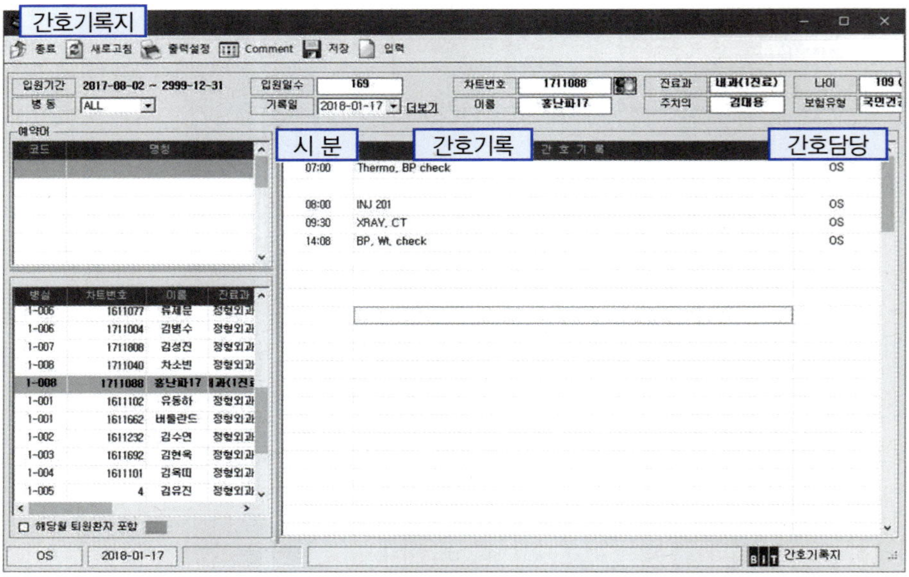

그림 9-10 자유텍스트 기반 시간별 간호기록 작성의 예

출처 : ㈜비트컴퓨터 병원정보시스템 사용자 화면

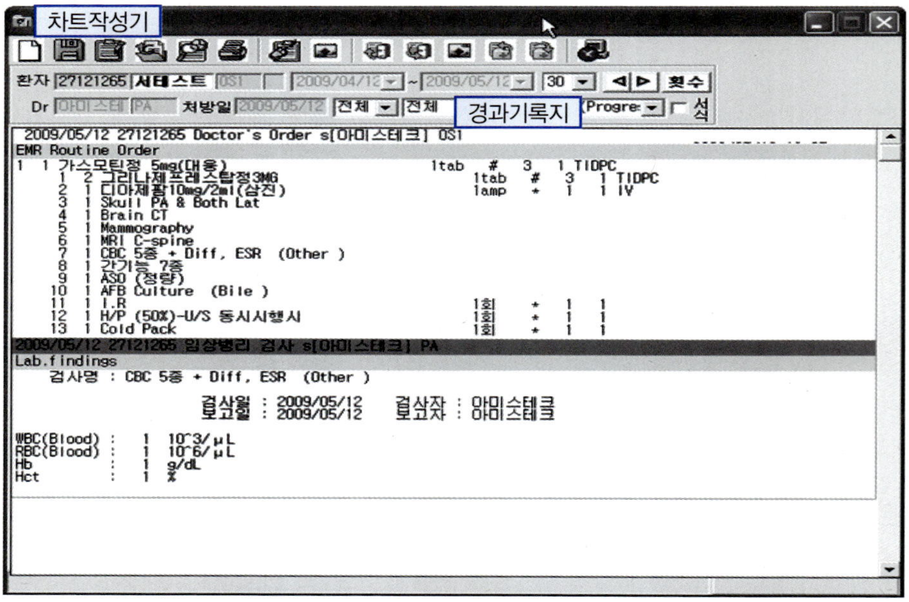

그림 9-11 자유텍스트 기반 차트작성의 예

출처 : ㈜아미스테크놀로지 병원정보시스템 사용자지침서

화된 용어를 이용하여 기록하므로 표현의 융통성이 부족한 단점이 있다. [그림 9-12]는 처방에 따라 환자에게 간호활동을 실시한 다음 구조화된 방식으로 실행 내용을 간단히 기록하는 화면의 예이다.

전자간호기록시스템은 간호사의 간호과정 적용을 지원하도록 개발되어야 한다. 즉 전자간호기록시스템은 간호사가 대상 환자의 객관적, 주관적 자료를 기초로 간호진단을 도출하고, 목표로 하는 간호결과를 위해 수행해야 할 간호중재와 간호활동을 선정하고, 간호사가 대상 환자에게 수행한 간호결과를 평가하는 일련의 과정을 안내하고 지원해야 한다.

[그림 9-13]부터 [그림 9-16]까지의 그림은 간호과정에 따라 수립된 간호계획에 대해 간호활동을 수행하고 활동 내용을 구조화된 방식으로 기록하는 사례 화면의 일부이다. [그림 9-13]은 대상 환자의 주관적, 객관적(S/O, subjective/objective) 증상자료를 기초로 환자의 주요 불편사항(C.C, Chief Complaint)을 사정하고, 그 C.C를 해결하기 위해 수행한 간호활동을 구조화된 방식으로 기록하는 사례 화면의 일부이고, [그림 9-14]는 대상 환자에 대한 간호진단을 기반으로 선정한 간호중재와 간호활동을 수행하고 간호활동의 세부내용

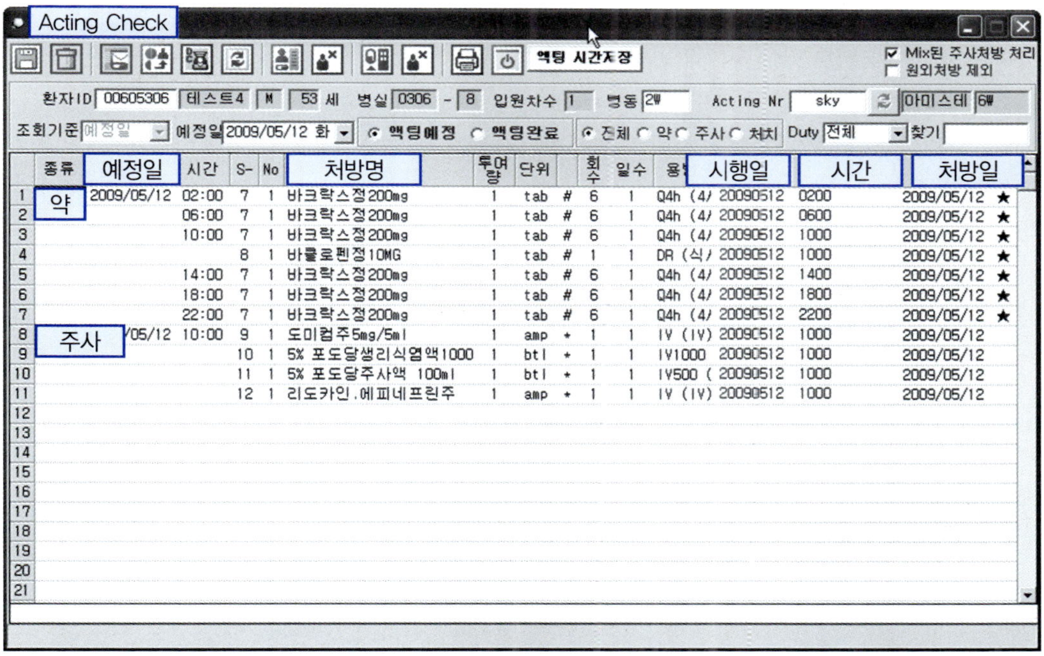

그림 9-12 구조화된 방식의 간호기록의 예(1): 처방에 대한 간호활동 기록

출처 : ㈜아미스테크놀로지 병원정보시스템 사용자 지침서

을 구조화된 방식으로 기록하는 사례 화면의 일부이다. [그림 9-15]는 대상 환자에 대한 간호활동을 SOAP(Subjective – Objective – Assessment – Plan) 형식으로 기록하는 사례 화면의 일부이고, [그림 9-16]은 대상 환자에 대한 간호중재 후 간호결과를 구조화된 방식으로 기록하는 화면의 예이다. [그림 9-16]에서는 간호결과 항목별로 간호결과지표를 1에서 5점 사이의 측정 척도로 체크하도록 되어 있다.

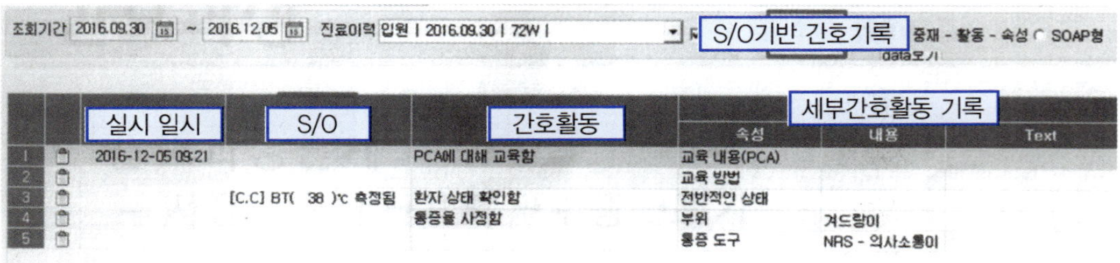

그림 9-13 구조화된 방식의 간호기록의 예(2): 환자증상자료(S/O) 기반 기록

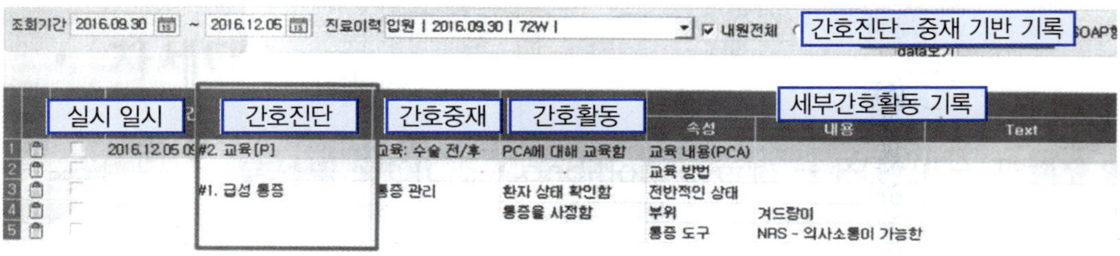

그림 9-14 구조화된 방식의 간호기록의 예(3): 간호진단-중재 기반 기록

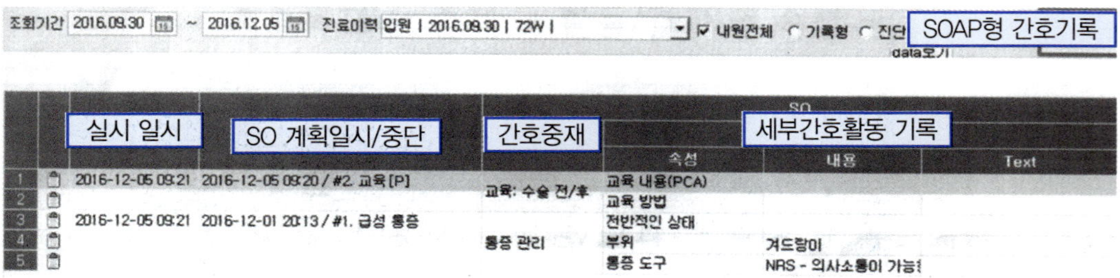

그림 9-15 구조화된 방식의 간호기록의 예(4): SOAP형 기록

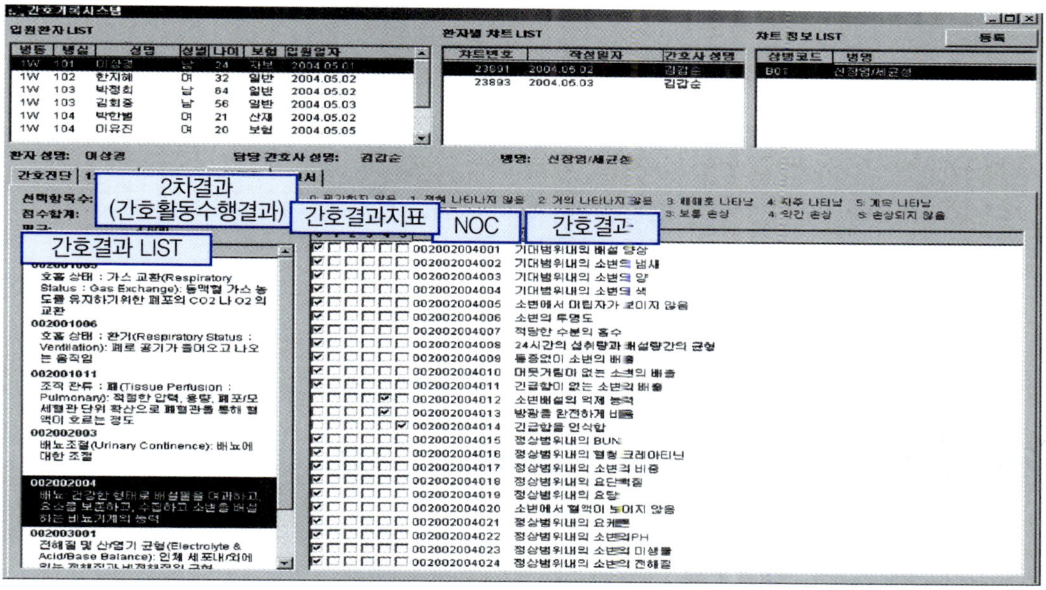

그림 9-16 구조화된 방식의 간호기록의 예(5): 간호결과 기록

출처 : 이은주, 이상수. 과학적 간호과정 적용과 훈련을 위한 멀티미디어 컨텐츠 및 웹 기반 EPSS의 개발. 교육정보미디어연구. 2004;10(2):152.

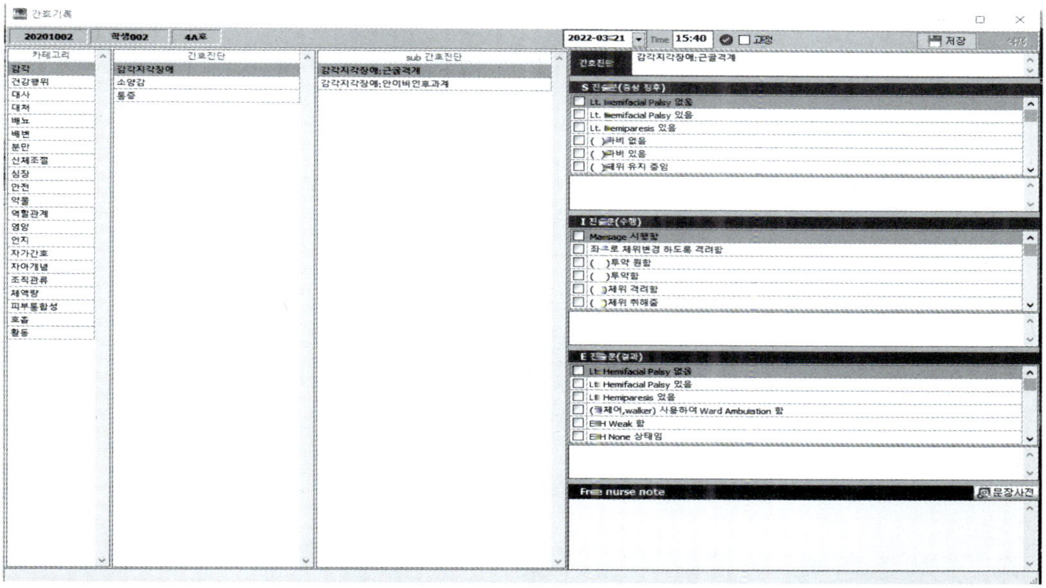

그림 9-17 구조화된 방식의 간호기록의 예(6): 간호진단 기반 기록

출처 : ㈜위너메디&㈜비트컴퓨터. BitNixAcademy 간호EMR 교육용 프로그램.

[그림 9-17]부터 [그림 9-18]까지의 그림도 간호과정에 따라 수립된 간호계획에 대해 간호활동을 수행하고 활동 내용을 구조화된 방식으로 기록하는 사례 화면의 일부이다. [그림 9-17]은 대상 환자에 대한 간호진단을 기반으로 간호중재 선택 없이 간호활동을 수행하고 세부내용을 구조화된 방식으로 기록하는 사례 화면의 일부이다. [그림 9-18]은 간호진단과 관계없이 수행한 간호를 기록한 것과 간호진단을 기반으로 기록한 것을 함께 보여주는 사례 화면의 일부이다.

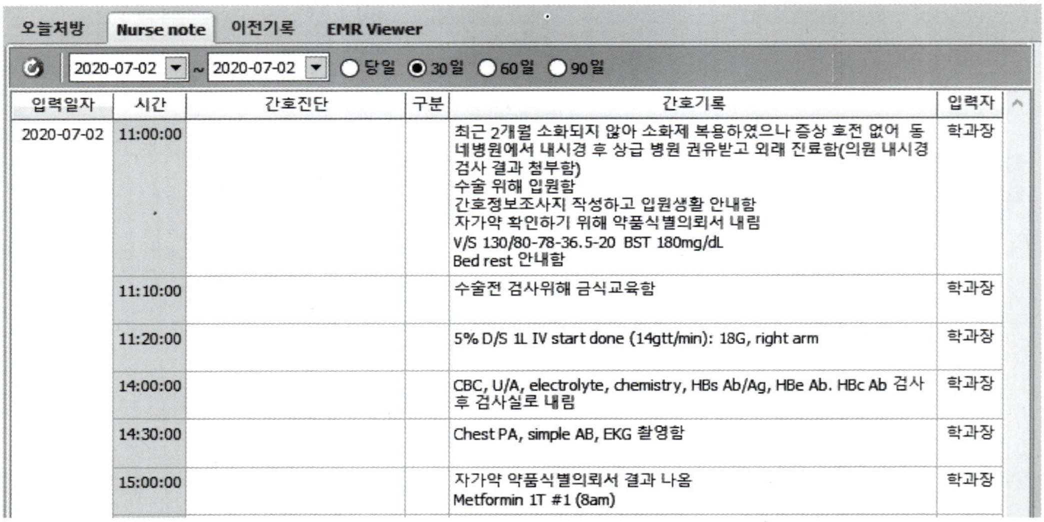

그림 9-18 구조화된 방식의 간호기록의 예(7): 일반 기록과 간호진단 기반 기록 모두 포함

출처 : ㈜위너메디&㈜비트컴퓨터. BitNixAcademy 간호EMR 교육용 프로그램.

활동 과제

- 간호계획 시스템의 종류를 두 가지로 구분하고, 각각의 기능과 특징에 대해 설명해 보자.
- 간호기록 시스템의 기록 방식을 두 가지로 구분하고, 각 방식의 특징과 장단점에 대해 설명해 보자.

4 처방전달 및 결과보고 시스템

처방전달 및 결과보고 시스템은 병원정보시스템 내의 처방전달시스템(OCS, Order

Communication System)이 간호정보시스템과 연동되는 것으로 볼 수 있다. 이 시스템은 진료처방을 전달하고 처방에 따른 처리 결과를 보고하도록 할 뿐만 아니라 잘못된 용량이 투여된 경우나 임상검사나 진단검사의 결과가 비정상치인 경우 자동으로 간호사에게 주의를 환기시킬 수 있다.

[그림 9-19]는 의사 처방이 발생되면 간호사가 그 처방을 인지하고 각 진료지원부서(약국, 검사실 등)에 처방을 전달하기 위한 작업을 위해 필요한 화면이다. 화면 위쪽 왼편의 "PickUp할 처방"과 "PickUp한 처방"은 PickUp할 처방과 PickUp한 처방을 구분하여 조회하기 위한 것으로, PickUp할 처방에서 처방을 선택한 후 PickUp처리(툴바의 저장버튼을 누르는 것)를 하면 PickUp한 처방이 되어 그 처방은 내부적으로 진료지원 부서에 전달되고, 화면에서는 "PickUp한 처방"상태로 변경하여 조회해야 볼 수 있다. "조회기준"은 PickUp한 처방을 조회할 때 과거의 처방을 오늘 PickUp한 경우라면 처방일자 기준으로 조회하거나 PickUp일자를 조건으로 조회할 필요가 있을 때 사용한다. "조회기준"옆의 일자는 조회일자로, 조회기준이 어느 것이 되느냐에 따라 데이터베이스(DB)로부터 가져오는 정보가 달라진다.

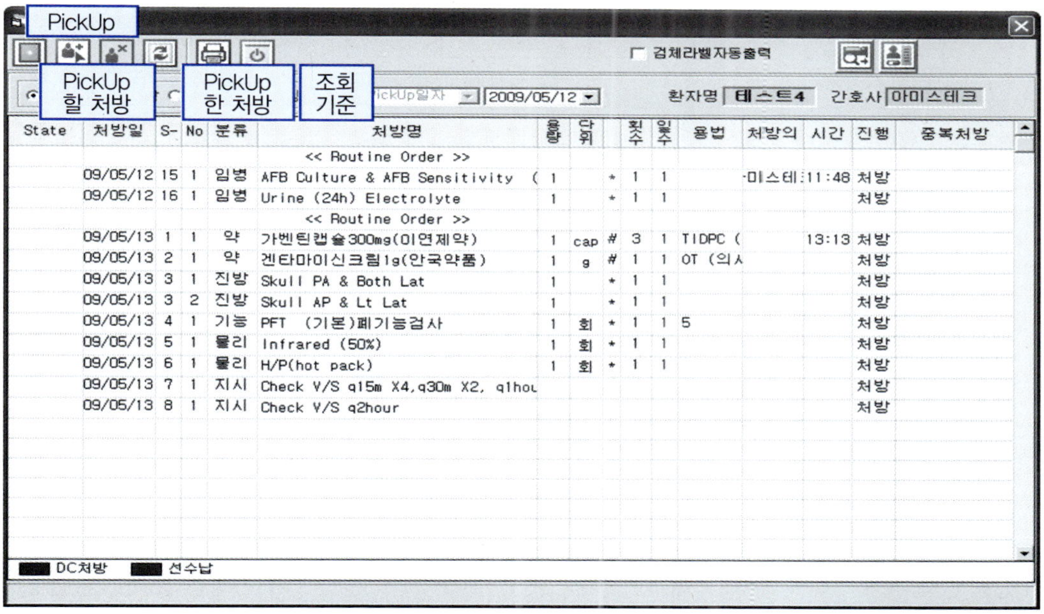

그림 9-19 처방전달을 위한 화면의 예

출처 : ㈜아미스테크놀로지 병원정보시스템 사용자지침서

5 환자 모니터링 시스템

환자 모니터링 시스템은 의료진의 의사결정을 지원할 목적으로 환자의 생리학적 지표나 검사결과와 같은 수치 정보를 연속적으로 처리하는 시스템이다. 정확하고 간결한 측정과 비정상적인 수치에 대한 경고를 제공함으로써 간호사들의 반복적이고 일상적인 업무를 줄여 준다. 심혈관계와 호흡기계 분야의 모니터링시스템이 흔히 활용되고 있다.

[그림 9-20]은 환자의 활력증상을 측정시간별로 연속적으로 보여주는 화면의 예이다. 화면이 "활력증상등록"탭과 "그래프"탭으로 이루어져 있는데, "그래프"화면의 정보는 "활력증상등록"화면의 정보를 바탕으로 그려진다. 일반적으로 측정된 활력증상 정보에서 비정상적인 수치에 대해서는 색상 등으로 경고를 제공한다. [그림 9-21]은 환자별로 활력증상, 섭취배설량(I/O 측정기록), 혈당측정(BST) 기록을 기간설정에 맞게 조회하고 모니터링할 수 있는 화면의 예이다. 환자의 기본정보와 각각의 기록별로 분리하여 조회할 수도 있다.

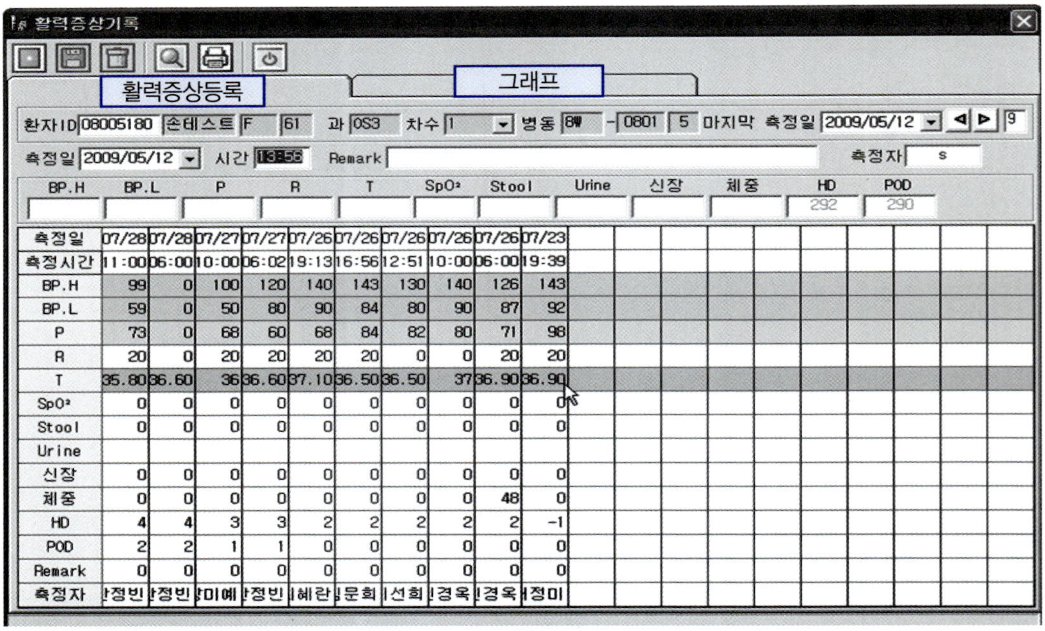

측정일	07/28	07/28	07/27	07/27	07/26	07/26	07/26	07/26	07/26	07/23
측정시간	11:00	06:00	10:00	06:02	19:13	16:56	12:51	10:00	06:00	19:39
BP.H	99	0	100	120	140	143	130	140	126	143
BP.L	59	0	50	80	90	84	80	90	87	92
P	73	0	68	60	68	84	82	80	71	98
R	20	0	20	20	20	20	0	0	20	20
T	35.80	36.60	36	36.60	37.10	36.50	36.50	37	36.90	36.90
SpO²	0	0	0	0	0	0	0	0	0	0
Stool	0	0	0	0	0	0	0	0	0	0
Urine										
신장	0	0	0	0	0	0	0	0	0	0
체중	0	0	0	0	0	0	0	0	48	0
HD	4	4	3	3	2	2	2	2	2	-1
POD	2	2	1	1	0	0	0	0	0	0
Remark	0	0	0	0	0	0	0	0	0	0
측정자	난정빈	난정빈	당미예	난정빈	I혜란	I문회	I선희	I경옥	I경옥	I정미

그림 9-20 활력증상 모니터링을 위한 화면의 예

출처 : ㈜아미스테크놀로지 병원정보시스템 사용자지침서

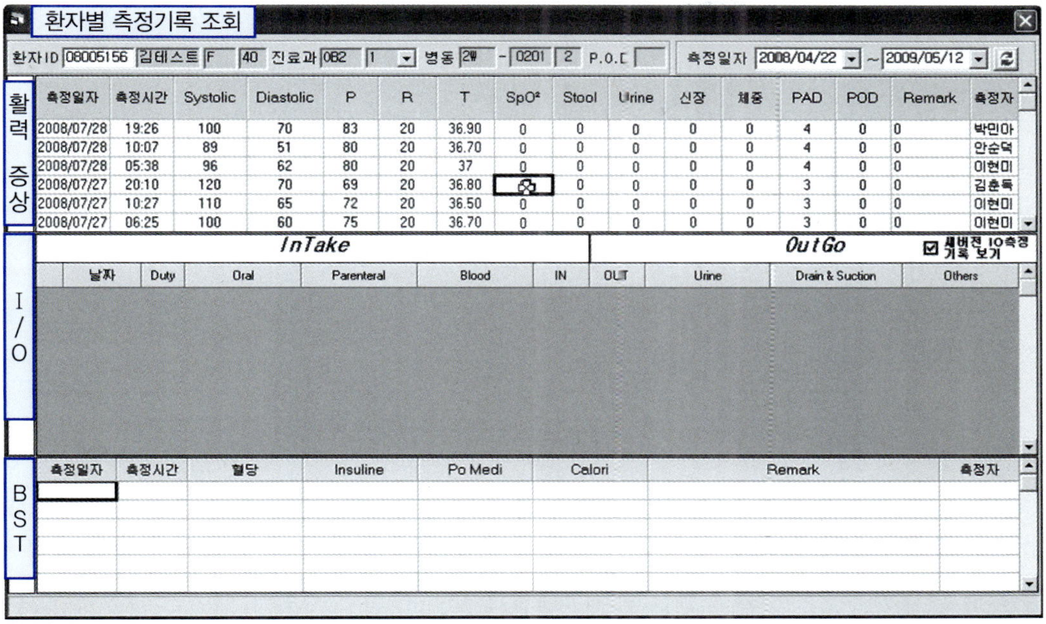

그림 9-21 환자별 측정기록 모니터링을 위한 화면의 예

출처 : ㈜아미스테크놀로지 병원정보시스템 사용자지침서

6 Voice ENR 시스템

최근 Voice ENR 시스템이 개발되어 일부 병원(가톨릭대 은평성모병원)에서 간호기록 시 사용되고 있다. Voice ENR 시스템은 음성으로 간호기록을 작성하는 인공지능 기반 전자간호기록 시스템으로 2019년 11월에 우리나라에서 세계 최초로 구축되어 지금까지 사용되고 있다. Voice ENR은 우리나라의 은평성모병원과 서울성모병원 그리고 인공지능 스타트업 ㈜퍼즐에이아이가 공동 개발해 의료현장에 적용한 것으로 음성 인식률이나 사용자 편의성 면에서 세계 수준에 도달했다는 평가를 받고 있다.

Voice ENR은 인공지능 음성인식 소프트웨어를 탑재하고 대량의 간호 음성 데이터를 보유하고 있어 다양한 환경에서도 음성인식이 가능하다. 시스템 도입 과정에서 간호 현장의 음성 데이터를 892시간 수집했으며 3,000여 가지의 약품명, 의료용 물품 등 수많은 의료용어 데이터를 학습시켰고 의료 현장에서 노이즈 데이터 수집과 학습도 놓치지 않았다고 한다. 병동에 적용된 이후에는 간호사들의 사용을 거치면서 많은 발전을 거듭하고 있다.

도입 초기 Voice ENR 시스템은 병상 옆 등 고정된 자리에서 주로 사용하던 방식이었지만 현재 휴대폰 사이즈의 PDA로 전환해 이동이 많은 간호 업무에 적합하도록 개선되었다. 또한 ENR 시스템을 효율적으로 구동하기 위한 전용 어플리케이션을 개발해 모바일로도 장소에 구애받지 않고 실시간으로 간호기록을 작성할 수 있는 환경을 구현했다. 음성인식이 효과를 발휘할 수 있도록 간호메모시스템을 만들어 운영 중이라고 하며 자유도가 높아져 간호사들이 스스로에게 편한 방법으로 프로그램을 활용하고 있다고 한다.

Voice ENR은 간호사들이 병실에서 간호나 처치를 하면서 실시간으로 음성으로 기록을 할 수 있게 함으로써 간호사들이 기록업무에 쏟는 시간을 줄이는 대신 환자 간호와 소통에 집중할 수 있도록 했다. Voice ENR 운영 시 가장 만족도가 높은 점은 간호 현장에서 즉시 기록이 가능하다는 적시성이다. 기록시간 감소로 직접간호시간이 증가해 환자에게도 긍정적이고 간호 처치에 대한 수가 입력 누락도 방지되고 간호사의 연장근무 시간도 감소하는 효과가 나타났다고 한다.

[그림 9-22]는 Voice ENR을 간호 현장에서 활용하는 시연 영상을 캡처한 화면이다. 간호사가 환자를 간호하는 현장에서 즉시 PDA 기기를 이용하여 말하면서 음성으로 간호기록을 실시하고 있다.

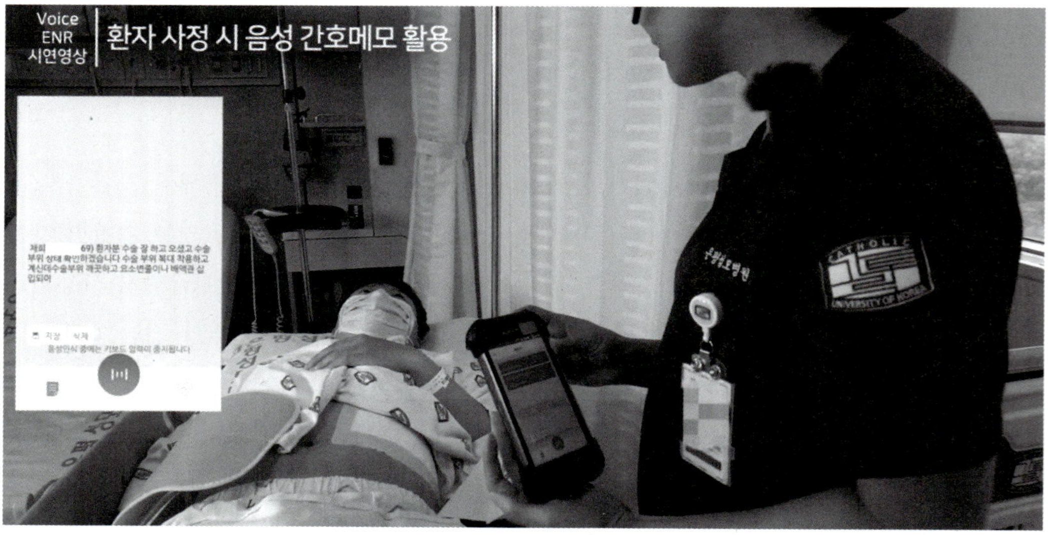

그림 9-22 Voice ENR 시연 영상 캡처 화면

출처 : 의학신문. 'Voice ENR' 간호실무의 새로운 패러다임. 2021.10.28.

7 기타 간호실무를 위한 정보시스템

앞서 일상적인 간호실무를 위한 간호계획 시스템, 간호기록 시스템, 처방전달 및 결과보고 시스템, 환자 모니터링 시스템, 그리고 최근 개발되어 일부 병원에서 적용되고 있는 Voice ENR에 대하여 살펴보았다. 이 외에도 간호실무에서 많이 이용되고 있는 정보시스템으로는 입원업무관리 시스템, 퇴원계획 시스템, 교대근무보고 시스템 등을 들 수 있다. 또한 사례관리 방식의 간호업무 전달체계가 활성화되면서 사례관리 케어 시스템도 간호실무에서 점차 이용되고 있다. 각 시스템의 구성과 기능에 대해 간단히 살펴보자.

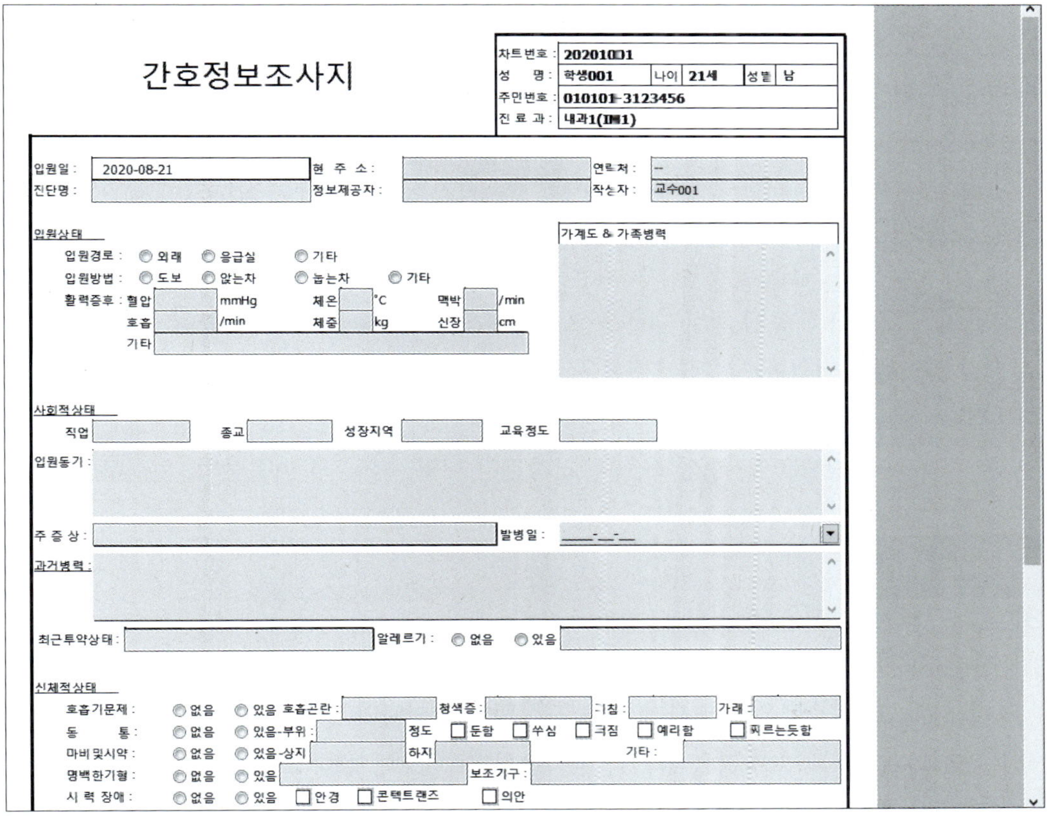

그림 9-23 입원환자 간호정보 조사를 위한 화면의 예

출처 : ㈜위너메디&㈜비트컴퓨터. BitNixAcademy 간호EMR 교육용 프로그램.

1) 입원업무관리 시스템

입원업무관리 시스템은 환자 입원 시 환자 간호에 기초가 되는 정보를 수집하고 관리할 수 있도록 도와주는 시스템으로, 간호정보조사지, 통증평가기록지, 낙상위험 사정도구, 욕창위험 사정도구, 영양상태 사정도구, 수술간호기록지, 응급간호정보기록지, 입원노트 등으로 구성된다.

[그림 9-23]은 입원환자의 간호정보를 조사하고 기록하는 화면의 예이다. 입원일, 진단명, 입원경로, 활력증후 등 입원상태, 직업, 종교 등 사회적 상태, 입원동기, 주 증상, 과거 병력, 최근투약상태, 신체적 상태 등에 대하여 조사, 입력하고 출력할 수 있다.

2) 퇴원계획 시스템

퇴원계획 시스템은 퇴원 후 환자에게 필요한 간호와 지원을 도와주는 시스템으로, 입원할 때의 환자에 대한 사정 결과, 환자 입원 내용의 정리, 퇴원할 때 환자의 학습요구사항, 문제 및 투약 목록, 운동과 물리치료의 필요성, 앞으로 필요한 케어를 지원하기 위한 지역사회자원으로의 이송 등에 관한 내용을 포함하여 퇴원계획을 세울 수 있도록 구성된다.

[그림 9-24]는 퇴원환자의 간호계획을 보여주는 화면의 예이다. 퇴원 후 외래방문 일시, 외래검사 계획, 투약 사항, 퇴원 후 활동범위, 식이, 목욕, 추후관리 등 생활관리 내용, 퇴원 후 감염관리, 당뇨조절, 혈압조절 등 건강관리 내역, 퇴원 시 이동방법, 의식상태, 퇴원 후 갈 곳, 외래진료나 문의를 요하는 증상 등에 대하여 계획을 입력하고 출력할 수 있다.

3) 교대근무보고 시스템

교대근무보고 시스템은 간호사가 교대근무 시 간호진단과 간호중재 내용이 포함된 상세하고 개별화된 환자간호계획을 출력하여 사용할 수 있도록 한다. 또한 환자를 간호할 간호사의 할당도 환자분류와 간호사의 작업부하 지표를 이용하여 결정할 수 있다. 이러한 시스템을 통해 간호사는 환자, 보호자, 다른 간호사들과 의미 있는 대화가 가능할 뿐만 아니라 즉각적인 침상 옆 사정도 가능하다.

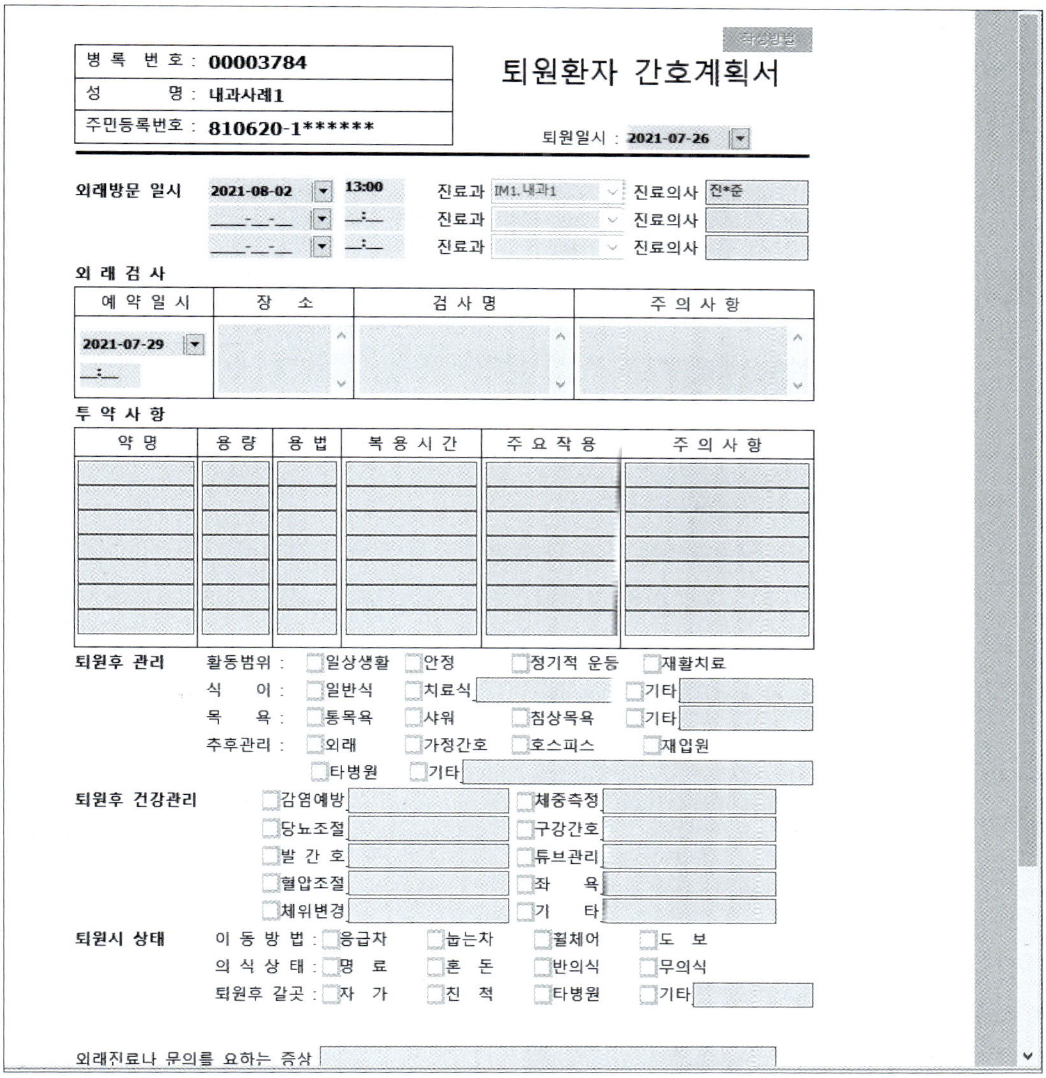

작성방법

퇴원환자 간호계획서

병록 번호 : 00003784
성 명 : 내과사례1
주민등록번호 : 810620-1******

퇴원일시 : 2021-07-26

외래방문 일시 2021-08-02 13:00 진료과 IM1.내과1 진료의사 진*준
진료과 진료의사
진료과 진료의사

외래검사

예약일시	장소	검사명	주의사항
2021-07-29			

투약사항

약명	용량	용법	복용시간	주요작용	주의사항

퇴원후 관리
활동범위 : □일상생활 □안정 □정기적 운동 □재활치료
식이 : □일반식 □치료식 □기타
목욕 : □통목욕 □샤워 □침상목욕 □기타
추후관리 : □외래 □가정간호 □호스피스 □재입원 □타병원 □기타

퇴원후 건강관리
□감염예방 □체중측정
□당뇨조절 □구강간호
□발간호 □튜브관리
□혈압조절 □좌욕
□체위변경 □기타

퇴원시 상태
이동방법 : □응급차 □눕는차 □휠체어 □도보
의식상태 : □명료 □혼돈 □반의식 □무의식
퇴원후 갈곳 : □자가 □친척 □타병원 □기타

외래진료나 문의를 요하는 증상

그림 9-24 퇴원환자 간호계획을 위한 화면의 예

출처 : ㈜위너메디&㈜비트컴퓨터. BitNixAcademy 간호EMR 교육용 프로그램.

4) 사례관리 케어 시스템

사례관리는 환자와 환자가족에게 특정 종류의 환자사례에 맞는 협력적인 간호계획을 제공하는 임상시스템이며, 사례관리 케어 시스템은 사례관리에 기반을 두고 지속적인 케어를 제공하는 데 이용할 수 있는 정보시스템이다. 사례관리 케어 시스템은 임상간호를 제공하는 병원 내외의 모든 장소에서 기록을 하는 데 컴퓨터를 활용할 수 있도록 하며, 병원, 가정 및 다른 지역사회 자원에서 환자 케어의 연속성을 유지해준다.

요약

- 간호정보시스템이란 임상에서 간호사가 간호정보를 분류하거나 수집 및 조직화를 위해 사용되는 체계적인 시스템이며 이를 구체적으로 조작하기 위해 사용되는 프로그램의 집합체이다. 좁은 의미로 간호정보시스템은 병동간호사가 입원환자간호 업무를 위해 사용하는 정보시스템을 뜻한다.
- 간호정보시스템은 활용 영역에 따라 크게 간호실무를 위한 정보시스템, 간호행정을 위한 정보시스템, 간호연구를 위한 정보시스템, 그리고 간호교육을 위한 정보시스템으로 구분할 수 있다.
- 간호실무를 위한 정보시스템은 간호계획 시스템, 간호기록 시스템, 처방전달 및 결과보고 시스템, 환자 모니터링 시스템, 퇴원계획 시스템, 교대근무보고 시스템, 사례관리 케어 시스템 등으로 세분화할 수 있다.
- 간호계획을 정보화하는 방법은 크게 두 가지로 구분할 수 있다. 하나는 의학적 진단에 기초를 두고 간호계획을 수립하는 전형적인 방법이고, 다른 하나는 간호과정에 따라 간호진단에 초점을 두고 간호계획을 수립하는 방법이다.
- 간호기록을 정보화하는 방법은 입력방식에 따라 크게 자유텍스트 기반의 간호기록 방법과 구조화된 방식의 간호기록 방법으로 구분할 수 있다.
- 처방전달 및 결과보고시스템은 진료처방을 전달하고 처방에 따른 처리 결과를 보고하도록 할 뿐만 아니라 잘못된 용량이 투여된 경우나 임상검사나 진단검사의 결과가 비정상치인 경우 자동으로 간호사에게 주의를 환기시킬 수 있다.
- 환자 모니터링 시스템은 의료진의 의사결정을 지원할 목적으로 환자의 생리학적 지표나 검사결과와 같은 수치 정보를 연속적으로 처리하는 시스템이다. 정확하고 간결한 측정과 비정상적인 수치에 대한 경고를 제공함으로써 간호사들의 반복적이고 일상적인 업무를 줄여 준다.
- Voice ENR 시스템은 음성으로 간호기록을 작성하는 인공지능 기반 전자간호기록 시

스템이다. 간호사들이 병실에서 간호나 처치를 하면서 실시간으로 음성으로 기록을 할 수 있게 함으로써 간호사들이 기록업무에 쏟는 시간을 줄이는 대신 환자 간호와 소통에 집중할 수 있도록 했다.

- 입원업무관리 시스템은 입원환자의 간호정보를 조사하여 기록하고 관리하기 위한 시스템이고, 퇴원계획 시스템은 퇴원 후 환자에게 필요한 간호와 지원을 도와주는 시스템이다. 교대근무보고 시스템은 간호사가 교대근무 시 간호진단과 간호중재 내용이 포함된 상세하고 개별화된 환자간호계획을 출력하여 사용할 수 있도록 한다. 사례관리 케어 시스템은 사례관리에 기반을 두고 지속적인 케어를 제공하는 데 이용할 수 있는 정보시스템이다.

제 10 장

간호행정을 위한 정보시스템

☑ 학습목표

1. 환자분류시스템의 내용 및 활용 방법을 설명할 수 있다.
2. 정보시스템의 간호인력시스템을 설명할 수 있다.
3. 간호인력 관리를 위한 정보시스템의 활용 방법을 기술할 수 있다.
4. 직무분석의 개념과 절차를 설명할 수 있다.
5. 부서 간 의사소통 지원시스템을 설명할 수 있다.
6. 물품관리시스템에 대해 설명할 수 있다.
7. 총체적 질 관리 및 간호의 질 관리 개념과 활용에 대해 설명할 수 있다.
8. 환자안전관리 시스템의 개념과 활용방안을 설명할 수 있다.

☑ 주요용어

간호정보시스템(nursing information system)
환자분류체계(PCS, Patient Classification System)
원형평가(prototype evaluation)
요인평가(factor evaluation)
인력 관리(staff management)
근무 스케줄링(scheduling)
인사고과(merit rating, performance appraisal)
직무분석(Job analysis)
직무기술서(job description)
직무명세서(job specification)
직무평가(Job evaluation)
의사소통(communication)
물품관리시스템(material management system)
지속적 질 향상(CQI, Continuous Quality Improvement)
간호의 질 관리(quality management of nursing)

이 장에서는 간호행정의 효율적인 운영을 위한 정보시스템의 개념, 종류 및 적용 사례 등을 살펴보고자 한다. 최근 환자 요구도가 증가할 뿐만 아니라 정보량의 증가 및 복잡성 등으로 의료서비스의 내용과 방법의 개선을 요구하고 있다. 또한 업무 및 서류 작업의 질적인 향상을 위해서 간호행정의 정보시스템은 필연적이다.

간호정보시스템은 간호정보관리를 향상시켜 궁극적으로 환자에게 제공하는 간호의 질을 높이는 데 중요한 역할을 하고 있다. 간호정보체계의 활용으로 간호사들은 많은 서류작업을 수월하게 처리하여 비효율적인 간호시간을 줄이고 효율적으로 업무를 수행할 수 있다. 환자에게 제공된 질적인 간호와 관심으로 직접간호시간을 늘릴 수 있으며, 간호사의 만족도가 올라가고, 간호기록의 질이 향상된다.

간호정보시스템은 간호업무, 간호행정, 간호교육, 간호연구에서 다양하고 방대한 정보들이 의사결정에 활용될 수 있다. 특히, 간호행정 측면에서 살펴보면 간호인력자원을 효율적으로 배분하고 관리하기 위한 정보를 산출하여 간호정책의 기획을 가능하게 하며 간호 질 측정과 모니터를 위한 자료수집과 간호실무표준의 개발을 용이하게 한다. 현재 임상에서 사용하고 있는 간호인력 산정시스템, 환자분류시스템, 물품관리시스템, 질관리시스템, 간호수가시스템, 각종 보고서 등은 간호행정을 효율적으로 할 수 있도록 한다. 여기서는 환자분류체계, 간호인력 관리, 부서 간 의사소통, 물품관리, 질 관리 등에 대해 살펴보고자 한다.

1 환자분류체계(환자중증도 분류)(PCS, Patient Classification System)

용어 정의 | 환자분류체계(환자중증도 분류)

환자의 상태에 따른 간호요구, 간호제공 빈도 및 시간을 측정하여 환자의 중증도를 일정한 수준으로 구분하는 것

1) 환자분류체계의 개념

환자분류(patient classification)는 환자의 상태에 따른 간호요구, 간호제공 빈도 및 시간을 측정하여 환자의 중증도를 일정한 수준으로 구분하는 것을 말한다. 이는 개별 환자나 환자 집단에게 얼마나 집중적인 치료와 간호가 필요한가에 대한 피드백을 제공해 준다. 환자의 중증도(Severity)를 파악하고 분류하면 치료나 간호요구의 강도를 토대로 필요한 비

용과 자원을 보다 효율적으로 관리할 수 있게 된다. 따라서 간호관리자는 효율적인 간호인력 산정뿐 아니라, 간호단위 간의 특성과 근무조에 따른 적정인력 배치를 위한 전략을 수립해야 할 책임이 있다.

(1) 환자분류체계의 종류

환자분류는 원형평가(prototype evaluation)와 요인평가(factor evaluation)로 나눌 수 있다(F. G. Abdella & E. Levine, 1979). 원형평가는 유사한 간호행위에 따라 환자의 특성에 따라 3~4개 군으로 나누어 범주별로 간호요구량을 광범위하게 기술함으로써 각 범주를 대표하는 환자의 특성을 평가하는 것이다.

표 10-1 원형평가의 예(일부)(이희옥, 1986)

간호영역 / 간호요구	Category I (1점)	Category II (2점)	Category III (3점)	Category IV (4점)
신체적 요구 1. 일상적 생활 활동 • 식이(feeding)	식사를 혼자 할 수 있으며 거의 도움을 필요로 하지 않는다.	식사 시 약간 도움이 필요하거나 격려가 필요하다. • 검사 후 검사상 준비	음식을 스스로 먹을 수는 없지만 씹고 삼킬 수는 있다. • Ulcer diet 1단계 • Gastrectomy 1, 2일 식이 • Sips of water	혼자서는 음식을 전혀 먹을 수 없고 씹고 삼키는 데도 어려움이 있다. • Levin tube • Feeding • Gastrostomy tube feeding 완전 feeding이 요구되며 1~2시간 간격의 feeding을 한다.
• 개인위생 (personal hygiene)	개인위생을 완전하게 혼자 할 수 있다.	목욕, 구강위생, 머리 빗기 등에 약간의 도움이 필요하다.	혼자서 개인위생을 거의 할 수 없다. 피부간호가 필요하다.	완전히 의존적이다. 피부간호와 함께 완전 침상목욕이 요구된다.
• 배변 (elimination)	화장실 출입을 혼자 할 수 있다.	화장실에 가거나 소변기를 사용하는 데서 약간 도움이 필요하다.	변기나 소변기를 침대에 놓고 사용한다.	완전히 의존적이다. 계속적으로 실금한다.
• 활동(mobility)	혼자서 자유롭게 움직인다.	자세변경이나 침상이동 시 약간의 도움이 필요하다. Tube나 IV를 달고 있다.	부분적으로 몸을 옆으로 돌리거나 올릴 수 있다. 침상에서 혼자 일어날 수 없다. 자세변경 시, 음료수 마실 때, 편안히 누울 때에 도움이 필요하다. • Bed rest	완전히 의존적이다. • Absolute bed rest • 무의식 상태 • 1~2시간 간격의 체위변형

출처 : 이희옥(1986). 내,외과 환자분류를 위한 도구개발연구, 연세대학교 석사학위 논문

[표 10-1]은 내 · 외과 환자의 신체적 요구(일부)에 대한 간호영역을 범주별로 분류하여 제시한 원형평가의 예이다. 요인평가는 항목별 환자의 간호요구를 점수화한 후 각 항목 점수의 총점에 따라 환자의 등급을 구분하는 방법이다. 이 평가는 간호제공시간을 비교적 객관적으로 측정할 수 있으나, 항목이 많고 시간이 오래 걸리는 단점이 있어 사용이 쉽지 않지만, 이를 전산화함으로써 간호사들이 담당 환자의 상태에 따른 해당 항목을 화면으로 선택하거나 화면의 지시에 따라 숫자를 입력하면 분류점수와 분류군이 자동적으로 계산되도록 하여 활용되고 있다. [표 10-2]는 중환자 간호를 위한 분류도구 지침의 일부를 제시하였다. [그림 10-1]은 중환자실 환자분류도구(일부)를 이용하여 적용한 화면의 예이다.

표 10-2 요인평가지침의 예(일부) : 한국형 중환자간호 분류도구(KPCSC)

간호영역	번호	간호활동	기준항목	점수	지 침
1. 활력징후 측정 및 감시 (Monitoring & Measuring)	1	체온 & 호흡측정 (BT & RR)	3~5회	1	직접 또는 모니터로 호흡수, 체온을 측정하고 기록하는데 소요되는 시간으로 호흡수와 체온을 모두 측정한 경우 해당된다.
	2		6~12회	2	
	3		13회 이상	4	
	4	감시기기 모니터링 (ABP, NIBP, HR, SpO2, ETCO2)	3~5회	2	모니터를 통해 ABP, NIBP, HR, SpO2, ETCO2 중 3가지 이상을 측정한 경우 해당된다.
	5		6~12회	4	
	6		13회 이상	8	
	7	감시기기 모니터링 (침습적 압력- CVP, PAP/PCWP/RAP 등)	3~5회	2	모니터를 통해 CVP, PAP/PCWP/RAP 중 1가지 이상 측정한 경우 해당된다. CVP의 경우 물기둥을 이용해 측정한 경우에는 해당된다.
	8		6~12회	4	
	9		13회 이상	8	
	10	심박출량 모니터링 (CO, CI, SVI, SVV 등)		5	모니터를 통해 CO, CI, SVI, SVV 중 1가지 이상 측정하고 기록하는 경우 해당된다.
	11	뇌내압측정 (EVD, Intracranialbolt 등)	3~5회	1	EVD나 뇌압측정 기기의 모니터를 통해 감시하는 경우 모두 해당된다. EVD를 통해 배액만 하는 경우는 해당되지 않는다.
	12		6~12회	2	
	13		13회 이상	5	
	14	수분 섭취 및 배설량 측정	q6~8시간	2	섭취량과 배설량을 모두 측정한 경우에만 해당 된다(한가지만 측정한 경우에는 해당되지 않음). 배설량은 소변과 기타 배액량을 재거나 무게를 측정하는 경우 포함된다.
	15		q4시간	4	
	16		q2시간	6	
	17		q1시간	15	
	18	침상체중 측정		2	Inced scale을 이용하거나 중환자 침대를 이용하여 체중을 측정하는 경우에만 해당된다.

<table>
<tr><td rowspan="2"></td><td>19</td><td>침습적 압력 측정을 위한 감시기 설치 (ABP, CVP, S Gcath, CO 등)</td><td>횟수</td><td>2/회</td><td>모니터링 세트를 교환하거나 카테터를 새로 삽입할 때에 수행되는 모니터 설정, 압력백 준비, 케이블 연결 등의 경우 등이 해당된다. ABP, CVP, S G cath, CO 각 장치 별 1회로 간주한다. 카테터 삽입은 별도 산정한다.</td></tr>
<tr><td>20</td><td>IABP나 RCMO 유지</td><td></td><td>6</td><td>IABP나 ECMO 중 1가지 이상 유지할 경우 해당된다. 심폐기능 모니터링, 회로의 유지, 환자반응, 말초 순환 상태사정, 열람에 대한 조정을 포함한다.</td></tr>
<tr><td rowspan="13">2. 신체사정 및 검사 (Physicalex amination & test)</td><td>21</td><td rowspan="3">의식상태 관찰 (GCS, P/S, L/R, Musclepower, BISmonitoring 중 3가지 이상)</td><td>3~4회</td><td>2</td><td rowspan="3">GCS, P/S, L/R, Muscle power, BIS monitoring 중 3가지 이상 사정한 경우만 해당된다.</td></tr>
<tr><td>22</td><td>5~10회</td><td>8</td></tr>
<tr><td>23</td><td>11회 이상</td><td>10</td></tr>
<tr><td>24</td><td>호흡음 청진 및 기록</td><td>3회 이상</td><td>2</td><td>기도흡인, 물리요법 등과 같은 호흡간호 시 시행한 내용은 제외되며, 간호기록이 있어야 한다.</td></tr>
<tr><td>25</td><td>순환/감각/운동 확인 3회 이상</td><td>3회 이상</td><td>2</td><td>SMC 확인으로 2가지 이상 항목을 3회 이상 확인하고 기록한 경우에만 해당된다.</td></tr>
<tr><td>26</td><td>기타사정 (낙상, 통증, 욕창, 진정) 5회 이상</td><td>총 5회 이상</td><td>3</td><td>도구를 사용하여 측정한 경우만 해당된다. 낙상, 통증, 욕창, 진정 중 종류와 상관없이 횟수가 5회 이상일 경우 해당된다. 동일 내용 사정을 반복할 경우 모두 횟수로 인정한다.</td></tr>
<tr><td>27</td><td rowspan="2">혈당검사</td><td>3~6회</td><td>2</td><td rowspan="2">검사실에서 시행한 검사는 해당되지 않는다.</td></tr>
<tr><td>28</td><td>7회 이상</td><td>4</td></tr>
<tr><td>29</td><td rowspan="2">현장응급검사시행 (ABG, USG, ACT 등) (혈당검사는 제외)</td><td>2~5회</td><td>2</td><td rowspan="2">중환자실 직원이 중환자실 내에서 현장 응급검사를 위해 준비, 채취, 검사를 시행시 점수를 부여한다. ABG, USG, ACR검사 등이 포함되며, 동일검사를 반복할 경우에도 모두 횟수로 인정한다. 혈당검사는 제외한다.</td></tr>
<tr><td>30</td><td>6회 이상</td><td>4</td></tr>
<tr><td>31</td><td>혈액채취 (동맥관, 정맥천자) 2회 이상</td><td>2회 이상</td><td>1</td><td>검사실로 보내기 위해 중환자실 직원이 채혈하는 것이 해당된다. 2회 시행이란 튜브 종류가 아니라 venipuncture나 혈액을 채취하는 횟수를 의미하며, ABG, Electro를 동시 채혈하여 튜브 2개에 나눠 담은 경우에는 1회로 한다.</td></tr>
<tr><td>32</td><td>기타검체채취 (객담, 소변, 대변 등) 2회 이상</td><td>2회 이상</td><td>2</td><td>중환자실 직원이 객담(TTA 포함), 소변, 대변 등을 채취하는 것이 포함되며, 동일검체를 반복 채취한 경우에도 모두 횟수로 인정한다.</td></tr>
<tr><td>33</td><td>12-유도 심전도 기록</td><td>횟수</td><td>2/회</td><td>중환자실 직원이 시행하는 경우에만 해당된다.</td></tr>
</table>

출처 : 유정숙 외 2인(2015). 한국형 중환자간호 분류도구(KPCSC : Korean Patient Classification System for Critical care nurses) 개발

사정대상

기초사정 : 0　낙상 : 1　욕창 : 1　통증 : 1

	병실	병록번호	성명	나이	기록일자	기록시간	기록자	통증	영양	기능	교육(환자)	교육(보호자)	가치관	영적지지	사생활보호	측형보호	낙상	욕창	통증
1	icu	292	김	73	2017-12-12	08:17		무	2	8	시행	시행	아니오	아니오	아니오	아니오	51	13	M

2018-02-01 08:07　115　5군 5군

항목	내용	점수	선택
1. 활력징후(Manual)	V/S check(manual, TPR, BP) 12회/일	4	
	V/S check(manual, TPR, BP) 24회/일	8	
	직장/액와/tympany temp. 4회이상	2	
	Femoral pulse, pedal pulse check q 4hr 이상	2	
	수술/검사/분만/출생 직후 신생아 V/S check 15분*4 & 1h *4 & 4h	4	
2. 감시 및 측정	I/O check 3회/일	2	
	I/O check 4회/일	3	
	I/O check 6회/일	4	
	I/O check 12회/일	8	
	I/O check 24회/일	16	
	순환확인(피부색과 온도, 부종, 감각, 움직임) 12회/일	2	
	의식신경계 사정 6회/일	3	
	의식신경계 사정 12회/일	6	
	의식신경계 사정 24회/일	12	
	CVP(manual) check 12회/일	2	
	CVP(manual) check 24회/일	4	
	ICP(manual) check or monitoring reading 12회/일	2	
	ICP(manual) check or monitoring reading 24회/일	4	

그림 10-1 요인평가의 예(일부) : 환자분류도구(중환자실)

2 인력관리(staff management)

용어 정의 인력관리

조직이 필요로 하는 인력의 수요를 예측하고 인력의 자격요건을 관리하여 부서가 원활하게 운영될 수 있도록 인력을 적절하게 공급하고 관리하는 것

1) 간호인력 산정방법

인력관리의 개념은 일반적으로 조직이 필요로 하는 인력의 종류와 수 등 수요를 예측하고 인력의 자격요건을 관리하여 부서가 원활하게 운영될 수 있도록 인력을 적절하게 공급하고 관리하는 것을 말한다. 조직의 인력산정을 위해서는 이론적 근거, 실무적 상황, 법적 근거 등 다양한 기준이 적용되어야 한다. 길리스(Gillies, 1982)는 간호인력 산정방법을 서술적 방법, 산업공학적 방법 및 관리공학적 방법의 세 가지로 구분하여 설명하였다.

(1) 서술적 방법(descriptive method)

서술적 방법은 환자 유형을 분류하고 설정한 간호표준에 따라 관리자의 경험을 근거로 간호요원의 종류와 수를 결정하는 방법이다. 우리나라는 현행 의료법에 근거하여 간호사 정원

을 설정하는 방법으로 입원실의 경우는 환자:간호사 비율이 5:2, 외래의 경우는 환자:간호사 비율이 30:1로 간호업무를 수행하기 위해 필요한 간호요원의 수를 환자와의 비율로 결정하는 방법을 사용하고 있다. 현행 의료법의 간호사 정원(1등급)에 관한 기준은 다음 같다.

- 연 평균 1일 입원환자를 2.5명으로 나눈 수(소수점은 올림)
- 외래 환자 12명은 입원 환자 1명으로 환산함

또는 간호관리료 차등제에 따라 간호인력 요구 수준을 확보하는 방법이 있다. 이러한 방법들은 관리자가 선택한 변수 중심으로 인력을 산정하므로 비교적 쉽고 빨리 수행할 수 있으나 환자의 중증도에 따른 간호행위의 증감으로 발생하는 간호인력의 증감을 반영할 수 없다는 단점이 있다.

(2) 산업공학적 방법(industrial engineering approach)

산업공학적 방법은 모든 간호활동을 분석하고, 각각의 간호행위별 간호시간을 측정하여 간호업무의 흐름을 분석하고 각 업무에 요구되는 간호인력을 산정하는 방법이다. 환자에게 제공된 직접간호활동(직접수행, 관찰, 동작시간) 및 간접간호활동(수행 전 준비시간, 후 처치시간, 간호기록, 보고 등)의 빈도와 소요시간을 측정하여 간호업무의 흐름을 분석하고 규정된 업무 수행 시 요구되는 간호인력 수효를 산정하는 방법이다. 산업공학적 방법을 이용한 인력산정 방법은 다음과 같다.

- $\text{1일 평균 간호시간} = \dfrac{\text{직접 간호시간} + \text{간접 간호시간} + \text{개인 시간}}{\text{전체 환자 수}}$
- $\text{간호단위 간호사수} = \dfrac{\text{1일 환자당 필요한 간호시간} \times \text{일 평균 재원환자수} \times \text{1년의 일수}}{(\text{1년의 일수} - \text{1직원의 비번일수}) \times \text{1직원의 일 평균 근무시간}}$

활동 과제

1. 다음 기준에 따라 산업공학적 방법을 이용하여 필요한 간호사 인력(수)을 산정해 봅시다.

〈기준〉

A병동의 일 평균 재원 환자수는 45명, 1일 환자당 필요한 간호시간은 3시간,
각 간호사들에게 주어진 비번일수 120일, 일 직원의 일 평균 근무시간은 8시간일 때 필요한 간호사 수는?

(3) 관리공학적 방법(management engineering approach)

관리공학적 방법은 간호부서의 행동목표, 환자의 유형과 수, 환자유형에 따른 간호표준 및 간호의 질, 업무수행 빈도와 난이도, 운영예산 등 일련의 종합적인 데이터에 기초하여 간호인력을 산정하는 방법이다. 즉, 간호요구도에 따라 환자를 분류한 후 각 분류군별로 필요한 간호시간을 산출하여 총 간호업무량에 따라 간호사를 배치하는 방법이다. 관리공학적 방법을 이용한 인력산정 방법은 다음과 같다.

- 적정간호사 수 = $\dfrac{\text{간호단위 총 직접간호시간} + \text{간호단위 총 간접간호시간}}{\text{8 (일 평균 근무시간)}} \times 1.5^{*}$
- 간호단위 간호사수 = (I군 환자수 × 1.4시간) + (II군 환자수 × 2.5시간) +
  (III군 환자수 × 4.1시간) + (IV군 환자수 × 6.2시간)
- 간호단위 총 간접간호시간 = (간호단위 1일 총 환자 수 × 1.6시간)
- 일 평균 근무시간 = 8시간

* 상수 1.5는 교대근무 간호사의 월평균 근무일수 20일을 기준으로 산정할 경우에 해당함

활동 과제

2. 다음 기준에 따라 관리공학적 방법을 이용하여 필요한 간호사 인력(수)을 산정해 봅시다.

〈기준〉

환자분류	환자수	1일 직접 간호 요구시간	1일 간접 간호 요구시간	비고
I	20	1.4 시간	총 환자 수 X 1.6 시간	※ 용어설명 – 1일 직접 간호요구시간은 환자군별로 평균 직접간호시간을 산출한 것 – 1.6시간은 평균 간접간호시간을 산출한 것 – 간호사의 월평균 근무일수 20일
II	15	2.5 시간		
III	8	4.1 시간		
IV	2	6.2 시간		

* 적정 간호사 수 =

2) 근무자 정보관리

(1) 기본 인사정보

각 기관에서는 근무자별로 개인의 기본정보와 기관에서의 개인이력을 관리한다. 근무자 정보관리를 위해 간호부서는 근무자의 기본 인사정보, 가족사항, 면허 및 자격사항, 근무기록, 교육상황 등을 확인할 수 있도록 인력정보를 관리하고 있다. 기본 인사정보에는 직번, 성명, 생년월일, 연락처, 부서, 근무지, 입사 일자, 직위, 직종, 직급 등 개인의 정보가

포함된다. 근로자의 인사정보는 개인의 경력개발, 인력의 순환 및 배치에 활용하기도 한다. [표 10-3]은 근무자 개인의 인사정보의 예를 제시한 것이다.

표 10-3 근무자 개인 인사정보의 예

기본 인사 정보

직 번	00000000	성 명	O O O
생년월일	0000.00.00	핸드폰 번호	010-000-0000
부 서	00병동	입사 일자	0000.00.00
근무지정정보1	00병동	퇴직 일자	. .
근무지정정보2	-	노조가입일	. .
근무지정정보3	-	근무 형태	
직 위	수간호사	보훈 대상	O Yes O No
직 종	간호사	국민연금 대상	O Yes O No
직 급	간호사	고용보험 대상	O Yes O No
우편번호, 주소			

가족사항

관 계	성 명	생년원일	기타
부	OOO	0000.00.00	
모	OOO	0000.00.00	
형제	OOO	0000.00.00	
자매	OOO	0000.00.00	

면허 및 자격사항

자 격	취득일	발행처	자격/면허번호
간호사	0000.00.00	보건복지부	000000
전문간호사	0000.00.00	보건복지부	000000

근무 기록

시작일	종료일	발령구분	발령부서	직급	직위	비고
0000.00.00	0000.00.00		151병동	간호사	간호사	
0000.00.00			201병동	간호사	간호사	

원내 · 외 교육

중분류	소분류	교육제목	시작일자	교육장소	평가결과	시간(분)

(2) 근무자 정보관리

근무자 스케줄에서 보이는 인력정보를 기준으로 팀을 설정하고 직원을 선택하면 근무 이력이 조회되어 쉽게 팀을 조정할 수 있도록 설계되기도 한다. 팀별 병실 및 병상을 등록하고 해제하는 기능을 가지며 직원의 근무 정보를 관리하기도 한다. 간호단위의 근무자 정보관리는 해당병동의 수간호사가 관리하며, 간호부 전체의 근무자 정보관리는 간호부의 행정간호사가 관리하기도 한다.

3) 근무 스케줄링(scheduling)

간호사 근무 스케줄링(scheduling)은 간호단위 구성원을 월별, 주별, 일별, 근무조별로 적절히 분포되도록 하고 개인의 특성과 전문성 수준을 분류하고 환자의 중증도와 간호업무량에 맞게 근무인력을 배치하는 인력관리 계획이다. 근무표 작성은 구성원에게 공평성, 융통성, 예측성을 제공하고 개인의 특성을 고려하여 작성하여야 한다. 구성원이 스케줄을 신청하면 간호관리자의 공지사항을 확인하고 신청내역을 조회할 수 있도록 하여 효율적이고 탄력적으로 운영할 수 있도록 하여야 한다.

전산화된 근무표 작성은 스케줄링에 소요되는 시간을 단축시킬 수 있고, 설정된 조건에 맞는 근무표 작성을 용이하게 한다. 근무표의 신속한 정보공유로 근태 상황의 집계가 가능하며 간호행정부서에서 통합 · 관리할 수 있게 되어 효율적인 행정업무가 가능하다. 또한 근무자의 시간 외 근무 상태를 확인하여 입력하면 누적 근무 상황을 파악할 수 있고 수당관리를 용이하게 할 수 있으므로 인사 및 급여 관리에 연동될 수 있도록 설계되기도 한다. 스케줄링과 관련된 변수로는 업무시간, 순환 근무 종류, 주말, 연휴 근무 형태, 충원인력과 부족인력 등을 들 수 있다.

근무 스케줄링의 방법으로는 집권적 방법과 분권적 방법이 있다. 집권적 방법은 간호부 중앙에서 간호 관련 전체 부서의 근무표를 작성하는 방법이다. 분권적 방법은 간호단위관리자가 직접 작성하여 운영하는 방법이다. 두 가지 방법의 장 · 단점은 [표 10-4]와 같다.

분권적 방법으로 근무스케줄 작성 시에는 낮번, 초번, 밤번의 근무 인원, 근무조별 간호역량에 따른 인력 안배, 팀별 인력구성, 개인적 특성(휴가, 연가, 병가, 희망 근무, 희망off, 교육 등), 기관 및 부서의 특성 및 활동 등을 고려해야 한다. [그림 10-2]는 병동의 근무 스케줄링의 예이다.

표 10-4 근무 스케줄링 방법의 장 · 단점

종 류	집권적 방법	분권적 방법
장점	• 인력 예산을 미리 알고 계획 가능 • 환자 증가 및 간호사 결원 발생 시 대처 용이 • 병동관리자의 근무표 작성 책임 경감	• 작성이 비교적 수월 • 구성원 개인적 사정 반영이 수월 • 인격적인 관심을 받는다고 느낌 • 간호단위 특성에 맞는 융통성과 자율성 확보
단점	• 개인의 요청, 변경에 대한 배려 제한	• 상벌체계 악용 가능성 • 자원의 비효율적 사용 시 비용절감의 어려움

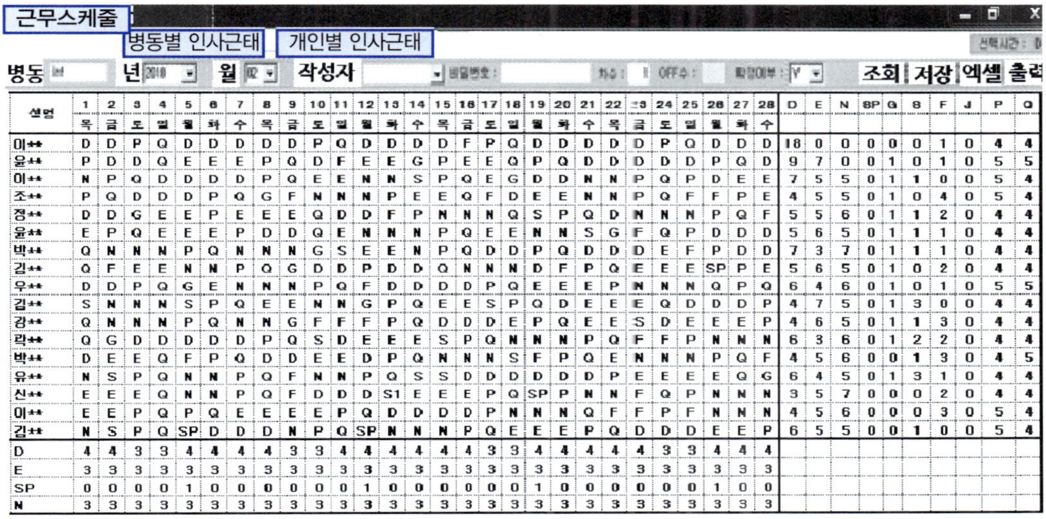

성명	1	2	3	4	5	6	7	8	9	10	11	12	13	14	15	16	17	18	19	20	21	22	23	24	25	26	27	28	D	E	N	SP	G	S	F	J	P	Q
	목	금	토	일	월	화	수	목	금	토	일	월	화	수	목	금	토	일	월	화	수	목	금	토	일	월	화	수										
이**	D	D	P	Q	D	D	D	D	D	P	Q	D	D	D	D	F	P	Q	D	D	D	D	D	P	Q	D	D	D	18	0	0	0	0	0	1	0	4	4
윤**	P	D	D	Q	E	E	E	P	Q	D	F	E	E	G	P	E	E	Q	P	Q	D	D	D	D	D	P	Q	D	9	7	0	0	1	0	1	0	5	5
이**	N	P	Q	D	D	D	D	P	Q	E	E	N	N	S	P	Q	E	G	D	D	N	N	P	Q	P	D	E	E	7	5	5	0	1	1	0	0	5	4
조**	P	Q	D	D	D	P	Q	G	F	N	N	N	P	E	E	Q	F	D	E	E	N	N	P	Q	F	F	P	E	4	5	5	0	1	0	4	0	5	4
정**	D	D	G	E	E	P	E	E	E	Q	D	D	F	P	N	N	N	Q	S	P	Q	D	N	N	N	P	Q	F	5	5	6	0	1	1	2	0	4	4
윤**	E	P	Q	E	E	E	P	D	D	Q	E	N	N	N	P	Q	E	E	N	N	S	G	F	Q	P	D	D	D	5	6	5	0	1	1	1	0	4	4
박**	Q	N	N	N	P	Q	N	N	N	G	S	E	E	N	P	Q	D	D	P	Q	D	D	D	E	F	P	D	D	7	3	7	0	1	1	1	0	4	4
김**	Q	F	E	E	N	N	P	Q	G	D	D	P	D	D	Q	N	N	N	D	F	P	Q	E	E	E	SP	P	E	5	6	5	0	1	0	2	0	4	4
우**	D	D	P	Q	G	E	N	N	N	P	Q	F	D	D	D	D	P	Q	E	E	E	P	N	N	N	Q	P	Q	6	4	6	0	1	0	1	0	5	5
김**	S	N	N	N	S	P	Q	E	E	N	N	G	P	Q	E	E	S	P	Q	D	E	E	E	Q	D	D	D	P	4	7	5	0	1	3	0	0	4	4
강**	Q	N	N	N	P	Q	N	N	G	F	F	F	P	Q	D	D	D	E	P	Q	E	E	S	D	E	E	E	P	4	6	5	0	1	1	3	0	4	4
락**	Q	G	D	D	D	D	D	P	Q	S	D	E	E	E	S	P	Q	N	N	N	P	Q	F	F	P	N	N	N	6	3	6	0	1	2	2	0	4	4
박**	D	E	E	Q	F	P	Q	D	D	E	E	D	P	Q	N	N	N	S	F	P	Q	E	N	N	N	P	Q	F	4	5	6	0	0	1	3	0	4	5
유**	N	S	P	Q	N	N	P	Q	F	N	N	P	Q	S	S	D	D	D	D	D	D	P	E	E	E	E	Q	G	6	4	5	0	1	3	1	0	4	4
신**	E	E	E	Q	N	N	P	Q	F	D	D	D	S1	E	E	E	P	Q	SP	P	N	N	F	Q	P	N	N	N	3	5	7	0	0	0	2	0	4	4
이**	E	E	P	Q	P	Q	E	E	E	E	P	Q	D	D	D	D	P	N	N	N	Q	F	F	P	F	N	N	N	4	5	6	0	0	0	3	0	5	4
김**	N	S	P	Q	SP	D	D	D	N	P	Q	SP	N	N	N	P	Q	E	E	E	P	Q	D	D	D	E	E	P	6	5	5	0	0	1	0	0	5	4
D	4	4	3	3	4	4	4	4	3	3	4	4	4	4	4	4	3	3	4	4	4	4	4	3	3	4	4	4										
E	3	3	3	3	3	3	3	3	3	3	3	3	3	3	3	3	3	3	3	3	3	3	3	3	3	3	3	3										
SP	0	0	0	0	1	0	0	0	0	0	0	1	0	0	0	0	0	0	1	0	0	0	0	0	0	1	0	0										
N	3	3	3	3	3	3	3	3	3	3	3	3	3	3	3	3	3	3	3	3	3	3	3	3	3	3	3	3										

그림 10-2 근무 스케줄링 화면

활동 과제

1. 다음 기준에 따라 필요한 인력을 산정하고 근무표를 작성해 봅시다.

〈기준〉

A병동의 환자 간호요구도를 조사한 결과 낮번 근무자 4명, 오후번 근무자 3명, 밤번 근무자 3명으로 1일 10명의 간호사가 필요하다. 이 때 실제 필요한 간호인력은 몇 명인가?

이를 바탕으로 근무표를 작성하시오.

4) 인사고과(merit rating, performance appraisal)

(1) 인사고과의 개념

인사고과는 조직 구성원에게 부여된 직무에 대한 자격요건에 따라 개인의 업무실적, 업무수행능력 및 근무태도를 평가하고 경우에 따라 리더십을 평가하여 직원의 상대적 가치를 결정하는 것이라고 할 수 있다. 또한 인사고과는 구성원들의 현재의 능력과 업적뿐만 아니라 잠재적 능력 등을 평가하는 합리적인 인사관리의 기초가 된다. 따라서 인사정보자료를 수집 · 분석하고 그 가치를 평가하는 과정에서 객관적이고 공정하게 평가가 이루어져야 한다.

인사고과는 구성원들을 동기부여하고 능력개발을 촉진할 뿐 아니라 공정한 처우개선, 인재육성 및 적재적소 배치 등 인사 관련 정보 제공을 위해 활용하게 된다. 일반적으로 인사고과는 업무실적, 업무수행능력, 근무태도, 리더십 등의 요소를 평가하며(표 10-5 참조), 각 요소별 인사고과의 내용은 구성원의 직위, 업무의 특성에 따라 평가 내용을 달리할 수 있다. [표 10-6]과 [표 10-7]은 일반직원과 관리자 인사고과의 요소와 내용의 예이다.

표 10-5 인사고과의 요소와 내용

인사고과 요소	평가 내용
업무실적	• 업무의 기한 내 수행정도 • 수행의 계획성, 신속성 • 목표달성도(업무 성과) • 업무 공헌도
업무수행능력	• 업무관련 전문지식 • 기술(업무의 숙련도) • 창의력 및 추진력 • 판단력(신속한 업무처리 및 문제해결능력)
근무태도	• 책임감 • 적극성 • 협조성 • 정보공유 • 복장 및 규율 준수 • 근무시간엄수, 예의바른 태도 • 기관의 정책이나 지침, 행사 참여
리더십	• 조직 및 업무의 목적과 지침 제시 및 교육 • 구성원의 능력과 업무향상을 위한 지도 및 동기부여 • 상대방의 대안에 대한 합의점 도출 • 동료 및 후임자의 공헌과 성과 인정 • 솔선수범하는 모범적 태도

표 10-6 일반직원의 인사고과의 예

고과요소		점수	고 과 내 용	등 급					점수		소계
				A	B	C	D	E	1차	2차	
근무실적		20	• 근무시간 내 업무의 수행정도 • 업무의 계획성, 신속성, 업무 공헌도	20	18	16	14	12			
수행 능력	기술 이해 판단력	20	• 업무처리의 숙련 정도 • 업무에 대한 이해력/문제해결 능력 • 업무를 합리적으로 판단하는 능력	20	18	16	14	12			
	전문지식 창의력	15	• 업무에 대한 지식 정도 • 업무수행의 분석 및 창의력	15	13	11	9	7			
수행 태도	책임감 적극성	15	• 업무에 대한 책임의식 정도 • 업무에 임하는 적극성의 정도	15	13	11	9	7			
	협조성 정보공유	15	• 부서 및 타부서와 화합 및 협조 정도 • 기관, 부서의 정책과 지침 수용 및 참여 정도 • 습득한 정보의 공유 정도	15	13	11	9	7			
	근무태도	15	• 근무시간 엄수 • 예의바른 말씨와 태도 • 복장규범 및 규율 준수 정도 • 고객 및 직원에 대한 배려와 존중하는 태도	15	13	11	9	7			
* 고과점수 란에 해당하는 등급의 점수를 기재한다.				고과 합계							
* 소계 = (1차 고과점수 + 2차 고과점수) / 2											

소속		피평가자 성명		평가자 성명	(인)
사원NO.					

(2) 인사고과 방법

조직에서 많이 사용하고 있는 인사고과 방법은 규범기준에 따른 타 직원과의 비교방법, 행동기준 고과방법, 성과기준 고과방법의 세 가지가 있다.

① 규범기준에 따른 타 직원과의 비교방법(norm-referenced appraisal)

㉠ 서열법(ranking methods) : 피평가자의 업적이나 가치를 점수화하여 서열이나 순위를 매겨서 평가하는 방법으로 일반적으로 평가가 용이하다.

표 10-7 관리자의 인사고과의 예

고과요소		점수	고 과 내 용	등 급					점수		소계
				A	B	C	D	E	1차	2차	
근무 실적	목표 달성	10	기관 및 부서의 목표달성 정도	10	9	8	7	6			
	공헌 정도	10	업무의 계획성, 신속성, 정확성	10	9	8	7	6			
수행 능력	기획력 창의력 추진력	20	업무의 기획, 예리한 분석 및 창의력 업무를 효율적으로 추진하는 능력	20	18	16	14	12			
	지도 통솔력	15	직원의 적성과 능력을 파악하여 지도하는 능력 부서를 관리하고 통솔하는 능력	15	13	11	9	7			
	지식 판단력	15	새로운 지식 습득정도 업무에 대한 이해력, 판단력 업무를 합리적으로 판단하는 능력	15	13	11	9	7			
수행 태도	협조성 정보공유	15	부서 및 타부서와 화합 및 협조 정도 습득한 정보의 공유 정도	15	13	11	9	7			
	책임감 적극성 성실성	15	사명감과 자기 헌신 정도 기관, 부서의 정책과 지침 수용 및 참여 정도 고객 및 직원에 대한 배려와 존중하는 태도	15	13	11	9	7			
* 고과점수 란에 해당하는 등급의 점수를 기재한다.				고과 합계							
* 소계 = (1차 고과점수 + 2차 고과점수)/2											

소속		피평가자 성명	평가자 성명	(인)
사원NO.				

㉡ 강제배분법(forced distribution) : 평가 전에 미리 설정된 평가의 범위와 수에 따라 피평가자를 그 비율에 맞추어 강제로 할당하여 평가하는 방법이다.

② 행동기준 고과방법(behavioral appraisal)

㉠ 물리적 관찰(physical observation) : 실질적으로 행하는 업무나 활동을 직접 관찰하여 평가하는 방법이다.

ⓛ **대조표법**(checklist method) : 피평가자의 업적이나 가치 및 특성 등을 서술 형태로 나열하고 문항에 대한 해당 여부를 체크하여 평가하는 방법이다.

ⓒ **평정척도**(rating scale method) : 피평가자의 능력과 업적 등을 평가할 수 있는 평가요소를 설정하고 그에 대한 우열을 확인할 수 있는 연속 혹은 비연속 척도에 표시하여 평가하는 방법이다. 연속척도(continuous scale)에 의한 방법에는 도식 평정척도법이 있고 비연속척도(discrete scale)에 의한 방법에는 단계식 척도법이 있다.

ⓔ **중요사건 서술법**(critical incident technique) : 업무를 수행하는 과정에서 파악한 피평가자의 효과적이거나 비효과적인 행동이나 업적을 보인 사건(행위)들을 기술하는 방법이다.

ⓜ **행위기준 평점척도**(BARS, Behaviorally Anchored Rating Scales) : 관리자가 얻은 피평가자의 긍정적 혹은 부정적 행동 표본을 동질적인 범주로 분류한 후 각 진술을 양호/불량의 성과척도에 따라 등급을 매기는 방법이다.

ⓑ **에세이/일기**(essays/diaries) : 평가자가 구성원들의 일상적인 직무활동에서 드러나는 행동의 강점과 약점을 기술함으로써 성과를 평가하는 방법이다.

③ 성과기준 고과방법(output-based appraisal)

ⓖ **목표관리법**(MBO, Management by Objectives) : 평가자와 피평가자가 함께 측정 가능한 목표를 설정한 후 설정된 목표가 얼마나 잘 달성되었는가를 평가자와 피평가자가 함께 검토함으로써 평가하는 방법이다. 이 방법은 직원 스스로 설정한 목표에 따라 자신의 성과 및 업적을 독자적으로 통제하고 관리하는 방식이다.

ⓛ **직접지수 고과법** : 평가 기준이 업적을 측정하기 보다는 비인격적 요소인 생산성, 결근율, 이직률과 같은 요소를 기준으로 측정하는 방법이다.

5) 직무분석(job analysis)

직무분석이란 인적자원관리의 기초가 되는 것으로, 구성원들이 담당하고 있는 각 직무의 성질 및 내용, 직무수행에 필요한 지식, 기술, 능력과 책임 등 기본정보자료를 수집, 분석, 정리하는 과정을 말한다. 직무분석은 인적자원관리가 공정하고 일관성 있게 수행될 수 있도록 직무에 관한 자료를 제공하는 것을 목적으로 한다. 직무분석의 결과는 업무개선의 기초자료를 제공하며 직원교육과 보상체계 개선의 기초자료로 활용되기도 한다.

직무분석은 직무분석의 목적에 따라 과업 중심 직무분석과 작업자 중심 직무분석이 있으며 직무분석 시 두 가지 유형을 함께 실시하는 것이 보편적이다.

직무분석의 과정은 다음과 같다(그림 10-3 참조).

- 1단계 : 자료수집 단계로 직무와 관련된 과업자료, 행위자료, 지식자료와 같은 정보를 수집하고 직무분석 담당자는 선정된 직무에 대해서 그 직무의 실제 수행자와 인터뷰하거나 일을 관찰해서 직무현황을 직무분석표에 기록한다.
- 2단계 : 자료의 검토분석 단계로 직무와 관련된 많은 관계자들과 자료를 검토하고 분석한다.
- 3단계 : 분석 자료의 조직과 분류 단계로 수집된 자료를 분석하여 선별된 자료를 체계적으로 조직하고 분류한다.
- 4단계 : 분석결과를 표현하는 직무분석의 최종단계로 직무에 대한 책임, 활동, 수행요건 등의 내용을 기술하는 직무기술서와 직무명세서가 여기에 해당된다.

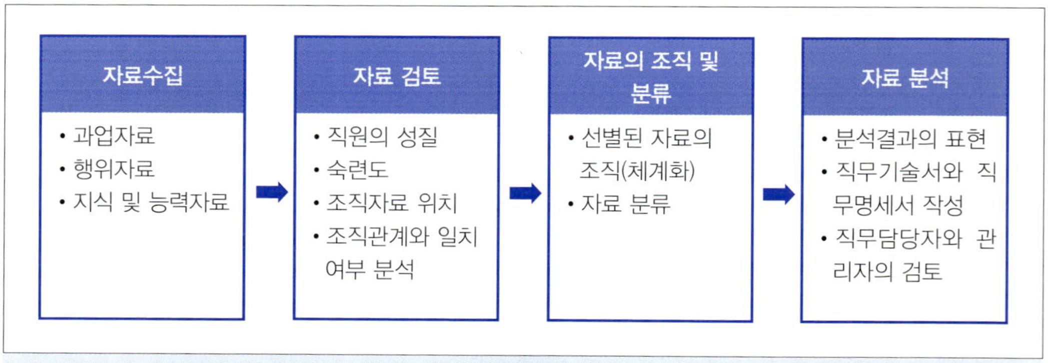

그림 10-3 직무분석의 과정

(1) 직무기술서(job description)

직무기술서는 직무분석을 통해 얻은 특정 직무의 특성(과업), 책임, 의무 등에 대해 체계적으로 정리한 서면화된 지침이다. 직무기술서에는 직무확인(job identification: 직무명, 소속부서명, 직군, 직종, 직무번호 등), 직무개요(job summary: 타 직무와 구별될 수 있는 직무수행의 목적이나 내용의 간략한 기술), 직무내용(job content: 수행할 직무의 내용을 기술), 직무요건(job requirement: 직무수행에 필요한 자격, 면허, 경력 등의 일반요건, 전문적 지식, 책임, 정신적 및 신체적 요건) 등이 포함된다. 직무기술서는 조직 내 모든 직무

수행의 기초가 되기 때문에 명확하고 정확하게 기술하는 것이 중요하다.

(2) 직무명세서(job specification)

직무명세서는 성공적인 직무수행에 필요한 인적요건들을 명시해 놓은 것으로 직무기술서에서 직무요건을 분리한 후 구체적으로 작성한 문서이다. 인적 요건에는 성별, 연령, 성격, 교육수준, 지능, 지식, 기술과 경험의 정도, 이해력 수준 등 기타 인적요건 등이 포함된다. 직무명세서는 인력자원의 모집, 선발, 직무개선, 직무 재설계 경력개발 및 상담 등에 이용된다.

6) 직무평가(job evaluation)

직무평가란 직무분석의 결과로 작성된 직무기술이나 직무명세서를 기초로, 조직 내의 각 직무의 중요성, 난이도, 복잡성, 위험성, 책임성 등을 종합적으로 비교 · 평가함으로써 직무 간의 상대적인 가치를 체계적으로 결정하는 과정이다. 직무평가의 결과는 인력 확보, 인력의 배치 및 인력 개발, 임금의 공정한 확보를 위한 합리적 근거를 제공한다.

직무평가 방법은 정성적 평가방법(예: 서열법, 직무등급법)과 정량적 평가방법(예: 점수법, 요소비교법)이 있다.

(1) 정성적 평가

① **서열법(ranking method)** : 직무수행 시 요구되는 지식, 숙련, 책임, 작업조건 등을 상대적 가치에 기초하여 종합적으로 판단하게 되며 가장 단순한 직무는 최하위에, 가장 중요하고 가치가 있는 직무는 최상위에 배정함으로써 순위를 결정하는 방법을 말한다.

② **분류법(직무등급법, job classification method)** : 직무의 가치를 단계적으로 구분하는 등급기술서(grade description)를 작성하고 각 직무를 그에 맞는 등급으로 적절하게 판정하는 방법이다.

(2) 정량적 평가

① **점수법(point rating method)** : 직무를 지식(knowledge), 노력(effort), 책임, 직무조건 등의 평가요소로 분해한 뒤 중요도에 따라 일정한 가중치를 부여한 후 각 평가요소에 대해 점수를 부여하고 이 점수를 해당 평가요소에 부여된 가중치의 점수로 합산한 총점으로 각 직무의 상대적 가치를 평가하는 방법이다. 점수법 직무평가 예는 [그림

10-4]와 같다. [표 10-8]은 병동 간호사의 직무수행평가로 평가항목의 일부에 대한 세부평가항목, 가중치, 점수, 평가방법 등을 제시한 예이다.

② **요소비교법(factor-comparison method)** : 조직에서 가장 핵심이 되는 대표 직무와 평가요소(정신적 요건, 기술적 요건, 신체적 요건, 책임, 작업조건 등)를 결정하고 대표 직무를 평가요소별로 비교하여 상대적 서열을 정한 후 그에 따른 임금배분표를 작성하고 비교함으로써 모든 직무의 상대적 가치를 결정하는 방법이다.

직무평가요소	척도단계	가중치	요소별평가점수	직무평가점수
지식	1	40	40	260
노력	3	30	90	
책임	4	20	80	
작업조건	5	10	50	

그림 10-4 점수법 직무평가의 예

표 10-8 직무평가의 예(일부)

직무평가(job performance evaluation)

평가항목	가중치	점 수						점수	평가 방법
		매우 우수	우수	보통	미흡	매우 미흡	N/A		
기본간호 – 투약 및 수혈									
1. 투약원칙 및 방법을 알고 지침대로 수행한다.									
2. 수혈 원칙 및 방법을 알고 지침대로 수행한다.									
병동 환자 간호									
1. 의식상태 사정방법을 알고 지침대로 수행한다.									
2. 간호사정(통증, 낙상, 욕창) 도구 및 방법을 알고 지침대로 수행한다.									
입 · 퇴실 간호									
1. 입 · 퇴원 시 업무절차를 알고 지침대로 수행한다.									
2. 전입 · 전출 시 업무절차를 알고 지침대로 수행한다.									

3 부서 간 의사소통 지원시스템

용어 정의 의사소통 지원시스템

조직 구성원 간 공유할 수 있는 프로그램을 연결하고, 다양한 응용프로그램을 활용하여 부서 간 네트워크망을 통해 결재 및 회의 등 의사소통이 원활하게 이루어 질 수 있도록 지원하는 시스템

최근 정보기술의 발달로 의료기관 내에서 다양한 정보시스템을 도입하여 운용하고 있다. 이런 시스템은 환자를 중심으로 한 의료팀의 관찰, 중저, 결과를 포함하고 있다. 국내에서는 현재 병원 급까지 포함한 의료기관의 70% 이상이 전자의무기록(EMR, Electronic Medical Record)과 전자간호기록(ENR, Electronic Nursing Recod) 시스템을 구현하고 있으며, 상급종합병원의 경우에는 82.5%가 EMR과 ENR을 모두 사용하고 있다(조인숙 외, 2013). 이러한 정보시스템은 개인건강기록(PHR, Personal Health Record)과 국민건강보험공단에서 운용하는 '나의 건강기록 서비스'와 함께 보건의료분야 간 의무기록 공유가 수월해졌을 뿐만 아니라 각 기관, 각 부서 간 의사소통을 원활하게 하는 환경을 제공하게 되었다.

임상의 의사소통시스템은 보건의료팀, 환자, 가족들 간의 실시간 접근을 통해 원활한 상호작용과 보건의료조직 내에서 정보 교환의 수월성으로 의료활동을 수월하게 진행할 뿐만

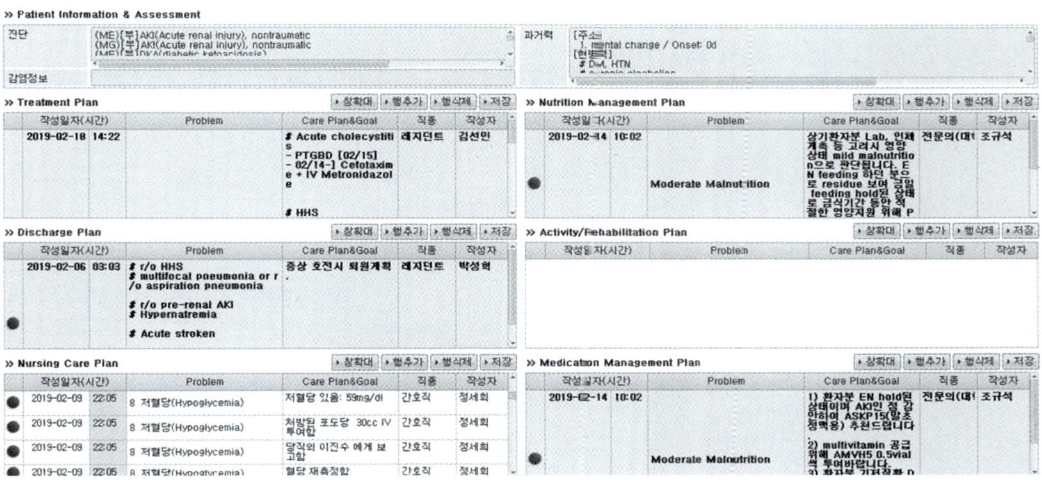

그림 10-5 치료계획의 의사소통 화면

출처 : 김지현 외(2019). 4차산업혁명과 간호정보, 학지사메디컬. p.142

아니라 의료서비스에 대한 이용자 만족도를 향상시켜 질 향상에도 기여할 수 있다. [그림 10-5]는 의사소통 지원시스템 화면의 예이다.

의사소통(communication)은 개인과 개인, 집단과 집단 또는 개인과 집단 간에 정보 또는 의미를 주고받는 과정을 말한다. 의사소통은 메시지를 전달하는 것으로 그치는 것이 아니라 상대방이 의미를 이해한다는 것을 전제로 하여야 한다. 조직 내에서의 의사소통은 정보를 교환할 뿐만 아니라 동기부여, 통제의 기능도 가지고 있어서 조직의 성과에 영향을 미치기도 한다. 따라서 조직 내 원활한 의사소통을 위한 지원시스템의 도입은 매우 중요하며 이를 통한 정보공유 및 아이디어의 교환이 효율적으로 이루어지게 된다.

보건의료분야의 기술혁신으로 간호사들이 컴퓨터로 문서를 작성하고 구성원 간 공유할 수 있는 프로그램을 연결하고, 다양한 응용프로그램을 활용하여 부서 간 네트워크 망을 통한 텍스트 메시지, 온라인 채팅 등으로 의사소통이 가능하며 결재와 회의의 형태가 변화하고 있다. 부서 간 무선전화, 무선호출기, 이메일, 게시판, 인스턴트 메시지(instant messaging, 상대방의 화면에서 실시간 송수신이 가능한 인터넷 메시지), 전자결재, 문서관리, 전자문서관리시스템 등이 의사소통을 위한 지원시스템에 해당된다.

의료분야의 간호사들은 EHR, EMR, ENR 등을 질적, 효율적으로 운영하기 위한 전략이나 방법을 결정하는 데 반드시 참여해야 한다. 의료기관의 EMR 화면에 의료진 간 공유해야 하는 정보들(감염환자, 낙상고위험, 사생활보호, 임산부, 약물부작용 등)을 표시하여 EMR 화면을 통해 의사소통을 가능하게 한다. [그림 10-6]은 EMR의 환자정보공유 화면의 예이다.

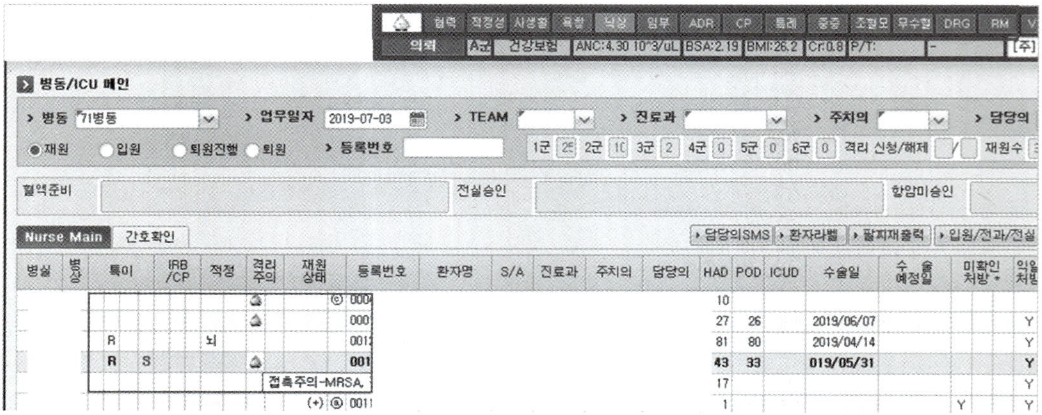

그림 10-6 EMR의 환자정보공유 화면

출처 : 김지현 외(2019). 4차산업혁명과 간호정보, 학지사메디컬. p.143

웹상에서의 의사소통 방법은 인스턴트 메시지 컴퓨터와 인터넷 연결이 되어 있는 상태에서는 어떤 사용자라도 다양한 방법으로 이용 가능하다. 인스턴트 메시지를 이용하는 것은 사람, 정보, 기술 사이에 즉각적인 접근과 커뮤니케이션을 가능하게 하는 도구이다. 모든 인스턴트 메시지 서비스는 웹을 기반으로 하기 때문에 추가적인 하드웨어나 소프트웨어가 필요 없고, 대화창에서 이용자가 무료로 서로 상호작용할 수 있도록 하는 기술을 제공한다. 또한 실시간 대화를 통해, 각 개인과 이용자는 인터넷 사이트 링크나 사진, 파일 등을 공유할 수 있다.

4 물품관리시스템

용어 정의 물품관리시스템

물품의 청구, 구매, 입고, 불출 및 재고관리에 이르기까지 물품을 통합적으로 관리하는 시스템

의료기관에서 환자의 진료에 필요한 진료재료, 의료소모품, 일반소모품, 급식재료 및 의약품 등의 청구, 구매, 입고, 불출 및 재고관리에 이르기까지 물품을 통합적으로 관리하는 시스템이 많이 보급되어 있다. 물품관리시스템은 물품목록관리, 사용량 통계, 물품청구 및 재고관리 활용시스템으로 유용하다. 물품사용 시 바코드 스캔을 하거나 간호처치기록(코드화) 시 관련된 처치재료 처방이 자동 입력되고 물품이 공급됨으로써 재고조사와 청구업무가 단축되어 효율성을 높일 수 있다.

1) 물품관리

물품관리는 조직의 목표 달성을 위해 사용되는 물품의 종류와 수량을 원활하고 신속하게 이용할 수 있도록 하며 비용효과적인 측면에서 물자의 낭비나 남용을 막아 효율적으로 관리하는 것을 말한다. 대상자 간호 시 물품의 부족이나 의료기기의 고장으로 적시에 사용할 수 없다면 질적인 간호를 제공하는데 큰 장애요인이 되며 시간적 손실이 발생하게 되므로 정기적인 물품관리는 필연적이다. 따라서 물품관리의 일환으로 물품 및 의료기기의 기준량 설정, 정기적인 재고 파악 및 유효기간 점검, 물품의 사용량을 확인하고 그에 따라 부서에서 필요하거나 보충해야 할 물품을 청구 및 교환하여야 한다. 효율적인 물품관리를 위해서

는 정기적인 점검으로 적정한 재고를 유지하고 더불어 구성원들의 지도와 교육이 필수적으로 이루어져야 한다.

(1) 재고관리

재고관리는 해당부서에서 사용하는 일체의 물품목록에 대한 물품의 수량과 소모량을 파악하여 필요 시 사용할 수 있도록 적정량을 확보하며 유효기간 관리, 물품의 상태를 확인하고 불필요한 물품이 정체되지 않도록 하는 것을 말한다. 효율적인 재고관리를 위해 물품관리 장부를 비치하여 정기적이고 체계적으로 관리되어야 한다.

재고목록은 물품코드, 품명, 크기나 규격, 기준수량 및 청구수량 등으로 구분하여 일목요연하게 정리한 물품관리 양식이다. 재고조사는 비품과 공급품의 공급일정에 따라 매일, 매주, 매월 또는 연중 정기적으로 실시하게 된다. 물품청구 시 재고량에 따라 청구수량을 조정해야 한다. 물품소모량에 영향을 주는 요인의 변화가 없는 상태에서 일정기간 지속적으로 재고량이 많거나 적은 경우 기준량을 변경해야 한다. 의료장비 및 기기의 경우 장비명, 입고회사명, 모델명, Serial No, 수량, 자산번호, 입고일, 정기점검일, 전화번호 등을 기재하여 고장이나 응급상황 시 신속하게 대처하도록 한다. 물품의 기능 · 특성 · 규격 · 모양에 따라 품목을 표준화해 보관 및 입 · 출고 등의 물품관리를 용이하게 함으로써 재고량이 감소되는 효과를 기대할 수 있다. 효율적인 재고관리는 불필요하게 비축하고 있는 물품의 종류나 수량을 줄임으로써 보관시설이나 인력 등의 관리비용 절감을 기대할 수 있다. [표

표 10-9 물품의 재고 및 청구관리의 예

물품코드	물품명	규격	개수/B	단위	1월			2월
					재고	청구	사용량	재고
XGAA7	DOUBLE CVP CATH. 7FR	7Fr	1	ea	3	0	1	2
XGAB5	Alcohol stick swab(50개)		1	ea	50	30	60	20
XGBC	Control Pressure Line 150CM	150Cm	1	ea	0	7	6	1
XGBI	3WAY STOPCOCK SINGLE	SINGLE	1	ea	75	45	100	20
XGBJ	3WAY STOPCOCK 10CM	10Cm	1	ea	20	30	40	10
XGBQ	LOCKINGCAP		1	ea	60	200	210	50
XGBTG10	멸균 베타딘 Cotton		1	EA	18	20	26	12
XGBTG5	멸균 베타딘 Cotton Ball(소)	50개/ea	1	EA	10	15	20	5
XGDB	ANGIO NEEDLE 18G	18G 1.16"	1	ea	30	100	80	50
XGDC	ANGIO NEEDLE 20G	20G 1.16"	1	ea	50	40	60	30

10-9]는 병동에서 많이 사용하는 물품 일부의 재고 및 청구관리의 예를 제시하였다.

(2) 청구관리

물품의 청구는 물품코드, 물품명, 규격 등 특성별로 설정된 적정량을 기준으로 청구하여 누적 재고로 인한 경영손실을 최소화하며 물품 부족으로 인한 업무의 비효율성을 줄일 수 있다. 물품의 기준량 설정은 침상 수, 병상가동률, 환자의 중증도, 환자의 연령, 성별, 간호요구도, 처치의 종류, 의료진의 업무수준, 물품의 기능 및 가격, 물품공급 방법 및 기간 등을 고려하여 결정한다. 모든 물품은 물품점검 리스트를 비치하고 정기적으로 유효기간을 점검하여야 한다. 유효기간이 경과한 물품은 즉시 폐기하고, 부서에서 사용빈도가 낮은 물품이나 유효기간 내에 사용할 수 없는 물품은 관리부서에 반납하거나 사용빈도가 높은 부서에서 활용할 수 있도록 처리하여야 한다. [그림 10-7], [그림 10-8]은 물품청구 화면의 예이다.

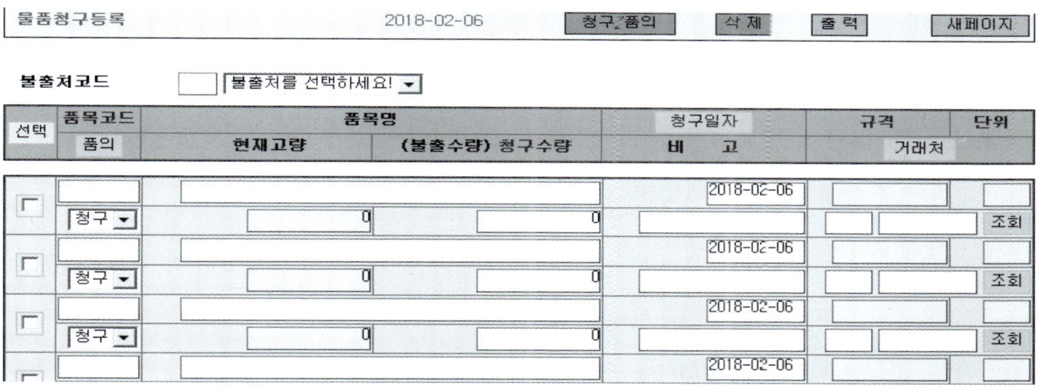

그림 10-7 물품청구 화면 1

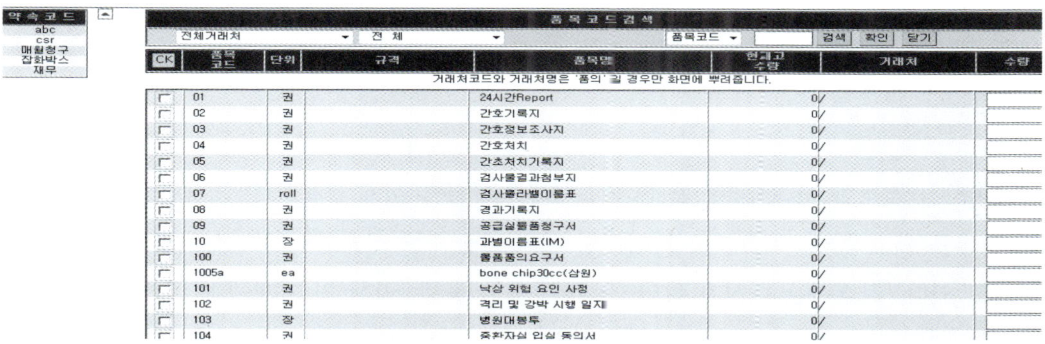

그림 10-8 물품청구 화면2

(3) 물품보충

청구한 물품의 보충 방법은 정수교환 방법과 정수보충 방법이 있다. 정수교환 방법은 사용빈도가 높고 소모량이 일정하며 물품의 부피가 작은 경우에 이용되며 정해진 양을 정해진 요일에 공급한다. 정수보충 방법은 사용 빈도가 높은 물품 중 부피가 큰 경우에 주로 이용하며 공급부서에서 병동에 정수화 물품의 잔여 수량을 파악하여 부족한 수량을 정해진 요일에 보충하는 방법이다. [그림 10-9]는 물품불출처에서 청구한 물품의 종류, 수량 및 거래처 등을 확인할 수 있는 화면의 예이다.

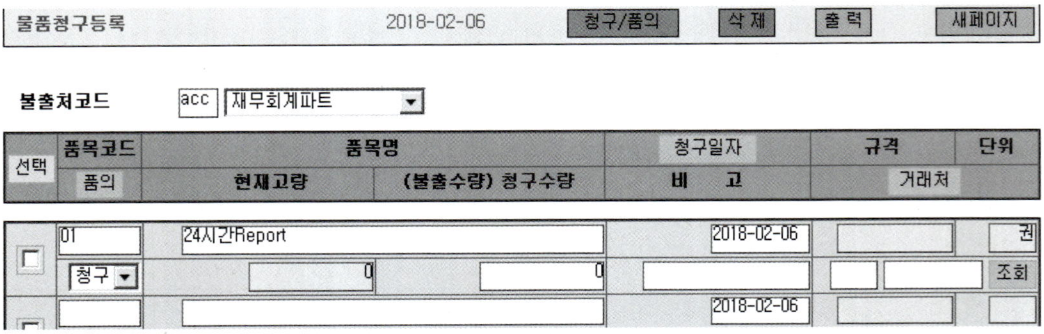

그림 10-9 물품불출처 화면

5 간호의 질 관리

용어 정의 질 관리(JCAHO의 정의)

특정 서비스나 절차, 진단 혹은 임상적 문제에서 일반적으로 인정된 좋은 실무에 대한 현행 표준과 예상되는 결과의 달성에 부합되는 정도

급변하는 정보화 시대에 돌입하면서 의료소비자들은 쉽게 폭넓은 의료정보를 얻을 수 있는 시대를 살고 있다. 의료인들은 질적인 서비스에 대한 의료소비자의 끊임없는 개선을 요구받고 있다. 간호사는 대상자 뿐만 아니라 인력, 물품, 시설 및 환경에 이르기까지 다양한 업무를 수행해야 하는 상황이다. 특히 환자관리에 집중해야 하는 간호업무에 있어서 서비스의 질 관리는 매우 중요하다. 간호사는 대상자 가까이에서 가장 많은 접촉을 할뿐만 아니

라 대상자에게 일어나는 일상적인 사건들을 가장 잘 이해하고 있는 사람이기 때문에 질 관리와 질 향상에 있어 특정한 역할을 담당하고 있어야 한다(김미영 외, 2017). 고객의 요구에 부응하기 위해 전체 조직 차원에서 체계적이고 지속적으로 서비스의 꾸준한 질 향상 활동이 진행되어야 한다. 의료기관은 병원에서 이루어지고 있는 모든 활동과 결과들을 감시, 평가하여 의료소비자에게 예상되는 불이익을 최소화해야 한다.

1) 간호의 질 관리 개념

미국의 병원인증기구인 JCAHO(Joint Commission on Accreditation of Healthcare Organization)에서는 간호의 질을 "특정 서비스나 절차, 진단 혹은 임상적 문제에서 일반적으로 인정된 좋은 실무에 대한 현행 표준과 예상되는 결과의 달성에 부합되는 정도"로 정의하고 간호의 질 향상을 위한 접근법으로 기준 설정, 측정, 평가, 활동, 추후관리, 보고의 과정이 반복되는 것으로 제시하였다.

도나베디언(A. Donabedian, 1969)은 환자에 대한 높은 수준의 간호를 정하고, 유지하고, 보증하는 질적 보장을 위해 간호업무의 질을 평가하기 위한 접근방법으로 구조적, 과정적, 결과적 접근법을 제시하였다. 구조적 접근은 간호조직의 목표나 철학, 정책, 조직구조, 간호절차, 직무기술서, 간호 인적자원, 물리적 자원(간호단위의 구조, 시설, 장비 등)과 조직 특성(교육 및 연구기능, 재정 등)을 평가하는 것이다. 과정적 접근은 의사결정을 포함한 모든 간호활동을 중심으로 평가하는 것이다. 결과적 접근은 간호를 받은 결과로써 나타나는 환자의 건강상태의 변화 결과를 평가하는 방법으로 욕창발생률, 낙상발생률, 감염발생률, 환자 사망률, 환자의 건강지식 유무, 재입원율 등이 있다. 간호의 질 향상을 위해 간호 질 지표를 선정하고 모니터링, 분석, 보고 및 회환과정으르 활용한다.

최근 의료기관에서 간호의 질 관리 활동으로는 병동환경개선, 병동의 업무개선, 효율적 병상운영, 안전관리, 감염관리, 고객만족도 조사, 직원만족도 조사 등을 들 수 있다. 의료에서 질 관리의 초점은 환자안전과 내,외부 고객 만족에 있다. 관리자는 환자간호의 질을 높이기 위해 근무 환경을 개선하고 체계적인 질 관리 시스템 정착 및 지속적인 질 관리(CQI, Continuous Quality Improvement) 활동을 격려하고 지원해야 한다. [표 10-10]은 간호부에서 주관하는 질 관리 활동의 예이다.

표 10-10 간호부 질 관리 활동의 예

- 외부고객 불만감소를 위한 개선활동
- 항암화학요법 입원 환자의 간호 업무 process 개선활동
- Inpatient Stroke Care Process 활성화
- 낙상예방을 위한 간호활동 개선
- 외부고객 불만감소를 위한 개선활동
- 편리한 입원생활을 위한 설명 프로그램 개선활동
- 혈류감염(BSI) 예방활동
- 요로감염(UTI) 예방활동
- 중환자실 의무기록 질 향상
- 신생아 낙상도구 개발 및 적용
- 멸균물품의 효율적인 관리
- 입원 정보 수집 시 사생활 보호를 위한 개선활동
- 취약집단에 대한 효율적인 외래 진료서비스
- 내부 직원 간 의사소통 활성화를 위한 개선활동
- 스텐트삽입술 시행 환자의 건강행위 이행을 위한 개선활동

2) 간호의 질 평가 방법

간호의 질 평가 방법에는 동시평가와 소급평가가 있다(박성애, 1996). 동시평가(concurrent review)는 환자에게 입원 중 행해지는 간호를 평가하고 그 결과를 반영시킬 수 있는 것으로, 환자 만족도 및 간호의 질을 향상시킬 수 있고, 구체적인 간호중재의 개선을 가능하게 한다. 동시평가 방법으로는 입원기록감사, 환자 및 직원의 면담 및 관찰, 집담회 등을 들 수 있다. 소급평가(retrospective review)는 환자가 퇴원한 이후에 평가를 하므로 해당 환자에게는 개선점을 적용할 기회가 없지만 차후에 다른 환자의 간호계획에 반영함으로써 간호의 질을 높일 수 있고 비용절감의 효과가 있다. 소급평가 방법으로는 퇴원기록감사, 퇴원 환자 설문지, 환자면담, 간호직원의 집담회 등을 들 수 있다.

3) 의료기관의 질 관리 사업

보건의료와 관련된 질 관리는 최근 국내 의료기관에서 주목하고 있는 병원인증제도인 JCI(Joint Commission International) 인증, 국내 의료기관인증제도를 들 수 있다. JCI 인증은 국제의료평가위원회에서 운영하는 인증 프로그램으로 엄격한 국제기준에 따라 환자안전 및 보건의료의 질을 평가하고 있다. 인증평가 기준은 16개 영역의 환자안전 목표와 6개

영역의 국제 환자안전 목표를 명시하고 있다. 환자안전 목표에는 정확한 환자 확인, 효과적 의사소통의 개선(구두처방), 고위험 약물의 안전성 개선, 시술부위, 시술명, 시술환자 확인, 의료관련 감염위험의 감소, 낙상으로 인한 환자 위해 가능성 감소 등이 포함되어 있다. JCI의 평가 시 이용되는 중요한 방식은 추적법(tracer methodology)으로 환자가 재원기간 중 다양한 부서의 치료를 받은 경험이 있는 환자의 진료를 추적하여 평가하는 방식이다.

우리나라의 의료기관인증제도는 사회적으로 공인된 의료기관평가제도로서 의료기관을 대상으로 실시하는 각종 업무를 통합적으로 평가하여 의료의 질과 환자안전 수준을 제고함으로써 국민 건강의 유지 · 증진에 기여하고 있다. 간호 분야에서는 간호의 질 관리, 간호 리더십, 간호사의 자율성 및 책임감, 간호인력 등에 관한 평가지표를 포함하고 있다. 따라서 이러한 기준을 준수하는 것은 환자에게 양질의 간호를 제공함으로써 환자 만족도 및 간호업무성과를 높이는 데 기여한다고 볼 수 있다. 그 외에도 의료의 질 관리 사업으로 환자안전관리, 감염관리, 위험도관리, 퇴원관리 등의 질 향상 활동을 들 수 있다. 질 관리가 병원정보시스템에서 체계적으로 관리되고 지속적으로 모니터링되어 통합적 분석이 이루어질 때 병원의 높은 성과를 창출하는데 기여할 수 있을 것이다. [표 10-11]은 의료기관의 질향상을 목적으로 관리하고 있는 지표 구분과 지표명을 제시한 질 관리 사례이다.

표 10-11 질 관리의 사례

구분	지표명
IIPSG 지표 * IPSG : 국제환자 안전목표	채혈시 정확한 환자 확인율
	전화로 보고되는 검사 결과에 대한 write down-read back-confirm 시행률
	고위험 약물의 보관 및 관리
	time out 시행률
	손위생 수행률
	낙상 발생 분석
임상지표	Stroke 환자의 퇴원 시 항혈전제 처방률
	낙상발생분석
	계획에 없던 재수술률
	수술전 1시간이내 예방적 항생제 투여율
	수술부위감염 예방항생제 사용 - 3세대 cephalosporine계열 사용률
	약처방 근접오류 발생률
	혈액폐기율
	수술기록 미완성률
	욕창발생률

관리지표	결핵 신고율
	주사침 자상 사고율
	장기재원환자 관리
	다빈도 질환 환자의 지역별 분포 분석
	월별 재무제표 분석
적신호 지표	주요 투약오류 분석
	수술 전, 후 진단명 불일치 분석
	마취 중 발생한 위해사건 분석

6 환자안전관리 시스템(patient safety management system)

용어 정의 환자안전(patient safety)

의료과정에서 발생할 수 있는 우연적이거나 예방 가능한 손상이 없는 것
환자안전 보고학습시스템 : 환자안전사고의 예방 및 의료 질 향상을 위해 개별 의료기관의 환자안전 전담인력 또는 기관의 장, 보건의료인, 환자 및 보호자 등 보건의료서비스를 제공하거나 제공받는 사람이 인지한 환자안전사고 내용을 보고학습시스템 운영기관에 보고하는 것

의료기관에서의 환자안전 관리는 인간의 생명과 직결되는 매우 중요한 문제이다. 미국 국립의학원(IOM)은 2001년 보고서 "Crossing the Quality Chasm: A New Health System for the 21st Century"에서 보건의료교육의 질과 임상 교육을 재구성하기 위한 전략 개발을 위한 의료 교육 및 인력 교육의 필요성을 강조했다. 국내의 경우 의료기관에서의 환자안전 사고가 빈번하게 발생한다. 그 일예로 2010년 빈크리스틴 투약오류로 발생한 정종현군 사망사건을 들 수 있다. 이를 계기로 2016년 7월 29일부터 환자안전법이 시행되었으며 의료인의 환자안전 활동 교육을 법으로 규정하고 있다. 따라서 일정 규모 이상의 병원급 의료기관에서는 환자안전 전담인력을 두어 환자안전 및 의료 질 향상에 관한 업무를 전담하도록 해야 하며 전담인력이 환자안전활동에 관한 교육을 정기적으로 받을 수 있도록 해야 한다.

의료기관에서는 의료오류 및 환자안전사고 예방을 위한 전담인력의 교육과 환자안전 활동이 올바르게 이루어지도록 해야 하며, 관련 기관에서는 환자안전과 관련한 정책적 지원을 고려하고 의료기관에서 정확하게 수행할 수 있도록 환자안전관리 시스템의 구축이 필수적이다.

1) 환자안전(patient safety)의 개념

환자안전은 의료과정에서 발생할 수 있는 우연적이거나 예방 가능한 손상이 없는 것을 말한다. 1999년 미국 국립의학원(IOM, Institute of Medicine)의 보고서 'To error is human'는 환자안전에 대한 현황과 개선방안을 제시하여 환자안전에 대한 보건정책의 편성에 중요한 역할을 하고, 환자안전에 대한 교육과 협력의 필요성을 강조하였다. 매년 국내 · 외 의료기관에서 발생하는 안전사고 증가로 경제적 손실이 발생한다. 의료오류는 철저한 안전관리 수칙 준수로 예방이 가능하며 환자안전을 위해 의료오류가 발생하지 않도록 예방하는 것이 매우 중요하다. 따라서 환자안전사고 발생을 감소시키기 위해 의료인 및 의료관련 종사자, 의학 및 간호학과 실습학생 등의 안전관리 교육이 필수적이다. 의료오류 특히, 간호과오 관련 판례에 대한 정보를 습득하고 지속적인 질관리 활동을 통하여 환자의 안전을 지키도록 노력해야 한다.

2) 환자안전 보고학습시스템

환자안전 보고학습시스템은 환자안전사고의 예방 및 의료 질 향상을 위해 개별 의료기관의 환자안전 전담인력 또는 기관의 장, 보건의료인, 환자 및 보호자 등 보건의료서비스를 제공하거나 제공받는 사람이 인지한 환자안전사고 내용을 보고학습시스템 운영기관에 보고하는 것이다. 이 시스템은 환자안전에 중대한 위해가 발생할 우려가 있는 대상 사건을 관리하고 절차에 따라 주의경보를 발령하고, 빠르게 전파하여 추후 해당 사고의 예방대책을 공유하게 된다. 또한 의료기관에서 환자안전기준과 지표를 개발하는 데 활용되기도 한다.

WHO(2005)는 환자안전 사건에 대한 조사 및 분석을 시행하지 않고 학습한 내용을 공유하지 않은 많은 의료기관에서 유사한 오류가 반복되고, 환자들은 예방 가능한 오류로 위해를 입고 있다고 제시하였다. WHO는 환자안전 문제를 해결하기 위한 방안은 보고라고 하면서 그 중요성을 강조하였다.

우리나라는 「환자안전법」 제9조에 따른 '환자안전기준' 개정 보고서에 보건의료기관의 시설 · 장비 · 관리체계, 보건의료인의 환자안전을 위한 준수 사항 등 환자안전에 관한 환자안전기준을 제시하였다. 이에 일정 규모 이상의 병원급 의료기관은 환자안전 및 의료 질 향상에 관한 업무를 전담하여 수행하는 전담인력을 두어야 한다. 보건의료기관의 장과 보건의료인은 환자안전활동 시 환자안전기준을 준수하여야 하며, 전담인력은 환자안전사고의 자율적인 보고를 위한 환경 조성을 위해 환자안전사고의 정보수집 · 분석 등 직무상 알게 된 비밀을 다른 사람에게 누설하거나 직무 외의 목적으로 사용하여서는 안 된다.

우리나라 의료기관 인증 조사에는 환자안전 보고체계 운영에 대한 기준이 있어 보고된 환자안전사건의 원인을 분석하고 개선활동을 하도록 하고 있다. 이에 대부분의 의료기관은 보고체계를 위한 시스템을 도입하여 운영하고 있다. 3주기 급성기병원 인증평가 기준(2018. 12)에서 환자안전보고체계 관련 항목은 다음과 같다.

3주기 급성기병원 인증평가 기준(2018. 12)
• 의료기관 차원의 환자안전 관리절차가 있다. • 직원은 환자안전사건에 대한 정의와 보고절차를 알고 있다. • 보고된 환자안전사건을 분석한다. • 분석결과에 따라 개선활동을 수행한다. • 환자안전사건에 대한 결과를 경영진에게 보고한다. • 환자안전사건에 대한 결과를 관련 직원과 공유한다. • 적신호사건 발생 시 환자와 보호자에게 관련정보를 제공한다. • 환자안전주의 경보 발령 시 관련 직원과 공유한다.

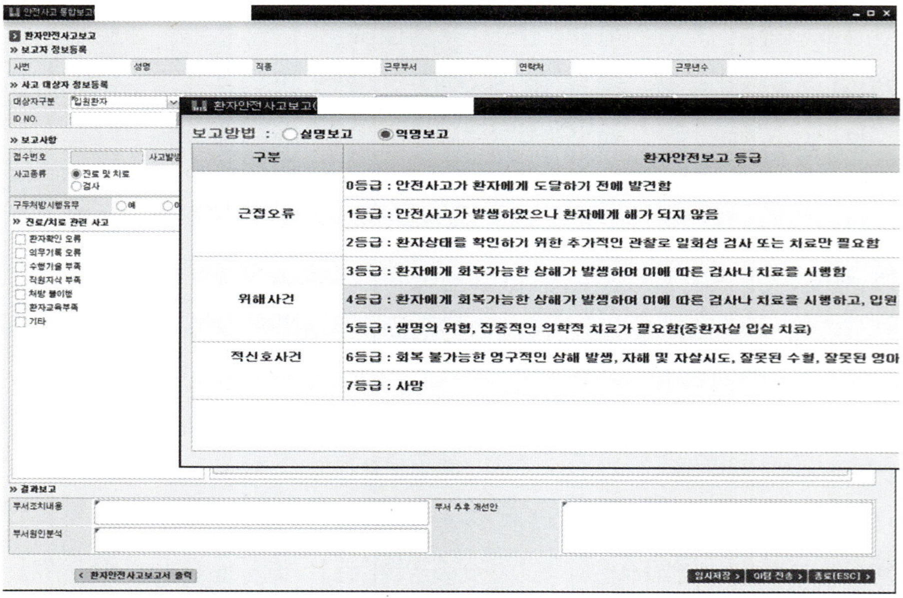

그림 10-10 환자안전사고 보고 화면

출처 : 김지현 외(2019). 4차산업혁명과 간호정보, 학지사메디컬. p.140

대부분의 의료기관은 적정진료실 혹은 QI부서 등 전담부서에서 환자안전사건을 관리하도록 하고 환자안전사건의 보고를 독려하고 있다. 환자안전사건의 보고는 의료인의 태도와 인식의 변화를 유도하고 환자안전에 대한 지식을 향상시킬 수 있다. 진료과정에서 환자안전사건이 발생할 경우 안전사고의 유형, 등급(근접오류, 위해사건, 적신호사건)을 결정한 후 사건의 내용을 입력하여 보고한다(그림 10-10).

요약

- 환자분류시스템의 평가 방법은 원형평가와 요인평가로 나눌 수 있다. 원형평가는 유사한 간호행위에 따라 환자의 특성에 따라 3~4개군으로 나누어 범주별로 간호요구량을 광범위하게 기술함으로써 각 범주를 대표하는 환자의 특성을 평가하는 것이다. 요인평가는 항목별 환자의 간호요구를 점수화 한 후 각 항목 점수의 총점에 따라 환자의 등급을 구분하는 방법이다.
- 간호인력 산정은 길리스(Gillies, 1982)가 제시한 서술적, 산업공학적 및 관리공학적인 세 가지 방법에 근거하여 간호요구 수준을 분석하여 필요한 간호인력을 산정한다.
- 근무 스케줄링은 집권적이거나 분권적 방법으로 작성하며, 구성원에게 공평성, 융통성, 예측성을 제공하고 개인의 특성을 고려하여 작성하여야 한다.
- 인사고과는 구성원들을 동기부여하고 능력개발을 촉진할 뿐 아니라 공정한 처우개선, 인재육성 및 적재적소 배치 등 인사 관련 정보 제공을 위해 활용하게 된다.
- 직무분석이란 인적자원관리의 기초가 되는 것으로, 구성원들이 담당하고 있는 각 직무의 성질 및 내용, 직무수행에 필요한 지식, 기술, 능력과 책임 등 기본정보자료를 수집, 분석, 정리하는 과정을 말한다. 직무분석은 자료수집, 자료검토, 자료의 조직 및 분류, 자료 분석의 과정을 통해 직무기술서와 직무명세서의 형태로 작성하게 된다.
- 직무평가 방법은 정성적 평가방법(예: 서열법, 직무등급법)과 정량적 평가방법(예: 점수법, 요소비교법)이 있다.
- 부서 간 의사소통을 위한 지원시스템에는 네트워크 망을 통한 텍스트 메시지, 온라인 채팅, 부서 간 무선전화, 무선호출기, 이메일, 게시판, 인스턴트 메시지, 전자결재, 문서관리, 전자문서관리시스템 등이 해당된다.
- 물품관리시스템은 물품목록관리, 사용량 통계, 물품청구 및 재고관리 활용시스템으로

유용하다.

- 간호업무의 질을 평가하기 위해 구조적, 과정적, 결과적 접근방법이 있으며 질 평가 방법에는 동시평가와 소급평가가 있다.
- 환자안전 보고학습시스템은 환자안전사고의 예방 및 의료 질 향상을 위해 개별 의료기관의 환자안전 전담인력 또는 기관의 장, 보건의료인, 환자 및 보호자 등 보건의료서비스를 제공하거나 제공받는 사람이 인지한 환자안전사고 내용을 보고학습시스템 운영기관에 보고하는 것이다.

제 11 장

간호연구에서 정보통신기술 활용

학습목표

1. 정보통신기술을 활용하여 국내외 문헌을 검색할 수 있다.
2. 정보통신기술을 활용하여 문헌정보를 효율적으로 관리하는 방법에 대하여 설명할 수 있다.
3. 자료수집에서의 정보통신기술 활용에 대하여 설명할 수 있다.
4. 자료분석에서의 정보통신기술 활용에 대하여 설명할 수 있다.
5. 간호연구방법으로 정보통신기술을 활용한 사례를 들고 설명할 수 있다.

주요용어

CINAHL(Cumulative Index to Nursing and Allied Health Literature)
PubMed, Cochrane Library
RISS, KISS, DBpia, 국회도서관 DB, 한국간호과학회 DB
빈도분석, t-검정, 일원배치분산분석, 상관관계, 교차분석

1 문헌검색

연구문제는 간호실무에 필요한 지식기반 정보 간의 차이가 있는 관심영역을 발견하는 과정이다. 연구문제는 임상경험, 동료와의 상호작용, 이론적 체계, 문헌고찰 등 다양한 출처에서 얻으며 대부분 한 가지 이상의 출처를 사용한다. 이 과정에서 생긴 의문점을 과학적으로 해결하기 위해 문헌 데이터베이스(DB, Data Base)를 이용하여 관심 연구문제에 대해 기존에 수행된 연구결과, 사례, 이론 등을 통해 자신의 연구문제와 목적을 구체화하고 기술할 수 있다.

검색하고자 하는 문헌을 효율적으로 찾는 방법으로는 문헌 DB에서 연구문제에 대한 변

수를 중심으로 주제어(key words)와 표제어(subject headings)를 입력하여 검색하는 방법이 있다. 이를 위해 구체적 질문을 만들어 현존하는 근거에 의해 최선의 답변을 찾는다. 구체적 질문은 다음의 네 가지 특성을 포함하고 있는 질문이며 영문 머리글자를 따른 PICO 형식을 따른다.

- 환자, 대상, 문제(patient, population, problem)
- 치료 또는 진단방법(intervention or index test)
- 비교자(comparators, comparison, control)
- 결과(outcomes)

구체적 질문이 결정되면, 어떤 정보원을 활용할지를 결정해야 한다. 많이 활용하는 것이 전자 DB이다. 전자 DB는 저지정보와 초록뿐만 아니라 정보색인이 포함되어 있다. 국외 문헌 DB는 전문적 검색 기능을 갖추고 있어 기본적으로 PICO 내역을 고려하여 검색어를 선정한다. 국외 문헌 DB에 따라 매핑방법이 상이하므로 절단검색과 만능문자가 필요한 경우도 있다. 반면, 국내 문헌 검색 DB는 검색어를 선정하고 조건에 맞는 논문을 검색하기에는 자체 색인 기능이 미숙하기 때문에 간단한 검색어만 주고 가능한 국내 학술지에 수록되어 있는 관련 논문을 검색하는 것이 유리하다.

1) 국외 문헌 데이터베이스

(1) CINAHL(Cumulative Index to Nursing and Allied Health Literature)

EBSCO Publishing에서 제공하는 간호학 분야 최고의 문헌 DB이다. 1982년부터 간호학 관련 저널 및 학위논문, 회의록, 실험규정 등 관련자료에 대한 색인/초록 정보를 제공하고 있다. 원문 옵션은 구독기관만 이용가능하다.

(2) PubMed(https://www.ncbi.nlm.nih.gov/pubmed/)

미국국립의학도서관의 국립생명기술정보센터(NCBI, National Center or Biotechnology Information)에서 개발한 MEDLINE(Medical Literature On-Line) 검색 DB이다. 1940년부터 현재까지 의학, 간호, 치의학, 수의학, 보건행정, 임상전단계 과학 분야와 기타 생명과학 분야의 인용정보를 담고 있으며 무료로 제공하고 있다. PubMed는 의학주제어 검색기능인 MeSH(Medical Subject Heading)를 활용하여 주제어를 검색할 수 있다. 또한 'Limits' 옵션을 통해 저자명, 저널이름, 발표형태, 그리고 검색 세부 주제를 제한할 수 있다.

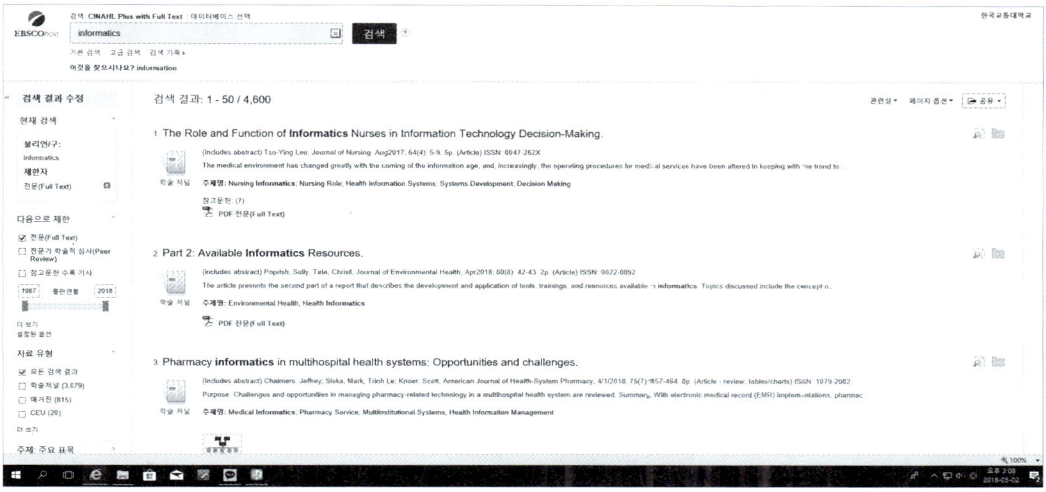

그림 11-1 CINAHL 접속화면

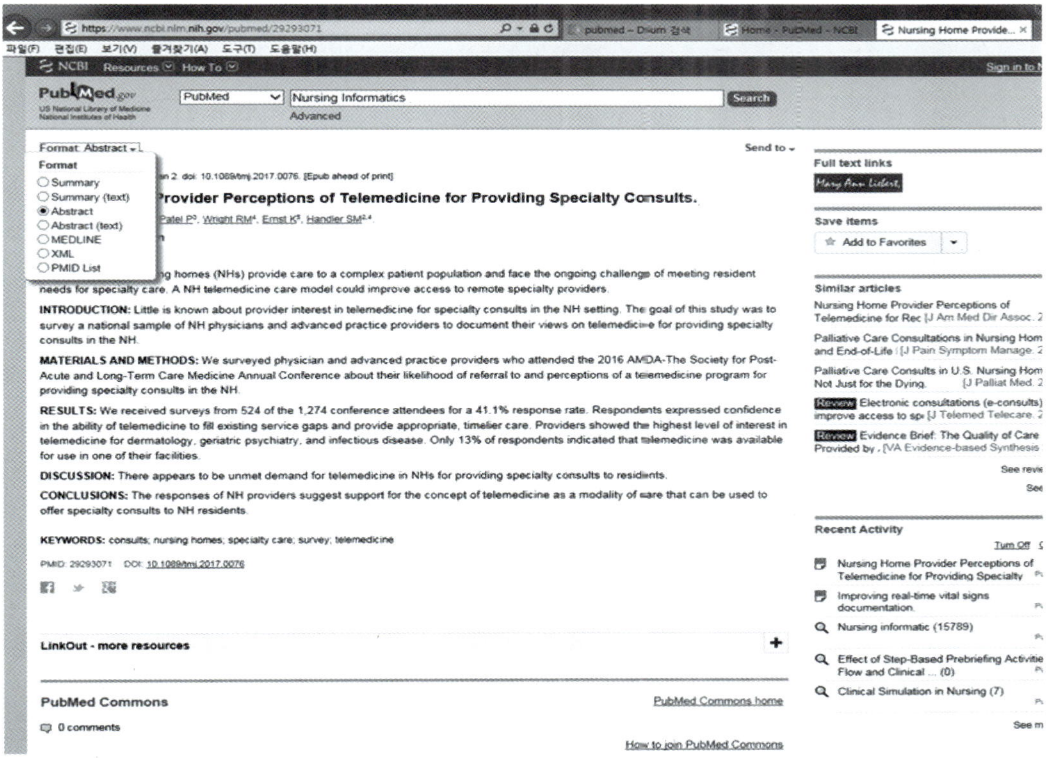

그림 11-2 PubMed 접속화면

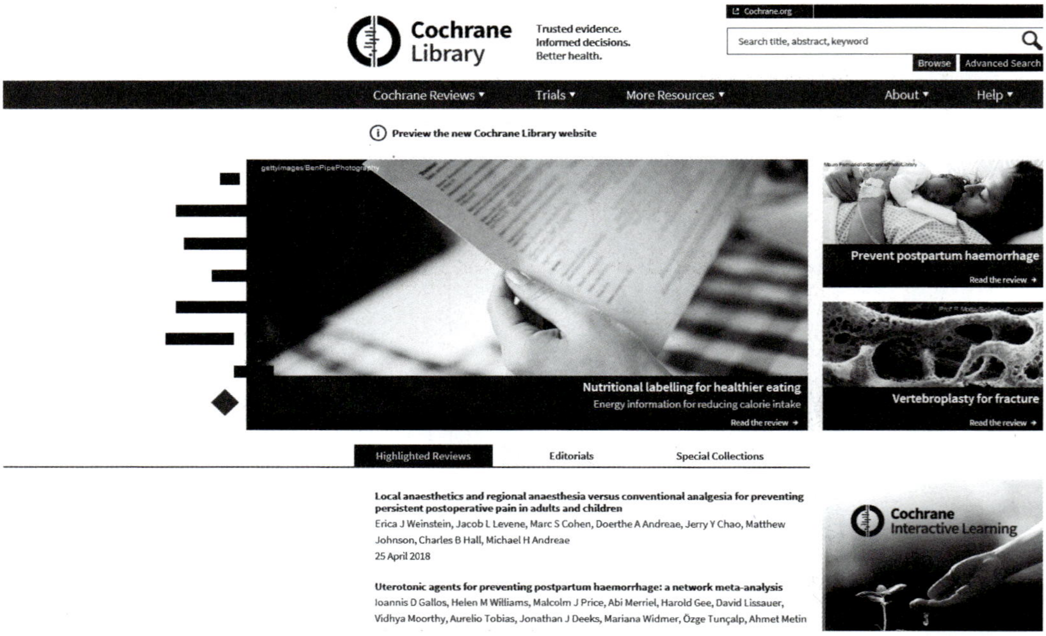

그림 11-3 Cochrane Library 접속화면

(3) Cochrane Library(http://www.cochranelibrary.com/)

체계적 문헌고찰을 통해 건강에 관한 객관적 정보를 제공하는 근거기반 의료 데이터 베이스이다.

활동 과제

✔ 국외문헌검색의 종류를 설명하고 직접 검색해 봅시다.

2) 국내 문헌 데이터베이스

(1) RISS(http://www.riss.kr/index.do)

한국교육학술정보원(KERIS, Korea Education and Research Information Service)에서 제공하는 국내 검색 DB이다. 국내학술지 논문, 국내 석 · 박사 학위논문, 전국대학 소장자료 등을 검색할 수 있다.

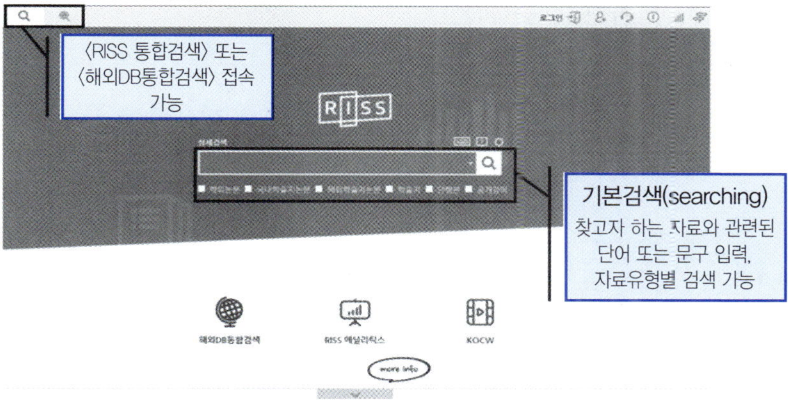

그림 11-4 RISS 접속화면

(2) KISS(http://kiss.kstudy.com/)

한국학술정보(주)에서 제공하며 의약학, 사회과학 공학 등 전 분야에 걸쳐 국내학회에서 발간되는 학술지를 검색할 수 있는 DB이다.

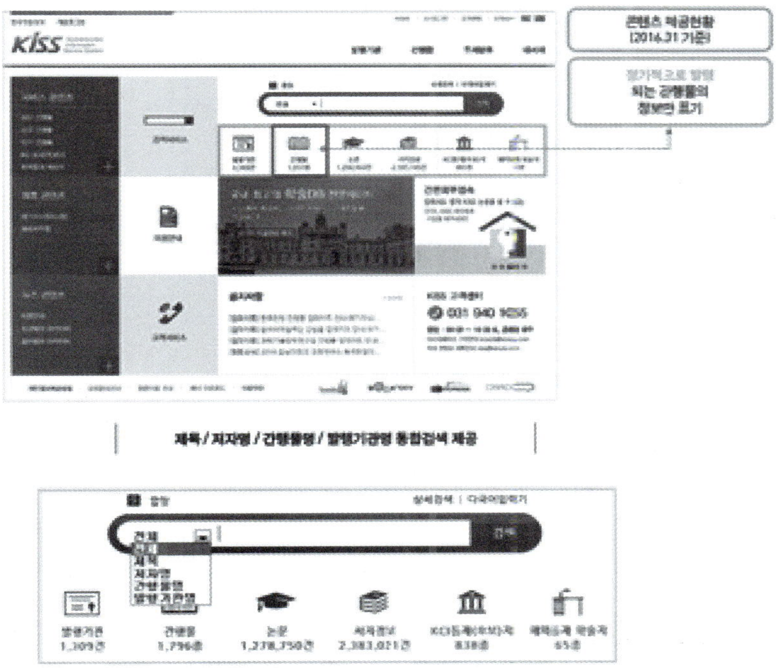

그림 11-5 KISS 접속화면

(3) DBpia(http://www.dbpia.co.kr)

DBpia는 1,500종 이상의 국내 학술저널, Conference Proceedings, 전문잡지, 전자책, 웹DB 등을 제공하는 온라인 서비스로 원문의 Full-text 및 상세한 서지정보를 검색, 열람할 수 있는 서비스를 제공하는 국내 최대 학술 DB이다.

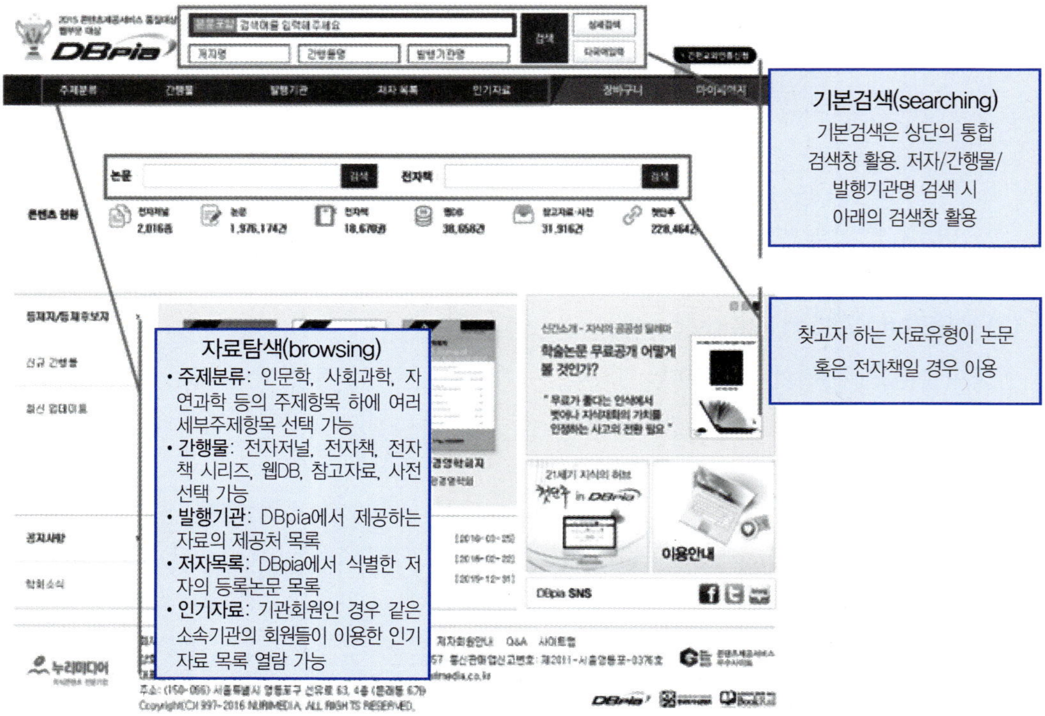

그림 11-6 DBpia 접속화면

(4) 국회도서관 DB(http://dl.nanet.go.kr)

각종 목록 · 색인 등 국가서지데이터베이스를 구축하고 있으며, 석 · 박사학위논문을 비롯한 원문 DB를 구축하여 제공하고 있다. 1945년 이후 국내 석 · 박사학위논문 90만 여 건, 국내외 학술기사, 정책자료, 외국법률번역DB, 참고데이터DB 등의 DB를 국회전자도서관을 통해 이용할 수 있다.

(5) 한국간호과학회지 DB(http://www.kan.or.kr/kor/sp_journal/sp_journal01.php)

오늘날, 국민건강보험공단 자료, 청소년건강형태온라인조사, 국민건강영양조사 등과 같은 대형 DB를 이용한 2차자료분석이 많이 늘고 있다. 앞으로 임상간호실무를 검증하기 위해 다양한 대형 DB를 검색할 것으로 기대된다.

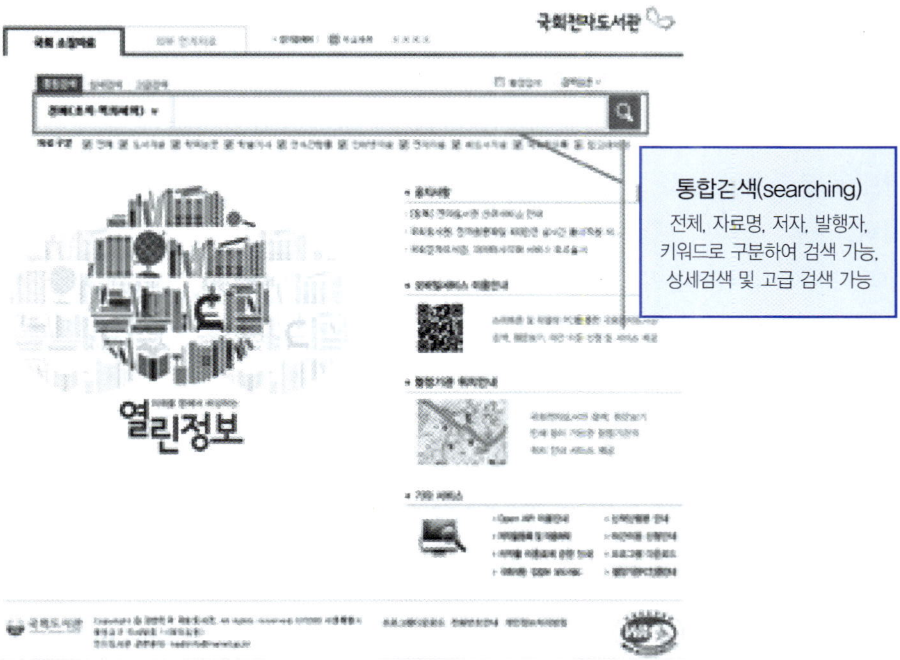
국회전자도서관
통합검색(searching)
전체, 자료명, 저자, 발행자,
키워드로 구분하여 검색 가능,
상세검색 및 고급 검색 가능
열린정보

그림 11-7 국회도서관 접속화면

활동 과제

✓ 국내문헌검색의 종류를 설명하고 직접 검색해 봅시다.

2 문헌정보관리

문헌검색 시에 온라인 DB 탐색을 통해 수집한 문헌은 서지정보를 관리하는 전문적 도구를 통해 관리할 수 있다. 연구자들은 연구과정에서 인용한 참고문헌을 다음의 서지정보관리 소프트에어를 활용하여 일정한 스타일로 정리하여 독자가 알아보기 쉽게 정리해야 한다. 가장 널리 사용되고 있는 서지관리 및 논문작성 프로그램은 EndNote와 RefWorks이며 그 외에도 Mendeley와 기존의 Microscoft Word 프로그램을 이용할 수 있다. 이 프로그램은 PubMed, Google Scholar 등을 통해 검색한 결과를 한번에 이메일로 전송하거나 외부 서지정보관리 프로그램으로 반출할 수 있다. 또한 Microscoft Word와도 연동을 통해 논문을 작성할 수 있다.

EndNote는 주제어(keyword) 등 관심 있는 단어를 입력하여 문헌을 검색하고 이를 연도별, 저자별, 주제별 등 의미 있게 문헌을 분류하여 관리하다가 필요한 경우 적절한 인용문을 찾아내어 본문에 인용을 다루는 방법이다. 다른 서지관리 도구와 호환성이 뛰어나며 수작업 입력, 자동 임포트, 엑스포트, 다른 EndNote 파일 복사 또는 연결 등 다양한 형태의 서지정보 라이브러리를 입력할 수 있도록 지원하고 있다. 특히, 논문 작성 시에 투고할 저널 스타일을 지정하여 본문에 해당 문헌을 형식에 맞추어 삽입, 변경할 수 있어 쉽게 활용할 수 있다.

RefWorks 서지관리 소프트웨어는 웹페이지로부터 자동으로 서지정보를 캡처하는 등 다양한 기능성을 가지며 Write-N-Cite 기능을 통해 개별 사용자의 Word 문서와 RefWorks 사이의 연동이 가능하다.

3 자료수집에서 정보통신기술 활용

간호 분야에서 근거기반실무는 점점 더 중요시되고 있다. 최상의 근거기반실무를 결정하기 위해 정보통신기술을 이용한다. 환자간호와 결과를 포함한 대량의 자료를 수집하고 분석하여 미래 최상의 간호를 제공하는 데 기여하고 있다.

건강정보기술(Health IT, Health Information Technology)은 개인건강기록(PHR, Personal Health Record)에 포함되는 인종, 언어 등의 자료를 수집하고 전환하여 개인건강기록에서 이용가능하게 한다.

웹기반의 자료조사 방법은 설문지 결과를 신속하게 수집할 수 있는 방법이다. 웹기반의 자료조사는 델파이연구에서 활용될 수 있다. 그러나 웹기반의 자료조사 방법은 그 결과의 신뢰도와 타당도에 우려가 있다. 웹기반의 자료조사 방법으로 REDCap이 널리 사용되고 있다. 이는 온라인을 통해 조사하는 방법으로 개인의 웹 브라우저를 통해 온라인 디자이너를 이용하여 프로젝트를 신속히 기획하거나 오프라인 방법을 통해 Microsoft Excel로 자료사전(data dictionary) 파일을 만들어 REDCap에 업로드하여 자료수집하는 방법이다.

REDCap은 통계패키지인 SPSS, SAS, Strata, R로 자료가 연동이 가능하다.

모바일시스템을 적용한 자료수집 방법도 많이 사용되그 있다(그림 11-8). 모바일시스템으로 조사한 자료는 입력 즉시 메인 컴퓨터로 전송되므로 자료의 질이 좋다. 또한 입력을 하지 않는 경우 복작합 패턴으로 인해 저장이 되지 않아 결측값을 방지하여 자료수집 결과의 신뢰도와 타당도를 높힌다. 이 방법은 휴대폰(mobile phone)의 언어 옵션 메뉴를 통해 다양한 언어가 통역되는 장점이 있다. 또한 종이 설문지가 필요 없다. 그러나 휴대폰은 자원이 한정된 상황에서는 값비싼 물건이며 접속의 제한이 있을 수 있으며 자료의 손실의 위험성도 있다. 범죄의 위험 지역에서는 모바일 폰의 분실의 위험도 있고 조사원이 범죄의 표적이 될 수 있다.

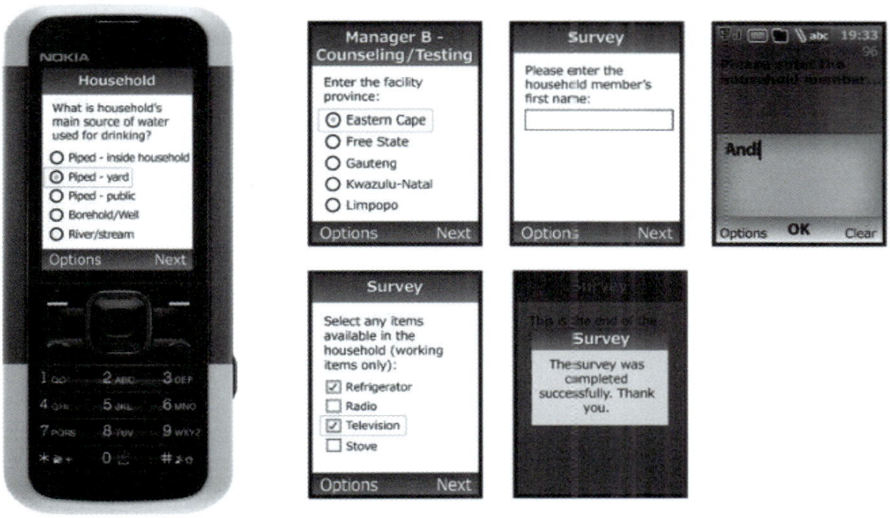

그림 11-8 모바일시스템을 이용한 자료수집

4 자료분석에서 정보통신기술 활용

연구영역에서 정보통신기술이 가장 영향을 많이 미친 영역이 자료분석이다. 연구에서 자료분석 도구의 이용은 많은 시간을 절약시키고 분석 오류를 줄일 수 있게 한다. 통계 프로그램에는 SPSS(Statistical Package for the Social Sciences), SAS(Statstical Analysis System), R, NVivo, QDA Miner 등이 있다. 통계 프로그램은 각각의 특성이 조금씩 다르고 서로 다른 장점을 가지고 있으므로 사용자 선호에 따라, 그리고 다루는 자료의 성질에 따라 분석도구를 선택하여 사용해야 한다.

1) 자료의 성질

자료를 분석하기 위해서는 자료형태를 먼저 규명해야 한다. 자료의 형태를 알아야 적용할 수 있는 통계분석 방법을 선택할 수 있기 때문이다. 측정자료는 낮은 수준에서 높은 수준까지 명목척도, 서열척도, 등간척도, 비율척도로 구분된다.

명목척도는 나머지 측정 범주 가운데 가장 낮은 수준으로 측정대상을 잘 정의된 특성의 범주로 분류하는 것이다. 이때, 각 자료는 특정 숫자를 부여받으며 여러 범주 가운데 오직 하나의 범주에 반드시 속해야 한다. 한 범주는 다른 범주보다 더 크거나 작지 않으므로 서열화 할 수 없다. 남자와 여자, 직업의 구분, ABO혈액형 타입, 진단명과 같은 자료가 명목척도의 예이다. 범주에 숫자를 부여하며 예를 들어 남자는 1, 여자는 2를 부여하여 숫자로 컴퓨터에 코딩한다. 이는 단지 분류를 하는 표시로 계산에 사용될 수는 없다.

서열척도(Ordinal Scale)는 자료의 순위를 부여해 순서관계를 밝혀주는 것으로 자료가 가지고 있는 속성의 양을 파악할 수는 있으나 속성간의 비교를 할 수 있는 정보를 제공하지는 않는다. 이는 서열척도 자료가 불균등한 간격을 가지고 있기 때문이다. 석차, 선호도, 통증의 강도, 소득수준 구간, 학력자가관리능력, 일일 운동량 등이 예이다.

등간척도(Interval Scale)는 속성에 대한 순위는 부여하되 순위사이의 간격이 일정한 척도이다. 이 척도는 해당속성이 전혀 없는 상태인 절대 영점이 존재하지 않기 때문에 절대값을 제공하는 것은 불가능하다. 그러나 임의적 원점이 존재하는 것으로 본다. 예를 들어 100도와 90도의 차이, 60도와 50도의 차이는 동일하게 10도의 차이와 같다. 이 척도로 온도의 변화를 측정가능하나 0도가 온도가 없는 것을 의미하는 것은 아니다. 설문조사에 많이 사용되는 리커트 척도는 엄격히 구분하면 서열척도에 해당하지만 간호학에서는 일반적으로 등간척도로 간주하여 분석한다.

비율척도(Ratio Scale)는 가장 높은 수준의 척도로 절대 영점이 있다. 이때 측정값 0은 측정되는 속성이 없음을 의미한다. 측정값 사이의 비율계산이 가능하다. 연령, 체력, 신장, 부피 등이 비율척도의 예이다.

표 11-1 척도의 특성

척도 \ 특성	분류	순위	등간격	절대영점	척도의 예
명목척도	○	×	×	×	성별, 직업
서열척도	○	○	×	×	석차, 선호도
등간척도	○	○	○	×	온도, 체온
비율척도	○	○	○	○	연령, 체중

명목척도(Nominal Scale)는 대푯값으로 최빈값을 제시한다. 이는 측정값 중에 도수가 가장 많은 측정값을 뜻한다. 측정값의 분포가 대칭을 이루지 않고 한쪽으로 기울어진 경우 최빈값을 대푯값으로 이용한다. 그러나 가장 많은 빈도를 나타내는 값이 두 개 이상인 경우에 최빈값은 2개 이상이 될 수 있다. 또한 전체 자료값이 각각 하나인 경우에는 최빈값은 존재하지 않는다. 명목척도에 적용할 수 있는 분석방법으로는 빈도분석, 교차분석, 비모수통계 등이 있다.

서열척도는 대푯값으로 중앙값을 제시한다. 이는 측정값 큰값부터 작은 값까지 크기 순으로 정리했을 때 가운데 있는 값을 의미한다. 그러나 측정값들이 짝수일 때는 가운데 값이 두 개가 된다. 이 경우 중앙값은 가운데 두 값의 평균값이다. 명목척도에 적용 가능한 분석방법은 서열상관관계, 비모수통계가 있다.

등간척도는 대푯값을 산술평균으로 측정한다. 산술평균(Arithmetic Mean)이란 측정값을 모두 합한 후 측정값으로 나눈 값을 의미한다. 등간척도에 적용할 수 있는 분석방법은 모수통계인 분산분석, 회귀분석, 평균검정 등이 있다.

비율척도는 대푯값은 최빈값, 중앙값, 산술평균, 기하평균, 조화평균으로 측정한다. 기하평균과 조화평균은 추상적인 대푯값으로 극단적인 값의 영향을 받는다. 비율척도의 분석방법으로는 모수통계인 분산분석, 회귀분석, 평균검정 등이 있다.

활동 과제

✔ 명목척도, 서열척도, 등간척도, 비율척도의 특징을 설명해 봅시다.

2) 분석방법

(1) 빈도분석

빈도분석은 측정값의 빈도를 세어서 그 빈도와 함께 백분율을 제시한다. 모든 백분율의 총계는 100이어야 한다. 빈도분석을 하는 변수를 왼쪽에서 선택하여 오른쪽 변수 박스로 이동시킨 후 확인을 누른다. 나온 결과는 표로 정리하는 것이 유용하다.

* 빈도분포를 구하기 위한 SPSS 프로그램 사용방법
: 분석(Analyze) → 기술통계량(Dsecriptive Statistics) → 빈도분석(Frequencies)

활동 과제

✔ SPSS 프로그램을 이용하여 빈도분석을 수행해 봅시다.

(2) t-검정 분석방법

모수통계인 t-검정은 두집단의 평균을 비교하기 위해 사용한다. t-검정은 두 개의 독립적인 표본을 비교하는 독립표본t-검정과 짝을 이룬 표본을 비교하는 대응표본t-검정이 있다. 독립표본t-검정은 반드시 정규분표를 이루어야 성립되며 두 개의 다른 집단에서 측정된 것이어야 한다. 만약 같은 사람으로부터 두 번 측정한 경우에는 대응표본t-검정을 사용해야 한다.

* 독립표본 t-검정을 위한 SPSS 프로그램 사용방법
: 분석(Analyze) →평균비교(Compare Means) →독립표본T검정(Independent Samples T Test)

예를 들어, '삶의 질에 대한 남자와 여자의 차이'를 알아보고자 한다. 종속변수인 삶의 질을 왼쪽에서 오른쪽으로 검정변수 박스로 옮기고 집단변수에 성별을 옮긴다. 집단 정의에 남자=해당 코딩 값, 여자=해당 코딩 값를 정의한 후 확인을 선택한다. [그림 11-13] t-검정 분석방법에서 첫번째 결과표는 두 집단의 평균과 표준편차가 제시되어 있다. 두 번째 결과표는 두 집단 평균의 차이에 대한 t값과 유의확률이 제시되어 있다. 먼저 두 집단의 등분산을 검증한 유의확률이 0.05보다 크면 등분산을 가정한 t값과 유의확률 값을 기술하면 된다.

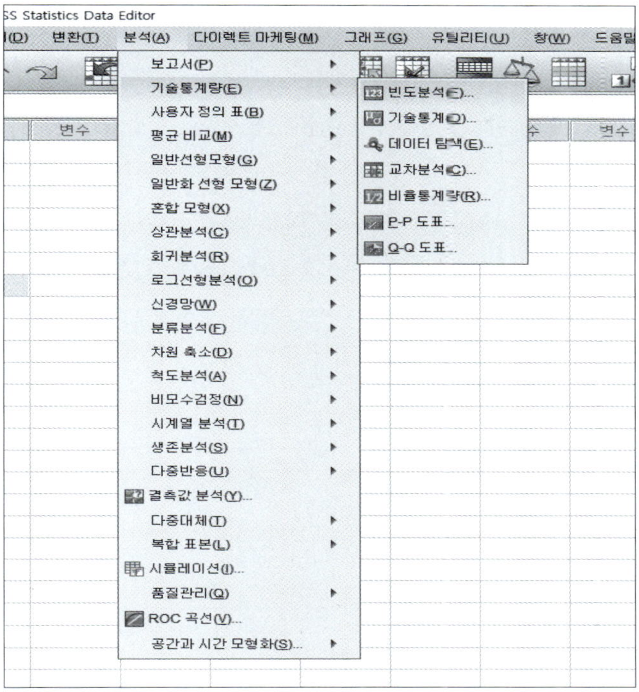

그림 11-9 SPSS 빈도분석 방법

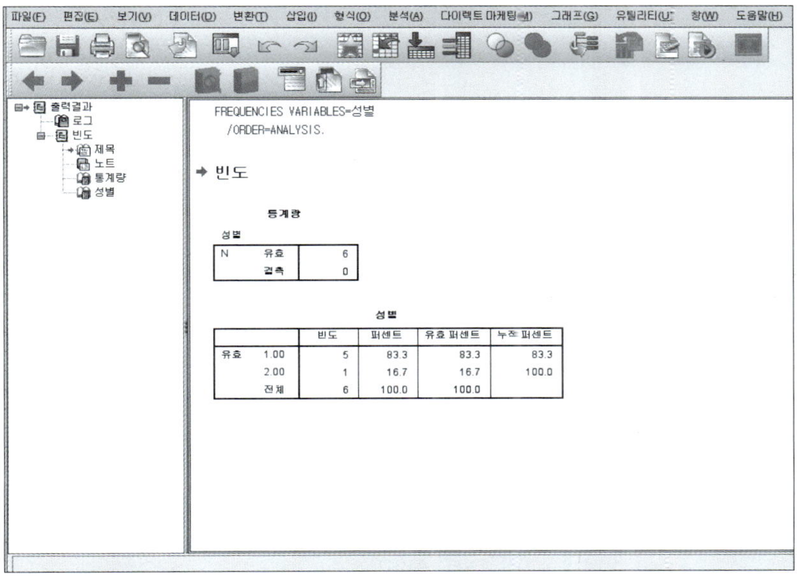

그림 11-10 빈도분석 결과표

활동 과제

✓ SPSS 프로그램을 이용하여 t-검정을 수행해 봅시다.

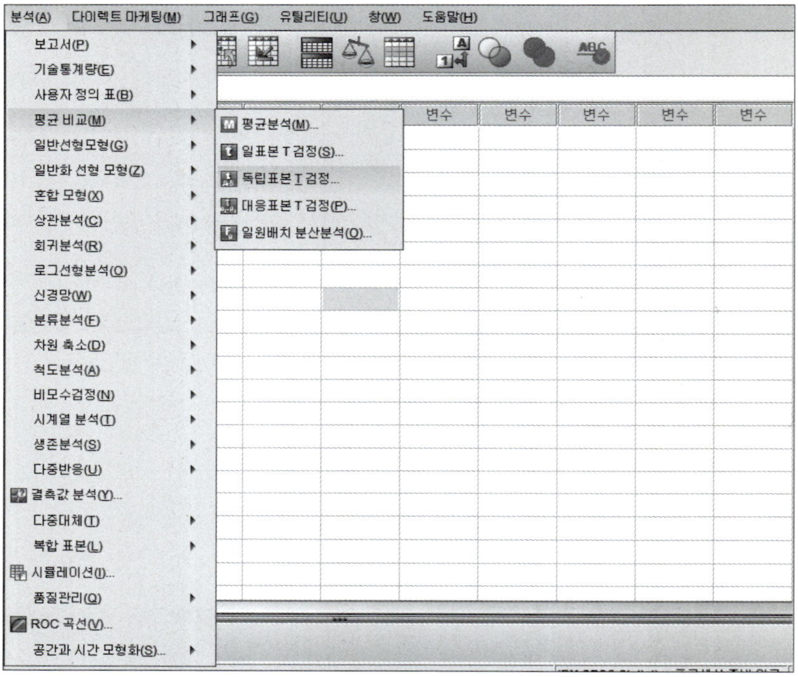

그림 11-11 SPSS t-검정 분석방법

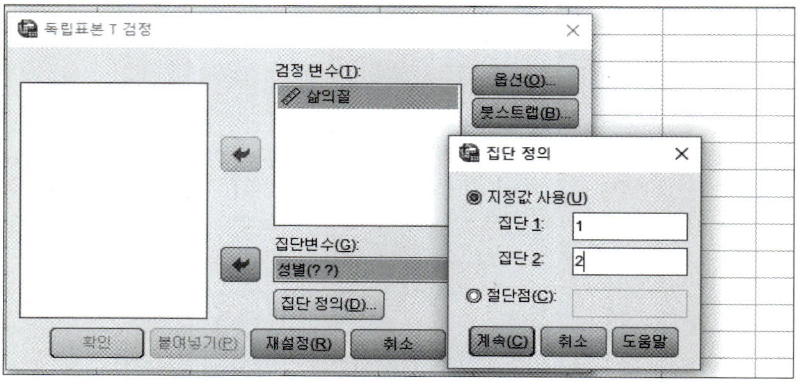

그림 11-12 SPSS t-검정 분석방법

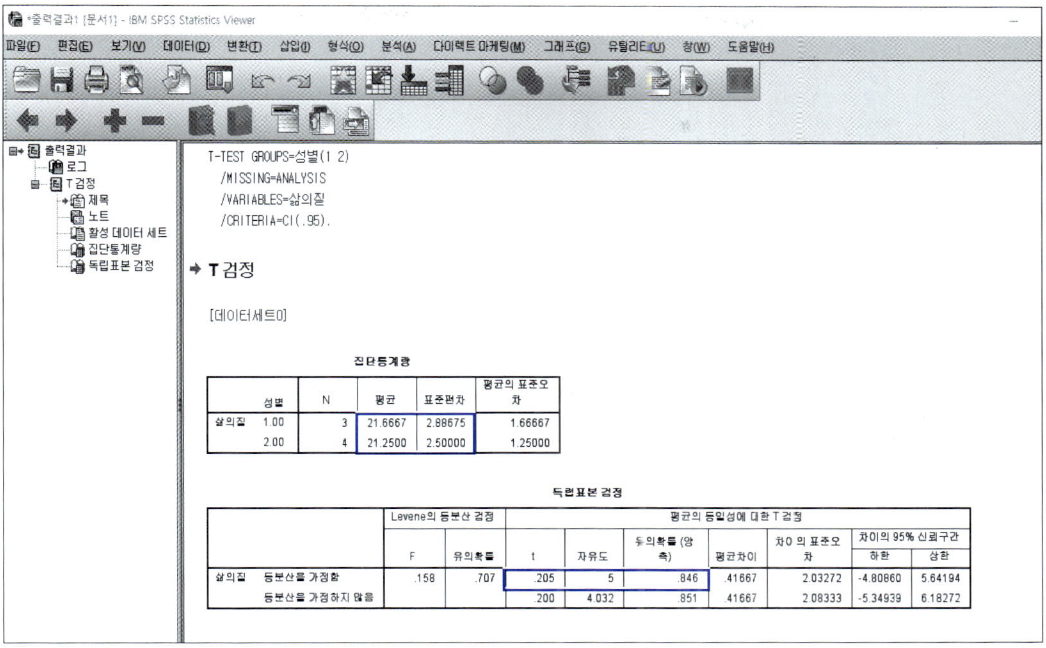

집단통계량

	성별	N	평균	표준편차	평균의 표준오차
삶의질	1.00	3	21.6667	2.88675	1.66667
	2.00	4	21.2500	2.50000	1.25000

독립표본 검정

		Levene의 등분산 검정		평균의 동일성에 대한 T 검정						
		F	유의확률	t	자유도	유의확률 (양측)	평균차이	차이의 표준오차	차이의 95% 신뢰구간 하한	차이의 95% 신뢰구간 상한
삶의질	등분산을 가정함	.158	.707	.205	5	.846	.41667	2.03272	-4.80860	5.64194
	등분산을 가정하지 않음			.200	4.032	.851	.41667	2.08333	-5.34939	6.18272

그림 11-13 t-검정 분석방법

(3) 일원배치분산분석

일원배치분산분석은 세 개 이상의 집단의 평균을 비교분석하기 위해 사용한다.

삶의 질의 질병군(고혈압군, 당뇨군, 관절염군) 간의 차이를 알아보자. 종속변수인 삶의 질을 왼쪽에서 오른쪽으로 종속변수 박스로 옮기고 질병군을 요인으로 옮긴다. 옵션에서 기술통계, 분산동질성 검정을 선택한 후 사후분석의 등분산을 가정함에서 Scheffe를 선택하고 확인을 선택한다.

* 일원배치분산분석을 위한 SPSS 프로그램 사용방법
: 분석(Analyze) → 평균비교(Compare Means) → 일원배치분산분석(one-way ANOVA)

활동 과제

✔ SPSS 프로그램을 이용하여 일원배치분산분석을 수행해 봅시다.

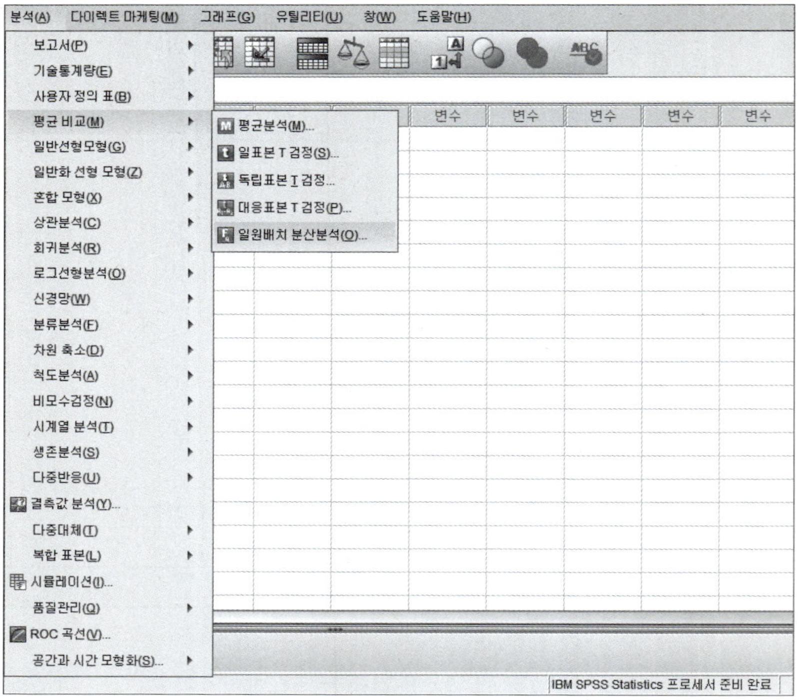

그림 11-14 SPSS 일원배치분산 분석방법

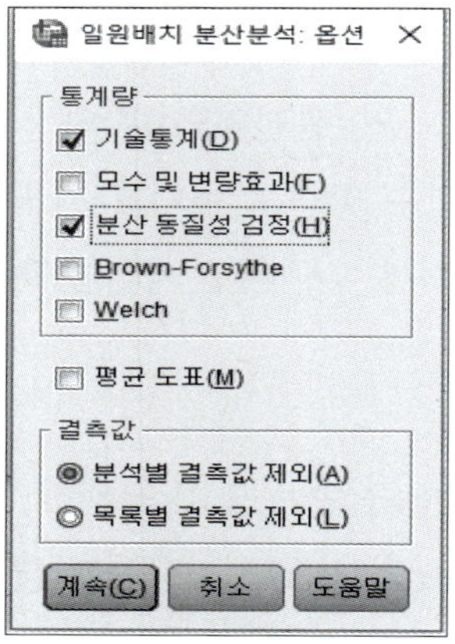

그림 11-15 SPSS 일원배치분산 분석방법

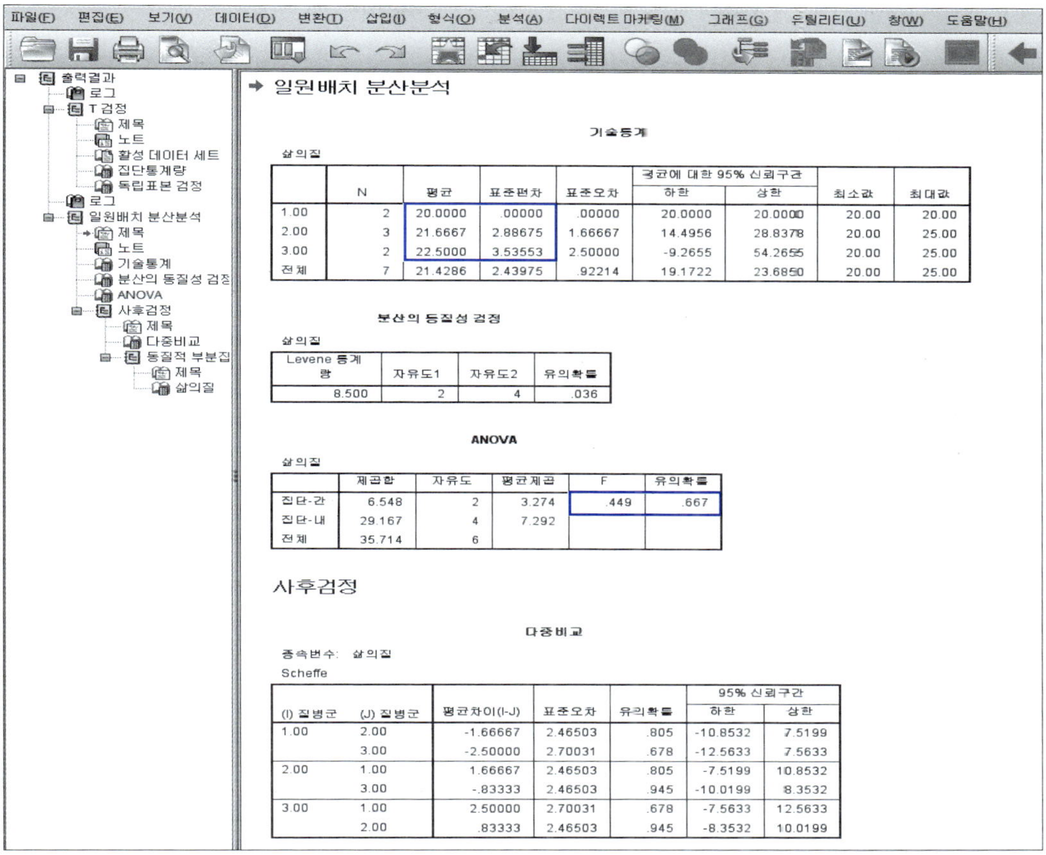

그림 11-16 SPSS 일원배치분산 분석결과

[그림 11-16]을 보면 첫번째 결과표는 세 집단의 평균과 표준편차를 보여주고 있다. 두 번째 결과표는 두 집단의 동질성을 검증한 Levene's test로 유의확률이 0.05보다 커야 등분산을 가정한다. 0.05보다 작으면 사후분석의 등분산을 가정하지 않음에서 Dunnett의 T3를 선택하여 사후검정을 실시한다. 세 번째 결과표 내용에서는 거짓(F)과 유의확률을 봐야 하며 유의확률이 0.05보다 작으면 통계적으로 유의한 차이가 있는 것으로 사후분석을 실시한다.

(4) 상관관계 분석

상관관계는 두 변수간의 관계를 설명하는데 사용하며 등간척도와 비율척도로 측정했을 때 사용 가능하다. 가장 많이 사용하는 상관계수는 피어슨 상관계수로 r로 표기되며 상관계수가 가지는 값은 −1에서부터 0, 0부터 +1까지 가능하다. 서열척도는 스피어만 순위상

관계수를 사용한다.

상관관계를 하는 변수를 왼쪽에서 선택하여 오른쪽 변수 박스로 이동시킨 후 상관계수는 Pearson을 선택하고 확인을 누른다.

* 피어슨 상관관계를 구하기 위한 SPSS 프로그램 사용방법

: 분석(Analyze) → 상관통계량(Correlate) → 이변량 상관계수(Bivariate Correlations)

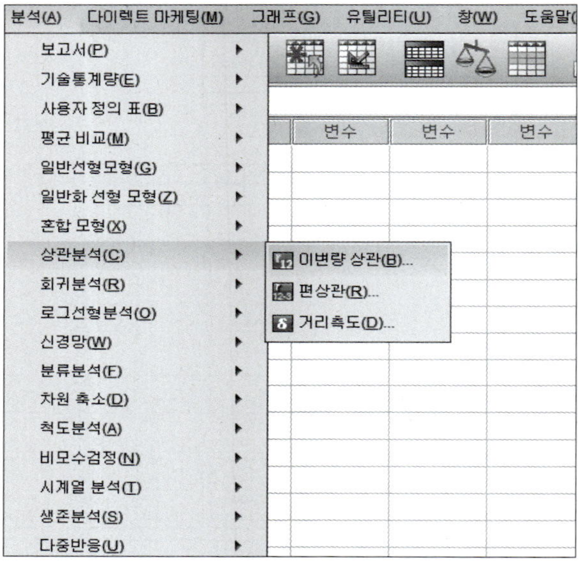

그림 11-17 SPSS 상관관계 분석방법

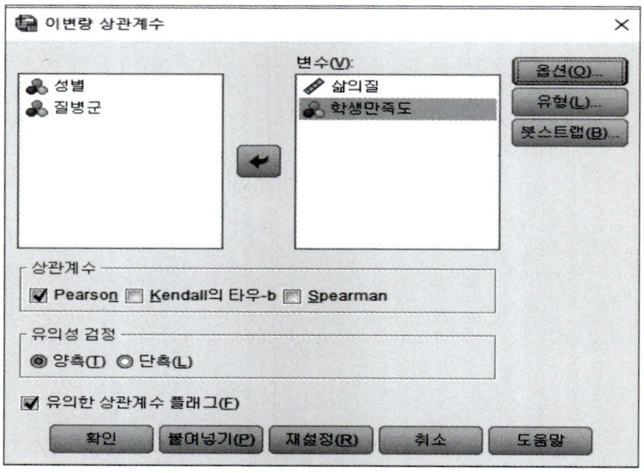

그림 11-18 SPSS 상관관계 분석방법

활동 과제

✔ SPSS 프로그램을 이용하여 상관관계 분석을 수행해 봅시다.

(5) 교차분석

교차분석은 명목척도로 측정된 두 변수사이의 관계가 상호 독립적인지 아니면 상호관련성이 있는지를 검증한 것이다.

분석하고자 하는 변수를 오른쪽 행 박스로 이동시키고 교차해서 알고 싶은 변수를 오른쪽 열 박스로 이동시킨다. 통계량에서 카이제곱을 선택, 셀에서 빈도를 선택하고 행 또는 열을 선택, 그리고 확인을 선택한다.

* 교차분석을 위한 SPSS 프로그램 사용방법

: 분석(Analyze) → 기술통계량(Descriptive Statistics) → 교차분석(Crosstabs)

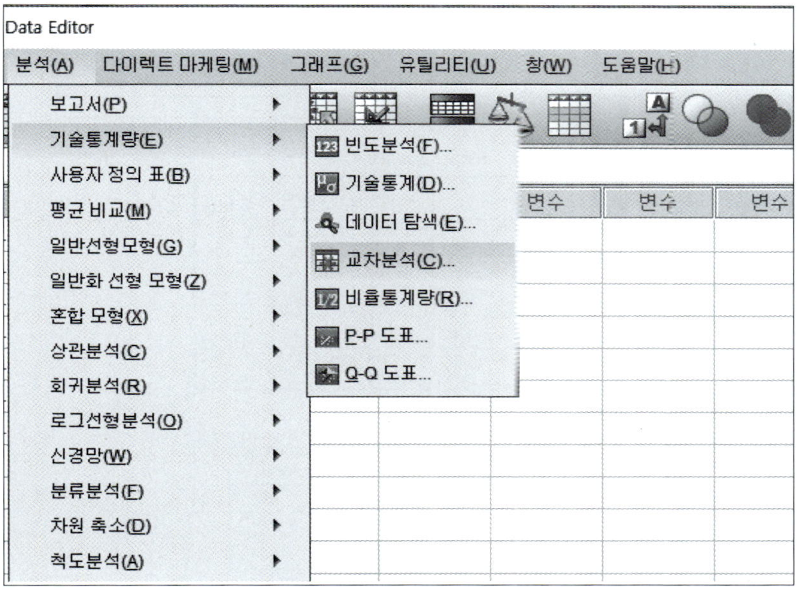

그림 11-19 SPSS 교차분석방법

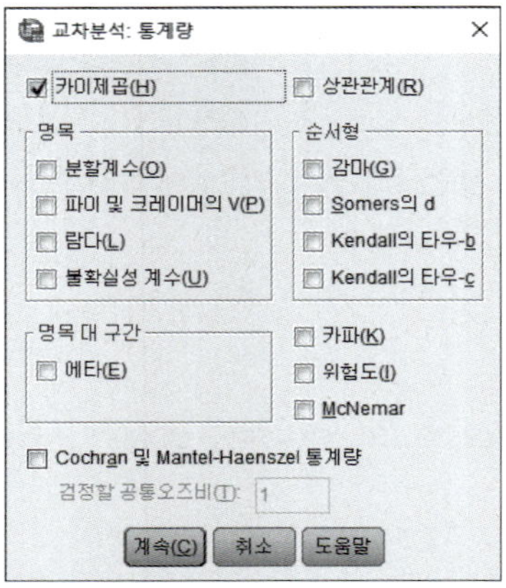

그림 11-20 SPSS 교차분석방법

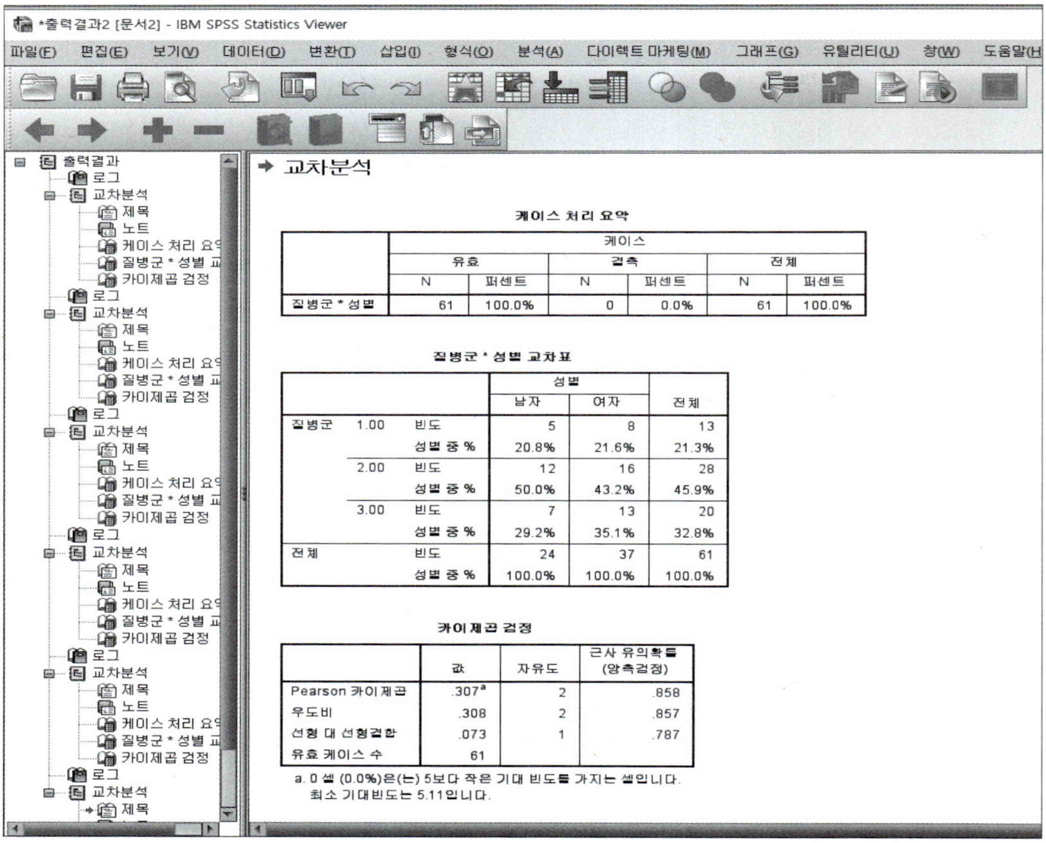

그림 11-21 SPSS 교차분석 결과

활동 과제

✔ SPSS 프로그램을 이용하여 교차분석을 수행해 봅시다.

두 번째 결과표는 성별에 따른 질병군의 빈도와 백분율을 보여주고 있다. 세 번째 결과표는 카이제곱값이 2.236, p값이 .327로 귀무가설이 채택되어 성별과 질병군 사이의 의미 있는 차이가 없다고 할 수 있다. 또한 기대도수가 5 이하인 칸이 전체 칸의 25% 이상인 경우에 카이제곱검정법을 사용할 수 없는데 기대도수가 5보다 작은 칸이 0이므로 카이검정을 위한 중요요건이 충족되었다.

5 통계자료 표현을 위한 그래프작성

그래프는 통계자료가 지니고 있는 특성을 시각적으로 이해하기 쉽게 표현한 방법이다.

1) 막대그래프

막대그래프는 가로 축과 세로 축에 범주와 관찰값을 표현한 것으로 동일한 넓이와 형태의 막대로 표현한다.

* 막대그래프 작성을 위한 SPSS 프로그램 사용방법
: 그래프(graph) → 레거시 대화상자 → 막대도표(bar chart)

활동 과제

✔ SPSS 프로그램을 이용하여 막대그래프 분석을 수행해 봅시다.

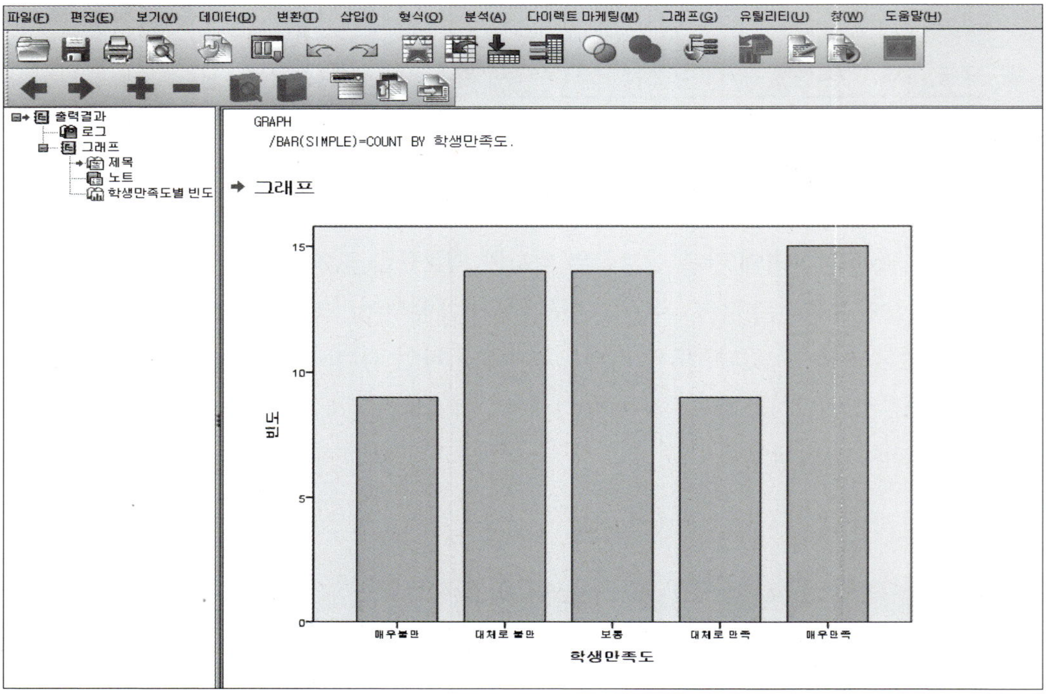

그림 11-22 막대그래프

2) 히스토그래프

히스토그램의 막대는 맞닿아 있으며 막대의 높이가 상대도수를 표현한다. 히스토그램을 통해 자료가 대칭 또는 비대칭인지, 오른쪽 또는 왼쪽으로 치우친 집단인지 알아볼 수 있다.

＊ 히스토그래프 작성을 위한 SPSS 프로그램 사용방법

: 그래프(Graph) → 레거시 대화상자 → 히스토그래프

활동 과제

✔ SPSS 프로그램을 이용하여 히스토그램 분석을 수행해 봅시다.

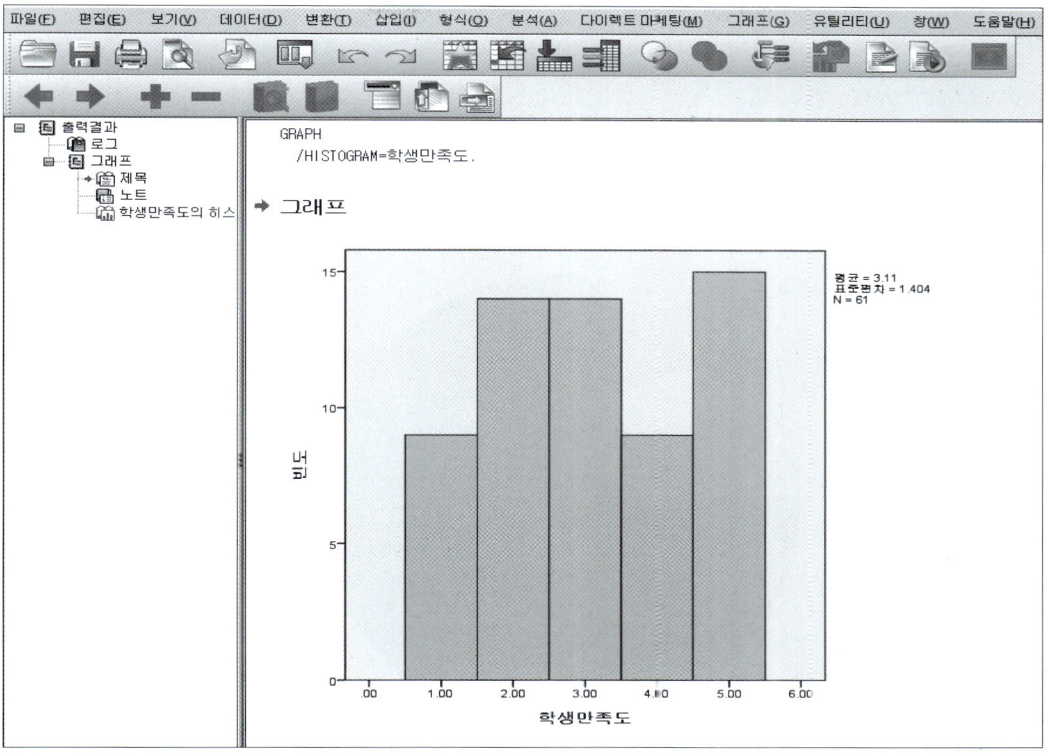

그림 11-23 히스토그래프

3) 원도표

원도표는 자료를 비율 형태의 도표로 나타내어 시각화한 것이다. 원도표의 각각의 조각은 비율 또는 빈도를 나타낸다. 원도표 자료는 명목척도, 서열척도를 이용하여 도표로 나타낸다.

활동 과제

✓ SPSS 프로그램을 이용하여 원도표 분석을 수행해 봅시다.

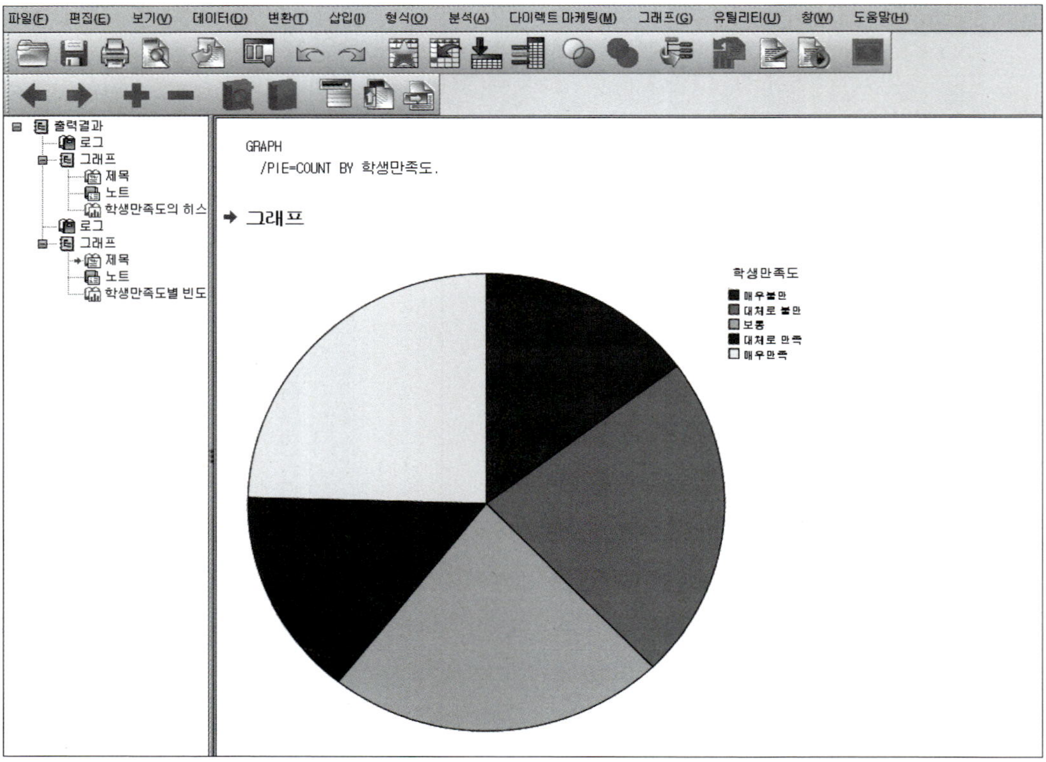

그림 11-24 원도표

6 간호연구방법으로 정보통신기술 이용

간호연구에서 연구방법으로 정보통신기술을 이용하는 사례가 증가하고 있다. m-Health 기반의 간호중재 연구나 빅데이터를 이용하는 간호연구가 대표적인 사례이다(m-Health와 빅데이터에 대한 자세한 사항은 16장에 기술되어 있는 내용을 참조하기 바란다).

건강 운동과 의료 범주의 앱(app)은 계속 증가하고 있다. 2020년 2월 기준 Google Play Store에 등록된 앱 중에서 건강 운동 범주의 앱이 2059개, 의료 범주의 앱이 579개이다. m-Health 기반의 간호중재의 장점은 참여자들이 모바일을 통해 건강행동을 기록하고 건강상태를 수시로 모바일을 통해 체크할 수 있고 전문가의 피드백을 받을 수 있다는 점이다. 또한 개인에게 주어진 목표를 충분히 달성할 수 있는 능력이 있다고 스스로 인지하게 함으로써 목표를 용이하게 달성하도록 한다. 질 높은 전문가와 빠른 상호작용을 통해 피드백이 제공되며 시간과 공간의 제약 없이 관리할 수 있다는 점에서 시간적으로도 비용적으로도 효율적인 연구중재방법이다.

간호연구에서 m-Health 기반의 중재연구를 위해서는 다학제 전문가들과 팀을 구성하여 연구기간 동안 함께 작업하는 것이 중요하다. m-Health 특성상 공학, 정보학을 위시하여 기존의 건강증진 영역과 타 학문분야와의 협력, 연계, 복합, 융합을 통해 건강을 다양한 관점에서 바라보고 접근할 필요가 있다. 또한 같은 질병이나 요구도를 가진 사용자라 하더라도 개인마다 요구사항이 다를 수 있으므로 개인별 맞춤화를 위한 전략을 모색할 필요가 있다. 특히, 조작이 쉽고, 편리한 터치 기능 등의 기술을 구현시켜 사용자 선호도가 반영된 어플리케이션을 개발하는 것이 중요하다. 어플리케이션 사용이 용이하고 유용하게 느껴지게 함으로써 사용자가 콘텐츠에 흥미와 즐거움을 느낄 수 있도록 해야 한다. 오락적인 기능을 포함시켜 사용의도를 높이는 것도 필요하다.

간호연구에서 빅데이터를 이용한 연구들도 증가하고 있다. 국내 보건의료 빅데이터인 국민건강영양조사, 국민건강보험공단의 건강검진과 노인장기요양보험, 암등록통계, 한국의료패널, 한국청소년패널조사, 청소년건강형태조사, 고령화연구패널, 지역사회건강조사, 의무기록 등이 증가하면서 간호연구에서 이용 가능한 빅데이터들이 증가하고 있다. 빅데이터를 이용한 간호연구를 수행하기 위해서는 먼저 좋은 연구문제를 발굴하여 연구문제에 답할 수 있는 이용 가능한 빅데이터를 파악하는 것이 중요하다.

요약

- 국외 문헌 DB로는 CINAHL(Cumulative Index to Nursing and Allied Health Literature), PubMed, Cochrane Library 등이 있다.
- 국내 문헌 DB로는 KISS, RISS, DBpia, 국회도서관 DB, 한국간호과학회지 등이 있다.
- 문헌검색 시에 EndNote와 RefWorks와 같은 온라인 DB 탐색을 통해 문헌을 수집하고 관리할 수 있다. 이 프로그램은 PubMed, Google Scholar를 통해 검색한 결과를 한번에 이메일로 전송하거나 외부 서지정보관리 프로그램으로 반출할 수 있다.
- 자료를 분석하기 위해서는 자료형태를 먼저 규명해야 하며 측정자료는 낮은 수준에서 높은 수준까지 명목척도, 서열척도, 등간척도, 비율척도로 구분된다.

- 빈도분석은 빈출 경향의 정도를 분석하는 것이다.
- 평균을 비교하는 분석방법으로 t-검정과 일원배치분산분석방법이 있다.
- 피어슨 상관관계를 통해 두 개의 이상 대상이 서로 관련성이 있다고 추측한다.
- 교차분석은 두 변수의 관측값이 범주형 변수로 관측되어 분할표의 형태로 자료가 주어졌을 때, 변수 사이의 상관관계를 파악할 수 있는 방법이다.
- 간호연구방법으로 정보통신기술을 이용하는 사례가 증가하고 있다.

제 12 장

간호교육에서 정보통신기술 활용

학습목표

1. 간호교육에서 정보통신기술 활용의 장점과 단점에 대하여 서술할 수 있다.
2. 간호학생 교육에서 정보통신기술의 활용에 대하여 사례를 들어 설명할 수 있다.
3. 환자 및 보호자교육에서 간호정보의 역할을 설명할 수 있다.
4. 간호교육에서 시뮬레이션의 역할을 설명할 수 있다.

주요용어

컴퓨터 기반 학습, 온라인 교육
컴퓨터 보조 수업(CAI, Computer Assisted Instructio)
원격수업(distance education), 웹 기반 학습(WBL, web based learning)
e-러닝(e-Learning, Electronic Learning) 전자학습
ICT(Information & Communication Technology) 활용 교육
u-러닝(u-learning, Ubiquitous Learning, 유비쿼터스 학습)
m-러닝(mLearning, Mobile, 모바일 학습)
학습관리시스템(LMS, Learning Management System)
컴퓨터 관리 수업(CMI, Computer Managed Instruction)
시뮬레이션(simulation, 모의실험)
시뮬레이터(simulator), 환자시뮬레이터(patient simulator)
시뮬레이션 피델리티(simulation fidelity)

정보통신기술은 학생들로 하여금 지리적 경계를 넘어, 강의내용을 효과적으로 전달하고, 학습성과를 향상시키며, 더 나아가 학생별 학습요구에 맞춤형으로 지도할 수 있게 해 준다. 정보통신기술을 간호교육과정의 목적에 잘 부합되게 이용함으로써 간호학생들의 학습 효율과 효과를 높일 수 있다. 이 장에서는 정보통신기술이 간호교육에서 어떤 방식으로 활용

되고 있는지 대표적인 교육방법과 간호분야 적용 사례를 중심으로 살펴보고자 한다.

1 간호학생 교육에서 정보통신기술의 활용

1960년대 컴퓨터를 이용한 컴퓨터 보조 교육(CAI ,Computer Assisted Instruction)을 시작으로, 지금까지 정보통신기술을 이용한 교육은 계속 증가하고 있다. 최근 코로나바이러스-19 팬데믹(pandemic) 상황에서 비대면 수업이 증가하면서 간호학생 교육에서 정보통신기술 활용은 더 많아지고 있다. 다양한 능력과 학습 속도를 지닌 간호학생의 교육 효율과 효과를 증진시키기 위해서는 학습 스타일을 파악하고 제한된 자원의 사용을 극대화하여 이에 맞는 개별화된 교육을 제공할 필요가 있다.

정보통신기술 기반 교육은 정보를 조작하고 저장하는 뛰어난 능력으로 지식과 정보를 처리하는 데 도움을 주고, 학습 효과에 대한 즉각적인 피드백을 제공할 수 있는 장점이 있다. 또한 막대한 양의 전자 자료를 제공하여 학생들이 문제해결에 적용할 수 있도록 한다. 다른 어떠한 교수매체보다 많은 학습자를 동시에 대할 수 있다는 면에서도 탁월하다 할 수 있다.

정보통신기술을 이용한 교육에는 컴퓨터 보조 수업(CAI), 원격수업(distance education), 웹 기반 학습(WBL, Web Based Learning), e-러닝(e-Learning, Electronic Learning, 전자학습), m-러닝(m-Learning, Mobile Learning, 모바일 학습), u-러닝(u-learning, Ubiquitous Learning, 유비쿼터스 학습), 학습 관리 시스템(LMS, Learning Management System), 컴퓨터 관리 수업(CMI, Computer Managed Instruction) 등이 있다. 각각의 교육 방법에 대하여 간략히 살펴보고자 한다.

1) 컴퓨터 보조 수업

컴퓨터 보조 수업(CAI, Computer Assisted Instruction)은 보조적 수단으로써 컴퓨터를 활용하여 이루어지는 수업이다. 컴퓨터를 이용하여 많은 사람들이 동시에 접속하여 편리하게 학습할 수 있도록 개발된 프로그램을 통해 컴퓨터가 직접 학습자의 활동을 지원해 준다. 더 나아가 학습자별 적성이나 이해력을 반영하여 학습자 개개인에게 맞는 수준과 속도로 학습을 진행하도록 도와주며, 즉각적인 피드백을 제공하여 스스로의 학습 수행정보를 파악할 수 있도록 해 준다.

이런 피드백 기능은 학습자 개개인에게 학습 성취에 관한 진단과 처방을 내려 개인에게 필요한 학습 환경을 제공한다. 이를 통해 학습자가 새로운 것을 시도해 보도록 인내심을 갖고 실수에 대한 두려움 없이 반복 연습할 수 있는 환경도 제공한다. 학습자와 컴퓨터 간의 상호작용은 학습자로 하여금 학습 동기를 유발시키고, 능동적인 학습을 촉진한다.

컴퓨터 보조 수업에는 연습 방법, 개별지도 방법, Q&A, 시뮬레이션 방법, 게임 방법, 문제해결 방법 등 다양한 학습 방법을 구성하여 활용할 수 있다.

연습 방법은 컴퓨터 제어에 의해 학습자의 학습 수준에 따라 연습문제를 차례로 제시하고 효과적으로 습득할 수 있도록 훈련을 하는 학습 형태이다.

개별지도 방법은 컴퓨터와 학습자가 일대일로 미리 구성된 학습 프로그램의 교수-학습 과정을 전개해 나가는 교육과정이다. 교과서, 교수전략논리, 각종 테스트, 진단처방 등 다양한 학습프로그램을 컴퓨터에 저장하고 컴퓨터는 학습자의 진단평가에 근거하여 가장 적절한 교육을 선택하여 학습자에게 제시함으로써 개별화된 최적의 교수-학습과정을 전개해 나가는 학습 형태이다.

Q&A는 학습자가 주체적으로 자유롭게 컴퓨터에 문제나 설명을 요구하거나 질문을 하면 컴퓨터가 이에 대한 정보를 제공하면서 학습을 진행해 나가는 학습 형태이다.

시뮬레이션(simulaton, 모의실험) 방법은 컴퓨터 상에서 복잡한 실험이나 현상 또는 이론 법칙에 대해 학생이 현실세계와 유사한 경험을 해보도록 하는 수업방법이다. 컴퓨터는 학습자에게 주어진 상황을 제시하고 학습자의 수행 결과를 알려주며, 학습자는 자신에게 적합한 내용에 대해 실습을 하고 실습내용에 대한 결과를 확인한다.

게임 방법은 시뮬레이션의 한 형태로 현실세계에서 일어나는 경쟁적, 갈등적 상황을 인위적으로 조성하여 학생의 경쟁심을 자극함으로써 학습 효과를 높이는 수업방식이다. 컴퓨터는 학습자의 경쟁상대이자 심판, 기록자의 역할을 병행하며, 학생은 컴퓨터와 경쟁을 통해 실제적인 지식, 전략, 기술 등을 학습한다.

문제해결 방법은 학습자가 경험의 통제를 경험하도록 한 것으로 학습자가 회화용 프로그램 언어를 사용하여 제시된 문제를 파악하고 해결책을 수립하여 시행착오의 반복을 통해 문제를 해결하는 방식이다. 이때 컴퓨터는 학습자에게 문제를 제시하고 학습자가 입력한 자료를 처리하며 입력자료를 유지 보존한다.

용어 정의 **컴퓨터 보조 수업(CAI, Computer Assisted Instruction)**

보조적 수단으로써 컴퓨터를 활용하여 이루어지는 수업

2) 원격 교육과 웹 기반 학습

원격 교육(distance education)은 교수자와 학습자가 직접 대면(face-to-face)하지 않고 인쇄교재, 방송교재, 오디오나 비디오교재, 통신망 등을 매개로 하여 교수·학습 활동을 하는 형태의 교육이다. 시간적, 공간적 제약을 받지 않고 원하는 시간에 원하는 장소에서 학습할 수 있는 교육이다.

컴퓨터나 인터넷이 본격적으로 활용되기 이전에는 인쇄매체나 방송을 통한 원격 교육을 시행하였다. 즉, 일정한 시간에 강의내용을 공중파를 이용하여 방송하면, 학생들은 이를 실시간으로 청취하거나 녹음 또는 녹화를 해서 학습하기도 하였다. 그러나 최근에는 인터넷이 발달되어 이처럼 초창기의 원격 교육이 갖고 있는 일방향성을 극복하고 양방향(two-way)의 상호작용이 가능하게 되었다.

학생들은 원격 교육을 지원하는 사이트에 접속하여 교수의 동영상 강의를 듣기도 하고, 줌(zoom)과 같은 화상회의 프로그램을 이용하여 비대면 실시간으로 교수자의 수업을 듣기도 한다. 학습과 관련된 많은 자원과도 상호작용하면서 보다 능동적으로 학습에 참여할 수 있다. 그뿐만 아니라 인터넷을 활용한 원격 교육에서는 방송 원격 교육에서 어려웠던 협동학습(cooperative learning)도 가능하게 되었다.

웹 기반 학습(WBL, Web Based Learning)은 인터넷을 이용하여 학습하는 것이다. 정보의 바다라고도 불리는 인터넷에는 수많은 지식이 들어 있다. 그 중 자신에게 필요한 학습 정보를 찾아내어 공부하는 것을 말한다.

이는 과거 컴퓨터 보조 수업이 오프라인에서 온라인으로 진화된 학습 방법이다. 웹을 이용해서 물리적인 한계를 극복하고 지구 반대편에서도 교수자와 학습자간 관련 분야에 대한 의사소통을 활발하게 할 수 있는 특징이 있다. 시공간의 한계가 없이 자유롭게 상호소통이 가능한 장점을 가진 반면에, 단점으로는 학습자의 의지에 따라 학습 결과가 상이하고, 인터넷 사용이 불가능한 지역이나 기기를 갖추지 못한다면 학습이 불가능하다.

용어 정의

- **원격 교육(distance education)** : 교수자와 학습자가 직접 대면(face-to-face)하지 않고 인쇄교재, 방송교재, 오디오나 비디오교재, 통신망 등을 매개로 하여 교수 · 학습 활동을 하는 형태의 교육
- **웹 기반 학습(WBL, Web Based Learning)** : 인터넷을 이용하여 학습하는 것

3) e-러닝, m-러닝, u-러닝

e-러닝(e-Learning, Electronic Learning, 전자학습)은 정보통신기술을 활용하여 언제(anytime), 어디서나(anywhere), 누구나(anyone) 원하는 수준별 맞춤형 학습을 할 수 있는 방법이다. e-러닝은 전통적인 교육의 장과 비교할 때 학습공간과 학습경험이 더욱 확대되고, 학습자 주도성이 강화될 수 있는 교육으로 ICT(Information & Communication Technology) 활용 교육과 같은 의미를 갖는다.

e-러닝은 오프라인에서 온라인으로, 교실에서 가정과 사회로 공간이 확장된다. 인터넷과 같은 디지털 매체를 기반으로 기존 교실 중심의 컴퓨터 활용 교육에서 사이버 공간을 적극 활용함으로써, 어디서나 원하는 학습을 자기주도적으로 할 수 있게 된다.

m-러닝(m-Learning, Mobile Learning, 모바일 학습)은 이동 시에도 학습할 수 있는 환경 즉, 위치에 제약을 받지 않는 환경에서 이루어지는 전자학습이다. 휴대용 통신기기가 발달함에 따라 m-러닝이 가능하게 되었다.

u-러닝(u-learning, Ubiquitous Learning, 유비쿼터스 학습)은 유비쿼터스 환경을 기반으로 학생들이 시간, 장소, 환경 등에 구애받지 않고 일상생활 속에서 언제, 어디서나 원하는 학습을 할 수 있는 교육 형태이다.

용어 정의

- **e-러닝(e-Learning, Electronic Learning, 전자학습)** : 정보통신기술을 활용하여 언제(anytime), 어디서나(anywhere), 누구나(anyone) 원하는 수준별 맞춤형 학습을 할 수 있는 체제
- **ICT(Information & Communication Technology) 활용 교육** : e-러닝과 같은 의미로 사용됨
- **m-러닝(m-Learning, Mobile Learning, 모바일 학습)** : 이동 시에도 학습할 수 있는 환경 즉, 위치에 제약을 받지 않는 환경에서 이루어지는 전자 학습
- **u-러닝(u-learning, Ubiquitous Learning, 유비쿼터스 학습)** : 유비쿼터스 환경을 기반으로 학생들이 시간, 장소, 환경 등에 구애받지 않고 일상생활 속에서 언제, 어디서나 원하는 학습을 할 수 있는 교육형태

4) 학습 관리 시스템과 컴퓨터 관리 수업

학습 관리 시스템(LMS, Learning Management System)은 학습자의 학습을 지원하고 관리하는 시스템이다. 사이버 공간에서 학습자가 원하는 학습 진행을 위해서는 교육과정을 개설하고 수강신청을 하는 등 교수와 학생이 학습에 참여하기 위한 준비과정이 필요하다.

준비과정이 끝난 후 실제 학습이 이루어지는 과정에서는 학습자의 학습과정을 추적하고 학습이력을 관리하여 학습자 개인에 대한 맞춤형 학습을 제공하게 된다.

이와 같이 온라인 학습에서 필요한 학급편성 기능, 협동학습 기능, 출결관리 기능, 게시판 기능 등이 LMS의 주요기능이라 할 수 있다. LMS 기능이 고도화될수록 학생의 개별학습을 위한 맞춤형 학습 환경을 효과적으로 구성할 수 있다. 보통은 가상학습시스템이라고도 하며, 2020년부터 코로나바이러스-19가 유행하면서 여러 대학교에서 온라인 강의를 LMS로 관리하고 있다.

컴퓨터 관리 수업(CMI, Computer Managed Instruction)은 교수자가 수업을 진행할 때 컴퓨터가 수업을 관리하는 것이다. 학습자의 학습 진전 상황 기록, 수강수업 제시, 시험 채점, 유용한 자료 제시 등의 수업관리에 컴퓨터를 활용하는 방식이다. 수업 설계와 교과과정 설계, 교과과정 개선을 위한 분석평가시스템, 평가관리시스템, 교사 훈련과 교사 양성을 위한 시스템 등에서도 컴퓨터 관리 수업을 이용한다. 최근 학습 관리 시스템이 발전되면서 컴퓨터 관리 수업의 수업관리 기능 대부분은 학습 관리 시스템으로 대체되고 있다.

용어 정의

- **학습 관리 시스템(LMS, Learning Management System)** : 학습자의 학습을 지원하고 관리하는 시스템
- **컴퓨터 관리 수업(CMI, Computer Managed Instruction)** : 교수자가 수업을 진행할 때 컴퓨터가 수업을 관리하는 것

5) 시뮬레이터를 이용한 간호교육

간호학생이 학교에서 배운 간호술기 등을 실제 임상에서 환자에게 직접 수행하는 것은 사람의 생명에 직접적인 영향을 주게 되므로 많은 연습이 필요하다. 그러나 전통적인 수업 교실에서만 반복 연습하는 것으로는 한계가 있고, 임상현장에서 환자에게 직접 수행해 보는 것은 더욱 어려운 실정이다. 이러한 배경에서 환자를 대신할 수 있는 다양한 컴퓨터 기반의 시뮬레이터(simulator)가 개발되고 있으며, 정보통신기술의 발달로 시뮬레이터가 환자를 모방하는 수준이 높아지면서 시뮬레이터를 이용한 간호교육은 최근 더욱 활발해지고 있다. 실제 임상현장과 비슷한 환경에서 시뮬레이터를 이용하여 실험 또는 실습하는 것을 시뮬레이션이라고도 부르고 있다.

환자 시뮬레이터는 질병에 따른 환자의 상태가 컴퓨터로 조절되는 환자 모형을 가리킨다.

이러한 환자 시뮬레이터가 실제와 비슷하게 모방하는 정도를 시뮬레이션 피델리티(simulation fidelity)라고 하며, 모방 정도가 얼마나 정확한지에 따라 LFS(Low-fidelity Simulation)와 HFS(High-fidelity Simulation)로 구분하고 있다.

간호교육 목표와 학습 성과의 수준에 따라서 다양한 시뮬레이터를 적용할 수 있다. 시뮬레이터는 혈류 모니터, 심전도, 활력징후 모니터 등과 연결되어 있어 실제 환자에게 간호를 제공하는 것처럼 간호술기를 연습할 수 있다. 학습자는 컴퓨터 기반의 시뮬레이터로 교육을 한 후에는 수행한 내용에 대한 즉각적인 피드백을 받을 수 있다.

시뮬레이터를 이용한 임상실습교육을 제공하기 위해서는 환자용 시뮬레이터뿐만 아니라 임상실무현장과 똑같이 재현된 환경을 마련하기 위한 여러 장비가 필요하다. 실제 임상실무와 같은 환경을 만들기 위해 시각적 장비와 환경을 강조하다 보면 상황에 따라 교육효과가 감소할 수도 있으므로 필요한 학습 성과에 맞추어 시뮬레이션 방법을 선택하는 것이 중요하다.

시뮬레이터를 이용한 교육은 환자 상황에 따라 간호진단을 하고 적합한 간호중재를 수행하는 실습 교육에 적합하다. 특히 지식, 기술, 비판적 사고를 통합하는 데 효과적이라고 증명되고 있다. 전통적 수업 교실 수업과는 달리 시뮬레이션은 학습자로 하여금 실제 임상현장과 거의 같은 환경에서 수업이 제공되고 책상에 앉아서 비판적 사고를 하기 보다는 실제로 움직이면서 비판적 사고를 할 수 있는 기회를 제공한다.

[그림 12-1]은 High-fidelity Simulation을 이용한 간호교육의 한 장면을 보여주고 있다. 실제 임상현장과 같은 환경으로 꾸며진 뒤쪽의 실습실에서는 두 명의 실습생(의료진)이 술기를 수행하고 있고, 앞쪽의 제어실(control room)에서는 두 명의 교수자가 컴퓨터를 조작하며 환자 시뮬레이터의 상태를 조정하고 있다.

용어 정의

- **시뮬레이션(simulation, 모의실험)** : 하나의 모델을 이용하여 실제와 비슷한 일을 재현하여 시험 또는 체험하는 것
  - *시뮬레이션은 학문적인 분야와 일반인들 사이에서 사용되는 의미에 다소 차이가 있다.
  - *시뮬레이션의 원래 의미는 연구목적에 따라 필요한 부분을 현실에 맞게 구현한 후 이것을 무한에 가까울 정도로 수없이 반복하여 통계적으로 최적 해를 찾아내는 것이다.
  - *컴퓨터 보조 수업(CAI)에서는 컴퓨터상에서 복잡한 실험이나 현상 또는 이론 법칙에 대해 현실세계와 유사한 경험을 해보도록 하는 수업방법을 의미한다.
- **시뮬레이터(simulator)** : 복잡한 작동 상황 따위를 컴퓨터를 사용하여 실제 장면과 같도록 재현하는 장치
- **환자시뮬레이터(patient simulator)** : 질병에 따른 환자의 상태를 컴퓨터를 사용하여 실제와 같도록 재현하는 장치(환자 모형)
- **시뮬레이션 피델리티(simulation fidelity)** : 실제와 비슷하게 모방하는 정도를 의미하며, 모방 정도가 얼마나 정확한지에 따라 low-fidelity simulation과 high-fidelity simulation으로 나뉜다.

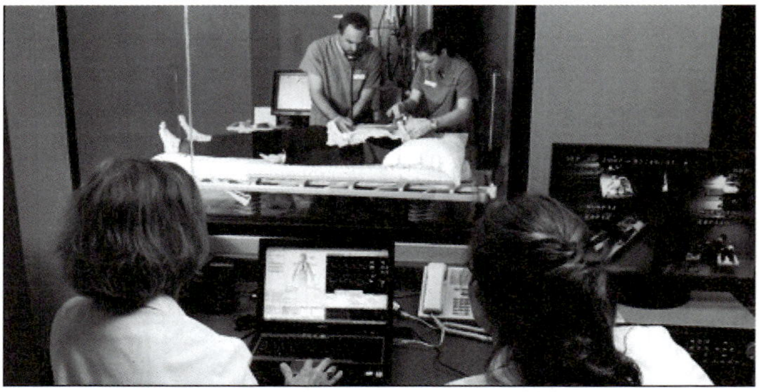

그림 12-1 high-fidelity simulation을 이용한 간호교육

출처 : Angelo State University, Department of Nursing 홈페이지

6) 가상현실(VR) 또는 증강현실(AR) 이용 간호교육

가상현실(VR, Virtual Reality)이란 HMD(head mounted display) 장치로 이용자에게 인공적 시각 및 청각 정보를 제공하고 이용자는 장착된 센서를 활용함으로써 가상환경에서 인간과 컴퓨터의 상호작용으로 보다 실감나는 경험을 가능하게 하는 기술이다. 가상현실은 물리적이고 형식적이지 않는 교육공간을 제공한다(VR에 대한 자세한 사항은 16장에서 기술하는 내용을 참조하길 바란다).

증강현실(AR, Augmented Reality)이란 현실 환경에 표현하고자 하는 추가정보를 그래픽 화면으로 제작하여 사용하는 것으로 서로 다른 정보를 하나로 융합하여 제시함으로써 사용자가 현실과 가상환경의 경계를 구분할 수 없도록 하여 몰입감을 높이고 현실적 감각을 갖도록 하는 것이다(AR에 대한 자세한 사항은 16장에서 기술하는 내용을 참조하길 바란다).

오늘날 VR 또는 AR 기술을 이용하여 많은 간호교육 프로그램이 개발되고 있다. 재난간호, 약물관리, 정맥주사 관리, 정맥내 도관 삽입, 감염관리, 해부학 실습 등 다양한 주제에 VR 또는 AR 기술을 도입하여 간호학생을 대상으로 간호교육이 이루어지고 있으며, 더 나아가 신규간호사 교육, 간호사 보수교육으로 확대되고 있다.

그러나 VR 또는 AR 기술을 이용한 교육이 잘 운영되기 위해서는 교수자의 교수 기술이 숙련되어야 하며 새로운 교육방법에 대해 숙지해야 한다. 또한 학생은 익숙하지 않은 장비로 인해 실습하면서 어지러움이 발생할 수 있으므로 휴식공간과 실습시간을 제한하는 등의 관리방안이 필요하다.

이러한 제한점에도 불구하고 VR 또는 AR 기술을 이용한 간호교육은 학습자 자기주도형 교육을 통해 학습자의 몰입도를 높여 교육효과를 증대시킬 수 있다. 또한 다양한 가상환경에서 이루어지는 교육과 실습을 통해 급변하는 보건의료 환경에 필요한 실무대처능력이 있는 간호전문인력을 양성하는 데 많은 기여를 한다(VR을 이용한 간호교육 사례와 관련 그림은 17장에 기술되어 있는 내용을 참조하길 바란다).

활동 과제

✓ 정보통신기술을 활용한 다양한 교육방법의 장단점에 대해 생각해 봅시다.

2 간호사 보수교육에서 정보통신기술 활용

간호학과를 졸업한 후에도 간호사는 정기적으로 보수교육을 받아야 한다. 간호사가 변화 하는 새로운 보건의료정보기술, 최신의 간호실무 등에 적응하기 위해 간호사 보수교육은 다방면으로 확장이 필요하다.

팬더믹 시대에 대면으로 보수교육을 제공하기 어려운 점을 보완하기 위해 온라인 교육 프로그램이 개발되어 간호사에게 학습의 기회를 제공하고 있다. 또한 간호사 보수교육에 VR/AR 기술을 접목한 보수교육 프로그램이 개발되고 있다. HMD를 착용하여 화면으로 보이는 가상의 환자에게 조정 장치를 이용하여 조작하며 간호술기를 시행하는 훈련은 간호사로 하여금 다양한 임상실무 상황과 급변하는 임상실무에 대처할 수 있도록 해준다.

간호사는 온라인상에서 최신의 연구를 검색할 수 있다. 최신 연구의 검색은 의사결정을 할 때 많은 영향을 주며 이는 간호의 질을 향상시킨다. Simpson(2006)은 임상실무에서 정보통신기술을 널리 이용할 수 있도록 정보통신기술을 간호실무의 핵심 실무로 만들어야 한다고 주장하였다.

3 환자 및 보호자 교육에서 정보통신기술 활용

임상실무에서 환자를 교육하는 과정에서 컴퓨터 기반의 자원을 활용하고자 하는 간호사

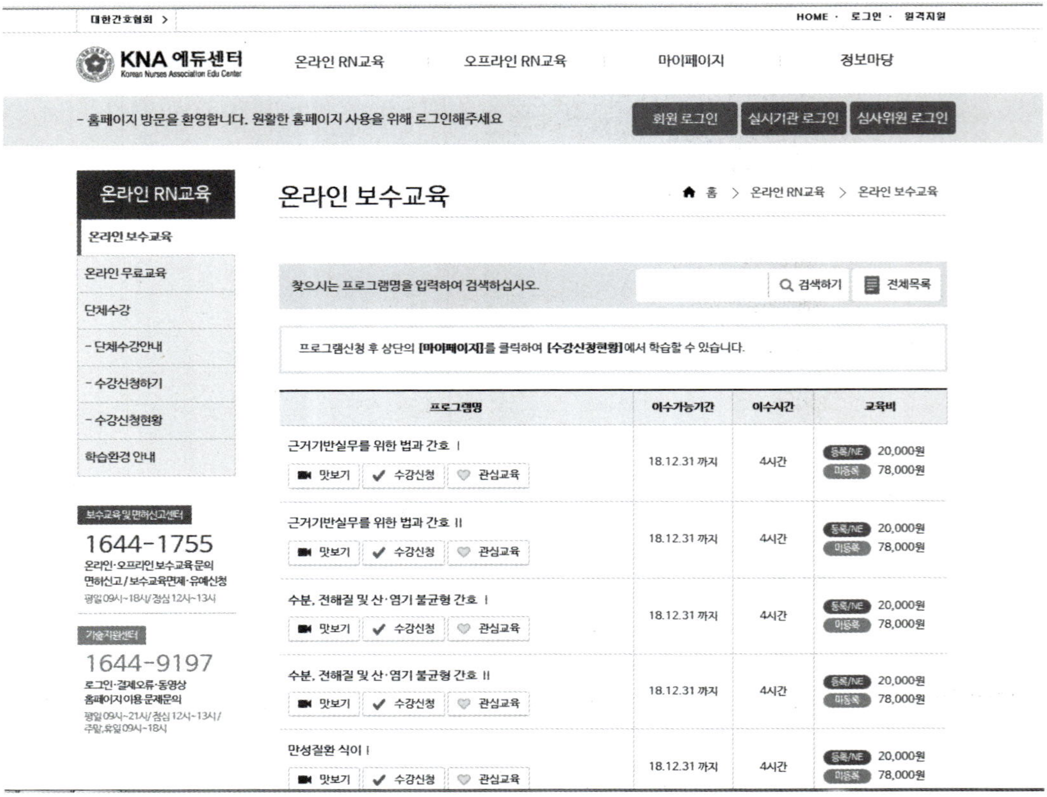

그림 12-2 대한간호협회 온라인 보수교육

출처 : 대한간호협회 홈페이지

의 요구도가 높아지고 있다. 특히 컴퓨터 세대에서 정보통신기술 이용에 대한 요구가 커지고 있다. 컴퓨터 기반의 환자교육은 환자의 지식, 행위, 태도의 변화에 효과적으로 중재하는 방법이다. 또한 환자교육을 제공할 때 환자의 나이와 간호요구 등에 따라 맞춤형 교육을 제공할 수 있는 장점을 가지고 있다. 그러나 정보통신기술에 대한 접근성이 낮고 활용하기 어려운 환경을 가진 사회경제적 약자에게는 컴퓨터 기반의 환자교육 중재효과가 떨어진다.

간호사와 환자가 환자정보기록을 공유하는 환자교육은 투약 처방의 오류를 감소시킬 수 있다. 또한 혈압, 혈액응고시간, 당뇨수치, 체중 등의 의료 데이터를 환자와 공유하고 공유된 정보를 가지고 환자를 교육하는 방법은 환자의 건강증진을 도모하고 질병에 대한 경각심을 불러오는 효과를 불러온다. 그러나 환자정보기록을 환자교육에 이용하는 방법은 환자의 자기관리에 대한 동기부여 수준과 그들의 정보활용능력에 따라 교육효과에 차이가 나타난다.

또한 이 교육을 제공하는 간호사의 정보활용능력에 따라서도 교육효과가 달리 나타난다.

최근 미국에서는 환자가 쉽게 자신의 건강정보를 유용하게 활용할 수 있도록 건강정보시스템을 디자인하기 위해 국가차원에서 인프라가 구축되고 있다. 개인건강기록(PHRs, Personal Health Records), 환자 포탈(Patient Portals), 전자건강기록(EHRs, Electronic Health Records), 건강정보교환(HIEs, Health Information Exchanges) 등이 대표적인 예이다.

모바일 앱(app)을 이용하여 만성질환, 다이어트, 운동, 식이요법 등에 관하여 환자교육을 할 수 있다. 현재 EKG 모니터링에서부터 칼로리 계산기까지 다양한 앱들이 앱스토어(appstore)에 있다. 많은 의료기관에서도 자체 앱을 개발하여 환자교육에 활용하고 있다.

텔레헬스(Telehealth)는 의료진이 정보통신기술을 통해 자택에 있는 환자의 상태를 모니터링하며 질병을 관리하고 교육하는 방법이다. 텔레헬스는 환자의 개인적인 상황으로 인해 오랜 입원생활을 하거나, 퇴원 후 지속적인 치료를 받을 수 없는 경우에 비용효과적이고 용이한 측면을 가지고 있다. 텔레헬스 정보통신기술을 이용하는 환자와 보호자는 텔레헬스 이용에 필요한 교육과 기술지원이 필요하다.

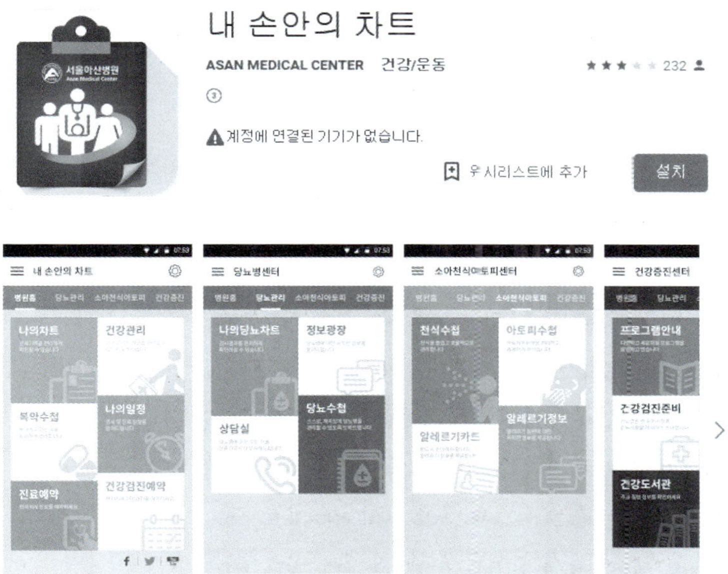

서울아산병원에서 제공하는 건강관리 어플리케이션인 내 손안의 차트가 만성질환 관리와 함께 당뇨병센터, 소아천식아토피센터, 건강증진센터의 진료 및 관련 정보를 더욱 쉽게 자세하게 이용할 수 있도록 새롭게 업그레이드 되었습니다.

그림 12-3 서울 아산병원 모바일 앱

출처 : 아산병원

이렇듯 오늘날 다양한 정보통신기술이 환자교육에 활용되고 있지만 이 방법이 널리 활용되기 위해서는 환자가 다루기 쉬운 정보통신기술을 개발하는 것이 중요하다. 또한 사용자중심의 디자인과 프로그램 설계가 필요하고 간호사는 이 단계부터 적극적으로 참여해야 한다.

환자교육에 정보통신기술을 활용할 때는 환자개인정보 노출에 주의해야 한다. 환자 ID와 비밀보호를 보호하기 위한 장치가 마련되어야 환자의 데이터가 보호될 것이다.

활동 과제

- 간호사 보수교육에 간호정보학을 접목한 예를 찾아 봅시다.
- 환자 및 보호자 교육에서 간호정보학이 사용된 사례를 찾아 봅시다.

요약

- 정보통신기술을 이용한 다양한 교육은 시공간을 초월하여 수업을 가능하게 한다. 원격교육은 간호교육에 접근성이 떨어지는 지방 지역과 질병 등으로 인해 전통적인 오프라인 수업에 참석하지 못하는 학생들에게 교육의 기회를 제공할 수 있는 장점이 있다.
- 시뮬레이터를 이용한 간호교육은 학습자로 하여금 실제 임상현장과 거의 같은 환경에서 실습하도록 하며 책상에 앉아서가 아니고 실제로 움직이면서 비판적 사고를 할 수 있는 기회를 제공한다.
- 최근 가상현실(VR) 또는 증강현실(AR)을 이용한 간호교육도 증가하고 있다.
- 간호사가 최신 간호실무나 보건의료정보기술 등에 적응할 수 있도록 간호사 보수교육에서도 정보통신기술이 이용되고 있다.
- 컴퓨터 기반의 환자교육은 환자의 지식, 행위, 태도의 변화에 효과적인 중재방법이며 모바일 앱(apps), 텔레헬스(Telehealth) 등 다양한 방법이 있다.

4

제 4 부

기타 보건의료 정보시스템과 환자개인정보 보호

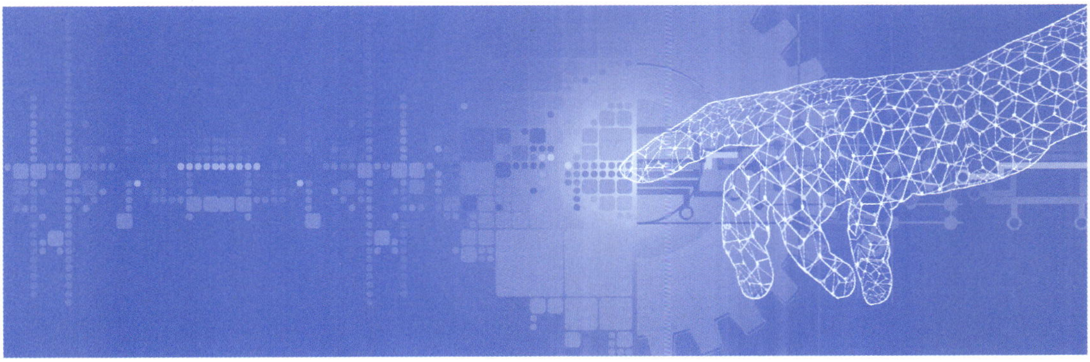

제 13 장

보건의료 빅데이터 활용과 분석

학습목표

1. 보건의료 빅데이터의 개념과 현황에 대해 설명할 수 있다.
2. 건강보험 청구데이터의 구성과 활용에 대해 설명할 수 있다.
3. 국내 국가승인통계 빅데이터 종류와 구성에 대해 설명할 수 있다.
4. 마이크로데이터 통합데이터의 종류와 활용에 대해 설명할 수 있다.
5. R 프로그래밍의 장점과 단점을 설명하고 프로그램을 설치할 수 있다.

주요용어

보건의료 빅데이터
마이 헬스웨이 플랫폼
건강보험청구자료
국민건강영양조사, 청소년건강행태조사, 지역사회건강조사
마이크로데이터 통합데이터
R 프로그래밍

보건의료의 빅데이터는 보건의료의 환경을 변화시키고 있다. 인구구조의 변화, 만성질환 중심의 질병구조 변화가 있고 환경적 측면에서 기후변화와 신종감염병의 유입 등 보건의료 빅데이터는 다양한 분야에 활용되고 있다. 또한 보건의료 빅데이터는 건강수준의 향상, 의료의 질과 효율성 향상, 건강으로 인한 사회적 비용 감소 등을 위한 근거를 제시하는데 도움을 준다. 최근에는 보건의료 빅데이터를 이용하여 환자 개인의 조건에 맞게 정밀하게 진단하고 치료하는 정밀의학과 맞춤의학 서비스를 제공하려는 시도가 증가하고 있다. 그리고 향후 지역사회 인구집단의 자발적인 건강관리, 건강 및 의료서비스의 품질관리 등 보건의료 제도와 환경을 촉진시키는 디지털 헬스케어 및 스마트 헬스케어는 빅데이터 기반으로 더욱 발전할 것이다. 이 장에서는 보건의료 빅데이터의 활용과 분석에 대해 살펴보고자 한다.

1 빅데이터 전문가

1) 보건의료 빅데이터 분석전문가의 역량

빅데이터 분석전문가는 21세기의 가장 매력적인 직업이라고 할 수 있다. 축적된 데이터의 양과 종류가 점차 방대해지면서 그 안에서 잠재적인 가치를 찾아내는 역할이 중요해졌기 때문이다. 보건의료 빅데이터 분석은 인구집단의 복잡한 행동과 건강 문제 등을 모델링하고 인사이트(의미 있는 가치)를 도출하여 통계학, 알고리즘, 데이터 마이닝 그리고 시각화 방법을 통해 예측하거나 새로운 발견을 찾아내는 것이다. 보건의료 빅데이터 분석전문가는 의료이용 및 건강 문제의 식별 및 모델링부터 데이터 저장, 처리, 분석 그리고 활용까지 데이터와 관련된 전체 업무 가치 사슬(value chain) 상에서 전문 지식과 역량을 갖춘 사람이다. 또한 빅데이터 분석전문가의 중요한 역량 중 하나는 용량이 크고 다양한 유형의 데이터 셋(data-set)을 다루는데 필요한 통계 지식과 프로그램 기술에 능숙해야 할 뿐만 아니라 분석결과를 해석하고 분석 논리에 대한 이해관계자들과 소통할 수 있어야 한다. 이 요소가 보건의료 빅데이터 분석전문가라는 역할이 새롭게 주목받고 있는 배경인 동시에 기존의 데이터 분석가들과 구분되는 차별화된 역량이라 할 수 있다. 보건의료 빅데이터를 다루기 위해서는 보건의료정책 및 제도, 보건의료 트렌드, 임상에 대한 이론적 지식을 비롯하여 자료의 전처리, 분석전략, 맞춤형 자료구축, 자료분석 방법 다양성, 결과에 대한 해석, 그리고 이해관계자와 소통과 협업이 필요하다.

따라서 보건의료와 관련된 빅데이터 분석을 통해 건강 플랫폼 개발이나 건강관리(health management) 또는 건강사업(health promotion)을 제공할 수 있도록 의미 있는 근거중심의학(EBM, Evidence Based Medicine)을 발굴하기 위한 목적이 있다.

활동 과제

✓ 보건의료 빅데이터 분석전문가가 되기 위한 역량은 무엇이 있는지 생각해봅시다.

2 보건의료 빅데이터

1) 보건의료 빅데이터 개념

빅데이터(big-data)는 사용하고자 하는 데이터를 수집하고 관리, 처리하는 과정에서 과거에 사용했던 수용 한계를 넘은 규모의 데이터를 의미한다. 빅데이터는 전통적인 방식으로 데이터를 처리하였던 기술적 한계를 뛰어넘어 기존의 방법으로 처리할 수 없을 정도로 일반 인구집단의 질병, 의료이용, 사망, 건강검진, 환경자료, 시공간 등 복합한 데이터를 의미하는 것으로 양(volume), 다양성(variety), 속도(velocity)에 대한 특성을 갖고 있다. 따라서 보건의료 빅데이터는 단순히 방대하고 큰 데이터라는 개념보다는 정형화된 자료와 비정형화된 자료를 포함하여 질병, 건강 및 의료이용 등 다양한 자료를 빠르게 수집하고 의미 있는 결과를 생산하기 위해 관리 및 처리하는 것을 의미한다.

빅데이터는 사회, 경제, 문화, 복지, 교육, 금융 등 다양한 분야에 이용되고 있지만 간호학, 의학, 보건학 등 보건의료분야에서도 많이 활용되고 있다. 특히 최근에 보고된 보건의료분야의논문 출판 경향을 보면 빅데이터의 비중이 높아지는 것을 확인할 수 있다. 과거에는 환자의 의무기록 기반의 임상자료나 설문조사 등을 이용한 논문 출판을 보고 하였지만 최근에는 건강보험청구자료인 국민건강보험공단, 건강보험심사평가원, 국립암센터, 질병관리청 등의 데이터를 이용하거나 연계한 논문 출판이 급격하게 증가하고 있다. 그리고 보건의료기관의 빅데이터를 통합하여 운영하는 통합 플랫폼을 구축하기 위한 사업이 진행 중이다(표 13-1). 이는 보건의료 빅데이터의 활용 가치를 증명해주고 있음을 의미한다.

표 13-1 국내 보건의료 빅데이터 RWD(Real Word Data) 종류

보건의료 공공기관	보건의료 빅데이터 RWD(Real Word Data) 종류
건강보험심사평가원	상세 보험료 청구 · 지급내역, 약제 처방내역, 의료기관 인력 · 장비 정보 등 진료 현장의 상세한 데이터 보유
건강보험공단	국민건강검진, 보험료 청구 · 지급내역 및 예방접종 등 건강 관련 주요 빅데이터 다수 보유
질병관리청	인체자원은행, 만성질환 · 감염성질환 · 영양 등 조사 정보, 검역 · 감염병 등 공중보건 관련 보건행정정보 다수 보유
국립암센터	암 등록정보, 암 종별 레지스트리 정보, 암 유전체 정보, 국가 암통계 정보 등 암 관련 종합적 정보 보유

출처 : 서울대학교 융합과학기술대학원 이형기 교수 연구팀

보건의료 빅데이터를 이용한 국내 연구가 증가하고 있는 몇 가지 이유가 있다. 첫째, 우리나라의 국민 대부분이 건강보험에 가입되어 있기 때문에 인구집단의 건강정보에 대한 대표성을 갖는다. 둘째, 보건의료 빅데이터를 통해 인구집단의 건강에 대한 후향적 추적이 가능하다. 셋째, 보건의료 빅데이터 간의 연계를 통해 인구집단의 건강에 대한 다양한 예측이 가능하기 때문에 건강보험 및 건강부담 등 보건정책을 결정하기 위한 중요한 근거로 활용될 수 있다. 보건의료 빅데이터를 이용한 임상 연구의 종류는 질병의 발생 및 발생률 경향 또는 질병으로 인한 사망 분석, 질병의 위험 인자 분석, 치료 및 처치에 대한 특성 분석, 질병과 관련된 비용 분석 등이 있다.

용어 정의 **보건의료 빅데이터**

단순히 방대하고 큰 데이터를 의미하는 것 이외에 정형화된 자료와 비정형화된 자료 등 질병, 건강 및 의료이용 등을 모두 포함한 다양한 자료를 빠르게 수집하고 의미 있는 결과를 생산하기 위해 관리 및 처리하는 것을 의미함

2) 보건의료 빅데이터의 역할과 장단점

- 빅데이터는 보건의료와 관련된 주제에 대한 의사결정을 하기 위한 정확도를 제공한다. 첫째, 보건정책결정자의 주관적인 의사결정이 아닌 객관적인 의사결정을 하는데 발생할 수 있는 오류를 줄이고 이에 대한 건강 손실 및 위험을 예방할 수 있다. 둘째, 미래의 보건의

료를 예측하고 새로운 질병에 대한 예방 및 중재를 도입할 수 있는데 통계적인 분석 방법을 이용하여 과거 및 현재의 질병 데이터를 빠르게 분석할 수 있다. 이를 통해 건강 및 의료서비스를 이용하는 인구집단의 건강행태 및 건강결과 등에 대한 예측이 가능하다. 셋째, 인구집단에 대한 통찰력을 얻을 수 있는데 잠재적인 지역사회의 환자 및 인구의 건강을 예측할 수 있으므로 다양하고 빠르게 변화하는 보건의료 환경을 이해할 수 있다.

우리나라는 건강보험심사평가원의 진료비 청구자료와 국민건강험공단의 청구자료 또는 검진자료 등 전 국민의 질병을 비롯한 건강정보에 대한 방대한 자료가 데이터베이스로 구축했다는 장점을 갖고 있다. 우리나라는 건강보험 빅데이터를 이용한 연구 성과의 비중이 높아지고 있고 건강보험청구자료의 구축이 잘 갖춰진 국가 중 하나로 임상 및 역학 연구를 수행하기 위한 유리한 조건을 갖추고 있다. 또한 과거 환자의 전자의무기록(EMR) 자료 중심으로 연구결과를 보고하였다면 지금은 의학적 정보가 빅데이터로 구축되어 있기 때문에 임상에서는 구축된 자료를 어떻게 통합(융합)할 것인지에 대한 관심이 높다. 그러나 앞으로 빅데이터 연구결과를 임상에서 유용하게 활용하기 위해서는 표준화된 데이터를 만드는 것이 중요하다. 건강보험심사평가원과 국민건강보험공단 자료는 기본적으로 진료비 청구를 위한 행정자료이고 업코딩(상향청구)에 대한 문제를 갖고 있어 EMR처럼 정교한 의학정보라고 하기에는 제한점을 갖기 때문에 청구의 표준화 및 심사 강화를 통해 진단 코딩의 정확성을 높이는 노력이 필요하다.

활동 과제

- 간호학을 비롯한 보건의료 전반에서 빅데이터를 이용한 연구를 수행하려는 경향이 증가하는 이유가 무엇인지 생각해봅시다. 그리고 빅데이터가 임상에서 유용하게 활용되기 위한 선행 요건은 무엇인지 생각해봅시다.

3) 보건의료 빅데이터를 이용한 국외 동향

우리나라 뿐만아니라 해외에서도 헬스케어(healthcare) 분야의 빅데이터 개발에 관심을 갖고 있다. 미국은 신혁신전략으로 정밀의료 이니셔티브를 발표하여 헬스케어를 국가의 우선 과제로 선정하였고, 영국은 생명과학에 관한 전략을 발표하고 대규모 유전체 분석 프로젝트를 추진하고 있다. 일본은 건강수명연장전략을 포함하는 미래투자전략을 발표하면서 신산업구조비전 보고서에 건강 · 의료 · 간병 분야를 전략 분야로 제시하였다. 중국은 차세대 성장 동력으로 바이오의약 및 고성능 의료기기를 선정하고 정밀의료 발전계획을 수립하여 유전체 분석 프로젝트를 착수하였다.

그밖에 글로벌기업 주도의 빅데이터를 이용한 보건사업 개발에 높은 관심과 투자를 지원하고 있다. 개인의 유전체 분석을 통해 미래의 발병 가능성이 높은 질환을 예측하거나 학술정보 및 임상진료지침 · 가이드라인 등 의료진에게 통합적으로 제공해주는 서비스 사례가 있다(표 13-2).

표 13-2 보건의료 빅데이터를 이용한 보건산업 해외사례

수요군	빅데이터 활용방안	해외사례
환자/국민	개인의 유전체 분석을 통해 미래 발병 가능성이 높은 질환을 예측하고 적합한 병원 · 의료진을 추천해주는 서비스	Genome Health Solutions Myriad Genetics
의료기관	초고속 유전체 분석 서비스 및 관련 분야의 새로운 학술정보와 치료법 등을 의료진에게 통합 제공하는 서비스	Genome Health Solutions
	초고속 유전체 분석 서비스 및 의료진이 관심 있는 데이터를 추출, 시각화, 맵핑하여 클라우드 기반으로 제공하는 서비스	DNAnexus Appistry Inc
	대규모 비정형 의료 데이터(녹음, 동영상, 사진 등)를 병원, 의료진 등이 원하는 정형 데이터 형태로 가공해주는 서비스	Health Fidelity
	각 요양기관으로부터 임상, 병원경영 및 재무성과 등 방대한 자료를 수집 및 가공하여 병원, 의료진들이 원하는 데이터를 제공해주는 서비스	Explory Inc
	제약 · 의료기기 기업, 의료기관 등이 보유한 임상 데이터를 결합하여 연구자들에게 데이터 풀로 제공해주는 서비스	NextBio
기업	동일 질병을 앓고 있는 환자 간에 축적되는 정보를 임상 또는 의약품, 의료기기 개발의 수요예측 풀로 활용 가능	Patientslikeme
	개인, 기업 단체 등 다양한 집단으로부터 의약품, 의료기기 기업 등이 원하는 데이터를 수집하여 익명화, 표준화 등의 과정을 거쳐 제공하는 서비스	Qualcomm Life

출처 : 빅데이터와 의료 보건 산업-빅데이터 활용방안과 시사점

4) 보건의료 빅데이터를 이용한 간호서비스

한림대학교 의료원은 욕창 위험 예측 인공지능(AI, Artificial Intelligence) 모델을 통해 환자가 낙상하거나 욕창이 발생할 확률을 빅데이터로 예측하였다. 욕창 위험 예측 AI를 통

해, 고위험군 환자에 대한 모니터링을 강화할 수 있고 낙상 및 욕창으로 인한 사고를 미리 예방할 수 있는 효과를 거두었다. 한림대학교 의료원의 빅데이터 접근 방법은 5년 동안의 낙상 데이터 16만 건, 10년간 욕창 데이터 28만 건 데이터를 이용하였고 환자가 감각을 인지하는 정도 및 활동 정도, 기동력, 영양 상태, 식이, 기저 질환, 습기와 마찰력 등 외부 요인 데이터를 추가 반영하여 분석하였다. 낙상 및 욕창 예측을 통해 예측값이 60% 이상 나왔을 경우 의료진은 특별 간호 프로그램을 가동하였고, 일반 병동에서 욕창 예측값이 70% 이상 나왔을 경우 환자 모니터링 횟수를 늘리고 보호자에게 안전 교육 프로그램을 제공하는 간호중재를 제공하였다.

빅데이터를 통한 지역사회 통합돌봄 사업의 일환으로 지역사회의 건강한 노화(health ageing in place)와 삶의 질 향상을 목표로 건강관리가 필요한 대상자에게 보건의료 및 복지서비스를 효과적으로 제공하는데 있다. 노인 모형의 사례에서 대상자 유형은 건강증진 기능유지군, 만성질환군, 퇴원하는 이행기 환자군, 요양병원 장기입원군, 입원치료 반복군으로 구분하여 대상 유형에 맞는 건강관리를 제공하고 있다(표 13-3). 이선미(2017)는 중환자실 섬망 조기발견과 중재를 위한 빅데이터 마이닝 기반의 임상의사결정지원시스템 연구를 통해 간호사들의 업무를 줄여주고 직접 간호시간을 늘려주고자 하는 목적으로 연구를 수행하였다. 섬망의 조기발견과 중재를 위한 임상의사결정지원시스템의 유용성과 효과를 빅데이터를 이용하여 평가하였는데 섬망을 조기에 발견하고 즉각적인 중재 제공을 가능케 하여 섬망의 중증도와 지속기간을 낮추어 환자의 사망률, 재원기간, 의료비용을 줄이는 효과를 보고하였다.

그밖에 건강보험청구자료를 이용한 국내외 연구는 정형외과, 피부과, 감염내과, 호흡기내과, 소아과, 산부인과 등 사실상 모든 진료 분야에 걸쳐 보고되고 있다. 국내 건강보험청구자료와 관련된 기초적인 통계자료를 확인하고 싶다면 건강보험심사평가원의 보건의료빅데이터개방시스템(https://opendata.hira.or.kr/home.do)과 국민건강보험공단 건강보험자료공유서비스(https://nhiss.nhis.or.kr)에서 정보를 제공받을 수 있다. 보건의료빅데이터개방시스템은 국민 관심 질병, 국민 관심 진료행위, 다빈도질병, 질병(소분류-3단 분류, 4단 분류), 진료행위 등을 포함한 통계정보를 확인할 수 있고 데이터의 결합, 빅데이터의 시각화를 통해 직관적으로 빅데이터 분석 결과를 표와 시각화로도 확인할 수 있다. 특히 국민건강보험공단의 건강보험자료 공유서비스는 의료이용 지표, 의료지도 서비스, 한국인 비만지수, 결합시스템 등에 대한 정보를 포함하고 있다. 예를 들면, 임상 간호 인력 현황 정보로 요양기관에서 신고한 간호인력(간호사, 간호조무사)수를 지역별 및 병상별 규모로 조회할 수 있다.

표 13-3 지역사회 통합돌봄 선도사업 노인 집중형 건강관리 모형

구분	대상자 유형	세부 기준	제공기능 서비스
지역사회	건강증진 · 기능개선군	• 건강습관 개선군 – 흡연+음주 고위험자	• 지역사회 건강증진 서비스 • 예방관리서비스(검진 등)
		• 장기요양 등급외자 중 관리 필요군 – 등급 외 A 판정자, 등급 외자 중 뇌쇠 등	
이행기	만성질환군	• 최근 입원력이 없는 만성질환 관리군 – 1년 내 입원 이력이 없는 46개 만성질환자 중 고혈압과 당뇨병을 포함하여 3개 이상의 만성질환 보유자 등 • 약제관리 대상자 – 6개월 간 약제 10성분을 60일 이상 처방 받은 사람 등	• 일차의료 만성질환관리 시범사업 연계 • Polypharmacy 등 약제 관리 • 방문 진료 · 간호를 통한 교육 및 상담 • 질환군별 적절 서비스(재활 등) • 복지서비스 연계
		• 미관리군 – 건강검진 연속 2회 이상 유소견자 (고혈압, 당뇨병) 중 이후 1년 간 진료내역이 없는 자 등	
	퇴원하는 이행기 환자군	• 재활필요군 – 중증질환 혹은 휘귀성난치성 질환자 지속관리군	• 질병 중증도, 치료단계별 서비스 제공 • 방문재활 • 교육 • 지역운동 프로그램 연계 • 환경개선(거주환경, 이동환경 등)
		• 재입원 고위험군 – 재입원 예측모형점수 10점 이상 및 질병 중증도 5점 미만 – 입원기간 유형, 질병 중증도, 응급실 방문횟수 등	
병원	입원 치료 반복군	• 재입원 예측모형점수 10점 이상 질병 중증도 5점 이상 1년간 진료내역 기준 3회 이상 반복 입원	• 가정간호 서비스 • 복지서비스 연계

출처 : 보건복지부. 노인 집중형 건강관리 모형 개요

활동 과제

✔ 보건의료 빅데이터를 이용한 간호관리 연구에 대한 사례를 생각해봅시다. 그리고 건강보험심사평가원의 보건의료 빅데이터개방시스템과 국민건강보험공단의 건강보험자료 공유서비스 홈페이지를 접속하여 작년의 국민 관심 질병과 다빈도 질병을 확인해봅시다.

3 건강보험 청구데이터

1) 국민건강정보 DB 소개

국민건강정보 DB는 국민건강보험법 및 기타 법령에 의해 관장하거나 위탁 받은 업무를 수행하는 과정에서 수집하고 축적된 데이터를 비식별 조치 후 정보를 제공하고 있다. 건강보험 빅데이터를 이용하여 제공하는 플랫폼은 자기 건강관리 서비스의 일환으로 개인의 건강기록, 건강 위험 예측, 건강지수를 확인할 수 있는 플랫폼, 지역의 맞춤형 통계정보를 통한 건강보험통계, 의료이용통계, 건강 알람, 검진 및 의료이용 지표 등을 제공하는 플랫폼, 학계 및 연구기관을 대상으로 원격 및 클라우드 기반의 표본 연구 코호트, 맞춤형 연구 정보를 제공하고 있다. 국민건강정보 DB는 후향적 추적연구가 가능하고 자료의 대표성과 일반화가 가능하다는 장점을 갖고 있다(그림 13-1).

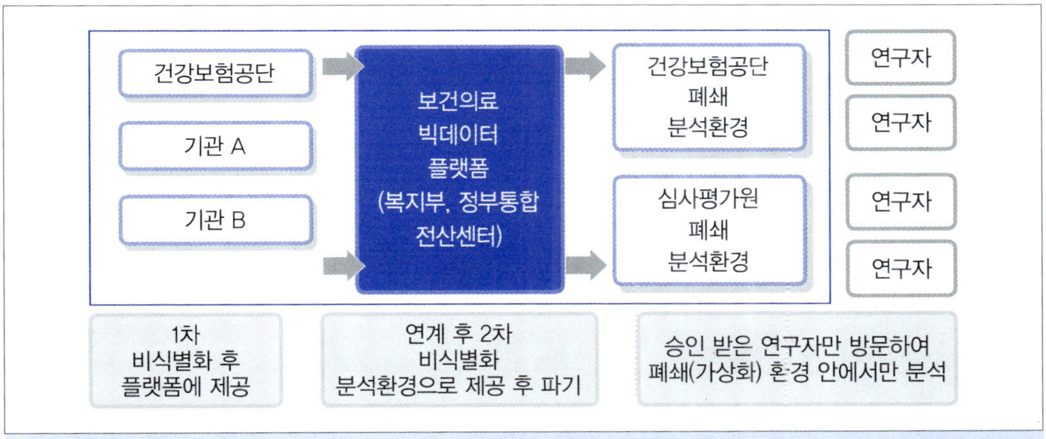

그림 13-1 공공기관 보건의료 빅데이터 연계 플랫폼

출처 : 보건복지부

국민건강정보 DB는 체계적인 연구분석을 위해 2002년부터 현재까지 건강정보자료를 전국민 코호트 형태로 DB를 구축하고 있으며 개인정보보호를 위해 주민등록번호를 대체하는 식별이 불가능한 개별 아이디를 기준으로 정보의 확장성이 가능한 통합 건강정보를 구축하고 있다. 국민건강정보 데이터는 전국민 대상의 보건의료 자료로 코호트 형태로 데이터 구축이 가능하다는 장점을 갖고 있다.

2) 건강보험 빅데이터 현황

최근 건강보험 데이터와 개인이 보유한 데이터, 유관기관의 데이터를 통합하여 수집 및 저장한 통합된 건강정보 플랫폼을 구축하고 있다. 건강보험에 가입된 사람의 자격자료, 진료자료, 검진자료, 장기요양자료와 식약처, 질병관리청, 기상청, 환경부, 통계청, 고용노동부 등 유관기관과의 데이터를 연계하여 다양한 분야의 건강정보를 개발하고 있다. 그리고 환자의 개인 맞춤형 건강관리를 위해 건강보험 청구자료와 개인이 보유한 식이 · 혈압 및 혈당 · 운동 · 의료영상 등 자료를 연계함으로써 개인의 건강행위와 질병의 발생 및 사망 등에 대한 관련성을 규명하는 분석이 가능하게 되었다. 이에 보건복지부는 개인이 원하는 건강정보를 접근하기 위해 개인의 생체데이터, 건강보험 빅데이터, 유관기관 등의 흩어진 데이터를 수집하여 통합 플랫폼을 구축 및 확장하고 있다. 건강보험이나 예방접종 등에 대한 정보가 담겨져 있는 공공건강데이터와 혈당, 혈압, 운동량 등 개인의 건강데이터, 진료기록 등에 대한 병원의료데이터를 연계하여 원하는 정보를 불편없이 효율적으로 찾고 분석할

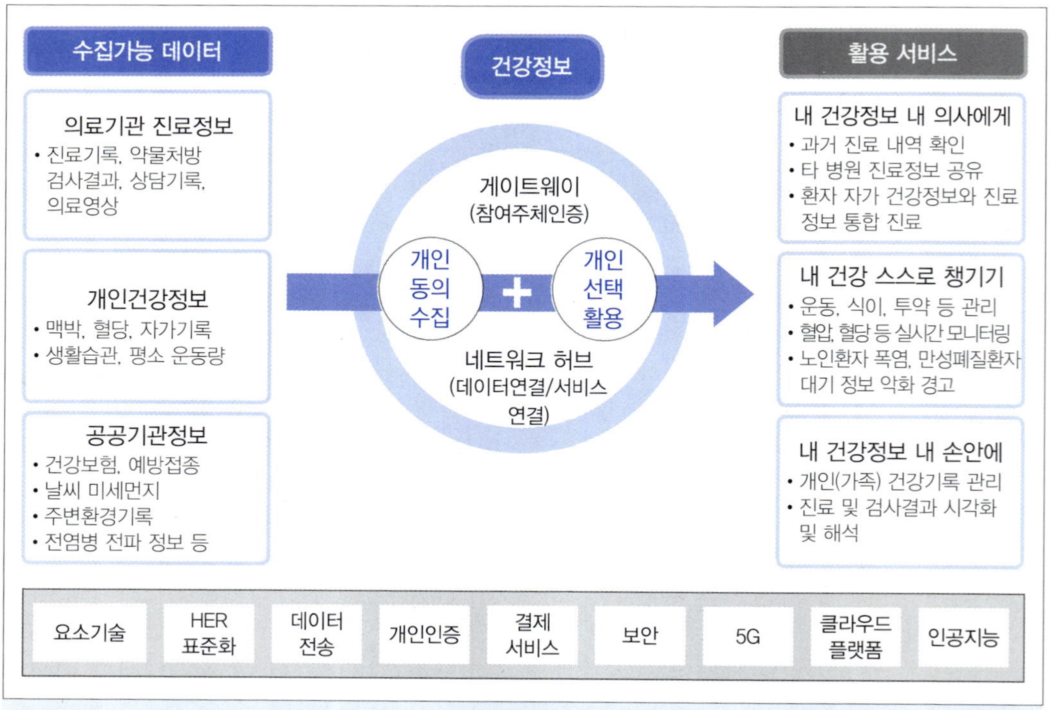

그림 13-2 마이 헬스웨이 건강 플랫폼

출처 : 한국건강증진개발원

수 있는 마이헬스웨이(MY Helathway) 플랫폼을 구축중이다(그림 13-2).

용어 정의 **마이헬스웨이 플랫폼**

건강보험이나 예방접종 등 국민의 건강정보가 포함되어 있는 빅데이터로 의료기관의 진료정보, 개인건강정보, 공공기관정보를 연계 구축한 플랫폼이다.

3) 건강보험청구 빅데이터의 필요성과 장단점

인구기반의 건강보험 빅데이터는 인구의 다양성 및 경향에 대한 이해, 작은 효과를 감지하거나 상호작용을 확인함으로써 전 국민적 관심을 얻을 수 있고 조기 알람의 제공, 건강프로그램을 중재하거나 개발하는 데 활용하기 위한 시계열적 관찰, 질병의 예방과 진료비의 절감, 질병의 발생에 대한 위험을 예측할 수 있다. 국민건강정보 DB의 확장성이 가능한 이유는 우리나라 전 국민의 대부분이 건강보험에 가입되어 있다는 장점이 있고 국민건강보험공단과 건강보험심사평가원은 요양기관 간의 청구시스템이 99.9% 전산화 되어 있기 때문에 건강보험 빅데이터에 대한 확장성과 개발이 용이하다. 특히 건강보험심사평가원의 경우 요양기관의 정보와 비급여에 대한 정보를 포함하고 있어 보건의료정책을 결정하는 데 유용하게 활용할 수 있다.

건강보험 빅데이터의 장점을 살펴보자. 첫째, 건강보험 빅데이터는 단일보험자로서 전수자료를 보유하고 있고 전 국민의 사회경제적 수준 및 전체 의료공급자의 의료서비스에 대한 정보가 포함되어 있어 일반화하는데 용이하다. 둘째, 우리나라는 행위별수가제에 기반한 의료서비스를 제공하고 있기 때문에 상세한 진료행위와 처방내역을 보유하고 있다. 셋째, 2002년부터 건강보험 빅데이터 자료가 구축되어 있기 때문에 코호트 형태로 구축하여 개인의 건강기록 및 관련 변수의 조사가 가능하다. 넷째, 제한적 또는 실험적 정보가 아닌 현실이 반영된 자료로 BMI, 혈압, 혈당, 키, 몸무게 등 국가건강검진을 통한 실제로 측정된 정보가 구축되어 있다. 다섯째, 건강보험 빅데이터는 기본적으로 행정자료이기 때문에 건강정보를 수집하고 구축하기 위한 비용과 시간이 절감될 수 있다. 건강보험 빅데이터의 강점이 있는 반면 단점도 존재한다. 국민건강보험 자료에는 비급여 항목이 빠져있어 정확한 비급여 정보를 확인할 수 없고 청구자료이기 때문에 청구로 인한 시간차가 존재한다. 그리고 일부 요양기관의 진료비 상환을 위한 업코딩(up-coding) 문제가 존재하여 중증도가 다소 높아지는 경향이 있다.

따라서 건강보험청구자료는 요양기관을 방문한 환자의 비급여를 제외한 모든 의료서비스 이용 정보가 포함되어 분석 결과의 일반화가 가능하고 의료서비스 내역(시술/수술, 검사, 약제처방, 치료재료 등), 서비스별 급여 비용 등이 포함되어 환자가 받은 개별적인 의료서비스 확인이 가능하다. 또한 고유 식별코드를 생성하기 때문에 환자의 추적할 수 있는 자료를 구축할 수 있다는 큰 장점을 갖고 있다.

활동 과제

✓ 건강보험청구 자료의 장점과 단점에 대해 생각해봅시다.

4) 건강보험청구 빅데이터 구성

진료내역과 건강검진 데이터베이스로 구성된 건강보험 빅데이터는 요양기관에 대한 건강보험심사평가원의 요양급여비용 청구심사자료와 적정성 평가자료를 통한 진료내역 및 보험급여 데이터베이스로 구축되어 있다. 환자의 의료이용 정보와 요양기관의 정보로 구분할 수 있는데 질병코드, 진료상세내역, 진료비, 약물투약정보 등에 대한 환자 의료이용 정보와 위치, 인력(의료진), 의료장비, 시설(병실, 병상, 응급실 등)에 대한 요양기관 정보가 구축되어 있다. 그리고 건강검진 데이터베이스를 통해 흡연과 음주 등 건강행태에 대한 생활습관 정보와 신장, 체중, 허리둘레, 공복혈당, 혈압, 간기능 및 신장기능 등에 대한 생의학적 실측 정보가 구축되어 있다.

건강보험 빅데이터의 세부 구성을 살펴보면 인구사회학적 구성, 건강행태 및 검사 구성, 의료이용 및 요양기관의 구성, 노인장기요양 구성이 있다. 네 가지의 구성을 통해 건강보험 빅데이터는 자격 및 보험료 DB, 진료 내역 DB, 건강검진 DB, 의료급여 DB, 노인장기요양 DB로 구축되어 있기 때문에 국민건강정보 DB로 이용할 수 있다(표 13-4). 국민건강보험공단은 DB(연구자가 구체적 요구에 따라 맞춤형으로 구축한 건강보험 빅데이터)와 연구용 표본 DB(표본을 추출하여 규격화한 건강보험 빅데이터)로 연구 활용의 목적에 따라 데이터를 개방하고 있다(표 13-5). 이를 통해 건강보험 데이터 중심의 근거를 마련하고 맞춤형 건강지원서비스를 제공할 수 있다.

표 13-4 건강보험심사평가원 건강보험 빅데이터 구성

인구사회학적 변수	건강행태 및 검사 변수
• 성별(남/녀) • 나이(수진시점/연도말) • 출생(출생일자) • 사망(사망일자) • 장애(장애유형, 장애등급, 등록일자) • 거주지역(환자, 의료기관, 사업장, 시군구 수준) • 가입자 유형(직장가입자 및 피부양자, 지역세대주 및 세대원, 의료급여수급권자) • 보험료(금액, 십분위, 조정금액) • 사업장 유형(산업분야, 사업장규모)	• 흡연(흡연력, 흡연량 · 기간) • 음주(음주 이력, 음주량 · 기간) • 신체활동(걷기, 보통정도, 격렬) • 질병과거력(심혈관계 질환 과거력 및 가족력, 암 과거력 및 가족력) • 정신건강(인지, 우울) • 신체계측(신장, 체중, 허리둘레, 시각 · 청각 측정, 혈압) • 혈액검사(공복혈당, 콜레스테롤, HDL, LDL, 중성지방, 간 기능, 신장 기능 검사) • 암(영상자료, 내시경검사, 생식검사)
의료이용 및 요양기관 변수	**노인장기요양 변수**
• 질병(ICD-10 코드) 의료이용(내원 · 외래, 응급실, 중환자실, 재원기간, 처방일수) • 비용(공단부담금, 본인부담금) • 진료상세(의료 행위 및 치료재료) • 약물(약물 주성분, 약물 제품명, 투약량) • 인력(의사, 간호사, 치료의사의 수, 의료인력 현황 및 정보) • 시설(병실, 병상, 중환자실, 응급실 등 정보) • 장비(CT, MRI, PET 등)	• 신청유형(성별, 나이, 신청일자, 대상자 구분, 사망여부) • 인정조사(신체기능, 인지기능, 행동변화, 간호처치, 재활, 주거상태, 현재 · 희망급여) • 등급판정(등급판정일, 판정결과, 인정유효기간, 의사진단서) • 질병 및 증상 • 급여유형(급여종류, 급여제공횟수, 복지용구 품목, 서비스 유형) • 급여비청구(청구일자, 급여비용, 본인일부부담금) • 기관정보(기관종류, 시설형태, 설립구분, 소재지, 인력현황 등)

출처 : 건강보험심사평가원(2017). 보건의료 근거 생산을 위한 건강보험 청구자료 분석 매뉴얼.

활동 과제

✓ [표 13-4] 건강보험심사평가원 건강보험 빅데이터 구성 중 인구사회학적 변수와 건강행태 및 검사 변수, 의료이용 및 요양기관 변수를 참고하여 각자 분석하고 싶은 주제를 한 가지 이상 생각해봅시다.

표 13-5 국민건강보험공단 건강보험 빅데이터 구성

	표본코호트 DB	건강검진코호트 DB	노인코호트 DB
기준	2006년 1년간 건강보험가입자 및 의료급여수급권자 자격을 유지한 전국민	2002년 자격유지자 중에서 2002년-2003년까지 40-79세 일반검진 수검자	2002년 자격유지자 중에서 만 60세 이상 대상자
대상자	100만명 전국민 모집단의 2%, 성 · 연령 · 가입자구분 · 보험료 분위 · 지역 층화추출	약 51만명	약 55만명
연도	2002년-2015년 (14개년)	2002년-2015년 (14개년)	2002년-2015년 (14개년)
자격DB	건강보험가입자 및 의료급여 수급권자 10개 변수로 구성 (출생 및 사망) 대상자의 출생 정보 및 통계청의 사망원인 DB와 연계하여 사망정보가 확인된 대상자로 5개 변수로 구성	건강보험가입자 및 의료급여 수급권자 13개 변수로 구성	건강보험가입자 및 의료급여 수급권자 중에서 만 60세 이상 노인 13개 변수로 구성
진료DB	대상자가 요양기관에 방문하여 진료 등을 받은 내역에 대해 요양기관으로부터 요양급여가 청구된 자료로 10개 세부 DB로 구성(단, 민감상병은 마스킹 처리하여 개방)	대상자가 요양기관에 방문하여 진료 등을 받은 내역에 대해 요양기관으로부터 요양급여가 청구된 자료로 10개 세부 DB로 구성(단, 민감상병은 마스킹 처리하여 개방)	대상자가 요양기관에 방문 하여 진료 등을 받은 내역에 대해 요양기관으로부터 요양 급여가 청구된 자료로 10개 세부 DB로 구성(단, 민감상병은 마스킹 처리하여 개방)
건강검진 DB	1차 일반건강검진 주요 결과 및 문진에 의한 생활습관 및 행태 관련 자료로 51개 변수 (2002년-2005년), 54개 변수(2009-2013년)로 구성	건강검진 주요 결과 및 문진에 의한 생활습관 및 행태 관련 자료로 77개 변수로 구성	건강검진 주요 결과 및 문진에 의한 생활습관 및 행태관련 자료로 34개 변수(2002년 - 2008년 일반건강검진), 48개 변수(2009년-2013년 일반 건강검진), 65개 변수(2007년 - 2008년 생애전환기 건강진단)로 구성
요양기관 DB	요양기관의 종별, 요양기관 주소, 인력, 병상 수 등 10개 변수로 구성	요양기관의 종별, 설립구분별, 지역(시도)별 현황 및 시설, 장비, 인력관련 자료 등 10개 변수로 구성	(노인장기요양 DB) 대상자가 장기요양서비스를 신청하고 이용한 내역 및 시설 현황에 대한 자료로 7개(장기요양 신청 및 판정 결과), 86개(인정욕구 조사사항), 30개(의사소견서), 11개(청구명세서), 8개 (장기요양 시설현황) 변수로 구성

출처 : 국민건강보험공단 건강보험자료 공유서비스

활동 과제

✓ [표 13-5] 국민건강보험 건강보험 빅데이터의 표본 코호트 DB, 건강검진 코호트 DB, 노인 코호트 DB를 제공하고 있습니다. 각각 데이터의 특성에 대해 생각해봅시다.

국민건강보험공단과 건강보험심사평가원의 청구자료를 이용한 빅데이터의 구조는 비슷하지만 분석의 목적 및 쓰임새에 따라 접근할 수 있는 데이터가 다르다. 건강보험심사평가원의 자료를 이해하기 위해서는 건강보험심사평가원 청구자료에 대한 이해가 필요하다. 자료구축 과정을 살펴보면 요양기관은 서면, 전산 매체, 전자데이터교환(EDI, Electronic Data Interchange), 포털을 통해 건강보험심사평가원에 요양급여비용을 청구하고 건강보험심사평가원은 청구명세서를 심사한다. 요양급여비용 청구명세서는 의 · 치과, 한방, 보건기관, 약국, 정신과 정액 의료급여비용, 요양병원, 질병군 명세서로 구분되어 정보가 구축된다. 건강보험 청구자료는 요양기관에서 청구한 명세서 심사가 완료된 자료를 데이터화한 자료로 사용목적에 따라 다양한 테이블 형태로 저장되고 관리된다.

건강보험청구자료는 한 건의 청구명세서를 여러 테이블로 분리하여 저장 및 관리하고 있지만 고유 아이디가 있기 때문에 데이터 통합이 가능하다. 건강보험심사평가원의 자료 구성은 명세서 일반(200 테이블), 상병내역(400 테이블), 진료내역(300 테이블), 약 처방 내역(500 테이블), 의료기관 약 처방 내역(510 테이블), 약국 조제 내역(301 테이블), 진료 조정 내역(310 테이블), 총 진료비 조정 내역(340 테이블), 심사 조정 내역(320 테이블), 처방 상세 조정 내역(520 테이블)이 있다. 연구의 가설 및 분석 목적에 따라 테이블 활용이 다르지만 일반적으로 많이 이용하는 200 테이블, 400 테이블, 300 테이블, 510 테이블에 대해서만 살펴보고자 한다(표 13-6).

200 테이블, 300 테이블(510 테이블, 530 테이블), 400 테이블은 자료의 형태에 차이가 있다. 200 테이블의 각 행은 고유한 하나의 명세서 청구건으로 구성된다. 즉, 자료의 각 행(청구건)은 서로 다른 명세서 조인키(join-key)를 가지고 있어 300 테이블, 510 테이블, 530 테이블, 400 테이블과 연계할 수 있다.

표 13-6 건강보험심사평가원 건강보험청구자료 청구명세서 테이블 구성

명세서 일반(200 테이블)	상병내역(400 테이블)
• 환자의 기본 정보(성별, 연령, 보험형태 – 건강보험/의료급여) • 상병(주상병, 제1부상병) • 진료정보(환자 도착경로, 요양개시/종료일자, 입원/외래 구분, 요양기관기호 등) • 급여비용(요양기관 청구내용, 심사결정 비용 등) 자료로 병원, 의원, 한방, 보건소, 약국 등 요양기관에서 제출한 요양급여비용 청구명세서 중에서 일반적인 사항과 급여 비용 내역 포함	• 환자의 모든 상병정보 등에 대한 자료로 환자의 상병정보가 포함된 자료로 200 테이블의 주상병과 제1부상병을 포함
진료내역(300 테이블)	**치료기관 약처방내역(510테이블)**
• 요양기관(약국제외)에서 받은 검사, 시술/수술, 치료재료, 원내 조제 내역 등에 관한 자료로 환자가 요양기관에서 받은 의료서비스 내역으로 입원(퇴원시포함), 외래에서 처방된 원내 조제 내역이 포함	• 요양기관(약국제외)의 처방 내역 자료로 원내 조제 내역과 원외 처방 내역이 포함되어 있다. 일반적으로 의료기관에서 처방한 약제 처방을 분석할 경우 510 테이블을 사용

출처 : 건강보험심사평가원(2017). 보건의료 근거 생산을 위한 건강보험 청구자료 분석 매뉴얼.

활동 과제

✓ 국민건강보험공단과 건강보험심사평가원의 건강보험 청구자료의 차이점을 생각해봅시다.

4 건강보험청구 빅데이터 활용

1) 표본 코호트 2.0 DB

국민건강보험공단에서 제공하는 건강보험청구 데이터베이스 중에서 대표적인 표본 코호트 2.0 DB와 맞춤형 DB에 대하여 알아보자. 국민건강보험공단의 빅데이터는 행정자료이기 때문에 분석 가설에 대한 조작적 정의와 원시자료의 데이터 클리닝이 반드시 필요하다. 표본 코호트 2.0 DB는 국민건강보험공단의 자격 및 보험료 테이블, 진료테이블, 건강검진테이블, 요양기관테이블과 통계청의 사망테이블로 구성되어 있다. 진료 테이블의 경우 '의과 보건기관(M)', '치과(D)', '한방(K)', '약국(P)'의 '명세서(T20)'와 '진료내역(T30)', '상병내역(T40)', '처방전교부상세내역(T60)'으로 구성되어 있다. 전 국민의 2.1%인 100만 명의 2002년–2019

년(18년간)의 자격 및 소득정보(사회경제적 변수), 병·의원 이용 내역 및 건강검진결과, 요양기관 정보를 코호트(특정한 집단이 시간이 지남에 따라 어떻게 변화하는지 조사하는 방법) 형식으로 구축한 개인식별이 불가능한 연구용 DB이다. 추출방식은 2006년 1년간 가입자 자격을 유지한 대상자 기준으로 성별, 연령, 소득수준, 지역구분을 층화 변수로 구성한 후 층별 비례배분을 적용해 최종 결정된 2006년 표본은 100만 명이다. 따라서 '표본 코호트 2.0 DB'는 100만 명 환자의 건강보험청구 및 건강검진 데이터를 통해 의료비 및 건강결과에 대한 분석이 가능하며 현재 보건의료 분석가들이 가장 많이 활용하고 있는 자료이다.

표본 코호트 2.0 DB는 'NSC2'로 시작하는 이름을 갖고 있으며 자격 및 보험료 테이블은 'BNC', 출생 및 사망 테이블은 'BND', 의과 보건기관은 'M', 치과는 'D', 한방은 'K', 약국은 'P'의 이름을 부여받고 명세서는 '20', 진료내역은 '30', 상병내역은 '40', 처방전교부상세내

표 13-7 표본 코호트 2.0 DB 테이블 구성

연번	세부 DB			테이블명
1	자격 및 보험료 테이블			NSC_BNC, NSC2_BNC_1619
2	출생 및 사망 테이블			NSC2_BNC
3	진료테이블	의과_보건기관(M)	명세서(T20)	NSC2_M20, NSC2_M20_1619
4			진료내역(T30)	NSC2_M30, NSC2_M30_1619
5			상병내역(T40)	NSC2_M40, NSC2_M40_1619
6			처방전교부상세내역(T60)	NSC2_M60, NSC2_M60_1619
7		치과(D)	명세서(T20)	NSC2_D20, NSC2_D20_1619
8			진료내역(T30)	NSC2_D30, NSC2_D30_1619
9			상병내역(T40)	NSC2_D40, NSC2_D40_1619
10			처방전교부상세내역(T60)	NSC2_D60, NSC2_D60_1619
11		한방(K)	명세서(T20)	NSC2_K20, NSC2_K20_1619
12			진료내역(T30)	NSC2_K30, NSC2_K30_1619
13			상병내역(T40)	NSC2_K40, NSC2_K40_1619
14		약국(P)	명세서(T20)	NSC2_P20, NSC2_P20_1619
15			진료내역(T30)	NSC2_P30_0208, NSC2_P30_0915, NSC2_P30_1619
16	건강검진 테이블			NSC2_G1E_0208, NSC2_G1E_0915, NSC2_G1E_1617, NSC2_G1E_1819
17	요양기관 테이블			NSC2_INST, NSC2_INST_1619

출처 : 국민건강보험공단. 건강보험빅데이터 활용 교육자료

역은 '60'의 이름이 붙는다. 건강검진 테이블 이름은 'G1E', 요양기관 테이블은 'INST'로 시작되며 데이터셋의 연도가 뒤에 붙는다(표 13-7).

표본 코호트 2.0 DB의 자격 및 보험료 테이블의 변수에 대해 알아보자. 10개의 변수로 구성되어 있고 기준년도(변수명: 'STD_YYYY'), 개인고유번호(변수명: 'RN_INDI'), 성(변수명: 'SEX'), 시군구(변수명: 'SGG'), 표본구분(변수명: 'SMPL_TYPE_CD'), 가입자 구분(변수명: 'GAIBJA_TYPE'), 장애중증도 구분(변수명: 'DSB_SVRT_CD'), 장애유형(변수명: 'DSB_TYPE_CD'), 일반건강검진 1차 대상자 여부(변수명: 'G1E_OBJ_YN'), 보험료분

표 13-8 표본 코호트 2.0 DB 테이블별 변수명 및 내용

연번	변수명	변수 영문명	변수명 해설
1	기준년도	STD_YYYY	2002년-2019년 자격 및 의료이용 해당년도
2	개인고유번호	RN_INDI	주민등록번호의 대체식별번호, 연계변수
3	성	SEX	남자→'1', 여자→'2'
4	시군구	SGG	시도 2자리와 시군구 3자리로 구성되어 있고 해당년도의 유효 시군구 정보 제공
5	표본구분	SMPL_TYPE_CD	전국민표본대상자(보험료정보 미결측)→'1로 코딩' 전국민(보험료정보 결측)→'2로 코딩' 신생아대상자(보험료정보 미결측)→'3으로 코딩' 신생아(보험료정보 결측)→'4로 코딩'
6	가입자 구분	GAIBJA_TYPE	지역세대주→'1로 코딩' 지역세대원→'2로 코딩' 직장가입자→'5로 코딩' 직장피부양자→'6으로 코딩' 의료급여세대주→'7로 코딩' 의료급여세대원→'8로 코딩'
7	장애중증도 구분	DSB_SVRT_CD	해당사항 없음→'0으로 코딩' 중증(1-2등급)→'1로 코딩' 경증(2-6등급)→'2로 코딩'
8	장애유형 구분	DSB_TYPE_CD	주요 장애(지체, 뇌병변, 시각, 청각장애) 이외에는 기타장애로 그룹화
9	건강검진(일반1차) 대상자여부	G1E_OBJ_YN	대상자→'Y로 코딩'
10	보험료분위 10분위	CTRB_Q10	지역 및 지역가입자 각 10분위 의료급여수급권자 0분위로 의료급여 대상자의 보험료는 결측

출처 : 국민건강보험공단. 건강보험빅데이터 활용 교육자료

위 10분위(변수명: 'CTRB_Q10')가 있다. 자격 및 보험료 테이블의 변수를 통해 통계 분석 시 환자의 인구사회학적 특성을 탐색하거나 의료비용 및 건강결과에 대한 보정 변수로 사용된다. 시군구 코드를 이용하여 지역별 건강형평성에 대한 격차를 분석할 수 있고 가입자 구분으로 지역가입자, 직장가입자, 의료급여가입자로 구분하여 건강보험 형태를 확인할 수 있으며 보험료분위 10분위를 이용하여 경제적 수준을 대체할 수 있다. 대부분 분석 시 성, 시군구, 가입자구분, 보험료분위에 대한 변수를 보편적으로 이용하고 있다(표 13-8).

표본 코호트 2.0 DB의 출생 및 사망 테이블에 대해 알아보자. 표본의 출생년도와 사망연월 및 사망정보가 담겨져 있고 5개 변수로 구성되어 있다. 단, 연령의 경우 대상자의 출생년도로 연령 산출 시 '기준년도'-'출생년도' 계산에 주의해야 한다. 표본 코호트 자료에는 연령에 대한 별도 변수가 생성된 것은 아니기 때문에 출생년도 정보를 이용하여 만 나이를 계산할 수 있다. 개인고유번호(변수명: RN_INDI)를 기준으로 사망연월(변수명: DTH_YYYYMM)이 연계되어 주요 상병 및 동반질환 변수를 재가공하여 상병으로 인한 사망 위험 분석이 가능하다. 사망원인은 통계청의 한국표준질병사인분류표의 KCD코드를 참고하여 일반적인 사망은 'A00-R99', 사망원인1, 손상, 중독 및 기타 외인에 의한 특정 결과에 해당하는 경우 사망원인2가 추가로 제공된다(표 13-9).

표 13-9 출생 및 사망 테이블 변수명 및 내용

연번	변수명	변수 영문명	변수명 해설
1	개인고유번호	RN_INDI	개인고유번호 (7자리), 연계코드
2	출생연도	BTH_YYYY	표본의 출생연드
3	사망연월	DTH_YYYYMM	사망자의 사망월 … 통계청 사망원인 연계
4	사망원인1	COD1	한국표준질병 · 사인분류(KCD) 코드 사용
5	사망원인2	COD2	사망원인이 S00-T98인 경우 상세 원인 기재(V01-Y98)

출처 : 국민건강보험공단. 건강보험빅데이터 활용 교육자료

표본 코호트 2.0 DB 진료테이블은 명세서 일반(2CT), 진료내역(30T), 상병내역(40T), 처방전교부 상세내역(60T)으로 구성되어 있다. 명세서 일반 항목(20T)은 환자 및 요양기관의 기본정보, 기본적인 상병(주상병, 부상병), 기본적인 진료정보(내원일수, 요양개시일 등), 진료비(본인부담, 보험자 부담금)에 대한 정보가 있다. 진료내역(30T)은 상세한 의료서비스 자료로 병원의 경우 병원 내 처치, 수술, 원내약처방, 단가, 금액, 투여량 등 내역이 있고 약국의 경우 약국조제 내역이 있다. 상병내역(T40)은 주상병과 부상병을 포함한 모든

상병이 제공되며 처방전교부상세내역(60T)은 원외로 처방되는 약에 대한 정보로 처방되는 약품별 처방정보를 제공한다.

활동 과제

✔ 표본 코호트 2.0 DB의 기본 테이블, 출생 및 사망 테이블, 진료 테이블의 구성에 대해 생각해봅시다.

2) 건강보험 빅데이터와 외부 자료의 연계

건강보험의 맞춤형 연구 DB와 외부 자료의 연계가 가능하다. 분석 모형에 따라 개인정보의 연계가 필요한 경우가 있고 불필요한 경우가 있다. 개인정보의 연계가 필요한 경우는 암등록자료가 있으며 주민등록번호, 생년월일, 성별 등의 개인정보를 매칭 키로 연계한다. 개인정보 연계가 불필요한 기상청 기후대기환경 정보, 미세먼지 정보 등 개인정보가 아닌 자료를 매칭 키로 연계할 수 있는 방법이 있다. 예를 들면 대기환경오염 모니터링 자료로 환경부 미세먼지와 초미세먼지 모니터링 농도 자료와 천식 진단 건수 및 천식으로 인한 응급실 방문율에 대한 건강보험청구자료를 연계하여 고농도 미세먼지 노출과 천식 발생의 관련성에 대한 분석을 시도해 볼 수 있다.

활동 과제

✔ 건강보험청구자료와 외부 자료의 연계 사례를 검색하여 어떠한 연구가 보고되었는지 논의해봅시다.

3) 건강보험 빅데이터 활용 사례

첫 번째로 건강보험청구 빅데이터를 이용하여 코로나19와 관련된 분석 활용을 소개한다. 코로나19로 인한 경제 위축과 실직 등으로 정부는 코로나19 상생 국민 지원금을 지급한 바 있다. 빠른 시일 안에 전 국민에게 지원금을 지급하기 위해 국민건강보험공단 자료를 이용하여 국민 지원금을 추정하기 위한 모의 실험을 하였다. 국민건강보험공단 빅데이터는 전 국민의 소득, 재산자료를 포함한 가구 구성 정보를 파악할 수 있기 때문이다. 즉, 국민건강보험공단 빅데이터에 구축되어 있는 가구 단위 자료인 행망 자료와 자격 보험료를 결합하여 직장가입자, 지역가입자, 혼합 가구의 기준 보험료에 해당하는 가구 수, 가구원 수 등을 산정하여 지급대상과 기준을 예측할 수 있었다. 두 번째는 분만취약 지역의 분석이다. 거주자의 분만 건수를 분석하여 해당 지역 인구의 전체 의료이용량 중 해당 지역에서 이용한 의료이용량인 자체충족률 지표를 통해 해당 거주자가 분만을 위해 평균 이동한 거리를 확인하여 분만취약 지역(분만취약지수)을 예측할 수 있었다. 그밖에 간호관리 및 서비스에 대한 보고된 연구를 살펴볼 수 있는데 간호 · 간병료 서비스를 받은 환자의 건강보험청구자료를 이용하여 간호 · 간병통합서비스 제도 도입에 따른 진료경향을 분석한 사례와 장기요양보험청구자료 및 건강보험청구자료를 이용하여 노인장기요양보험 방문간호 권고 그룹의 방문간호 이용과 의료이용의 관계에 대한 분석 사례, 건강보험심사평가원의 건강보험 요양급여 진료비 청구자료를 이용하여 간호사 확보수준과 정신과 입원환자의 건강결과 간의 결과를 분석한 사례 등이 있다.

4) 건강보험 교육용 DB 개방

건강보험 빅데이터를 활용하여 연구를 진행하고 있거나 연구 진행을 위한 학습에 도움을 주기 위한 교육용 DB를 무료로 이용할 수 있다. 교육용 DB는 국민건강보험자료 공유서비스(https://nhiss.nhis.or.kr/bd/ay/bdaya001iv.do)에 접속하여 신청 후 승인을 통해 자료를 다운로드 받을 수 있다. 교육용 DB는 자격 및 보험료, 출생 및 사망, 진료내역, 건강검진, 요양기관 DB로 표본코호트 2.0 DB에서 2006년 기준 3천명 랜덤 추출 후 개인정보 재식별 방지를 통한 안전성을 확보한다. 건강보험 빅데이터 자료를 이용하기 위해서는 SAS, R, SPSS 파일 형태로 제공되지만 사실상 SPSS는 건강보험 빅데이터 자료를 분석하기에는 제한점이 많기 때문에 주로 SAS와 R을 이용한 분석이 가능하다. 뒷 장에서 R 통계 프로그램에 대한 소개를 다루었다.

5 국가승인통계 보건의료 빅데이터 활용

1) 질병관리청 국민건강영양조사

건강보험 청구자료 이외에도 국가승인통계 자료를 이용하여 빅데이터를 분석할 수 있다.

「국민건강증진법」 제16조, 「통계법」 제17조 및 제18조에 의한 지정 통계로 질병관리청 만성질환관리국 건강영양조사분석과에서 국민건강영양조사를 총괄하고 있다. 국민건강영양조사 방법은 조사대상자가 이동검진차량을 방문하여 교육 및 경제활동, 이환, 의료이용, 신체활동 등 건강설문 영역에 대해 컴퓨터를 이용한 면접조사(CAPI, Computer Assisted Personal Interviewing)와 흡연, 음주, 정신건강, 구강건강 등 건강행태 영역에 대해 컴퓨터를 이용한 자기기입식조사(CASI, Computer Assisted Self Interviewing), 조사대상자가 이동검진차량을 방문하여 혈압 및 맥박 측정, 신체계측, 악력검사, 혈액검사, 소변검사, 구강검사, 폐기능검사, 안검사, 이비인후검사 등을 통한 검진조사, 건강설문조사 및 검진조사 완료 후 전문조사수행팀이 가구를 방문하여 컴퓨터를 이용한 영양조사가 있다.

국민건강영양조사는 순환표본설계방식으로 2016년 인구주택총조사 자료를 추출틀로 사용 설계되었고 국민의 건강수준, 건강행태, 식품 및 영양섭취 실태에 대한 국가 단위의 대표성과 신뢰성을 갖춘 통계를 산출하고 있다. 국민건강영양조사 결과를 통해 국민건강증진종합계획의 목표 설정 및 평가, 건강증진프로그램의 개발 등의 보건정책의 기초자료로 활용된다.

국민건강영양조사(제8기 2차년도 조사 기준)는 건강설문, 영양, 검진으로 구분되고 조사항목은 아래의 [표 13-10]의 내용이다. 국민건강영양조사 원시자료는 SAS와 SPSS 파일 형태로 누구나 다운로드 받을 수 있다.

표 13-10 국민건강영양조사 조사항목 구성

조사부분	조사구분	해당연령	조사항목
건강설문	가구조사	만19세 이상	성, 연령, 결혼상태, 가구원수, 세대유형, 가구소득, 건강보험가입, 민간보험가입
	교육	만1세 이상 만19-64세	학력, 졸업여부 부모학력
	경제활동	만15세 이상 만19세 이상	경제활동여부, 취업형태, 현재 직업 종사상지위, 근로시간형태, 근로시간, 최장 직업
	이환	만1세 이상	최근 2주간 이환, 만성질환별(성인 30개, 소아청소년 7개) 이환
	의료이용	만1세 이상	(병의원)미충족의료/이유, 외래이용, 입원이용
	건강검진	만19세 이상	건강검진 수진여부/종류, 암검진 수진여부/종류
	예방접종	만1세 이상	인플루엔자예방접종 여부
	활동제한	만12세 이상	활동제한여부, 활동제한이유, 와상경험, 결근결석경험
	삶의 질	만1세 이상 만19세 이상	주관적 건강인지 건강관련 삶의 질 측정도구(EQ-5D, EuroQol-5 Dimension: 운동능력, 자기관리, 일상활동, 통증/불편/, 불안/우울)
	손상	만1세 이상	손상경험, 발생횟수, 발생시기, 손상치료처

	흡연	만12–18세	일반담배 평생흡연경험/현재흡연/처음시작연령/흡연량
		만19세 이상	일반담배 평생흡연/현재흡연/과거흡연/처음흡연시작연령/ 흡연량, 궐련형 전자담배 평생흡연/현재흡연/흡연량, 궐련형 전자담배 사용 이유, 액상형 전자담배 평생/현재사용, 담배종류별 평생/현재사용, 금연시도, 금연계획, 금연방법, 금연기간, 니코틴의존, 가정/직장/공공 장소 실내 간접흡연
	음주	만12세 이상	평생음주, 음주시작연령, 음주빈도, 음주량, 폭음빈도, 간접폐해
		만19세 이상	가족/의사의 절주권고, 음주문제상담경험, 과거/현재 알코올홍조
	신체활동	만12–18세	하루 60분 이상 신체활동 실천일수, 앉아서 보내는 시간, 근력운동
		만19세 이상	국제신체활동설문(GPAQ, Global Physical Activity Questionnaire: 일/여가 고강도 · 중강도 신체활동, 이동시 활동, 앉아서 보내는 시간), 걷기, 근력운동
	수면건강	만12세 이상	주중/주말 하루평균시간
		만40세 이상	폐쇄성수면무호흡증 선별도구(STOP-Bang: 코골이, 피곤함, 수면 무호흡 목격자)
	정신건강	만12–18세	스트레스인지, 우울감경험, 자살생각/자살계획/자살시도, 정신문제 상담 경험
		만19세 이상	스트레스인지, 자살계획/자살시도, 우울증선별도구(PHQ-9), 정신문제 상담 경험
	안전의식	만1–5세	자동차보호구 착용
		만1–11세	자동차 앞좌석 이용, 자전거 헬멧 착용
		만12세 이상	동승차량 안전벨트 착용
		만19세 이상	운전시 안전벨트 착용, 앞/뒷자석 안전벨트 착용, 자동차/오토바이/자전거 음주 경험, 음주운전차량동승경험
	비만 및 체중조절	만6세 이상	주관적 체형인지, 체중조절
		만19세 이상	체중변화
	여성건강	만10세 이상	현재월경여부, 초경연령
		만15세 이상	임신경험, 출산경험, 출산연령
		만19세 이상	모유수유 경험, 모유수유 자녀수 및 기간, 치과이용, (치과) 미충족의료/이유
		만12세 이상	구강용품사용
		만19세 이상	저작불편, 발음불편
영양	식생활조사	만1세 이상	끼니별 식사 빈도, 끼니별 동반식사 여부 및 동반대상, 외식 빈도, 채소류/해조류/버섯류 섭취빈도, 과일 섭취빈도, 식이보충제 복용경험, 식이보충제 복용 내용
		만6–29세	음료 섭취빈도 및 1회 섭취량
		초등학생 이상	영양표시 인지 · 이용 · 영향 여부 및 관심항목, 영양교육 및 상담 경험
		만1–3세	출생체중, 수유 방법 및 기간, 이유식, 일반우유, 영아기 식이보충제 섭취 정보
	식품안정성조사	식생활관리자	가구의 식품안정성 확보

	식품섭취조사	만1세 이상	조사1일전 섭취 음식의 종류 및 섭취량
		조리자	조사1일전 섭취한 음식 중 직접 조리한 음식에 대한 재료식품 및 재료량
검진	신체계측	만1세 이상	신장, 체중
		만6세 이상	허리둘레
		만40세 이상	목둘레
	악력검사	만1세 이상	악력
	혈압 및 맥박	만10세 이상	수축기혈압, 이완기혈압, 맥박수
	혈액검사	만10세 이상	(혈당) 공복혈당, 당화혈색소, 인슐린 (지질) 총콜레스테롤, 고밀도 지단백 콜레스테롤, 저밀도 지단백 콜레스테롤, 중성지방 (신장) 혈중요소질소, 크레아티닌 (간염) B형간염표면항원, ALT, AST, C형간염항체 (빈혈) 헤모글로빈, 헤마토크릿, 적혈구 수, 백혈구 수 (기타) 요산
	소변검사	만6세 이상	코티닌, 크레아티닌
		만10세 이상	단백, 당, 잠혈, 비중, 산도, 유로빌리노겐, 케톤, 빌리루빈, 아질산염, 나트륨, 칼륨, 알부민
	구강검사	만1세 이상	치아상태, 치료필요, 보철물 상태, 보철물 필요, 치주조직 상태, 치아반점도, 주관적 구강건강상태, 치아통증 경험, 교정치료 경험
	폐기능검사	만40세 이상	노력성 폐활량, 1초간 노력성 호기량
	안검사	만40세 이상	시력 및 굴절검사, 안저촬영검사, 빛간섭단층촬영검사, 생체계측검사, 안압검사, 시야검사
	이비인후검사	만40세 이상	난청, 평형이상(어지럼증), 중이염, 음성장애
	가족력검사	만10세 이상	만성질환 가족력(부, 모, 형제)

출처 : 질병관리청(2021). 국민건강영양조사 통계정보보고서

활동 과제

✔ 국민건강영양조사 조사항목 중 건강설문의 종류를 참고하여 분석하고 싶은 변수를 선정해보고 그 이유에 대해 논의해봅시다.

2) 질병관리청 청소년건강행태조사

청소년건강행태조사는 「국민건강증진법」 제19조를 법적 근거로 대한민국 청소년의 건강행태 현황을 파악하고 청소년 건강증진사업 기획 및 평가에 필요한 보건지표를 산출하기 위한 조사이다. 또한 청소년건강행태조사는 청소년 보건지표를 통해 국가 간 비교가 가능하다. 청

소년건강행태조사는 2004년 국가 만성병 감시체계 구축의 일환으로 수립되었고 2005년부터 매년 조사가 이루어지고 있다. 대상은 전국의 중고등학교 재학생으로 익명성 자기 기입식 온라인 조사로 학교 내 컴퓨터실에서 일괄 참여하여 조사한다. 단, 전수조사가 아닌 표본 설계 방법으로 중학교와 고등학교 각각 400개교를 유지하여 17개 시 · 도별로 중 · 고등학교 각각 5개씩 우선 배분한다.

조사 영역은 주관적 상태, 식습관, 신체활동, 비만 및 체중, 정신건강, 구강건강, 개인위생, 손상예방, 폭력, 음주, 흡연, 성행태, 약물, 아토피 및 천식, 인터넷 중독, 일반적 특성 등으로 구성되어 있다.

주요통계 항목으로 현재 흡연율 추이, 액상형 전자담배 현재 사용률, 궐련형 전자담배 현재 사용률, 현재 음주율 추이, 위험 음주율 추이, 하루 60분 주5일 이상 신체활동 실천율 추이, 주3일 이상 근력강화 운동 실천율 추이, 1일 1회 이상 과일 섭취율 추이, 주3회 이상 탄산음료 섭취율 추이, 우울감 경험률 추이, 하루 평균 스마트폰 사용 시간 빈도, 안전벨트 미착용률 추이, 학교 점심 식사 후 칫솔질 실천율 추이 등이 있다.

청소년건강행태조사에 대한 원시자료는 질병관리청 홈페이지에서 신청하여 무료로 제공 받을 수 있다. 마이크로데이터 검색방법은 질병관리청 누리집(https://yhs.kdca.go.kr) → 청소년건강행태조사 사업별 페이지 → 년도별 자료 → 원시자료(SAS 파일, SPSS 파일, EXCEL 파일)에서 데이터를 다운로드할 수 있다. 그 밖에 국가통계포털(https://kosis.kr/)에서 청소년건강행태조사 주요 결과에 대한 통계 결과를 제공 받을 수 있다.

아래 [표 13-11] 내용은 청소년건강행태조사 항목으로 통계 분석을 시도하고자 할 경우 분석 가설에 대한 변수를 확인한 후, 해당 변수를 선정하여 원시자료를 분석할 수 있다.

표 13-11 청소년건강행태조사 조사항목 구성

영역	조사항목 내용
흡연	평생/월간 흡연, 평생/월간 액상형 전자담배 사용, 평생/월간 궐련형 전자담배 사용, 일반담배(궐련)/액상형 · 전자담배/궐련형 전자담배 처음 경험 시기, 일반담배(궐련)/액상형 · 전자담배/궐련형 전자담배 매일 흡연(사용) 시작 시기, 일반담배(궐련)/궐련형 전자담배 월간 흡연량, 담배 구매 용이성, 금연 시도 경험, 가정/학교/공공장소 실내 간접흡연
음주	평생 음주 경험, 현재 음주, 처음 음주 경험 연령, 월간 음주량, 만취 경험, 주류 구매 용이성
신체활동	하루 60분 이상 신체활동, 고강도 신체활동, 근력강화운동, 주중/주말 앉아서 보내는 시간
식생활	아침결식, 과일 섭취, 탄산음료/단맛나는 음료/패스트푸드 섭취, 학교에서 영양교육 경험, 물 섭취
비만 및 체중조절	신장, 체중, 월간 체중 조절, 신체이미지 왜곡 인지

정신건강	스트레스 인지, 스트레스 원인, 주관적 수면 충족, 주중/주말 수면시간, 우울감 경험, 자살 생각, 자살 계획, 자살 시도, 자살시도 후 병원치료경험, 외로움 경험, 범불안장애(Generalized Anxiety Disorder Scale, GAD-7), 주관적 행복감
손상 및 안전의식	안전벨트 착용(승용차, 택시 앞/뒷자석, 고속버스), 학교 손상으로 인한 병원치료, 학교에서 안전 교육 경험
구강건강	하루동안 칫솔질, 점심 식사 후 칫솔질, 실란트(치아홈메우기) 경험, 구강증상 경험
개인위생	비누 이용 손씻기 실천(학교/집에서 식사 전/화장실 사용 후, 외출 후 귀가시), 학교에서 개인위생교육 경험
성행태	성관계 경험, 피임 경험/방법, 학교에서 성교육 경험
아토피 · 천식	천식/알레르기비염/아토피피부염 의사진단, 천식치료/학교 결석 경험
약물	습관적 약물사용 경험, 사용 약물 이름
인터넷중독	주중/주말 스마트폰 사용 경험, 주중/주말 하루 평균 스마트폰 사용 시간, 스마트폰 과의존 경험
건강형평성	성별, 태어난 연도/월, 가족구성원, 친부모/양부모와의 동거 여부, 친부모 학력, 친부모 태어난 나라, 주관적 학업 성적, 주관적 경제적 상태, 코로나19 이후 경제적 상태변화, 현재 거주형태, 가정형편으로 인한 경제적 도움, 가구 풍요도
폭력	폭력으로 인한 병원 치료 경험
기타	주관적 건강인지

출처 : 질병관리청(2021). 국가승인통계 청소년건강행태조사

활동 과제

✓ 청소년건강행태조사의 특징은 무엇이고 질병관리청 청소년건강행태조사 홈페이지를 방문하여 최근 보고된 주요 통계는 무엇이 있는지 발표해봅시다.

3) 한국보건사회연구원 한국의료패널조사

한국의료패널은 「통계법」 제18조를 법적 근거로 행정자료를 통해 파악할 수 없는 비급여를 포함한 본인부담 의료비를 파악하고 의료이용에 영향을 미치는 요인과 의료비 지출 및 의료이용을 포괄하는 자료원이다. 한국의료패널의 목적은 개인 및 가구 단위의 의료비 지출 규모를 파악하고 의료이용의 결정 요인, 의료비 재원 파악 또는 관련 지표의 산출, 의료이용과 관련된 보건의료정책 사업 평가를 지원하고 정책평가 및 모니터링을 통해 보건의료체계 성과와 국민건강 증진에 기여하기 위한 목적이 있다(그림 13-3).

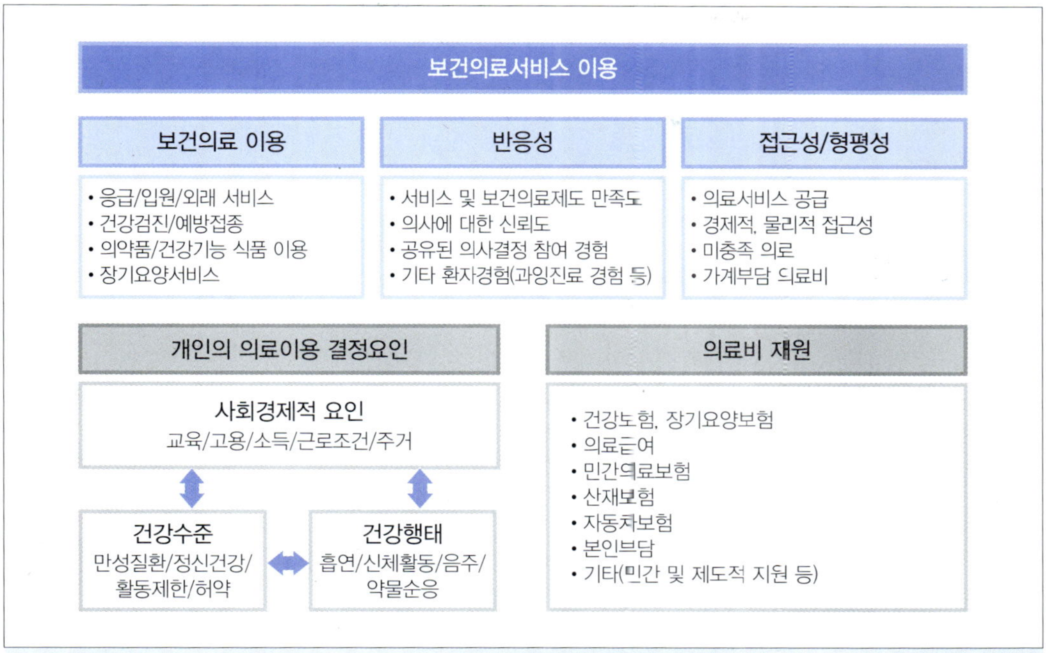

그림 13-3 한국의료패널 조사내용

특히 베이붐 세대의 노년층 진입과 80세 이상 노인인구의 증가에 따라 우리나라의 의료이용 패턴 및 의료비 양상 변화 가능성이 클 것으로 예측된다. 따라서 의료비 증가 및 의료서비스 변화 요구에 적극적으로 대응하기 위해 한국의료패널을 이용한 종단적 분석 결과가 주로 보고되고 있다.

보건의료와 관련된 국가승인통계와 다른 차이점은 수요자 관점에서 국내 유일의 의료이용에 관한 자료를 제공한다는 것이다. 그리고 가계부담 의료비에 초점이 맞춰져 있기 때문에 패널 가구의 다양한 특성에 대한 정보를 풍부하게 제공할 수 있다. 그밖에 응급/입원/외래 서비스의 본인부담금 이외에 간병비, 의약품 등 구입비용, 돌봄 비용 지출 등에 대한 정보가 구축되어 있다.

한국의료패널 데이터는 한국의료패널 홈페이지(http://www.khp.re.kr)에서 일반인에게 무료로 제공하고 있다. 한국의료패널 홈페이지 메뉴에서 데이터정보 → 데이터에서 데이터 활용동의서를 작성 후 담당자에게 데이터활용동의서를 이메일 및 팩스 전송 후, 개인메일에서 데이터를 다운로드 받으면 된다. 데이터 제공 이외에 설문지 및 코드북도 함께 제공하고 있으며 한국의료패널조사 원시자료는 SPSS 파일 형태로 다운로드 받을 수 있다.

활동 과제

✔ 한국의료패널 홈페이지를 방문하여 원시자료와 설문지 및 코드북을 다운로드 받아봅시다.

4) 질병관리청 지역사회건강조사

「지역보건법」 제4조(지역사회 건강실태조사) 및 「지역보건법시행령」 제2조(지역사회 건강실태조사의 방법 및 내용)의 법적 근거로 지역주민의 건강상태를 파악하여 근거에 기반한 보건정책을 수립 · 평가하기 위한 통계자료이다. 지역사회건강조사는 지역보건의료계획 수립에 필요한 시 · 군 · 구 단위의 건강통계 산출, 지역보건사업 성과를 체계적으로 평가할 수 있는 기초자료 생산, 지역사회 민간 · 공공 협력체계 구축을 통한 조사감시 인프라 확충, 주민의 건강수준의 지역 간 비교를 위한 조사내용 및 수행체계 표준화 목적이 있다.

조사단위는 가구와 개인으로 조사대상은 표본가구 가구원 중 만 19세 이상 성인으로 조사

표 13-12 지역사회건강조사 조사 내용

연번	조사영역	조사항목	조사내용
1	가구조사	세대유형, 가구소득	세대유형, 가구소득
2	개인조사	계측조사	혈압, 키, 몸무게 측정
		건강행태	흡연, 음주, 안전의식, 신체활동, 식생활, 비만 및 체중조절, 구강건강, 정신건강
		예방접종 및 검진	인플루엔자 예방접종, 건강검진 및 암 검진 수진
		이환	만성질환 진단경험 및 주요 질환 관리수준
		의료이용	미충족의료 여부 및 이유
		사고 및 중독	사고중독 경험 여부
		활동제한 및 삶의 질	주관적 건강수준, EQ-5D
		보건기관 이용	보건기관 이용
		사회 물리적 환경	광역 시 · 도 거주기간, 시 · 군 · 구 거주기간
		개인위생	손 씻기 감염병 예방 인지 여부, 손 씻기 실천 여부
		여성건강	현재 임신 여부
		교육 및 경제활동	직업, 학력, 혼인상태

출처 : 질병관리청. 지역사회건강조사 조사내용

원에 의한 방문 면접조사방식이다. 조사내용은 기본정보, 신체계측, 건강행태, 의료이용, 이환(질병), 예방접종 및 검진, 이환(건강지식) 등에 대한 내용으로 구성되어 있다(표 13-12). 지역사회 건강관련 요인 데이터베이스를 통해 지역사회 건강수준과 건강격차를 영향을 줄 수 있는 물리적, 환경적, 문화적, 사회적, 인구경제적 특성 등 다양한 영역의 건강 결정에 대한 결과를 확인할 수 있는 데이터베이스 라이브러리가 있다. 확인 방법은 질병관리청 홈페이지(https://chs.kdca.go.kr/chs/main.do) → 자료실 → 지역사회 건강관련 요인 데이터베이스 → 관심 카테고리 선택 후 파일을 다운로드할 수 있다. 지역사회건강조사 원시자료는 SAS와 SPSS 파일 형태로 다운로드 받을 수 있다.

6 마이크로데이터 통합서비스

1) 통계청 마이크로데이터

통계청은 2015년부터 마이크로데이터를 확장하여 서비스를 제공하고 있고 2019년에는 온라인 분석시스템을 개발하여 통계분석도구 없이도 웹상에서 데이터를 즉시 분석할 수 있는 통계자료이다. 최근에는 이용자가 원하는 형태의 집계표를 직접 생성하여 제공하는 분석서비스를 시작하였다.

마이크로데이터 통합서비스는 대한민국 통계청에서 제공하는 마이크로데이터 이용 수단의 하나이다. 통계조사 원시자료(raw data)에서 개인정보, 입력오류, 논리오류 등을 수정한 조사개별 단위(개인, 가구, 사업체별 등) 자료로 집계단위별 자료가 아닌 개별자료이기 때문에 이용자는 자신의 목적에 따라 자료를 가공 및 활용할 수 있다. 마이크로데이터 통합서비스(https://mdis.kostat.go.kr/index.do)의 제공자료는 주제별 제공자료, 기관별 제공자료, 서비스 유형별 제공항목이 있다. 제공자료는 21개의 주제로 분류하며 매년 신규 자료를 업데이트하여 제공하고 있다(그림 13-4). 주제별 제공자료 중에서 보건의료와 관련된 자료는 통계청에서 제공하는 5세 미만 영유아 출생-사망 연계 데이터, 인구동향조사, 사망원인보완조사, 사망원인통계가 있고 보건복지부에서 제공하는 산후조리실태조사, 의료서비스경험조사가 있다. 마이크로데이터와 같은 오픈 데이터를 이용하여 환자의 임상정보를 분석하는 것은 어렵지만 인구집단의 건강 실태를 확인하는 등 기초 분석은 가능하다. 마이크로데이터를 이용하는 방법은 3가지로 공공용 데이터(민간정보 없음, 공표 수준의 통계표), 인가

인구 (5)	사회일반 (15)	범죄 안전 (7)	노동 (14)	소득소비자산 (13)	보건 (9)	복지 (9)
교육훈련/ 문화여가 (22)	주거/국토이용 (6)	경제일반 · 경기 /기업경영 (18)	농림/수산 (25)	광업제조업 (7)	건설/교통물류 (6)	정보통신/ 과학기술 (26)
도소매서비스 (12)	임금/물가 (3)	정부/재정 (1)	금융/무역국제 수지(1)	환경 (5)	에너지 (1)	지역통계 (145)

그림 13-4 통계청 마이크로데이터 주제별 통합서비스

용 데이터(민감정보 일부 포함, 공표 수준보다 세부 통계표 생산가능), 인가용 데이터(민감정보 다수 포함, 2차 자료 생산가능)가 있으며 공공용 데이터는 일반 웹 환경에서 다운로드하여 온라인 분석이 가능하지만 인가용 데이터는 이용 신청서를 제출 후 검토 및 승인을 받아 자료를 원격으로 접속하여 분석하거나 지정 장소에서 분석할 수 있다.

활동 과제

✔ 통계청 마이크로데이터 통합서비스 홈페이지를 방문하여 통계청에서 제공하는 5세 미만 영유아 출생-사망 연계 데이터, 사망원인보완조사, 사망원인통계 데이터를 다운로드 받고 출생과 사망에 대한 빈도를 파악해봅시다.

7 R 프로그래밍

국내에서 주로 이용하는 통계 분석을 위한 패키지는 SPSS, SAS, STATA, R 등이 있고 최근에는 파이썬(python)을 기반으로 한 통계 분석이 시도되고 있다. 자연과학 분야의 객관적 근거를 찾고 보다 정확한 의사결정을 하기 위해서는 빅데이터를 이용한 분석 결과가 필요하다. 앞에서 소개한 국민건강보험공단과 건강보험심사평가원의 건강보험청구자료, 이차자료인 질병관리청의 국민건강영양조사, 청소년건강행태조사 등 인구집단의 다양한 변수를 포함하고 있는 방대한 자료를 효율적으로 분석하기 위해서는 SPSS, SAS, STATA, R 등과 같은 통계 프로그램 사용이 필수적이며 통계 분석을 하기 위해서는 기본적으로 통계 이론 학습이 선행되어야 한다. 각각의 통계 패키지마다 장단점이 있지만 본 교재에서는 무료 설치가 가능하고 빅데이터 분석이 가능한 R 프로그래밍에 대해 소개한다.

1) R 프로그래밍 개요

R 프로그램은 통계 분석이나 계산을 위한 프로그래밍 언어이면서 빅데이터를 분석할 수 있는 소프트웨어이다. R 프로그램의 최대 장점은 무료라는 것과 확장성이 좋다는 장점이 있고 다른 프로그램에 비해 그림(그래프 등)으로 인한 표현이 좋다고 평가받고 있다. R 프로그램 이외에 보건의료에서 SAS, SPSS, STATA 분석 프로그램이 있고 최근에는 파이썬(python)을 이용한 분석이 증가하고 있다. R 프로그램은 오픈 소스(무료 프로그램)라는 점에서 다양한 분석 패키지(package)가 존재하며 새로운 패키지가 수시로 업데이트되어 최근의 분석 방법을 빠르게 학습할 수 있는 장점을 갖고 있다. 특히 R 프로그램을 이용하는 유저(사용자)들이 공유하는 사이트(cran.r-project.org)인 CRAT(The Comprehensive R Archive Network)를 통해 최신 분석 기법이 포함된 패키지를 쉽게 이용할 수 있다.

2) R 프로그래밍 설치

R 프로그램을 이용한 분석을 수행하기 위해서는 R 프로그램과 R Studio(스튜디오)를 설치하는 것이 좋다. 물론 R 프로그램만 설치하여 분석이 가능하지만 R Studio는 직관적인 분석을 구현할 수 있기 때문에 R 프로그램과 R Studio를 모두 설치하는 것이 좋다. 프로그램을 설치하기 위해 인터넷에 접속한다(www.r-project.org). 아래와 같이 R 프로그램을 설치해보자.

① 홈페이지에 접속하면 'download R'이라는 글씨를 클릭하여 다운로드를 받는다.

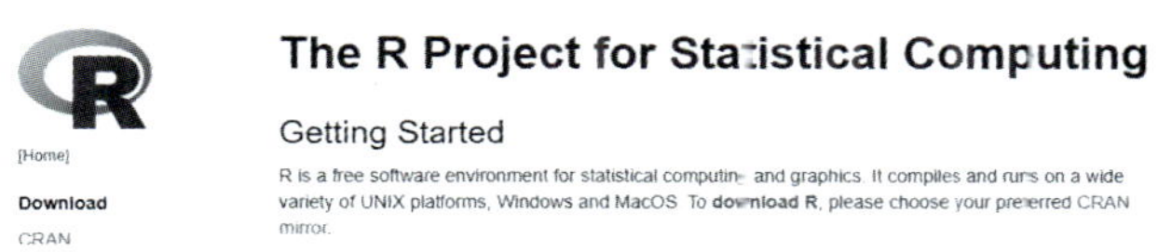

② 국가명이 나온다. Korea를 찾아보면 다섯 가지의 링크가 있는데 아무거나 선택해도 무방하다. 다섯 가지 중에서 하나를 클릭하여 선택한다.

Korea

https://ftp.harukasan.org/CRAN/
https://cran.yu.ac.kr/
https://cran.seoul.go.kr/
http://healthstat.snu.ac.kr/CRAN/
https://cran.biodisk.org/

③ R의 다운로드와 설치에 대해 나온다. 자신의 컴퓨터 환경에 맞춰 선택한다. 예를 들어 자신의 PC에 Window가 설치되어 있다면 'Download R for Windows'를 선택한다.

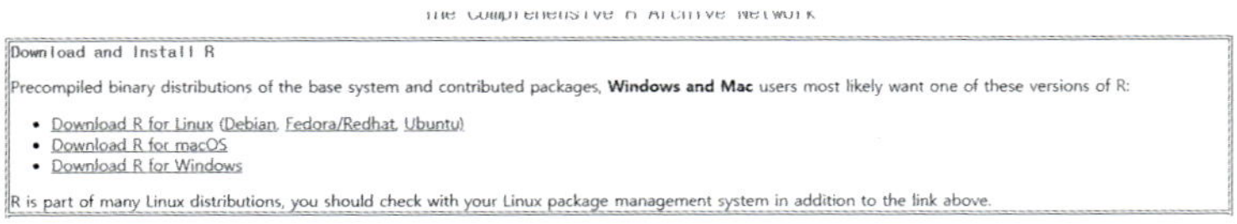
Download and Install R

Precompiled binary distributions of the base system and contributed packages, **Windows and Mac** users most likely want one of these versions of R:

- Download R for Linux (Debian, Fedora/Redhat, Ubuntu)
- Download R for macOS
- Download R for Windows

R is part of many Linux distributions, you should check with your Linux package management system in addition to the link above.

④ 'Base', 'Contrib', 'Old contrib', 'Rtools'가 있는데 기본적으로 'Base'를 설치한다. 하지만 자신의 PC 사양을 반드시 확인해야 한다. 자신의 PC가 32(비트)bit인지 64(비트)bit인지 확인이 필요하다. 확인하는 방법은 PC의 탐색기 → 내 PC → 오른쪽 마우스 속성 → 시스템 종류에서 '32bit' 인지 '64bit' 인지 확인이 가능하다. 참고로 요즘 대부분 컴퓨터는 64bit 운영체계이다. 그리고 하나 더 확인해야 할 사항이 있다. 자신의 PC에서 C 드라이브 → 사용자 폴더 → 실제 사용자 이름이 영어로 되어 있어야 한다. 예를 들면 아래의 그림과 같이 'Documents', 'Password_0000', '공용'이라는 세 가지 폴더가 있고 공용을 제외한 나머지 폴더는 영문으로 되어 있다. 공용 폴더를 제외한 나머지 폴더가 영문으로 되어 있기 때문에 큰 문제는 없다.

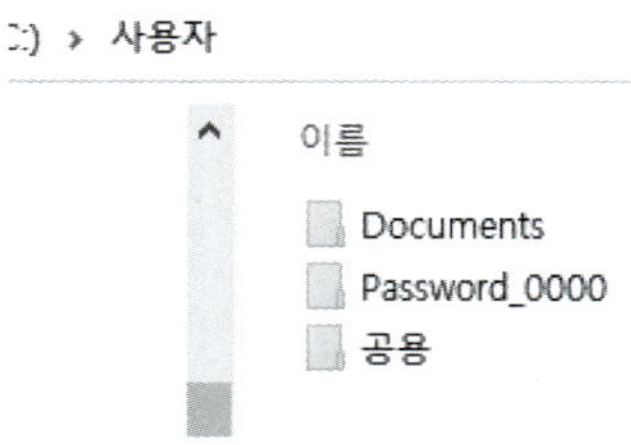

⑤ 'R 4.1.3 for window'를 클릭하고 파일을 실행시켜 준다. 실행을 하면 설치과정에 대한 언어가 있는데 한국어로 선택하고 다음을 눌러준다. R 프로그램 설치가 완료되면 바탕화면서 바로가기 폴더를 생성해준다.

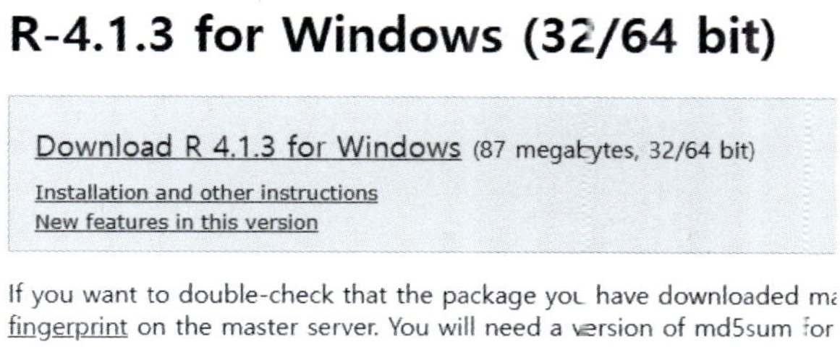

3) R Studio 화면 구성

R Studio 화면은 총 4개로 'Source 창', 'Console 창', '환경 창', '파일 창'으로 구성되어 있다. 'Source 창(상단 좌측)'은 스크립트 파일을 생성해서 코드를 작성할 수 있으며 분석을 위한 함수식을 작성할 때 이용하는 창이다. 'Console 창(하단 좌측)'은 분석을 위한 코드 실행에 대하여 결과를 보여준다. '환경 창(상단 우측)'은 코드 실행 시 생성된 변수의 값을 확인할 수 있다. 그리고 '파일 창(하단 우측)'은 워킹 디렉토리 확인하거나 설치된 패키지 등을 확인할 수 있다. 데이터 분석 시 실제 주로 사용하는 창은 'Source 창'과 'Console 창'으로 구성되어 있다.

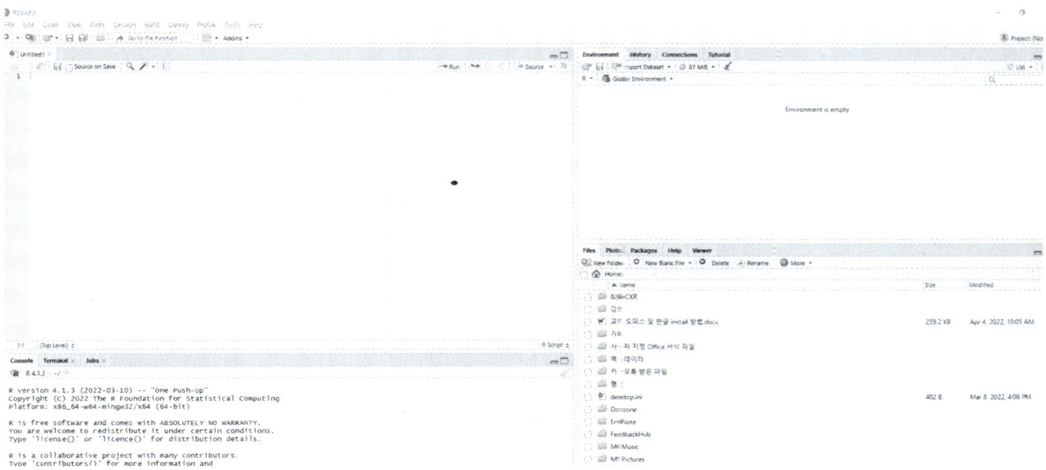

R 코드를 작성할 때 기본적으로 알아두면 유용한 기능에 대해 살펴본다. '#'은 주석을 의미하는 것이고 ';'기호는 하나의 Statement가 끝났을 때 종료를 의미한다. R의 명령어를 수행(Run)하는 기능은 컴퓨터 자판의 'Ctrl + Enter'로 실행시킨다. 특히 R에서 주의해야

하는 점으로 대소문자 처리에 주의해야 한다. 만약 두 개의 단어를 포함해서 변수를 생성할 때에는 첫 번째 단어와 두 번째 단어 모두 문자로 작성해야 한다.

4) R 패키지

R에서 제공하는 패키지(package)는 처리할 데이터와 기능이 하나의 꾸러미 형태로 제공된다. R 프로그래밍은 다양한 패키지를 적절하게 이용하여 분석할 수 있는가에 따라 분석 능력이 좌우된다고 할 수 있다. R은 base system과 other package로 구분할 수 있다. base system은 별도로 설치할 필요가 없고 사용하기 위해 불러오기(Library( ))를 할 필요가 없다. recommended package는 설치가 필요 없지만 사용하기 위해 불러오기를 해야 한다. other package는 설치한 후에 불러오기를 해야 사용할 수 있다.

활동 과제

✓ 통계 분석을 위한 프로그램 중에서 R 프로그래밍의 장점에 대해 생각해봅시다. 그리고 R과 R 스튜디오를 설치해봅시다.

요약

- 보건의료 빅데이터는 단순히 방대하고 큰 데이터라는 개념적 접근보다는 정형화된 자료와 비정형화된 자료를 포함하여 질병, 건강 및 의료이용 등 다양한 자료를 빠르게 수집하고 의미 있는 결과를 생산하기 위해 관리 및 처리하는 것을 의미한다. 과거에는 환자의 의무기록 기반의 임상자료나 설문조사 등을 이용한 논문 출판을 보고하였지만 최근에는 건강보험청구자료인 국민건강보험공단, 건강보험심사평가원, 국립암센터, 질병관리청의 데이터를 연계한 국제 논문 출판이 급격하게 증가하고 있다. 건강보험심사평가원의 진료비 청구자료와 국민건강보험공단의 청구 및 검진자료 등은 잠재적인 지역사회 환자 및 인구의 건강을 예측할 수 있어 빠르게 건강증진이나 보건정책사업에 적용할 수 있다. 그러나 이러한 자료는 기본적으로 진료비 청구를 위한 행정자료이기 때문에 업코딩에 대한 문제를 갖고 있어 정교한 의학정보라 하기에는 제한점이 있다.
- 건강보험 빅데이터의 세부 구성을 살펴보면 인구사회학적 구성, 건강행태 및 검사 구

성, 의료이용 및 요양기관의 구성, 노인장기요양 구성이 있다. 건강보험 빅데이터는 자격 및 보험료 DB, 진료 내역 DB, 건강검진 DB, 의료급여 DB, 노인장기요양 DB로 구축되어 있다. 국민건강보험공단 건강보험 빅데이터는 표본코호트 DB, 건강검진코호트 DB, 노인코호트 DB를 제공하고 있다. 건강보험심사평가원 건강보험 빅데이터는 명세서 일반, 상병내역, 진료내역, 치료기관 약처방내역 테이블로 구성되어 있다. 건강보험 빅데이터는 외부 자료와의 연계를 통해 분석 주제를 확장할 수 있고 건강보험 빅데이터 학습에 도움을 주기 위한 교육용 DB를 두료로 제공하고 있다.

- 보건의료 분야에서 국가승인통계는 여러 가지가 있지만 활용도가 높은 통계자료는 질병관리청 국민건강영양조사, 질병관리청 청소년건강행태조사, 한국보건사회연구원 한국의료패널조사, 질병관리청 지역사회건강조사가 있다. 국민건강영양조사는 국민의 건강수준, 건강행태, 식품 및 영양섭취 실태에 대한 국가 단위의 대표성과 신뢰성을 갖춘 조사이다. 청소년건강행태조사는 대한민국 청소년의 건강행태 현황을 파악하고 청소년 건강증진사업 기획 및 평가에 필요한 보건지표를 산출하기 위한 조사이다. 한국의료패널조사는 개인 및 가구 단위의 의료비 지출 규모를 파악하고 의료이용에 영향을 미치는 요인과 의료비 지출, 의료이용을 포괄하는 조사이다. 지역사회건강조사는 지역사회 단위의 신체계측, 건강행태, 의료이용, 이환(질병), 예방접종 및 검진, 이환(건강지식) 등에 대한 지역건강조사이다.
- 마이크로데이터 통합서비스는 통계청에서 제공하는 마이크로데이터 이용 수단의 하나이다. 제공자료는 21개 주제로 분류되며 매년 신구 자료를 업데이트하여 제공하고 있다. 주제별 제공자료에서 보건의료와 관련된 자료는 출생과 사망 연계 데이터, 인구동향조사, 사망원인통계, 산후조리실태조사, 의료서비스경험조사 등이 있다.
- R 프로그램은 통계 분석이나 계산을 위한 프로그래밍 언어이면서 빅데이터를 분석할 수 있는 소프트웨어이다. R 프로그램의 최대 장점은 무료라는 것과 확장성이 좋다는 장점이 있다. R 프로그램을 이용하기 위해서는 R 프로그램과 R 스튜디오를 모두 설치해주는 것이 좋다. R 스튜디오는 총 4개의 창으로 구성되고 실제 데이터 분석 시 주로 사용되는 창은 Source 창과 Console 창으로 구성되어 있다.

제 14 장

기타 보건의료분야 정보시스템

학습목표

1. 지역보건의료정보시스템의 주요 기능을 간략하게 설명할 수 있다.
2. 보건소통합정보시스템의 주요 기능을 간략하게 설명할 수 있다.
3. 감염병관리통합정보시스템의 주요 기능을 간략하게 설명할 수 있다.
4. 가정간호시스템의 주요 기능을 간략하게 설명할 수 있다.
5. 방문간호시스템의 주요 기능을 간략하게 설명할 수 있다.
6. 개인건강기록시스템의 주요 기능을 간략하게 설명할 수 있다.
7. 모바일 헬스케어 사업의 동향을 간략하게 설명할 수 있다.

주요용어

지역보건의료정보시스템(PHIS, Public Health Information System)
보건소통합정보시스템, 감염병관리통합정보시스템, 가정간호시스템, 방문간호시스템
개인건강기록(PHR, Personal Health Record)시스템
모바일 헬스케어 사업

앞서 우리는 보건의료분야의 대표적인 정보시스템이며 간호정보시스템과 연동되는 병원정보시스템, 간호사의 업무를 효율적으로 도와주는 간호정보시스템, 그리고 인터넷상으로 제공되는 다양한 인터넷 의료정보에 대해 살펴보았다. 이 장에서는 앞서 살펴본 정보시스템들을 제외한 기타 보건의료분야 정보시스템에 대해 살펴보고자 한다. 지역사회에서 이용되고 있는 지역보건의료정보시스템, 보건소통합정보시스템, 감염병관리통합정보시스템, 가정간호시스템, 방문간호시스템의 기능과 특징에 대해 살펴보고, 개인이 주체가 되어 개인의 건강관련 모든 정보를 관리하는 미래의 개인건강기록시스템의 기능과 특징에 대하여

살펴본다. 최근 만성질환으로 인한 중증질환 및 유병률이 증가하면서 보건소 건강관리사업 경향은 ICT를 이용한 모바일 기반의 건강관리사업을 운영하고 있다. 본 장에서는 추진하는 모바일 헬스케어 사업과 서울시에서 추진하는 '온서울 건강온'에 대해 살펴보고자 한다.

1 지역보건의료정보시스템

'국가정보화 기본법'의 법적 지침에 따라 공공기관은 품질관리체계를 갖추고 양질의 데이터를 유지하고 확보하는 것이 의무화되었고, 국가보건사업의 일환으로 지역보건의료 현황을 파악하고자 하는 지역보건의료정보시스템의 구축도 의무화되었다. 지역보건의료정보시스템(PHIS, Public Health Information System)이란 보건기관의 업무를 효율화하고 유관기관과의 전자적 정보교류를 지원함으로써 보건의료서비스의 질적 향상을 위해 구축된 체계를 의미한다. 지역보건의료정보시스템은 보건소, 보건지소, 보건진료소 등에서 개별적이고, 비표준 형태로 운영 중이던 클라이언트-서버 방식의 시스템을 전국 단위로 통합하고 표준화한 정보시스템이다. 이러한 표준 통합정보시스템 구축의 목적은 보건의료서비스 개선, 보건기관의 업무 효율성 제고, 보건정책 및 보건사업의 계획, 수행 및 평가를 더욱 효과적으로 지원할 수 있는 기반을 마련하는 것이다.

용어 정의 **지역보건의료정보시스템(PHIS, Public Health Information System)**

보건기관의 업무를 효율화하고 유관기관과의 전자적 정보교류를 지원함으로써 보건의료서비스의 질적 향상을 위해 구축된 체계. 보건소, 보건지소, 보건진료소 등에서 개별적이고, 비표준 형태로 운영 중이던 클라이언트-서버 방식의 시스템을 전국 단위로 통합하고 표준화한 정보시스템

지역보건의료정보시스템은 전국 보건기관이 연계된 편리한 보건행정서비스와 양질의 안전한 의료서비스 제공을 통한 공공보건의료서비스 선진화 구현을 목표로 2004년 지역보건의료분야 정보화전략계획(ISP, Information Strategic Planning) 수립으로 시작하였고, 2006년에 구축되어 2012년에 전국적으로 시스템이 완성되었다. 지역보건의료정보시스템은 보건기관 업무를 효율화하고 유관기관과의 전자적 정보 교류체계를 유지하여 보건의료서비스의 질적 향상을 꾀함으로써 국민건강증진에 기여하고 있다.

지역보건의료정보시스템의 시스템적 특징을 살펴보면, 첫째, 진료 및 진료지원 업무 정

보화를 위한 전자의무기록(EMR, Electronic Medical Record)을 적용한다. 둘째, 진료와 관련되는 일련의 업무, 검사, 청구 등의 전산화 및 보건기관 간의 진료정보 공유를 통한 업무효율성 향상을 도모한다. 셋째, 보건사업 및 행정업무 정보화를 위한 방문건강관리, 심뇌혈관질환관리, 전염병관리, 건강검진 사업 등의 정보화를 도모한다. 넷째, 실적·통계 업무 자동화를 위한 데이터웨어하우스(D/W, Data Warehouse) 구축을 통해 실적 및 통계 자료를 보건기관에 제공한다. [그림 14-1]은 지역보건의료정보시스템의 전반적인 내용을 보여주는 개념도이다. 지역보건의료정보시스템의 기능은 보건행정 및 보건사업, 진료 및 진료지원, 실적 및 통계, 대민포털에 초점을 맞추고 있다. [표 14-1]은 지역보건의료정보시스템의 4가지 기능과 각 기능의 세부내용을 간략하게 정리하여 보여주고 있다.

지역보건의료정보시스템은 보건소 및 보건지소, 보건진료소의 업무를 통합적으로 운영하도록 구축되어 공공보건기관용 정보시스템의 역할을 담당한다. 그래서 지역보건의료정보시스템은 공공보건포털, 보건소통합정보시스템, 보건진료소정보시스템, 실적자동화시스템 등으로 구성되어 있다. [그림 14-2]는 지역보건의료정보시스템의 하위시스템들과 연관 기관들을 보여주고 있다.

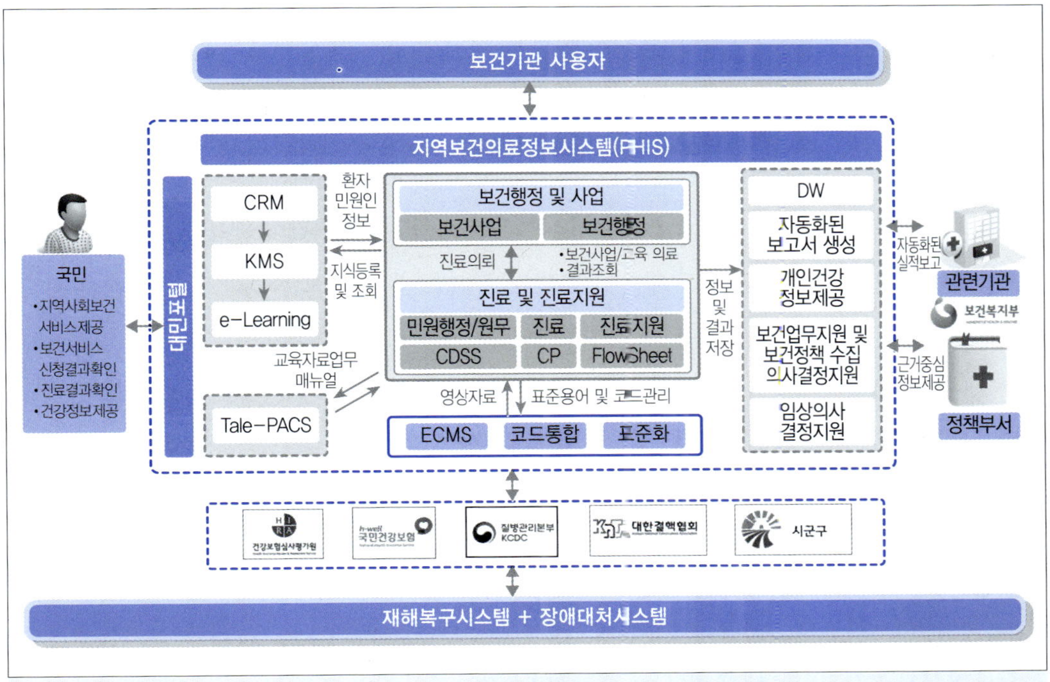

그림 14-1 지역보건의료정보시스템의 개념도

출처 : 보건복지부. 지역보건의료정보시스템 개선연구 최종보고서. 2016.

표 14-1 지역보건의료정보시스템의 기능

구분	세부내용
보건행정 및 보건사업	• 보건기관에서 시행하고 있는 22개 분야 보건사업 및 행정업무를 자동화
진료 및 진료지원	• 전자의무기록(EMR) 적용과 진료관련 업무(청구, 검사 등)의 전산화를 통한 업무 효율성 향상
실적 및 통계	• 근거중심의 정책수립을 위한 각종 실적 · 통계 보고자료 등을 자동화하여 제공
대민포털	• 온라인을 통한 제증명 발급(8종), 진료내역 및 검진결과 확인 등의 대국민 서비스 제공

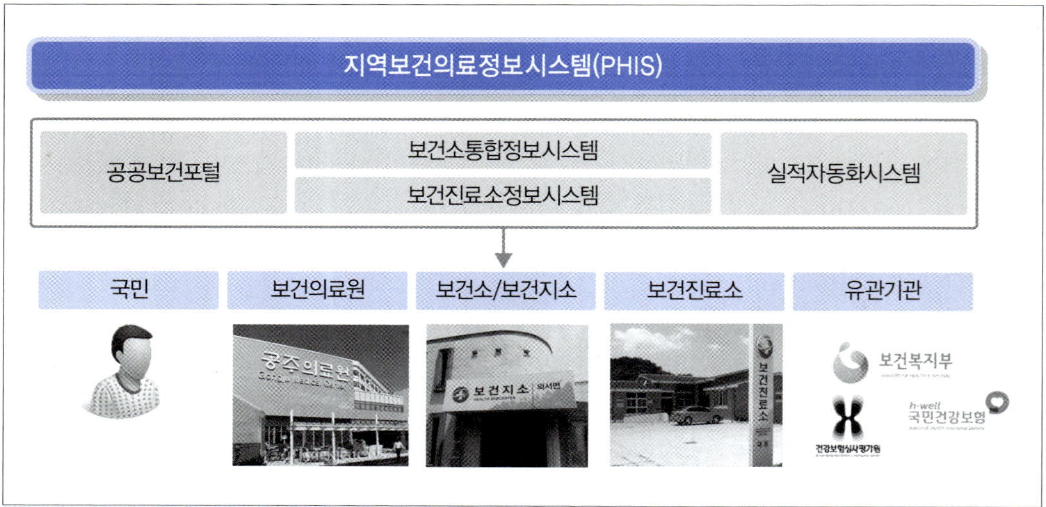

그림 14-2 지역보건의료정보시스템의 하위시스템들과 연관기관

출처 : 보건복지부. 지역보건의료정보시스템 개선연구 최종보고서. 2016.

한국사회보장정보원은 기관별(중앙사고수습본부, 질병관리청, 건강보험심사평가원, 국민건강보험공단, 한국보건의료정보원 등) 각각 분산되어 운영 중인 코로나19 관련 시스템 내 코로나 확진 환자 정보를 하나로 모은 코로나19 대응 허브시스템이 있다.

코로나19 대응 허브시스템은 기존 확진환자 정보를 다수의 정보시스템에 각각 수기 입력 · 단순 반복적으로 수행하던 행정 관련 정보를 통합하여 업무 효율을 높이기 위한 것으로 질병관리청의 코로나19 환자정보 관리시스템, 한국보건의료정보원의 진료지원시스템, 건강보험심사평가원의 환자관리시스템, 국민건강보험공단의 기저질환 및 위험도 점수 시스템을 연계한 것이다. 2022년은 시범사업 형태로 보건소, 수도권기반대응반, 재택/생활

치료센터, 코로나19 전담병원을 선정하여 운영하고 있다. 보건소 사용자 업무 시스템의 업무화면을 살펴보면 ① 담당업무 선택(감염병관리 및 이송), ② 확진자 조회(관리구분별 대상자 조회, 확진자 목록 조회, 빠른 조회), ③ 담당자 찜 기능, ④ 담당업부별 처리 업무, ⑤ 응급여부, ⑥ 확진환자 정보(이력 확인), ⑦ 관리구분 이력, ⑧ 알림정보로 구성되어 있다. 특히 확진환자 정보는 국민건강보험공단의 건강순위점수 조회를 통해 환자의 위험도 정보를 수신할 수 있고, 환자 이력정보를 통해 질병관리청의 기초역학조사서 등록정보와 한국보건의료정보원 진료지원시스템에서 자가측정 및 임상정보를 수신할 수 있다. 보건소에서 질병관리청의 코로나19 정보관리시스템을 통해 기초역학조사서(확진환자) 등록을 완료하면 지역보건의료정보시스템(PHIS) 코로나19 대응 허브시스템으로 이관된다.

활동 과제

- ✔ 지역보건의료정보시스템의 주요 기능을 관련 기관과 연계하여 설명해 봅시다.
- ✔ 코로나19 확진환자의 통합관리를 위한 지역보건의료정보시스템에 대해 설명해 봅시다.

2 보건소통합정보시스템

보건소통합정보시스템은 앞서 설명한 지역보건의료정보시스템의 하위시스템 중 하나이다. 보건소통합정보시스템의 목적은 전국적으로 구축되어 있는 보건소를 통합운영하기 위한 것으로, 진료 및 진료지원, 보건사업, 보건행정 기능으로 구분되어 있다.

용어 정의 | 보건소통합정보시스템

지역보건의료정보시스템의 하위시스템 중 하나로 전국적으로 구축되어 있는 보건소를 통합운영하기 위한 정보시스템이며 진료 및 진료지원, 보건사업, 보건행정 기능으로 구분되어 있음.

진료 및 진료지원 기능의 세부 업무로는 진료(간호), 원무, 심사청구, 임상병리, 물리치료, 방사선, 약, 주사, 재고관리, 진료연계 등의 업무가 해당된다. 보건사업 기능의 세부 업무로는 통합건강증진, 정신건강사업, 노인보건복지사업, 건강검진결과상담, 치과치료사업, 결핵관리, 한센병관리, 성매개감염관리, 모자보건사업, 각종 예방접종 사업이 해당된다. 보건행정 기능의 세부 업무로는 공중보건의 관리, 보건기관설치운영 현황관리, 제증명 발급 등이 해당된다. [표 14-2]는 보건소통합정보시스템의 기능별 세부 업무를 정리한 것이다.

[그림 14-3]은 보건소통합정보시스템의 구성에 대해 보여주고 있다. 보건소통합정보시스템은「전자정부법 제34조」및 동시행령 제37조,「행정기관정보시스템 접근권한 관리규정 제8조」법적 근거로 질병보건통합관리시스템(is.cdc.go.kr), 예방접종 의료정보시스템(OCS, EMR) 연계, 질병관리본부 교육시스템(edu.cdc.go.kr), 임상연구정보시스템(cris.nih.go.kr)이 포함되어 있다. 보건소와 보건의료원, 보건지소, 진료소의 보건정보시스템과 진료소정보시스템을 통해 통계자동화시스템 기반의 보건사업 및 행정 등 보건복지부 담당자, 시도 담당자, 보건기관 담당자 등이 통합으로 관리할 수 있는 시스템이다. 2015년부터 질병관리청 질병보건통합관리시스템(https://is.kdca.go.kr/isc/main.do)을 통해 운영 및 관리하고 있으며, 감염병 재난으로 인한 코로나19 정보관리스템(covid19.kdca.go.kr/isc/mian.co)을 통해 운영 및 관리하고 있다.

표 14-2 보건소통합정보시스템의 기능별 세부 업무

기능	세부 업무
진료 및 진료지원	• 원무, 청구, 진료, 진료(간호), 임상병리/물리치료/방사선/약/주사, 재고관리, 진료 연계
보건사업	• 통합건강증진, 정신건강사업, 노인보건복지사업, 건강검진결과상담, 보건소의치사업, 결핵관리, 한센병관리, 성매개감염병관리, 모자보건사업, 예방접종사업
보건행정	• 공중보건의사관리, 보건기관설치운영현황, 제증명 발급

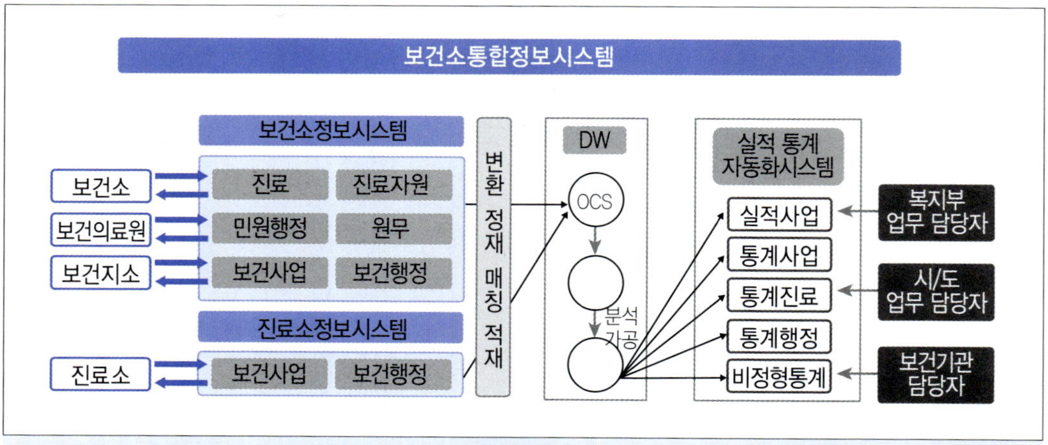

그림 14-3 보건소통합정보시스템 구성

3 감염병관리통합정보시스템

감염병 관련 시스템 정보를 통합·연계하여 효과적인 감염병 대응과 신속하고 정확한 의사결정지원을 위한 통합정보지원시스템이다(그림 14-4). 감염병관리 통합정보시스템은 다양한 감염병 종류와 분산된 방역기능(지침)을 통합하여 정보를 운영하기 위한 목적이 있다. 이는 국가방역체계 내 감염병 정보를 통합 운영하는데 필요하다. 질병관리청은 환자감시, 병원체·매개체 감시, 병원체진단, 역학조사, 예방접종, 환자·접촉자 관리, 방역관리 7개 분야에 대해 33개 정보시스템을 구축하고, 소방청(119 신고), 농림축산검역본부(동물방역), 식품의약품안전처(식품위생), 통계청(SGIS), 국립중앙의료원(응급진료정보), 교육부(학교감염병), 건강보험심사평가원(약제처방내역) 등 관련부처 및 기관의 정보시스템을 연계하고 있다. 감염병 정보통합관리시스템을 통해 감염병에 대한 정보를 통합하고 단일 통로로 신속하고 정확하게 정보를 제공함으로써 감염병 관리자 및 실무자의 업무 효율성과 편의성을 향상시키는 기대효과를 가진다.

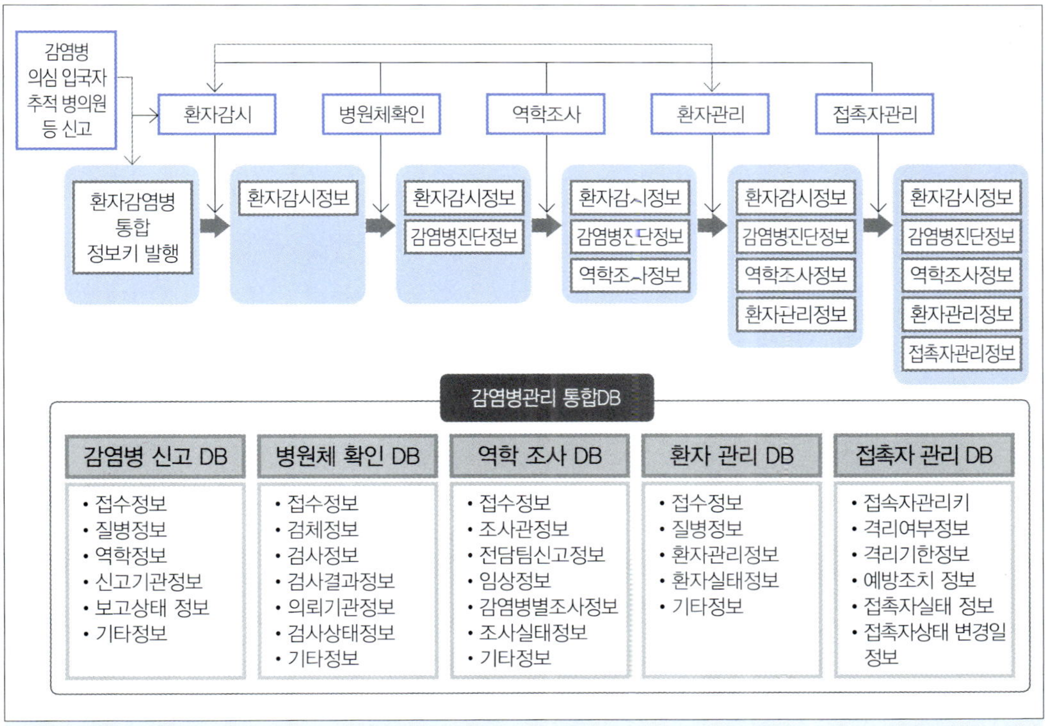

그림 14-4 환자식별번호를 통한 감염병 통합관리 흐름도

출처 : 질병관리청

감염병 관리 이외에 비감염성의 건강위해요인에 대한 모니터링과 조기 대응 시스템의 기능은 부족한 실정이다. 따라서 정부는 낙상 사고, 가습기 살균제 등 비감염성 원인에 대한 정보를 수집하고 분석하기 위한 건강위해요인 관리시스템 구축을 계획하고 있다. [그림 14-5]는 감염병 이외에 가습기살균제, 황사, 미세먼지 등 환경오염물질로부터 건강위해에 대한 모니터링 시스템 구축 모형을 보여주고 있다.

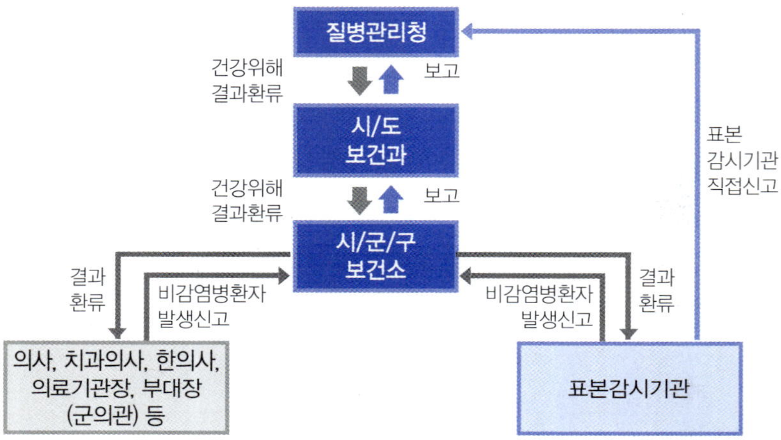

그림 14-5 건강위해요인 모니터링 시스템 구축 모형

4 가정간호시스템

가정간호서비스의 법적 근거는 「의료법 시행규칙」 제24조(가정간호)에 근거하고 있다. 가정간호서비스는 요양인정(요양1~3등급)을 받은 자 전체를 대상자로 하여, 가정전문간호사의 독자적인 판단으로 제공되는 기본간호, 교육, 훈련, 상담, 의뢰가 있고, 의사의 처방으로 이루어지는 간호(비위관 교환, 도뇨관의 삽입, 교환 및 관리, 기관지관 교환 및 관리, 산소요법, 욕창치료, 단순 상처치료, 염증성 처치, 봉합선 제거, 방광 및 요도 세척), 검사 관련 업무, 투약관리지도 등의 업무를 전문적으로 제공하여 노인 대상자의 만성질환 회복과 완화 그리고 예방에 기여할 수 있는 사업을 의미한다.

늘어나는 노인인구에 비례하여 만성퇴행성질환자, 정신질환자, 지체부자유환자도 비례하여 증가하게 되는데 인구의 고령화로 인해 많은 노인인구가 가정에서 가족의 보호나 간병을 받고 있다. 가정전문간호사는 가정간호가 필요한 환자를 위해 정확하고 일관성 있게 간호하고 그 활동내용을 기록해야 한다. 가정간호사업을 할 수 있는 의료기관은 가정전문간호사를 2인 이상 확보한 의료기관이면 가능하다. 가정간호사업 신청은 해당 의료기관에서 가정전문간호사의 인력 내용을 건강보험심사평가원(심평원)에 통보함으로써 가능하다.

가정간호사업은 한정된 의료자원을 효율적으로 활용하여 환자의 병원집중화 현상을 줄이고 국민들의 의료비 부담을 경감시킬 수 있는 제도로 평가되고 있다. 현재는 의료법에 근거한 의료기관 가정간호, 노인장기요양보험법에 근거한 방문간호, 지역보건법에 근거하여 전국 보건소에서 실시되고 있는 맞춤형 방문건강관리 사업이 가정간호사업의 일환으로 운영 중에 있다. [그림 14-6]은 국립암센터의 가정간호서비스 절차 사례를 보여주고 있다.

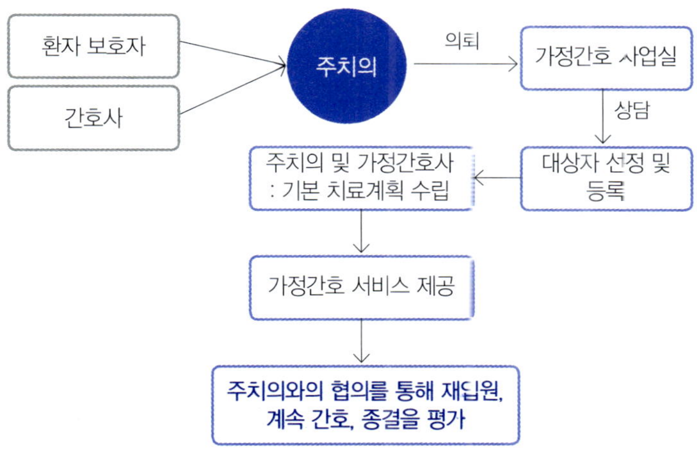

그림 14-6 가정간호서비스 절차

출처 : 국립암센터

가정간호시스템은 가정간호를 위해 필요한 간호, 교육, 훈련, 상담, 의뢰, 처방간호, 검사, 투약관리지도, 간호중재 등을 통합하여 관리하는 시스템을 의미한다. 가정간호시스템은 가정전문간호사에게 요구되는 기록양식을 표준화하여 기록, 관리, 저장하는 역할을 담당하게 된다. 또한 가정전문간호사가 간호문제를 건강양상에 따라 구분하여 간호진단을 내리고 각 간호진단에 해당하는 표준화된 중재목록을 제시한다. 최근에 개발되고 있는 가정간호시스템은 개인용 컴퓨터(PC) 이외에도 개인용 단말기에 해당하는 PDA(Personal Digital Assistants), 태블릿, 휴대폰 등에서도 운용이 가능하도록 개발되고 있다. [그림

14-7]은 보건소와 협력의료기관 간의 가정간호 원격의료서비스에 대한 시범 운영 사례를 보여주고 있다. 원격의료란 나의 질환에 대해 잘 알고 있는 지역사회 동네의사를 IT 기술을 통해 만나는 의료서비스를 의미한다. 원격의료서비스 대상은 거동이 어려운 환자 및 만성질환 노인 환자 등 의료서비스 접근이 어려운 환자를 대상으로 건강정보의 판독과 원격화상면담을 통한 진단 및 상담, 처방을 제공하고 있다. 원격의료서비스는 거동이 어려운 환자가 직접 요양기관을 방문하지 않아도 편리하게, 알고 있는 동네의원 의사의 진료로 안전하게, 갖고 있는 전화기 및 컴퓨터나 휴대전화로 손쉽게, 만성질환 및 경증질환자에게 지속적인 건강관리로 치료효과가 향상되는 장점을 갖고 있다.

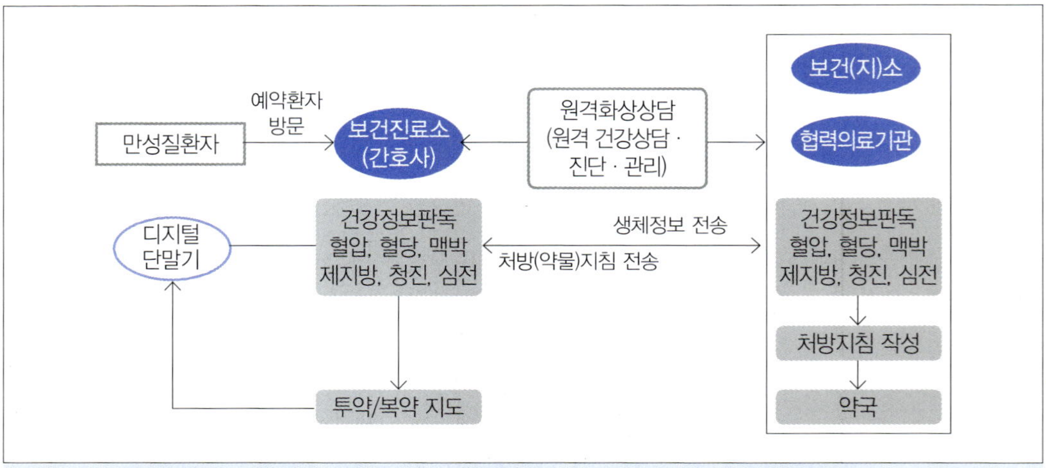

그림 14-7 원격의료서비스 시범사업 과정

출처 : 보건복지부

용어 정의 가정간호시스템

가정간호를 위해 필요한 간호, 교육, 훈련, 상담, 의뢰, 처방간호, 검사, 투약관리지도, 간호중재 등을 통합하여 관리하는 시스템

5 방문간호시스템

우리나라는 2021년 65세 이상의 노인인구가 전체 인구의 16.5%로 고령화 사회(aging

society)에 진입하였고, 2025년에는 노인인구가 전체 인구의 20.3%에 이르는 고령사회(aged society), 2036년에는 30.5%에 이르는 초고령사회에 진입할 것으로 예상되고 있다. 노인인구 증가는 노인 혼자서 움직일 때 발생하는 낙상, 와상, 장애, 치매 등의 장애를 증가시키게 된다. 증대되는 노인인구의 사회적 환경 변화에 따라 우리나라는 2007년에 노인장기요양보험법이 제정되었고, 이듬해인 2008년에 본격적으로 제도가 시행되었다. 노인장기요양보험법은 고령이나 노인성 질환으로 6개월 이상 스스로 일상생활을 수행하기 어려운 노인에게 신체활동 또는 가사 지원 등의 장기요양 급여를 사회적 연대 원리에 의해 제공하는 사회보험에 해당한다.

노인장기요양보험법에 따라 제공되고 있는 서비스 중 특히 노인인구에 대한 의료 접근성을 높이며, 비용 효과적인 측면에 역점을 두고 있는 것이 방문간호인데, 이는 장기요양 전문요원에 해당하는 간호사나 간호조무사가 의사, 한의사 또는 치과의사의 지시서(방문간호지시서)에 따라 수급자의 가정(집) 등을 방문하여 간호, 진료보조, 요양에 관한 상담 또는 구강위생 등을 제공하는 서비스이다.

여기서 방문간호시스템은 이러한 방문간호 사업을 실시하기 위해 재가 장기요양기관을 개설하고 간호사, 간호조무사, 치과위생사의 방문간호 사업을 체계적으로 관리할 수 있는 정보시스템을 의미한다. 최근 헬스케어 기반의 고령친화적 스마트홈 기술을 개발한 사례를 소개하였다(그림 14-8). 특히 의료 취약지역 및 소외계층 지역에서 만성질환 노인인구가 증가하면서 간호 인력의 수요는 늘어나지만 이를 담당할 방문 간호사의 인원은 부족하다. 따라서 스마트 방문간호 시스템을 활용하여 방문 간호사들이 복잡한 자료 입력 과정 없이 환자들로부터 특정한 데이터를 쉽고 체계적으로 관리할 수 있는 기술이 개발되고 있다. 클라우드 기반과 인공지능(AI), 사물인터넷, 5G를 활용한 스마트 방문간호 및 건강 모니터링 시스템 사례를 살펴보면 방문간호 시 통합관리 어플리케이션에 설치된 태블릿 PC에 업무와 관련된 각종 서식을 전자 문서로 처리가 가능하고 무선 의료기기와 연동을 통해 클라우드 서버로 전송된 검진 결과를 통해 적정 진료 및 처방을 받을 수 있다. 또한 방문간호를 통해 누적된 환자의 데이터를 통해 의료기관에서는 환자별 맞춤형 의료시스템을 제공할 수 있다. 사물 인터넷이 접목된 기능성 IoT 단말기를 통해 환자의 건강행위 및 건강상태를 실시간 모니터링이 가능하므로 응급 상황이 발생하거나 의료기관에 내원 시에도 환자 상태에 즉각 대응할 수 있다.

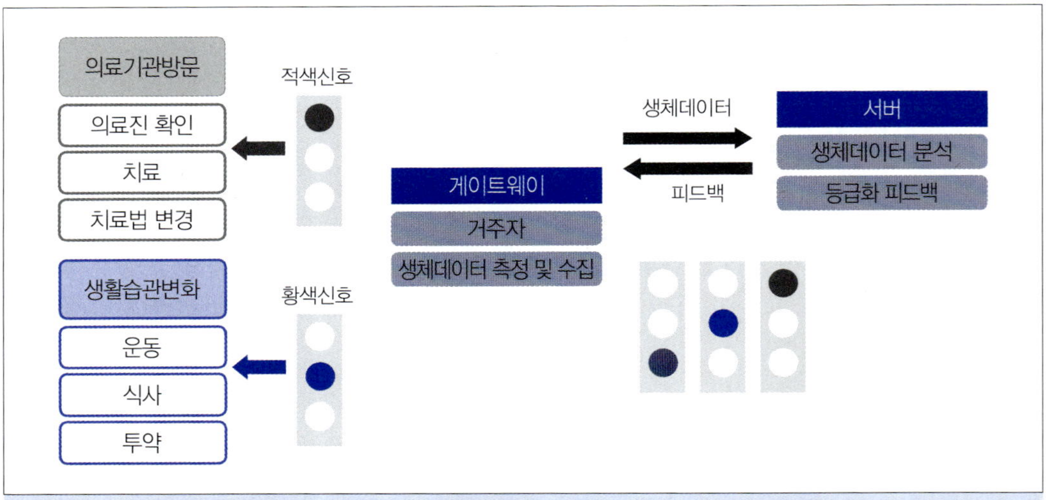

그림 14-8 헬스케어 기반의 고령친화적 스마트홈 기술 개발 사례

용어 정의 방문간호와 가정간호의 공통점과 차이점

- 방문간호와 가정간호의 공통점은 간호사가 직접 방문하여 간호한다는 것으로 차이점은 명확하게 있지만 건강보험과 노인장기요양보험을 운영하는 국민건강보험공단 시스템이 연계된다는 점이다.
- 방문간호는 가정간호와 다르게 노인장기요양보험이 적용되므로 노인장기요양등급을 받아야 하며 일반적으로 만 65세 이상이어야 장기요양등급을 신청할 수 있다. 물론 노인성질환이 있는 환자라면 만 65세 미만도 노인장기요양등급을 받을 수 있다.
- 가정간호는 의료법 적용을 받으며 건강보험 혜택이 적용되므로 의료기관에서 실시한다. 가정간호를 받으려면 해당 병원에 입원 치료후 퇴원 이력이 있어야 추후 담당의사에 의해 필요한 간호서비스를 제공받을 수 있다.

활동 과제

✔ 보건소통합정보시스템의 기능별 세부업무를 나열해 봅시다.
✔ 가정간호시스템의 사용자와 주요 기능에 대하여 설명해 봅시다.
✔ 헬스케어 기반의 고령친화적 스마트홈 기술 개발 사례에 대하여 설명해 봅시다.

6 개인건강기록시스템

1) 개인건강기록시스템의 개념

개인의 의무기록을 병원에서 관리하는 것이 아니라 개인이 관리할 경우, 환자는 병원에 갈 때 의무기록이 들어 있는 가방을 가지고 가서 진료를 받고 진료기록을 다시 가지고 돌아온다. 이러한 시스템의 장점은 환자가 어느 병원을 가든지 그동안 받은 모든 진료기록을 제공할 수 있다는 사실이다. 환자의 병력을 정확하게 알 수 있다면 정확한 진단과 치료계획 수립에 큰 도움이 된다. 정보통신 기술을 활용하여 이와 유사한 개념으로 진료기록을 관리하고자 하는 시도가 개인건강기록(PHR, Personal Health Record)이라고 할 수 있다.

PHR이란 개인이 의료정보뿐만 아니라 건강과 관련된 모든 정보를 개인의 관점에서 관리하는 것을 말한다. 개인이 본인이나 가족의 일생 동안의 모든 건강정보에 대해서 안전하게 보관하면서 관리하는 기능을 제공하는 도구라고 할 수 있다. 따라서 PHR이 일반화되면 병원중심의 의료 환경이 환자가 중심이 되는 의료 환경으로 일대 변화가 이루어질 것이다. [그림 14-9]는 PHR의 개념을 알기 쉽게 보여주고 있다.

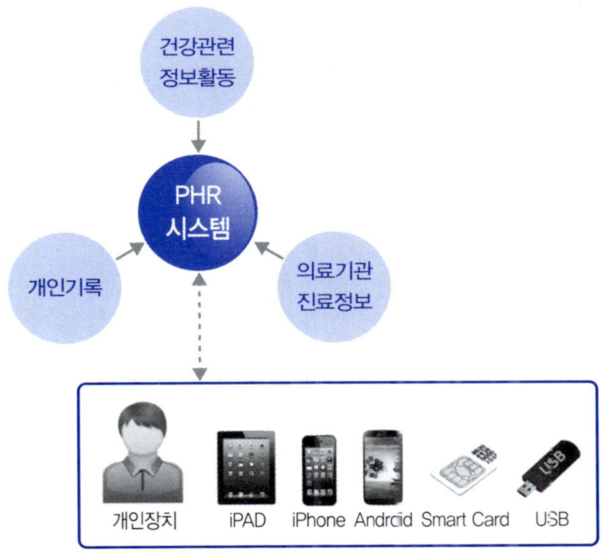

그림 14-9 개인건강기록시스템(PHR)의 개념

용어 정의 **개인건강기록(PHR, Personal Health Record)시스템**

개인이 의료정보뿐만 아니라 건강과 관련된 모든 정보를 개인의 관점에서 관리하는 것. PHR이 일반화가 되면 병원중심의 의료 환경이 환자가 중심이 되는 의료 환경으로 일대 변혁이 이루어질 것으로 예상되나, 아직 연구단계에 있는 개념적 시스템

우리나라의 EHR핵심공통기술연구개발사업단(CiEHR)에서는 개인건강기록(PHR)이란 다양한 의료기관으로부터 제공되는 개인의 진료정보와 개인 스스로 기록한 건강기록을 통합적이고 포괄적인 관점에서 바라본 개인의 평생건강기록과 그 기록을 관리할 수 있는 도구들을 의미한다. 개인건강기록은 개인정보보호 법률 및 최신의 보안 기술에 의해 보호받아야 하며, 개인(또는 개인이 지명한 대리인)이 직접 자신의 건강기록을 관리하고, 언제 어디서나 접근이 가능해야 함을 의미한다.

[표 14-3]은 EMR, EHR과 비교하여 PHR의 개념을 정리하여 보여주고 있다. PHR은 의료기관의 EMR이 발전한 것이 아니라 목적이 다른 것이다. EMR은 의료기관의 필요성에 의해 개발된 것이며, 법적인 의무기록을 관리하는 도구인 반면, PHR은 개인의 건강기록을 개인이 관리하기 위한 도구이고 법적인 의무기록과 법적으로 인정되지 않은 개인기록이 혼합되어 있는 기록을 관리하는 도구이다.

표 14-3 EMR, EHR, PHR 비교

EMR(Electronic Medical Record)	EHR(Electronic Health Record)	PHR(Personal Health Record)
한 의료기관 내에서 인가받은 의료인에 의해 생성되고 수집되고 관리되며 통제되는 개인의 건강관련 전자기록	범국가적으로 인정되는 상호운용성 표준에 부합되고 복수의 의료기관에 걸쳐 인가받은 의료인에 의해 생성되고 관리되며 통제되는 개인의 건강관련 전자기록	범국가적으로 인정되는 상호운용성 표준에 부합되고 다양한 원천으로부터 도출된 개인의 건강 관련 전자기록으로, 개인이 관리하고 공유하며 통제함

출처 : 한국산업기술평가원. 개인건강기록(PHR) 서비스 기술 및 산업 동향. PD ISSUE REPORT. 2013;13(11).

2) 개인건강기록시스템의 특징과 장점

아직은 개념적으로 존재하지만 미래의 발전 방향이라고 할 수 있는 개인건강기록시스템의 특징은 다음과 같이 8가지로 정리할 수 있다.

(1) 개인의 평생기록

어떤 한 시점의 진료나 건강정보가 아니라, 여러 보건의료 기관에 보관되어 있는 개인의 과거 모든 진료기록과 PHR 시스템에 저장된 개인의 건강기록이 개인의 평생기록을 구성하게 된다.

(2) 통합적이고 포괄적 관점

개인이 방문한 모든 보건의료기관의 진료기록을 PHR 시스템에 포괄할 수 있으며, 단순히 시간에 따른 기록의 나열이 아닌 질병별, 시기별 등 다양한 관점에서 통합적으로 기록을 조회할 수 있다.

(3) 개인(또는 개인의 대리자)이 소유, 관리

PHR 시스템의 모든 정보는 개인이 소유하고 관리할 수 있으며, 개인이 지정한 대리자가 지정된 기간 동안 PHR을 열람할 수 있도록 할 수 있다.

(4) 언제 어디서나 접근 가능

진료정보 및 건강정보에 대해 언제 어디서나 접근할 수 있다.

(5) PHR의 정보는 개인이 직접 입력하거나 다른 의료기관에서 제공

PHR 시스템에 저장되는 자료는 개인의 진료정보가 보관된 모든 의료기관들로부터의 진료정보와 개인 스스로 기록한 일상생활의 건강정보(예: 키, 몸무게, 혈압, 혈당 등)가 될 수 있다.

(6) 통신 허브

PHR 시스템은 포탈의 형태를 가지며 연결을 위한 공통된 툴을 제공한다.

(7) 보안 및 개인정보보호

PHR 시스템에 저장된 정보는 개인에게 대단히 민감한 건강정보이기 때문에 반드시 법률에 정한 바를 따라야 하며, 최신의 적용 가능한 보안 기술이 적용되어야만 한다.

(8) 법적인 문서는 아님

의료기관으로부터 제공되는 요약진료정보는 법적으로 유효한 기록이 아니다.

이러한 특징을 가진 개인건강기록시스템이 활용되어 얻을 수 있는 장점은 다음의 4가지로 정리할 수 있다.

첫째, 지금은 개인이 방문하는 병원마다 서로 다른 의무기록이 존재하며, 통합된 정보를 가진 곳은 존재하지 않는다. PHR은 개인의 평생 동안의 통합되고 완전한 의무기록을 한 곳에서 확인 가능하다.

둘째, 유헬스(u-Health) 기기 등으로 자가 측정 정보의 입력이 가능하므로, 병원 데이터와 결합하여 언제, 어디서나 건강관리 및 원격진료 등이 PHR을 통해 가능해진다.

셋째, PHR을 이용하여 더욱 구체적이고 체계적인 환자 교육 및 의료정보 제공이 가능하다.

넷째, 병원간, 의사간 정보의 교류와 협업이 더욱 편리해진다.

3) PHR의 현재와 미래

지금까지 의료정보는 병원을 중심으로 관리되고 있다. 진료정보는 정보의 소유권과 관리권이 해당 병원에 있고 개인이 이를 보기 위해서는 도서관에 대출 신청을 하듯이 진료기록 열람 신청을 해야 한다. 여러 병원에서 받은 진료기록들이 각 병원에 흩어져 있어 이 조각들을 맞춰 하나의 통합된 의료정보를 구성하기는 거의 불가능한 것이 현실이다. 일상생활 중에 발생하는 건강정보는 개인이 관리를 하지 않으면 아무도 관리해 주지 않기 때문에 대부분 의료정보의 대상에서 제외되었다. 사실 개인이 개인건강기록을 관리하고 싶어도 이를 지원할 수 있는 플랫폼을 개인이 구축하기는 불가능한 것도 현실이다.

이러한 시대적 요구에 부응하는 서비스로 구글사의 구글 헬스(Google Health)나 마이크로소프트사의 헬스볼트(Health Vault)가 출현하였다. 구글 헬스는 개인의 건강 관련 정보를 모두 보관할 수 있는 중앙 저장소를 구글 서버에 제공하고 개인이 이를 관리할 수 있도록 만든 서비스였다. 구글 헬스는 2008년에 베타서비스가 실시되었고, 마이크로소프트사는 이보다 약 6개월 늦게 헬스볼트라는 서비스를 시작하였다. 이 서비스들은 초기에 많은 사람들의 기대와 찬사를 받았다. 평생 자신의 건강정보를 자신이 관리할 수 있다는 점과 태어나서부터 평생의 건강기록을 끊김 없이 기록한다는 점에서 획기적인 시도였다. 진료를 하는 의사 입장에서도 더 풍부한 자료와 정보를 가지고 진료할 수 있어 오진을 줄이고 진료 효과를 높일 수 있을 것으로 기대하였다.

그러나 현실은 성공적이지 못하였다. 병원과 PHR 서비스 업체 간에 진료정보 제공이 원활하지 않았고 전자적인 정보 교환 수단 역시 거의 없었다. 개인이 병원에 요청하여 받은 종이 의무기록을 PHR에 입력하는 것 역시 어려웠다. 여러 어려움으로 인하여 구글 헬스는 2012년까지만 서비스를 유지하고 이후에는 종료하였다. PHR이 성공하기 위해서는 서비스 업체의 노력뿐만 아니라 개인이 꼼꼼하게 건강정보를 관리하여야 한다. 국가는 병원의 정보제공을 의무화할 수 있는 제도적인 장치를 마련하여야 하며 병원은 정보제공에 더 적극적일 필요가 있다. 정보의 교환을 위한 표준이 확립되어야 하고 보안에 대한 철저한 대책이 필요하다. 이러한 문제점이 해결된다면 가까운 미래에는 PHR이 생활의 일부가 될 것이다.

활동 과제

✓ 개인건강기록(PHR)시스템의 주요 기능을 설명하고 장점을 나열해 봅시다.

7 모바일 헬스케어 사업

만성질환으로 인한 예방과 사회적 비용을 낮추고 건강관리 효율성을 높이기 위한 방안으로 보건복지부는 모바일 헬스케어 사업을 운영하고 있다. 모바일 헬스케어 사업은 지역사회 주민 대상의 보건소 건강관리사업으로 ICT를 활용한 모바일 기반의 건강관리서비스이다. 즉, 지역사회에서 보건소 모바일 헬스케어 플랫폼을 통해 ICT를 이용한 공공형 건강관리 서비스를 제공함으로써 지역주민의 건강수준을 향상시키는 것을 목적으로 한다. [표 14-4]는 모바일 헬스케어 사업 추진체계를 보여주고 있다.

1) 모바일 헬스케어 사업 개요

「국민건강증진법 제3조」, 「국민건강증진법 제5조의3」의 한국건강증진개발원의 설립 및 운영, 「지역보건법 제11조」의 보건소 기능 및 업무, 「보건의료기본법 제31조」의 평생국민건강관리사업, 「공공보건의료에 관한 법률 제7조」의 공공보건의료기관의 의무에 대한 법적 근거를 갖고 있다. 2021년 기준으로 전국 160개 보건소에서 건강관리가 필요한 성인 약 24,000명을 대상으로 대도시형(35개), 중소도시형(72개), 농어촌형(53개)으로 구분하여 건강정보를 등록하고 관리하고 있다. 보건소 중심의 모바일 헬스케어 사업의 연혁은 2016

년 미래창조과학부의 공공형 모바일 헬스케어 사업을 시작으로 2017년에는 보건복지부의 수탁사업으로 선정되면서 보건소 모바일 헬스케어 시범사업을 실시하였다. 그리고 2018년에는 보건소 모바일 헬스케어 정규사업을 시작으로 현재까지 운영되고 있다.

모바일 헬스케어 사업은 보건복지부, 시 · 도청, 한국건강증진개발원, 사업수행 보건소, 한국보건복지인력개발원, 한국사회보장정보원이 참여하고 있다. 보건소에서 모바일 헬스케어 사업을 운영하기 위한 인력으로 코디네이터, 의사, 간호사, 영양사, 운동전문가 등 필수인력이 배치된다(표 14-4).

표 14-4 모바일 헬스케어 사업 추진체계

보건복지부	시 · 도청	한국건강증진개발원	사업수행보건소	한국보건복지 인력개발원	사회보장 정보원
• 사업계획수립 등 총괄조정 • 사업예산확보 및 배분 • 사업 관리 및 감독	• 시 · 군 · 구 사업 수행 보건소 선정 · 관리 · 감독	• 서비스 프로그램 개발 • 사업 수행 보건소 기술 지원 • 사업 성과관리 및 평가 • 시스템 및 플랫폼 개발 • 시스템 관리 및 비상 대처	• 대상자 선정 및 건강생활목표 설정 • 대상자 모니터링 및 상담 등 서비스 제공 • 대상자 서비스 참여 전 · 후 결과 확인 및 환류	• 사업 수행 보건소 교육 제공	• PHIS 연계

출처 : 보건복지부·한국건강증진개발원, 2021 보건소 모바일 헬스케어 사업안내서

2) 모바일 헬스케어 서비스 개요

모바일 헬스케어 서비스는 개인건강정보를 기반으로 한 맞춤형 서비스로 건강검진, 건강설문, 개인건강정보를 통해 서비스가 제공된다. [표 14-5]는 모바일 헬스케어 서비스에 대한 항목을 보여주고 있다. 모바일 헬스케어 서비스 대상은 환자는 아니지만 건강검진 결과 혈압, 혈당이 높거나 복부비만 등 만성질환의 위험요인을 갖고 있는 사람이다. 크게 6가지 서비스로 신체활동 및 운동관리, 영양 및 비만관리, 건강상담 및 분석 리포트, 건강 이상정보 모니터링, 커뮤니티 및 건강랭킹, 건강 콘텐츠 및 건강실천으로 구성되어 있다. [그림 14-10]은 모바일 헬스케어 서비스의 과정을 보여주고 있다. 혈압, 공복혈당, 허리둘레, 중성지방, HDL-콜레스테롤 총 5가지 지표 중 1개 이상 정상범위를 벗어나는 경우, 운동관리, 식이관리, 생활습관 개선을 통해 건강관리를 이행하고 모니터링 및 상담 등 축적된 건강정보에 대한 피드백을 제공하여 건강상태를 개선시키는 모형이다. 보건소 모바일 헬스케어 서비스 APP은 블루투스 4.0 통신 프로토콜을 지원하는 활동량계, 혈압계, 혈당계 총 4

종의 디바이스를 연동하여 편리하게 개인건강정보를 수집하고, 수집된 건강정보를 활용하여 개인 맞춤형 건강관리서비스를 제공한다.

표 14-5 모바일 헬스케어 서비스 항목

신체활동 및 운동관리	영양 및 비만관리
1. 유산소 운동 및 근육 운동 목표 제시 2. 디바이스에서 연동된 정보를 바탕으로 활동과 중강도 운동에 대한 가이드 및 피드백 정보 제공 3. 전문가의 집중상담 및 근육 운동 추천 동영상 콘텐츠 제공	1. 식품군별 균형섭취 기준 및 기준 섭취칼로리와 식행동 실천 목표 제시 2. 앱에서 수집되는 섭취현황 및 식행동 정보를 기반으로 전문적인 상담정보 제공 3. 음식 DB를 적용하여 다양한 섭취 평가결과 제공
건강상담 및 분석 리포트	**건강 이상정보 모니터링**
1. 전문가 집단과의 건강관리 상담 2. 개인 서비스 참여정보를 기반한 분야별(신체활동, 영양) 상담 3. 월 1회 서비스 참여 및 건강정보를 활용한 개인별 맞춤형 건강리포트 제공	1. 혈당, 혈압, 체성분 정보 관리 2. 서비스 대상자의 건강정보 변화에 따른 알림 및 경고 3. 서비스 관리자에게 건강정보 추이 분석 정보 제공
커뮤니티 및 건강랭킹	**건강 콘텐츠 및 건강실천 미션**
1. 서비스관리자와 사용자간 건강 콘텐츠 정보에 대한 의사소통 채널 구성 2. 사용자 그룹핑을 통해 그룹별로 맞춤형 정보 제공 3. 서비스 참여 정보를 바탕으로 건강랭킹 산정하여 제공	1. 서비스 主차별로 신체활동, 영양 등 건강관리 관련 건강정보 제공 2. 건강생활 실천을 도모하기 위한 건강생활 미션 제공

출처 : 한국건강증진개발원 보건소 모바일 헬스케어 API 가이드

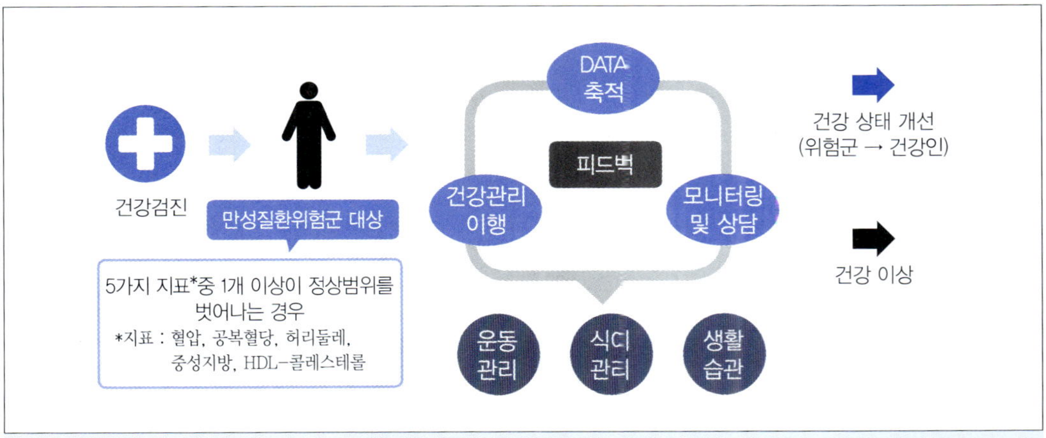

그림 14-10 모바일 헬스케어 서비스 개요

출처 : 한국건강증진개발원

3) 모바일 헬스케어 API 구조

모바일 헬스케어 서비스에 대한 건강정보를 수집하기 위해서는 기계에 연동을 시켜야 한다. 모바일 헬스케어 서비스는 '디바이스 연동 오픈 API'라고 하는데 API는 운영체제와 응용프로그램 사이의 통신에 사용되는 언어나 메시지 형식으로 운영체제나 C, C++ 등과 같은 언어로 응용 프로그램을 만들 때 윈도우를 만들고 파일을 여는 것과 같은 처리를 할 수 있는 함수이다. 즉, 오픈 API를 통해 보건기관의 디바이스 선택권을 보장함으로써 보건소 모바일서비스의 품질을 향상시킬 수 있다. [그림 14-11]은 모바일 헬스케어의 API 구조를 보여주고 있다. 모바일 헬스케어 사업에 참여를 원하는 디바이스 업체의 참여를 활성화하기 위해 디바이스 연동 API(Application Programming Interface) 정보를 공유하고 연동 모듈 개발을 지원한다. 현재 API 연동 프로세스로 안드로이드(android)와 아이오에스(ISO) 버전이 개발되어 있다. 오픈 API 연동 프로세스는 연동을 위한 검색 즉, 블루투스를 연결하여 페어링을 한 후 정보를 수집하고, 수집된 정보는 데이터를 저장하여 서비스를 제공하는 형태이다. 연동 가능한 디바이스는 활동량계, 혈압계, 혈당계, 체성분계, 체중계가 있고 BLE4.0 지원 기기는 보건소 모바일 헬스케어 플랫폼 Open-API는 스마트폰의 BLE4.0 통신 프로토콜을 이용하여 연동되거나 국내에서 판매 가능한 기기, 서비스 적합성

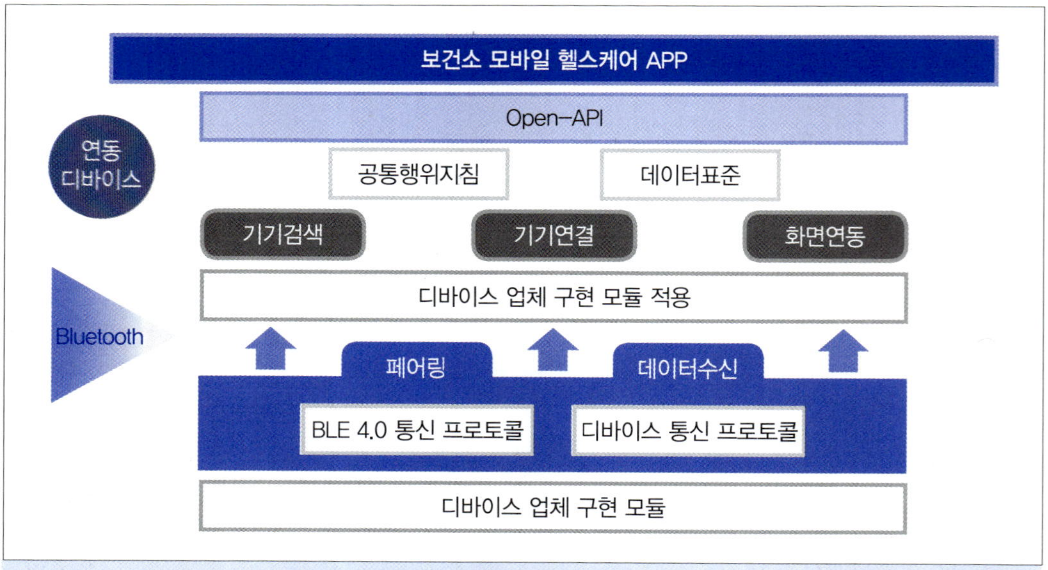

그림 14-11 모바일 헬스케어 API 구조

출처 : 한국건강증진개발원

이 검증된 기기로 이용이 가능하다.

4) 모바일 헬스케어 운영방법

모바일 헬스케어 서비스 사업 대상자 기준은 만 19세 이상 성인으로 해당 보건소 관할지역 내 거주자 혹은 직장인 중에서 참여가 가능하며, 현재 관련 질환을 진단받거나 해당 치료를 위해 약물처방을 받지 않는 사람에 대해서 등록 기준을 검토한다. 등록된 대상자는 24주 동안 보건소 모바일 헬스케어 서비스를 제공 프로세스에 의해 서비스를 제공 받게 된다. 제공 프로세스는 최초 방문을 통한 검진과 상담(1열차), 전반기 모바일 앱기반 맞춤형 건강생활지원(1–12주차), 중간방문 검진 및 상담(12주브터 4주 이내), 후반기 모바일 앱기반 맞춤형 건강생활지원(13–24주차), 최종 방문을 통한 검진 및 상담(24주부터 4주 이내) 순으로 서비스가 제공된다.

8 온서울 건강온

온서울 건강온은 일상 속 자기주도 건강관리를 지원하는 스마트 모바일 건강관리 시스템이다. [그림 14–12]는 서울특별시의 모바일 건강 플랫폼 사업인 온서울 건강온의 어플리케

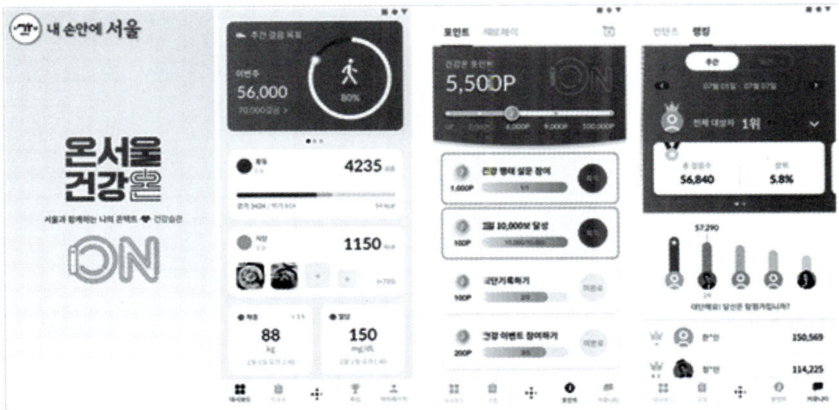

그림 14–12 서울특별시 온서울 건강온 소개

출처 : 서울특별시

이션 서비스 내용이다. 서비스 대상은 만 19세 ~ 64세 서울시민으로 약 8개월 간의 서비스를 제공한다. 온서울 건강온은 개인 건강 정보를 이용한 맞춤형 서비스를 지원하는 것으로 헬스케어 매니저가 건강정보를 모니터링하고 건강상담 서비스를 제공한다. 건강 미션 참여를 통해 건강온 포인트를 서울페이로 전환해 건강관리 관련 서비스 및 물품 등을 구매할 수 있다.

요약

- 지역보건의료정보시스템은 보건기관의 업무를 효율화하고 유관기관과의 전자적 정보 교류를 지원함으로써 보건의료서비스의 질적 향상을 위해 구축된 정보시스템이다. 보건소, 보건지소, 보건진료소 등에서 개별적이고, 비표준 형태로 운영 중이던 클라이언트-서버 방식의 시스템을 전국 단위로 통합하고 표준화하였다.
- 지역보건의료정보시스템의 일환인 코로나19 대응 허브시스템은 기존 확진환자 정보를 다수의 정보시스템에 각각 수기 입력 · 단순 반복적으로 수행하던 행정 관련 정보를 통합하여 업무 효율을 높이기 위한 것으로 중앙사고수습본부, 질병관리청, 건강보험심사평가원, 국민건강보험공단, 한국의료정보원 등의 시스템을 연계한 것이다.
- 보건소통합정보시스템은 지역보건의료정보시스템의 하위시스템 중 하나로 구축된 시스템이다. 전국적으로 구축되어 있는 보건소를 통합 운영하기 위한 것으로, 진료 및 진료지원, 보건사업, 보건행정 기능으로 구분되어 있다.
- 감염병관리통합정보시스템은 감염병 관련 시스템 정보를 통합 · 연계하여 효과적인 감염병 대응과 신속하고 정확한 의사결정지원을 위한 통합정보지원시스템이다. 감염병관리통합정보시스템은 질병관리청, 소방청, 농림축산검역본부, 식품의약안전처, 통계청, 국립중앙의료원, 교육부, 건강보험심사평가원 등 관련부처 및 기관의 정보시스템을 연계하는 것이다.
- 가정간호시스템은 가정간호를 위해 필요한 간호, 교육, 훈련, 상담, 의뢰, 처방간호, 검사, 투약관리지도, 간호중재 등을 통합하여 관리하는 시스템이다. 최근에는 보건소와 협력의료기관 간의 가정간호 원격의료서비스에 대한 서비스가 시범적으로 운영되고 있어 원격의료서비스 기반의 가정간호시스템 변화를 예상한다. 가정간호 기반의 원격의료서비스는 거동이 어려운 환자가 직접 요양기관을 방문하지 않아도 편리하게, 안

전하게, 손쉽게, 만성질환 및 경증질환에 대한 지속적인 건강관리를 받을 수 있는 장점을 갖고 있다.

- 방문간호시스템은 방문간호 사업을 실시하기 위해 재가 장기요양기관을 개설하고 간호사, 간호조무사, 치과위생사의 방문간호 사업을 체계적으로 관리할 수 있는 정보시스템이다.
- 개인건강기록시스템은 개인이 의료정보뿐만 아니라 건강과 관련된 모든 정보를 개인의 관점에서 관리하는 시스템이다. 개인건강기록시스템이 현실화되면 병원중심의 의료 환경이 환자가 중심이 되는 의료 환경으로 일대 변혁이 이루어질 것으로 예상되나, 아직 연구단계에 있는 개념적 시스템이다.
- 만성질환으로 인한 예방과 사회적 비용을 낮추고 건강관리 효율성을 높이기 위한 방안으로 모바일 헬스케어 사업을 운영하고 있다. 모바일 헬스케어 사업은 지역사회 주민 대상의 보건소 건강관리사업으로 ICT를 활용한 모바일 기반의 건강관리서비스이다. 모바일 헬스케어 사업은 신체활동 및 운동관리, 영양 및 비만관리, 건강상담 및 분석 리포트, 건강이상 정보 모니터링, 커뮤니티 및 건강랭킹, 건강 콘텐츠 및 건강실천 미션으로 구성되어 있다.

제 15 장

환자개인정보의 보호와 정보보안

학습목표

1. 개인정보의 개념과 원칙을 설명할 수 있다.
2. 개인정보 보호 관련 법령을 설명할 수 있다.
3. 개인정보 관리방안을 설명할 수 있다.
4. 정보보안의 관리에 대해 설명할 수 있다.
5. 정보통신과 보건의료기술 활용 시 윤리적 기준을 설명할 수 깄다.

주요용어

개인정보(personal information)
정보보안(information security)
개인정보보호
개인정보 유출
개인정보 보호법

1 개인정보의 개념

현재 대부분의 병원은 의료정보의 디지털화로 모든 의무기록을 전자의무기록(EMR, Electronic Medical Record)으로 전환하였고, 나아가 의료기관에서 독자적으로 관리되었던 EMR은 최근 개인의 전자건강기록(EHR, Electronic Health Record)의 개념으로 발전하게 되었다. 의무기록의 전산 통합 수준이 아닌, 의료기관들 간에 전자기록 및 처방 정보를 공유하고 환자 개인의 진료정보 및 데이터의 개인 소유 및 관리에 대한 욕구를 반영하여 양질의 의료서비스를 제공하기 위해서 보다 지능화된 시스템이 요구되는 추세이다. 이는 의료기관–개인, 의료기관–의료기관, 의료기관–정부 등과 의료정보를 공유 및 활용을 가능하게 할뿐만 아니라 환자의 진료를 원활하게 하여 환자 대기시간을 줄이고, 서비스 만족도 향상 및 환자기록에 대한 의료진의 접근성을 용이하게 한다. 하지만 개인의료정보의 복제나 전송이 쉬워져 개인정보의 유출이 용이하게 이루어 질 수 있다.

이 장에서는 개인정보의 개념과 필요성, 의료기관에서의 개인정보보호 조치, 정보보호를 위한 의료기관 종사자들의 역할, 정보보안 위협의 종류와 보안관리 방법 등에 대해 살펴보고자 한다.

용어 정의 **개인정보**

살아 있는 개인에 관한 정보로서 성명, 주민등록번호 및 영상 등을 통하여 개인을 알아볼 수 있는 정보(해당 정보만으로는 특정 개인을 알아볼 수 없더라도 다른 정보와 쉽게 결합하여 알아볼 수 있는 것을 포함한다)

"개인정보"란 성명, 주민등록번호 및 영상 등을 통하여 개인을 알아볼 수 있는 정보를 말하며 해당 정보만으로는 특정 개인을 알아볼 수 없더라도 다른 정보와 쉽게 결합하여 알아볼 수 있는 것을 포함한다. 이러한 개인정보의 유출을 방지하고 개인의 정보 침해를 줄이기 위한 방안 모색이 필요하다. 따라서 업무를 목적으로 개인정보파일을 운용하기 위하여 스스로 또는 다른 사람을 통하여 개인정보를 처리하는 공공기관, 법인, 단체 및 개인 등 개인정보처리자는 개인의 사생활 침해 등 피해를 막기 위한 대책 마련이 필요하다.

2 개인정보보호의 필요성

의료기관은 환자의 건강상태, 신체적 특징, 병력 등 민감한 정보, 주민등록번호 등 고유식별정보, 그 밖에 근로정보, 개인영상정보 등 다양한 개인정보를 처리하고 있으며 개인정보의 유출로 인하여 환자 및 의료기관 근로자는 자신의 개인정보 자기결정권을 침해받고, 유출된 개인정보로 인하여 2차적 피해를 받게 되므로 환자의 개인정보보호에 대한 사회적 요구가 증가하고 있다.

개인의 정보는 그 정보주체가 정보의 범위 및 이용에 대해 스스로 결정할 수 있는 자기결정권을 보장받을 수 있도록 정당한 절차가 지켜져야 한다. 이에 의료기관의 업무 특성을 고려한 개인정보 처리기준 마련이 요구되어 일반법인 「개인정보 보호법」이 2011.3.29. 제정되어 2011.9.30.부터 시행 중에 있다. 「개인정보 보호법」 제1조에는 개인정보의 처리 및 보호에 관한 사항을 정함으로써 개인의 자유와 권리를 보호하고, 나아가 개인의 존엄과 가치를 구현함을 목적으로 한다고 제시하고 있다.

개인의 정보보호를 위해 기밀성(confidentiality), 무결성(integrity), 가용성(availability)의 3가지 보안 요소를 유지, 보장해야 한다. 기밀성은 승인을 받은 사람만이 사용할 수 있는 성질의 것으로, 데이터나 소프트웨어에 접근할 때 ID나 패스워드를 입력하도록 하여 불법적인 접근을 방지한다는 의미가 있다. 무결성은 적절한 권한을 가진 사용자에 의해 인가된 방법으로 정보를 변경할 수 있도록 하는 것이다. 허가되지 않은 사람이 데이터를 변경하거나 삭제하는 것은 위법이 된다. 가용성은 복잡한 보안장치가 있어도 인가된 사람은 적절한 때, 적절한 방식으로 정보통신 시스템을 작동할 수 있는 것을 의미한다.

따라서 의료기관은 개인정보의 안정성 확보 조치를 위해 정보접근 가능한 의료 종사자들에 대한 정보보호 지침 교육을 강화하고 개인의 정보 침해를 줄이기 위한 대책의 수립이 필요하다. 개인정보 처리 업무 담당자들은 다양한 개인정보를 취급하는 의료기관에 종사하는 직원들의 업무특성을 고려해 실무에 참고할 수 있는 가이드라인을 마련하고 환자, 간호사, 타 의료인, 의료기관 직원 등이 이해하기 쉽도록 개인정보 처리기준 및 유의사항을 제시하고 설명하는 것이 중요하다.

3 개인정보 보호 원칙

「개인정보 보호법」은 정보주체의 '개인정보 자기결정권'을 보장하며, 이를 위해서

- 개인정보의 수집 · 이용 · 제공 등이 정보주체의 동의 등 정당한 절차에 의해 이루어지고,
- 개인정보가 내부자의 고의나 관리 부주의 또는 외부의 공격으로 인해 유출 · 변조 · 훼손되지 않도록 안전하게 관리되어야 하고
- 「개인정보 보호법」 제3조에 따른 개인정보 보호 원칙을 따라야 한다.

우리나라 개인정보 보호 원칙과 OECD 가이드라인에 제시된 원칙은 많은 유사점이 있으며 [표 15-1]과 같다.

표 15-1 개인정보 보호 원칙

개인정보 보호법	OECD 가이드라인
목적에 필요한 최소한 범위 안에서 적법하고 정당하게 수집	수집 제한의 원칙
처리목적 범위 안에서 정확성 · 완전성 · 최신성 보장	정보 정확성의 원칙
처리목적의 명확화	목적 명확화 원칙
필요 목적 범위 안에서 적법하게 처리, 목적 외 활용 금지	이용 제한의 원칙
정보주체의 권리침해 위험성 등을 고려, 안전성 확보	안전 보호의 원칙
개인정보 처리사항 공개	공개의 원칙
열람청구권 등 정보주체의 권리보장	개인 참여의 원칙
개인정보처리자의 책임준수 · 실천, 신뢰성 확보 노력	책임의 원칙
익명 · 가명으로 수집목적을 달성할 수 있는 경우, 익명 · 가명에 의하여 처리될 수 있도록 보장	–

출처 : 개인정보보호위원회, 보건복지부(2020.12.)

4 의료기관의 개인정보보호 조치

용어 정의

- **개인정보의 처리** : 개인정보의 수집, 생성, 연계, 연동, 기록, 저장, 보유, 가공, 편집, 검색, 출력, 정정, 복구, 이용, 제공, 공개, 파기, 그 밖에 이와 유사한 행위
- **개인정보 처리자** : 업무를 목적으로 개인정보파일을 운용하기 위하여 스스로 또는 다른 사람을 통하여 개인정보를 처리하는 공공기관, 법인, 단체 및 개인 등

1) 개인정보 접근권한

정보시스템의 접근권한은 사용자의 근무처와 직위에 따라 다르게 부여한다. 모든 사용자 아이디(ID)는 반드시 고유의 패스워드(password)를 가져야 하며, 이를 다른 사람과 공유해서는 안 된다. 또한 주기적인 패스워드 변경으로 정보의 노출을 방지하여야 한다. 신입직원의 입사 및 직원의 직무가 변경될 경우에는 정보보호 관련 규정, 지침, 절차, 정보보호 지침 준수 의무를 교육한다. 주기적 임직원 교육은 정보보호의 관리적 책임 및 규정준수 의무, 정보보호 관련규정의 변경사항, 보안사고 사례를 통한 경각심을 고취시킨다(김인숙

외, 2015). 특히 환자 개인정보의 무단 불출을 막기 위해 의료기관은 의무기록 자료 불출을 철저히 감시하고 의무기록의 출력은 권한을 부여받은 직원이 할 수 있도록 제한한다. 규정에 따른 출력자 외에는 개인정보를 출력할 수 없으며, 정당한 사유로 인하여 환자의 개인정보를 저장, 조회, 출력, 복사할 때는 관리자의 승인 및 인증을 받도록 하는 관리적인 정책이 중요하다(대한간호협회 보수교육 자료, 2017). 개인정보의 수집목적 또는 제공받은 목적을 달성 후에는 개인정보를 복구할 수 없도록 파기한다.

2) 개인정보수집

병원은 진료, 연구, 교육, 병원관리, 평가 등의 목적으로 개인정보를 수집할 수 있다. 이 과정에서 개인정보 침해와 관련된 분쟁을 예방하고 침해사고 방지를 위한 대책을 제시하는 것이 필요하다. 이에 보건복지부와 안전행정부(2015)는 의료기관의 개인정보보호 가이드라인을 제시하였고 환자의 개인정보 처리기준으로 진료 신청을 위한 개인정보는 진료를 목적으로 한 필요한 최소한의 개인정보를 수집하여야 하며, 수집 목적의 범위에서 이용하여야 한다고 제시하고 있다. 진료와 관련된 개인정보 수집 시 기준은 다음과 같다.

(1) 인터넷, 전화 또는 팩스에 의한 진료 · 검사 예약 시

① 건강보험 가입여부, 건강검진 대상여부 등 확인이 필요한 경우, 의료기관은 필요한 최소한의 개인정보를 수집하여야 한다. 수집할 수 있는 개인정보는 성명, 주민등록번호, 주소, 연락처, 진료과목이다. 다만, 단순계약(시간약속)을 위한 주민등록번호 수집은 원칙적으로 허용되지 않는다.

② 전화를 통하여 필요한 최소한의 개인정보를 수집할 때에는 통화내용을 녹취하고, 녹취할 때에는 녹취사실을 정보주체에게 알려야 하며, 해당 녹취파일에 대하여 안전성 확보조치를 하여야 한다.

③ 인터넷 또는 팩스로 진료 · 검사 신청을 받는 경우 개인정보의 안전성을 확보하기 위하여 이를 취급할 수 있는 '개인정보취급자'를 최소화하여 해당 정보를 취급하도록 하여야 한다.

④ 인터넷으로 수집한 주민등록번호는 암호화하여야 하며, 해당 팩스 문서 또는 주민등록번호를 포함한 개인정보는 안전하게 보관하고 관리하여야 한다.

(2) 방문에 의한 진료 신청 시

정보주체가 직접 방문하여 진료 신청을 하는 경우 의료기관은 필요한 최소한의 개인정보를 수집하여야 한다. 진료를 목적으로 하는 개인정보(환자 이름, 주민등록번호, 주소, 전화번호, 진료과목 등)는 정보주체의 동의 없이 수집할 수 있다. 다만 진료목적 이외의 최신 의학정보, 각종 건강행사 등 의료기관이 홍보를 위한 서비스를 제공하기 위해서는 정보주체의 별도 동의를 받아야 한다.

(3) 진료과정에서 수집하는 개인정보

의료관련 법률에 근거하여 진료과정에서 수집하는 진료정보는 [표 15-2]와 같다.

표 15-2 진료과정에서 수집하는 진료정보

구 분	항 목
진료기록부	① 진료를 받은 사람의 주소 · 성명 · 연락처 · 주민등록번호 등 인적사항 ② 주된 증상. 이 경우 의사가 필요하다고 인정하면 주된 증상과 관련한 병력(病歷) · 가족력(家族歷)을 추가로 기록할 수 있다. ③ 진단결과 또는 진단명 ④ 진료경과(외래환자는 재진환자로서 증상 · 상태, 치료내용이 변동되어 의사가 그 변동을 기록할 필요가 있다고 인정하는 환자만 해당한다) ⑤ 치료 내용(주사 · 투약 · 처치 등) ⑥ 진료 일시(日時)
조산기록부	① 조산을 받은 자의 주소 · 성명 · 연락처 · 주민등록번호 ② 생 · 사산별(生 · 死産別) 분만 횟수 ③ 임신 후의 경과와 그에 대한 소견 ④ 임신 중 의사에 의한 건강진단의 유무(결핵 · 성병에 관한 검사를 포함한다) ⑤ 분만 장소 및 분만 연월일시분(年月日時分) ⑥ 분만의 경과 및 그 처치 ⑦ 산아(産兒) 수와 그 성별 및 생 · 사의 구별 ⑧ 산아와 태아부속물에 대한 소견 ⑨ 산후의 의사의 건강진단의 유무
간호기록부	① 간호를 받는 사람의 성명 ② 체온 · 맥박 · 호흡 · 혈압에 관한 사항 ③ 투약에 관한 사항 ④ 섭취 및 배설물에 관한 사항 ⑤ 처치와 간호에 관한 사항 ⑥ 간호 일시(日時)

환자명부	① 환자의 성명 ② 환자의 주소 ③ 환자의 주민등록번호 ④ 환자의 전화번호
수술기록부	① 환자의 성명 ② 수술명 ③ 수술기록 ④ 수술의사의 성명
처방전	① 환자의 성명 및 주민등록번호 ② 의료기관의 명칭 및 전화번호 ③ 통계법 제22조제1항에 의한 한국표준질병 · 사인 분류에 따른 질병분류기호 ④ 의료인의 성명 · 면허종류 및 번호 ⑤ 처방의약품의 명칭(일반명칭, 제품명이나 대한약전에서 정한 명칭을 말한다) · 분량 · 용법 및 용량 ⑥ 처방전 발급연월일 및 사용기간 ⑦ 의약품 조제시 참고 사항

출처 : 보건복지부 & 안전행정부(2020.12)

3) 개인정보의 동의

환자 등에게 의료기관이 제공하는 의료정보 및 의료기관의 행사 정보 등을 안내하기 위한 인쇄물, 이메일, 전화, 문자서비스 등을 제공할 목적으로 수집한 개인정보를 이용하는 경우, 환자 등이 그 사실을 명확하게 인지할 수 있도록 알리고「개인정보 보호법」(이하 "법"이라 한다) 제22조에 의거하여 별도의 동의를 받은 후 시행하여야 한다. 동법 시행령 제17조 제1항 각 호의 동의를 얻는 방법은 법 제22조 제6항에 따라 법정대리인으로부터 동의를 얻는 경우에도 적용된다. 개인정보처리자는 법 제22조 제6항에 따라 수집한 법정대리인의 개인정보를 법정대리인의 동의를 얻기 위한 목적으로만 이용하여야 하며, 법정대리인의 동의 거부가 있거나 법정대리인의 동의 의사가 확인되지 않은 경우 수집일로부터 5일 이내에 파기해야 한다. 전화에 의한 동의방법은 향후 입증을 위하여 상대방과의 합의하에 통화내용을 녹취할 수 있다.

개인정보를 수집하는 경우 진료 등에 필요한 성명, 연락처 등 최소한의 정보를 수집한다. 개인정보의 정보주체가 만 14세 미만의 아동인 경우에는 해당 아동의 법정대리인의 동의를 받아야 한다. 법정대리인의 동의를 받기 위한 필요한 최소한의 정보(법정대리인의 성명과 연락처)는 해당 아동으로부터 직접 수집할 수 있다. 다만, 이 경우에도 수집하는 개인정보처리자의 신분과 연락처, 법정대리인의 성명과 연락처를 수집하고자 하는 이유를 해당 아동에게 알려야 한다. 의료기관이 홍보나 홈페이지 관리 등을 위해 개인정보를 수집하는 경우에는 반드시 정보주체의 동의가 필요하다. 또한 법률에 근거하지 않은 개인정보를 수집하기 위해서는 환자의 동의를 받아야 하며, 동의를 받을 때에는 다음의 사항(표 15-3)을 알려야 한다.

표 15-3 동의를 받을 때 고지할 사항

① 개인정보의 수집 · 이용목적
② 수집하려는 개인정보의 항목
③ 개인정보의 보유 및 이용기간
④ 동의를 거부할 권리가 있다는 사실 및 동의 거부에 따른 불이익이 있는 경우에는 그 불이익의 내용

4) 개인정보의 안전한 관리

의료기관은 환자 및 그 보호자, 법정대리인으로부터 수집한 개인정보의 안전한 관리를 위한 계획을 수립하여야 한다. 진료 신청 접수업무 담당자는 필요한 최소한의 정보를 지정하여, 개인정보의 유출 및 노출 가능성을 최소화해야 한다.

(1) 환자의 개인정보관리

① 환자의 개인정보는 관리적 · 기술적 · 물리적 보호조치를 통하여 안전하게 보관하여야 한다.

- 내부관리 계획의 수립 · 시행(상시 근로자가 5인 이상인 경우), 개인정보 보호책임자 지정, 개인정보 처리방침 수립 공개 등 실시한다.
- 개인정보 처리방침은 환자가 쉽게 볼 수 있도록 의료기관의 인터넷 홈페이지 또는 의료기관내의 보기 쉬운 장소에 게시하는 등의 방법으로 공개하여야 한다.

② 보존기간이 경과하고 수집 · 이용 목적이 달성된 개인정보는 보존기간의 종료일 또는 개인정보의 처리가 불필요한 것으로 인정되는 날로부터 5일 이내에 파기하여야 한다.

③ 환자 개인정보의 정확성 및 최신성을 확보할 수 있도록 열람을 보장하고, 의료인이 거짓으로 작성하거나 고의로 사실과 다르게 기록한 사항에 대하여 정정 · 삭제를 허용하는 등의 대책을 마련하여야 한다.

- 환자로부터 환자의 개인정보에 대한 열람, 정정, 삭제, 처리정지 요구서를 받은

경우 10일 이내에 처리 결과를 통지하여야 한다.

④ 환자에게 인쇄물, 전화, 이메일, 문자 등을 통하여 의료기관이 제공하는 건강정보 또는 의료기관의 행사 등에 대한 정보를 제공하기 위해서는 환자의 별도 동의를 받아 제공하여야 한다.

(2) 진료기록의 보존

의료기관의 개설자 또는 관리자는 진료기록의 종류에 따라 「의료법 시행규칙」 제15조에 의거하여 정한 기간 동안 보존하여야 한다. 「의료법 시행규칙」 제15조에서 정한 기간이 지난 진료정보를 연장하여 보관하고 있는 경우, 정보주체가 의료기관에게 그 개인정보의 삭제를 요청하면, 개인정보보호법 제36조에 따라 필요한 조치를 취한 후 그 결과를 정보주체에게 알려야 한다. 각 진료기록에 따른 보존기간은 [표 15-4]와 같다.

표 15-4 진료기록 보존기간

종 류	보존기간
환자명부	5년
진료기록부	10년
처방전	2년
수술기록	10년
검사내용 및 검사소견기록	5년
방사선사진 및 그 소견서	5년
간호기록부	5년
조산기록부	5년
진단서 등의 부본	3년

출처 : 의료법 시행규칙 제15조

(3) 개인정보 이용 및 제공

의료기관은 개인정보보호법 등 관련 법령상의 개인정보 보호 규정을 준수하며 정보주체의 개인정보 보호에 최선을 다하여야 한다. 「개인정보 보호법」 제15조 및 제22조에 근거하여 진료 협진 · 협력기관 체결 및 관리, 진료 · 검사 의뢰를 위하여 개인정보를 수집 · 이용 등에 대한 동의를 받아야 한다. 개인정보 이용은 환자 또는 대리인의 동의가 있는 경우 동의한 목적 내에서 가능하다. 단, 환자 또는 대리인의 동의 없이 개인정보를 이용하거나 제공할 수 있는 경우(표 15-5 참조)와 환자 또는 대리인의 동의가 있어도 제공을 거부할 수 있는 경우(표 15-6)에는 예외로 한다.

환자 등의 개인정보를 법률에 근거하는 등 정당한 사유 없이 제3자에게 제공할 수 없으며, 제공이 필요한 경우 당사자의 동의를 받아야 한다. 특히, 진료기록은 의료법에서 정한 위임장 등 관련서류를 첨부한 경우에만 제공 가능하다. 진료정보는 수집한 의료기관에서 진료 목적으로만 이용하여야 하며, 그 범위를 초과하여 이용하거나 제3자에게 제공하는 것은 금지된다. 진료기록은「의료법」제21조의 경우 외에는 제공할 수 없다.「생명윤리 및 안전에 관한 법률」제18조(개인정보의 제공) 1항에는 인간대상연구자는 연구대상자로부터 개인정보를 제공하는 것에 대하여 서면동의를 받은 경우에는 기관위원회의 심의를 거쳐 개인정보를 제3자에게 제공할 수 있다고 제시하고 있다. 개인정보를 목적 외 이용 또는 제3자에게 제공할 경우에는 정보주체에게 별도의 동의를 받아야 하며, 이 경우에 법 제17조 제1항에 의거하여 정보주체에게 [표 15-7]을 고지해야 한다.

표 15-5 환자 또는 대리인의 동의 없이 개인정보를 이용하거나 제공할 수 있는 경우
① 법령의 규정에 의거하거나 수사 목적으로 법령에 정해진 절차와 방법에 따라 수사기관의 요구가 있는 경우
② 통계작성 · 학술연구 또는 시장조사를 위하여 필요한 경우로서 특정 개인을 알아볼 수 없는 형태로 가공하여 제공하는 경우

표 15-6 환자 또는 대리인의 동의가 있어도 제공을 거부할 수 있는 경우
① 환자 또는 제3자의 생명, 신체, 재산 및 기타 권리 이익을 해칠 우려가 있는 경우
② 병원의 적정한 업무수행에 명백한 지장을 끼칠 우려가 있는 경우
③ 다른 법령에 위반하는 경우

표 15-7 목적 외 이용 또는 제3자 제공을 위한 고지사항
① 개인정보를 제공받는 자
② 개인정보의 이용목적(제공시에는 제공받는 자의 이용목적)
③ 이용 또는 제공하는 개인정보의 항목
④ 개인정보의 보유 및 이용기간(제공 시에는 제공받는 자의 보유 및 이용기간)
⑤ 동의를 거부할 권리가 있다는 사실과 거부에 따른 불이익이 있는 경우에는 그 불이익의 내용

(4) 의무기록의 열람

의료인이나 의료기관 종사자는 환자가 아닌 다른 사람에게 환자에 관한 기록을 열람하게 하거나 그 사본을 내주는 등 내용을 확인할 수 있게 하여서는 안 된다. 다만 의사, 치과의사 또는 한의사가 환자의 진료를 위하여 불가피하다고 인정한 경우에는 환자 본인이 아니어도 열람이 가능하다. 의료기관은「의료법」제21조에 의거하여 진료기록 열람을 요청할 경우 [표 15-8]과 같은 내용을 확인해야 한다.

표 15-8 의료법 제21조(기록 열람 등)

① 환자의 배우자, 직계존속 · 비속, 형제 · 자매 또는 배우자의 직계존속이 환자의 동의서와 친족관계임을 나타내는 증명서 등을 첨부한 경우
② 환자가 지정하는 대리인이 환자 본인의 동의서와 대리권이 있음을 증명하는 서류를 첨부한 경우
③ 환자가 사망하거나 의식이 없는 등 환자의 동의를 받을 수 없어 환자의 배우자, 직계존속 · 비속, 형제 · 자매 또는 배우자의 직계존속이 친족관계임을 나타내는 증명서를 갖춘 경우
④ 법원에서 재판상의 필요에 의한 제출명령이 있을 때(형사소송법 제106조 및 민사소송법 제347조)
⑤ 수사기관에서 수사상 필요에 의하여 요청한 때(형사소송법 제218조)
⑥ 이 외에 다른 법령에 의하여 요청한 때

5 정보보호를 위한 의료기관 종사자들의 역할

의료기관 종사자들은 환자의 진료정보와 의무기록을 안전하게 관리하여 보안사고로 인한 정보시스템 및 자원의 손실을 최소화하여야 하며 정보보호 활동에 대한 제반사항과 원칙을 준수하여야 한다.「의료법 시행규칙」제20조 제1항에 의거하여 의료인은 연간 8시간 이상 보수교육을 이수하여야 한다. 또한「의료법」제1장 총칙 제19조에서 "제58조 제2항에 따라 의료기관 인증에 관한 업무에 종사하는 자 또는 종사하였던 자는 그 업무를 하면서 알게 된 정보를 다른 사람에게 누설하거나 부당한 목적으로 사용하여서는 아니 된다"고 규정하고 있다(법률 제17787호, 2020.12.29.). 이에 의료기관에 종사하는 개인정보처리자의 역할과 정보보호를 위한 간호사의 역할을 살펴보고자 한다.

1) 개인정보처리자의 역할

「개인정보 보호법」제3조에 의거하여 제시된 개인정보처리자의 역할은 다음과 같다.

① 개인정보의 처리 목적을 명확하게 하여야 하고 그 목적에 필요한 범위에서 최소한의 개인정보만을 적법하고 정당하게 수집하여야 한다.

② 개인정보의 처리 목적에 필요한 범위에서 적합하게 개인정보를 처리하여야 하며, 그

목적 외의 용도로 활용하여서는 아니 된다.

③ 개인정보의 처리 목적에 필요한 범위에서 개인정보의 정확성, 완전성 및 최신성이 보장되도록 하여야 한다.

④ 개인정보의 처리 방법 및 종류 등에 따라 정보주체의 권리가 침해받을 가능성과 그 위험 정도를 고려하여 개인정보를 안전하게 관리하여야 한다(표 15-9 참조).

표 15-9 정보주체의 권리(개인정보 보호법 제4조)

- 개인정보의 처리에 관한 정보를 제공받을 권리
- 개인정보의 처리에 관한 동의 여부, 동의 범위 등을 선택하고 결정할 권리
- 개인정보의 처리 여부를 확인하고 개인정보에 대하여 열람(사본의 발급을 포함한다)을 요구할 권리
- 개인정보의 처리 정지, 정정 · 삭제 및 파기를 요구할 권리
- 개인정보의 처리로 인하여 발생한 피해를 신속하고 공정한 절차에 따라 구제받을 권리

⑤ 개인정보 처리방침 등 개인정보의 처리에 관한 사항을 공개하여야 하며, 열람청구권 등 정보주체의 권리를 보장하여야 한다.

⑥ 정보주체의 사생활 침해를 최소화하는 방법으로 개인정보를 처리하여야 한다.

⑦ 개인정보의 익명처리가 가능한 경우에는 익명에 의하여 처리될 수 있도록 하여야 한다.

⑧ 개인정보 보호법 및 관계 법령에서 규정하고 있는 책임과 의무를 준수하고 실천함으로써 정보주체의 신뢰를 얻기 위하여 노력하여야 한다.

2) 정보보호를 위한 간호사의 역할

개인정보를 다루는 간호사는 환자의 옹호자로서 환자의 사생활 보호를 위해 세심한 주의를 기울이고 개인정보의 안정성 확보를 위해 노력해야 한다. 환자의 정보공개를 허락하는 서면동의를 받은 경우를 제외한 환자와 관련된 어떠한 정보도 공개해서는 안 된다. 환자의 치료와 진단 및 간호의 전 과정에 대한 개인정보가 안전하게 비밀이 보장될 수 있도록 하는 것은 의료인의 필수적 의무이다. 4주기 간호교육 인증평가 기준에 '정보통신과 보건의료기술 활용 시 윤리적 기준을 준수한다'는 내용이 추가되었다. 간호사에게 개인정보보호와 정보보안에 대한 간호교육역량을 갖출 것을 요구하고 있다.

환자의 개인정보를 취급하는 간호사는 안전한 비밀번호를 설정하고 관리하여야 한다. 비밀번호는 최소 8~10글자 이상으로 하고 영문 대,소문자와 특수문자를 조합하여 작성하는

것이 안전하다. 개인의 정보 및 건강관련 정보가 있는 모든 종이 문서는 분쇄기를 이용하여 파기하여 다시 조합할 수 없도록 해야 한다.

또한 간호현장에서 전산장비의 보관에 대한 보안행위로 휴대용 저장 매체(USB, 외장형 하드디스크, CD-ROM, 테이프 등)를 포함한 저장 매체에 대한 관리 및 절차를 철저히 준수하고 특히 개인의 휴대용 저장매체 사용을 위한 절차를 마련하여 매체에 의한 불법적인 정보유출을 방지해야 한다.

개인정보의 출력, 복사 시 기록 및 사전 승인을 수행하고 전산화된 환자정보시스템에서 사생활 보호에 대한 평가를 하는 데 간호사가 주도적으로 참여해야 한다. 의무기록을 포함한 모든 개인정보의 디지털화는 정보를 다루는 간호사를 포함한 의료인 및 관련자들에게 정보보호에 대한 윤리적 원칙을 준수할 것을 요구하고 지속적으로 중요성이 강조되고 있다. 따라서 의료종사자들에 대한 의료정보 보호 및 보안교육을 강화해야 한다.

6 정보보안 위협과 보안관리

개인정보의 수집, 가공, 저장, 검색, 송신, 수신 중에 정보의 훼손, 변조, 유출 등 정보보안의 위협을 초래하는 문제들이 발생한다. 이러한 정보보안 위협에 대한 관리적, 기술적 조치들이 필요하다. 여기서는 정보보안 위협의 종류와 정보브안의 관리에 대해 살펴보고자 한다.

1) 정보보안(information security) 위협의 종류

(1) 자연적 위협

네트워크 장애, 시스템 장애와 같은 하드웨어의 문제, 자연적 재앙으로 인한 환경적 요인, 에러 및 손실, 정보관리의 부실 등으로 인해 받게 되는 위협을 말한다.

(2) 고의적 위협

전산장비와 서버가 위치해 있는 전산센터뿐만 아니라 의료기관의 경우 각 병동, 외래 등 전산 기기가 놓여있거나 사용되는 공간의 출입(접근) 통제, 시설물관리, 안정적 전원공급장치(UPS, Uninterruptible Power Supply System) 등에 대한 물리적 불법접근으로 인해 발생할 수 있다. 또한 하드웨어, 데이터베이스, 통신 및 전산시설 등에 외부에서의 무단 침입(해킹)으로 개인정보를 위장, 노출, 변조하여 귀중한 개인의 정보를 위협하게 된다. 이뿐만 아니라 내부 직원의 실수, 조작, 변조, 개인정보 불법유출 및 남용 등 내부적인 요인에 의해서도 개인의 정보가 보호받지 못하는 상황이 발생하게 된다. 따라서 정보자산을 안전하게 보호 · 운영하기 위한 일련의 대책 마련이 요구된다.

2) 정보보안의 관리

최근 급격한 산업의 발전으로 인터넷 및 모바일의 활용으로 글로벌화하고 정보기술의 이용이 증가되면서 개인정보의 침해, 의료기록의 유출 및 변조 등이 발생하고 정보보안 문제가 사회적 관심사로 부각되고 있다. 의료서비스를 제공 받는 환자들의 개인정보가 위험에 노출되지 않도록 철저한 보안관리가 이루어져서 안정성과 신뢰성이 확보되어야 한다. 의료정보 환경은 신속하고 정확하게 환자의 정보에 접근할 수 있기 때문에 개인정보와 비밀이 보장되는 정보보안 환경의 구축과 관리가 매우 중요하다. 따라서 의료정보 유출의 문제점을 정확히 파악하여 사전에 정보유출을 예방하고 의료정보시스템의 보완을 강화하고 미비점을 보완하는 것이 선결과제가 될 것이다. 「개인정보 보호법」 제29조, 「동법 시행령」 제30조, 안전성 확보조치 기준에 의거하여 [표 15-10]과 같은 “관리적, 기술적, 물리적 조치”를 취해야 한다.

표 15-10 개인정보 관리의 안전성 확보조치 기준

안전성 확보조치	내용
관리적 조치	• 내부관리계획의 수립 · 시행
기술적 조치	• 접근권한의 관리 • 비밀번호 관리 • 접근통제 시스템 설치 및 운영 • 개인정보 암호화 • 접속기록의 보관 및 위조 · 변조 방지 • 보안 프로그램(백신, 방화벽 등)의 설치 및 갱신
물리적 조치	• 개인정보의 안전한 보관을 위한 보관시설의 마련 • 잠금장치 설치

출처 : 개인정보 보호법 제29조, 동법 시행령 제30조

(1) 관리적 조치

환자의 개인정보보호 및 보안을 위해 최신의 정보기술을 적용하고 안정적인 병원전산시

스템이 유지되어야 한다. 급격히 변화하는 의료정보기술에 따라 의료기관은 신속하고 책임 있는 유지 · 보수뿐만 아니라 정보보안의 위협에 대처할 수 있도록 보안대책 수립 및 관리적 조치가 요구된다. 「개인정보 보호법」 제29조, 「동법 시행령」 제30조에서 제시한 관리적 조치는 다음과 같다.

① 보안대책 수립, 보안책임자 선정, 직원에 대한 보안교육 시행, 보안사고 발생 시 대응절차, 보안감사 등의 조치를 취한다.

② 기술적, 물리적 대응책이 수립되어 있더라도 계속적인 관리적 보안활동이 없다면 보안대책이 시대에 뒤떨어진 것이 되거나 조직전체에 환류되지 못해서 실패할 가능성이 높다. 따라서 환경변화에 따라 정책의 최신성이 유지되어야 하며 이는 관리적 보안의 기본요건이 된다.

③ 의료정보/의무기록의 관리에 관한 중요사항을 심의하기 위하여 의료정보 · 의무기록 관리위원회를 설치, 운영한다. 위원회의 역할은 [표 15-11]과 같다.

표 15-11 의료정보 · 의무기록 관리위원회의 역할
• 의료정보 · 의무기록 관리 규정 및 의무기록 서식의 제정 및 개폐에 관한 사항 • 의료정보 · 의무기록의 이용기준 및 관련범위 설정에 관한 사항 • 의료정보 · 의무기록의 기록 항목과 내용의 평가에 관한 사항 • 의료정보 · 의무기록의 기록 항목과 내용의 평가에 관한 사항 • 의료정보 · 의무기록의 정보 수집 및 활용에 관한 사항 • 양질의 의무기록 유지 및 평가에 관한 사항 • 개인정보 보호에 관한 사항 등

(2) 기술적 조치

의료기관의 EMR 시스템 접속을 위해서는 기본적으로 아이디와 암호를 사용하고 있으며 주기적인 갱신이 필요하다. 도난이나 분실할 경우 정보손실은 물론 해커에 의해 정보내용이 위 · 변조되거나 개인의 진료정보 유출이 우려되기도 한다. 또한 사용자가 정보이용 사실을 부인할 경우 이를 명확하게 입증할 방법이 없다. 이러한 문제로 인한 전자정보의 기밀성과 무결성을 유지하는 가장 안전한 보안방법 중의 하나로 공인전자서명이 제시되고 있다. [그림 15-1]은 공인전자서명을 원격진료에 적용한 화면으로 의료인의 신원확인, 진료내용의 위 · 변조 방지, 진료정보 생성에 대한 부인방지 등의 효과가 있음을 제시하였다. 이렇듯 개인정보 관리의 안전성 확보를 위한 조치가 필요하다. 「개인정보 보호법」 제29조, 「동법 시행령」 제30조에서 제시한 기술적 조치는 다음과 같다.

① 개인의 정보 침해를 줄이기 위한 기술적 대응책을 수립하여 정보보호에 대한 대책 마련이 필요하다. 외부에서의 불법 접근(해킹), 내부에서의 불법 접근(내부 직원의 실수 및 불법 유출)을 막기 위한 네트워크, 시스템 등의 하드웨어, 데이터베이스, 통신 및 전산시설 등 정보자산을 안전하게 보호 · 운영하기 위한 일련의 기술적 조치를 취한다.

② 예를 들면 접근권한의 관리, 비밀번호 관리, 접근통제 시스템 설치 및 운영, 개인정보 암호화, 접속기록의 보관 및 위조 · 변조 방지, 보안 프로그램(백신, 방화벽 등)의 설치 및 갱신에 대한 관리가 필요하다. [그림 15-2]는 개인정보보호 기술적 보호조치 기준 개요를 제시한다.

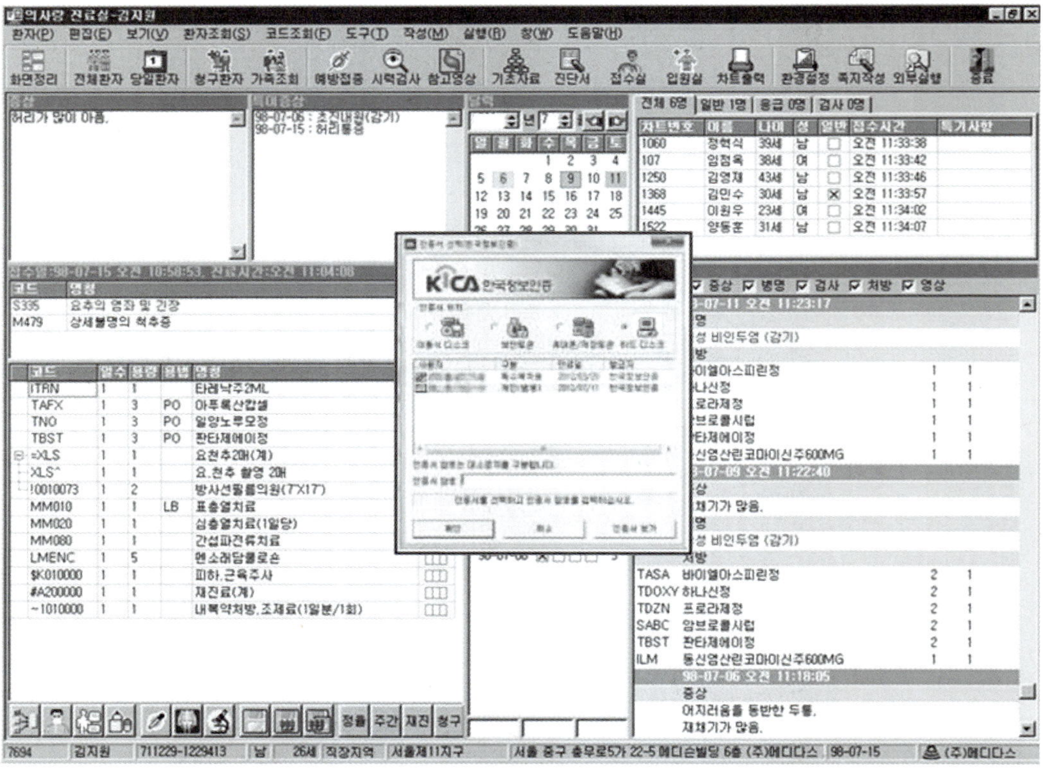

그림 15-1 EMR에서의 전자서명

출처 : 이승한(2014). 원격진료 환경에서 환자의 개인정보보호를 위한 의료 정보 보안 기법. 승실대학교 정보과학대학원. 석사학위논문

	수 집	저 장	이 용	제공/위탁	파 기
위험유형	•웹사이트 설계상의 오류로 인한 개인정보 노출 주의 •악성코드, 인증 및 접근통제 취약으로 유출/위·변조/손실	•개인정보(비밀번호, 주민등록번호) 암호화하여 저장하지 않음 •검색엔진을 통한 개인정보 노출	•개인정보 계정 탈취로 인한 개인정보 유출 •개인정보처리 시스템 비밀번호 설정 미흡에 따른 권한도용 •이용내역에 대한 접속기록 위·변조	•암호화, 접근 통제 취약으로 해킹 발생하여 유출 위·변조/손실 •제3자 제공 및 개인정보 위탁시 최소한의 개인정보 이외의 개인정보는 마스킹 처리 혹은 제거	•전자적 파일 형태의 개인정보는 복원 불가능한 방법 영구 삭제

그림 15-2 개인정보보호 기술적 보호조치 기준 개요

출처 : 행정안전부(2017). 개인정보보호 이해하기 교육자료

(3) 물리적 조치

개인정보의 안전한 보관을 위한 보관시설을 마련하고 잠금장치를 설치하는 등의 조치가 취해져야 한다. 「개인정보 보호법」 제29조, 「동법 시행령」 제30조에서 제시한 물리적 조치는 다음과 같다.

① 전산장비와 서버 등에 대한 감시와 통제와 같은 물리적 보안 조치를 말한다.

② 통제수단으로 최소한의 관련자만이 접근할 수 있도록 접근 통제 원칙을 제정하여 CCTV, 감시카메라, 사원증 바코드, 3중 잠금장치, 자체 세콤, 패스워드 입력, 번호키 등을 구비하고 주요정보시스템 설치장소 출입사항 확인여부를 기록으로 남기도록 한다.

③ 시설물 관리 보호구역 경계를 명확하게 확정하여야 하며 외부의 무단 침입 차단할 수 있는 물리적 시설 및 소화기와 소화설비를 소방법에 의거하여 적정 위치에 설치하고 관리하여야 한다.

④ 정기적인 직원들의 비상훈련이 이루어져야 한다.

3) 개인정보 유출 시 관리

개인정보 유출 시 정보주체에게 통지하고 침해사실의 신고 · 처리절차, 처리단계별 준수사항 및 위반 시 벌칙사항 등

(1) 개인정보 유출 시 통지

① 개인정보가 유출된 경우에는 환자 등에게 실제 개인정보 유출사고가 발생한 것을 확인한 때부터 지체 없이 공지한다.

② 유출된 개인정보의 확산 및 추가 유출을 방지하기 위하여 접속경로의 차단, 취약점 점검 · 보완, 유출된 개인정보의 삭제 등 긴급한 조치가 필요한 경우에는 그 조치를 한 후 지체 없이 정보주체에게 알릴 수 있다.

③ 1천명 이상의 정보주체에 관한 개인정보가 유출된 경우에는 정보주체에게 통지 및 조치결과를 지체 없이 행정안전부장관 또는 전문기관(한국인터넷진흥원)에 신고하여야 한다.

④ 개인정보 유출시 정보주체에 대한 통지 및 통지사항을 인터넷 홈페이지에 정보주체가 알아보기 쉽도록 7일 이상 게재하여야 한다.

(2) 개인정보침해사실 신고 · 처리절차

개인정보의 유출로 침해가 발생한 경우 신고 · 처리절차는 [표 15-12]와 같다.

표 15-12 개인정보침해사실 신고 · 처리절차

구분	주체	절차
신고	신고인	• 행정안전부장관에게 신고
	행정안전부장관	• 신고접수 • 해당 기관장에게 접수사실 통보
사실 확인	행정안전부장관	• 사실확인 위해 관련 기관장에게 협조 요청 • 신고인 등은 의견 제출 가능
		• 해당 기관장에게 확인결과 통보
처리	해당 기관장	• 관련자 징계 · 고발, 안전성 확보조치 등 처리
		• 처리결과를 행정안전부장관에게 통보
처리결과 통지	행정안전부장관	• 통보받은 처리결과를 신고인에게 통지

(3) 처리단계별 준수사항 및 위반 시 벌칙사항

개인정보의 이용 · 수집, 제공 · 위탁, 개인정보 안전관리, 정보주체 권익보호, 파기의 절차 시 준수사항과 위반 시 벌칙사항은 [표 15-13]과 같다.

표 15-13 처리단계별 준수사항 및 위반 시 벌칙사항

구분	주요 내용	처벌 및 벌칙
수집·이용	민감정보(사상 · 신념 · 정당가입 · 건강 등) 처리기준 위반(제23조)	5년 이하 징역 또는 5천만원 이하 벌금
	고유식별정보(주민등록 · 여권 · 운전면허 번호 등) 처리기준 위반(제24조)	
	부당한 수단이나 방법에 의해 개인정보를 취득하거나 개인정보처리에 관한 동의를 얻는 행위를 한 자(제59조)	3년 이하 징역 또는 3천만원 이하 벌금
	개인정보의 수집기준 위반(제15조)	5천만원 이하 과태료
	만 14세 미만 아동의 개인정보 수집시 법정대리인 동의획득의무 위반(제22조)	
	탈의실 · 목욕실 등 영상정보처리기기 설치 금지 위반(제25조)	
	최소한의 개인정보 외 정보에 대한 미동의를 이유로 재화 또는 서비스 제공 거부(제16조, 제22조)	3천만원 이하 과태료
	주민등록번호 대체가입수단 미제공(제24조)	
	동의 획득 방법 위반(제22조)	1천만원 이하 과태료
제공·위탁	정보주체의 동의 없는 개인정보 제3자 제공(17조)	5년 이하 징역 또는 5천만원 이하 벌금
	개인정보의 목적 외 이용 · 제공(제18조, 제19조, 제26조)	
	개인정보 주체에게 알려야 할 사항을 알리지 아니한 자(제15조, 제17조, 제18조, 제26조)	3천만원 이하 과태료
	업무위탁 시 문서로 위탁 의무 위반(제26조)	1천만원 이하 과태료
개인정보 안전관리	개인정보의 누설 또는 권한 없이 타인 이용에 제공(제59조)	5년 이하 징역 또는 5천만원 이하 벌금
	개인정보의 훼손, 멸실, 변경, 위조, 유출(제59조)	
	영상정보처리기기 설치목적과 다른 목적으로 임의 조작하거나 다른 곳을 비추는 자 또는 녹음기능을 사용한 자(제25조)	3년 이하 징역 또는 3천만원 이하 벌금
	직무상 알게 된 비밀을 누설하거나 직무상 목적 외 사용한 자(제60조)	
	안전성 확보에 필요한 보호조치를 취하지 않아 개인정보를 도난 · 유출 · 변조 또는 훼손당하거나 분실한 자(제24조, 제25조, 제29조)	2년 이하 징역 또는 1천만원 이하 벌금
	안전성 확보에 필요한 조치의무 불이행(제24조, 제25조, 제29조)	3천만원 이하 과태료
	영상정보처리기기 설치 · 운영기준 위반(제25조)	
	개인정보를 분리해서 저장 · 관리하지 아니한 자(제21조)	1천만원 이하 과태료
	개인정보 처리방침 미공개(제30조)	
	개인정보 보호책임자 미지정(제31조)	
	영상정보처리기기 안내판 설치 등 필요조치 불이행(제25조)	

<table>
<tr><td rowspan="10">정보
주체

권익
보호</td><td>개인정보의 정정 · 삭제요청에 대해 필요한 조치를 취하지 않고, 개인정보를 계속 이용하거나 제3자에게 제공한 자(제36조)</td><td rowspan="2">2년 이하 징역 또는
1천만원 이하 벌금</td></tr>
<tr><td>개인정보의 처리정지 요구에 따라 처리를 중단하지 않고 계속 이용하거나 제3자에게 제공한 자(제37조)</td></tr>
<tr><td>개인정보 유출사실 미통지(제34조)</td><td rowspan="5">3천만원 이하 과태료</td></tr>
<tr><td>정보주체의 열람 요구에 대한 부당한 제한 · 거절(제35조)</td></tr>
<tr><td>정보주체의 정정 · 삭제요구에 따라 필요한 조치를 취하지 아니한 자(제36조)</td></tr>
<tr><td>처리정지된 개인정보에 대해 파기 등의 조치를 하지 않은 자(제37조)</td></tr>
<tr><td>시정명령 불이행(제64조)</td></tr>
<tr><td>정보주체의 열람, 정정 · 삭제, 처리정보 요구 거부 시 통지의무 불이행(제35조, 제36조, 제37조)</td><td rowspan="3">1천만원 이하 과태료</td></tr>
<tr><td>관계물품 · 서류 등의 미제출 또는 허위제출(제63조)</td></tr>
<tr><td>출입 · 검사를 거부 · 방해 또는 기피한 자(제63조)</td></tr>
<tr><td>파기</td><td>개인정보 미파기(제21조)</td><td>3천만원 이하 과태료</td></tr>
</table>

출처 : 보건복지부 & 안전행정부(2020.12). 개인정보보호 가이드라인(의료기관 편)

활동 과제

- ✔ 개인정보보호의 필요성에 대해 생각해 보고 토의해 봅시다.
- ✔ 의료기관의 개인정보보호 조치의 종류와 방법에 대해 토론해 봅시다.
- ✔ 개인정보의 동의 방법의 안전한 관리에 대해 설명해 봅시다.
- ✔ 의료법에서 제시한 진료기록 보존 기간에 대해 설명해 봅시다.
- ✔ 정보보호를 위한 간호사의 역할에 대해 생각하고 토론해 봅시다.
- ✔ 개인정보 관리의 안전성 확보 조치에 대해 설명해 봅시다.
- ✔ 정보통신과 보건의료기술 활용 시 윤리적 기준을 설명해 봅시다.

요약

- 개인정보는 성명, 주민등록번호 및 영상 등을 통하여 개인을 알아볼 수 있는 정보를 말하며 해당 정보만으로는 특정 개인을 알아볼 수 없더라도 다른 정보와 쉽게 결합하여 알아볼 수 있는 것을 포함한다.

- 개인정보 접근권한은 사용자의 근무처와 직위에 따라 다르게 부여하며 모든 사용자 아이디(ID)는 반드시 고유의 패스워드(password)를 가져야 한다.
- 개인정보보호를 위해 기밀성(confidentiality), 무결성(integrity), 가용성(availability)의 3가지 보안 요소를 유지, 보장해야 한다.
- 진료를 목적으로 개인정보를 수집할 경우 의료기관의 개인정보보호 가이드라인을 준수한다.
- 진료 협진 · 협력기관 체결 및 관리, 진료 · 검사 의뢰를 위하여 개인정보의 수집 · 이용 등에 대한 동의를 받아야 한다.
- 보존기간이 경과하고 수집 · 이용 목적이 달성된 개인정보는 보존기간의 종료일 또는 개인정보의 처리가 불필요한 것으로 인정되는 날로부터 5일 이내에 파기하여야 한다.
- 정보의 안전성 확보를 위해 관리적, 기술적, 물리적 조치를 취해야 한다.
- 개인정보를 다루는 종사자들은 환자의 사생활과 개인정보 보호에 대한 교육, 정책과 안전에 지속적인 관심을 가지고 보호할 책임이 있다.
- 개인정보 유출사고가 발생한 것을 확인한 때부터 지체 없이 정보주체에게 공지한다.

5 제5부 디지털 헬스와 간호정보학의 미래

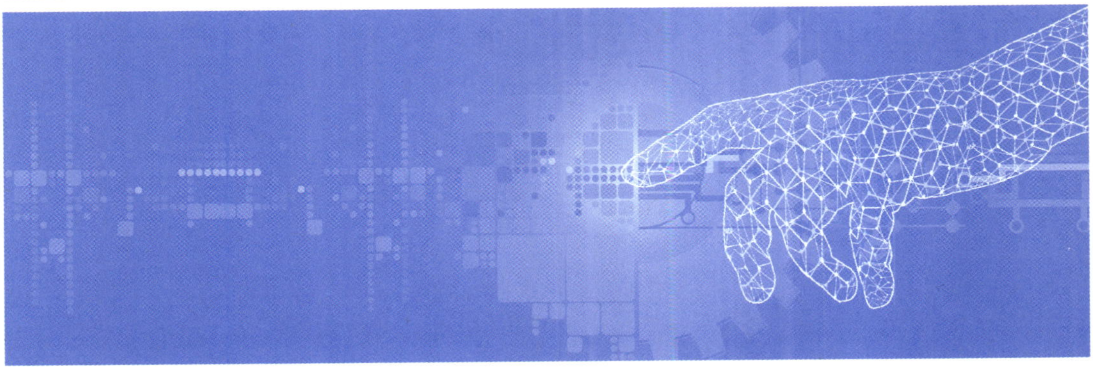

제 16 장

디지털 헬스와 4차산업혁명

학습목표

1. 디지털 헬스의 개념, 영역을 이해하고 설명할 수 있다.
2. 미래 의료의 지향점인 정밀의료의 개념을 이해하고 패러다임의 변화를 설명할 수 있다.
3. 4차산업혁명과 디지털 트랜스포메이션의 개념을 이해하고 설명할 수 있다.
4. 사물인터넷 기술 개념을 이해하고 보건의료분야에 활용된 사례를 설명할 수 있다.
5. 클라우드 컴퓨팅 기술 개념을 이해하고 보건의료분야에 활용된 사례를 설명할 수 있다.
6. 빅데이터 기술의 개념을 이해하고 보건의료분야에 활용된 사례를 설명할 수 있다.
7. 인공지능 기술의 개념을 이해하고 보건의료분야에 활용된 사례를 설명할 수 있다.
8. 데이터 생성부터 활용에 이르기까지 디지털 헬스 생태계와 활용된 사례를 설명할 수 있다.
9. 최신 기술과 의료기술의 융합으로 새롭게 나타나는 디지털 트윈, 메타버스, 디지털치료기기 그리고 다중오믹스 등의 개념에 대해 이해하고 설명할 수 있다.

주요용어

디지털 헬스, 디지털 트랜스포메이션, 정밀의료, 4차산업혁명, 클라우드 컴퓨팅, 사물인터넷, 빅데이터, 인공지능, 메타버스, 디지털 트윈, 디지털 치료기기

1 디지털 헬스의 개요 – 미래 의료의 지향점인 정밀의료

의료서비스는 기존의 사후 치료방식, 질병 치료 중심에서 질병이 발생하기 전에 예방과 관리를 통해 건강한 삶을 유지하게 하는 것으로 변화되고 있다. 의료기관, 의료인 중심에서 환자와 데이터 중심인 의료체계로의 이동이다. 미래 의료는 데이터를 기반으로 하는 정밀의료로 패러다임 전환이 이루어질 것으로 예상한다. 근거중심의학(EBM, Evidence based medicine)이 데이터중심의료(data-driven medicine)로 바뀌는 것이다으로 바뀌는 것이다. 의사출신 미래학자 정지훈은 근거중심의학은 새로운 정설이 받아들여지기 전의 사람들은 모두 잘못된 진단과 치료를 받은 셈이 되며, 혁신성도 저해되는 문제가 있다고 주장한다. 새로운 데이터를 모으고 더 낳은 케이스와 빠르게 연결하여 더 나은 치료와 진단을 받을 수 있게 하는 데이터기반의학의 중요성을 강조한다.

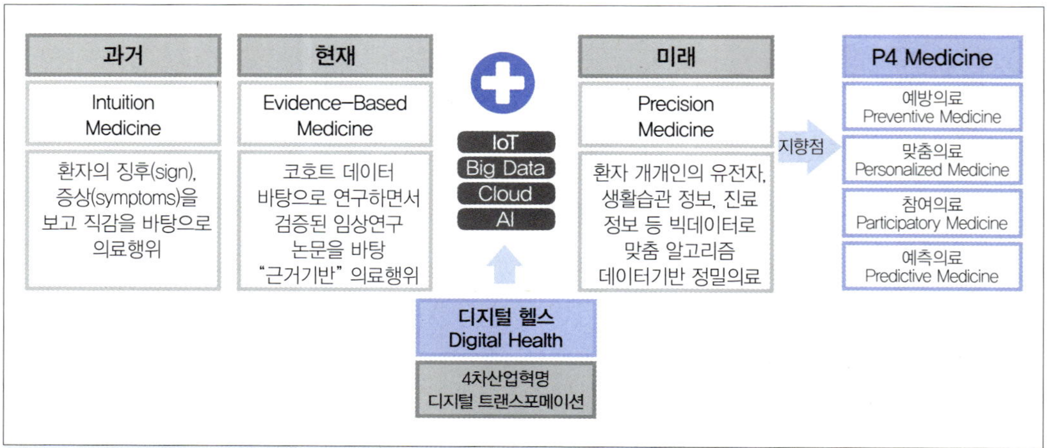

그림 16-1 의료 패러다임의 변화와 디지털 헬스

정밀의료(Precision Medicine)는 미국 오바마 대통령이 2015년 정밀의료 추진 계획(PMI, Precision Medicine Initiative)을 발표한 이후 대세가 되는 분위기다. 오랫동안 의료계에서는 정밀의료란 용어 대신 개인 맞춤의료(personalized medicine)란 용어를 사용해 왔는데 미국 국립연구위원회(NRC)에서 맞춤의료가 개별 치료제나 기구로 오인될 것을 우려해서 정밀의료 용어 사용을 권장해 왔다. 데이터를 중심으로 하는 정밀의료는 미래 의료를 상징적으로 표현하는 4P의료(P4 Medicine) 라고도 하는데 예측의료(predictive medicine), 맞춤의료(personalized medicine), 예방의료(preventive medicine), 참여의료(participatory medicine)를 의미한다. 정밀의료는 유전자 정보를 중심으로 시작되었지만, 타고난 체질(유전자)에 식사, 수면 등 생활습관 정보와 진료정보, 환경정보를 바탕으로 질병을 미리 예측하고, 사전에 예방하며, 환자에 맞춤형 의료를 제공하고, 그 과정이 환자들의 자발적인 참여를 통해 이뤄진다는 특징을 갖고 있다. 개인맞춤형으로 의학적인 결정을 내리게 될 때는 정답이 없는 선택이 이루어질 수 있어서 의사가 환자에게 충분한 정보를 제공하고 함께 의학적 결정을 내리는 과정이 필요하다고 한다.

용어 정의 정밀의료(Precision Medicine)

유전체, 임상정보, 생활환경 및 습관정보 등을 토대로 보다 정밀하게 환자 각 개인을 분류하고 이를 고려해 최적의 맞춤형 의료(예방, 진단, 치료)를 제공하는 차세대 의료 패러다임
출처 : 정밀의료기반 암진단 · 치료법 개발사업단

미래의 의료라고만 생각했던 부분이 바뀌었다. 정밀의료, 예방의료, 예측의료를 실제 구현할 수 있는 의료기술과 정보통신 기술(ICT, Information Communication Technology)의 발달 때문이다. 정보통신기술의 융합으로 이루어지는 차세대 산업혁명인 4차산업혁명의 핵심 기술의 발달이 추진 동력이 되었다.

먼저 의료의 본질에 대해 생각해 보자. 의료라는 것은 환자로부터 건강, 질병 등과 관련된 데이터(자료)를 획득하고, 통합하고 분석해서 가장 좋은 판단(진단)을 내려서 처방, 시술, 처치하는 것이다. 간호 진단, 계획, 수행 그리고 평가의 시작은 간호 사정이다. 대상자의 데이터가 중심에 있다. 임상 전문가, 연구자들은 대부분 시간을 다양한 정보를 수집하고 분석하는 데 투자한다. 결국 의료는 데이터 과학이기 때문에 정제된 의미 있는 데이터를 확보하고 이를 효율적으로 분석하여 예측하고 개인맞춤형, 정밀의료, 모든 사람이 함께 참여하는 방향으로 진화하고 있는 것이다.

정보통신, 의료정보기술의 관점에서 보면 벌써 먼 과거가 된 아날로그 종이 기록에 의존했던 모든 데이터가 디지털화(digitization)되면서 데이터의 생성(create), 저장(store), 사용(use), 공유(share), 보관(archive), 파기(destroy)의 순환의 모든 과정을 전산화하여 처리할 수 있게 되었다. 스마트폰, 스마트워치와 같은 다양한 모바일 생태계의 대중화는 웨어러블기기(wearable device)의 연계를 통해 더욱 간편하게 개인 건강관리를 위한 데이터의 수집과 다양한 의료서비스의 출현이 가능하게 되었다. 단순히 텍스트, 소리, 사진 등이 컴퓨터에서 운용 가능한 디지털 형태로 변화되는 것(digitization)을 넘어서 우리의 일상이 디지털 기술과 통합되고(digitalization), 산업구조와 조직의 총체적인 변화인 디지털 트랜스포메이션(digital transformation)의 물결이 이미 시작되었다. 정보통신기술의 발전과 더불어 데이터에 대한 중요성과 데이터에 대한 관심의 증가는 빅데이터(Big Data), 인공지능(AI, Artificial Intelligence), 사물인터넷(IoT, Internet of Things) 기술을 활용하여 매우 다양하고 방대한 개인 건강정보 실사용 데이터(RWD, Real World Data), 실사용 증거(RWE, Real World Evidence)를 축적하고 분석할 수 있게 되었다.

새로운 디지털 기술의 발전과 이를 의료에 이용하는 것은 모두 디지털 데이터 중심으로

이해할 수 있다. 그래서 디지털 의료(digital medicine)이고 디지털 헬스케어(digital healthcare), 디지털 헬스(digital health)이다.

용어 정의

- **디지털 트랜스포메이션(digital transformation)** : 디지털 트랜스포메이션은 새로운 디지털 기술의 혁신에 따른 프로세스 및 제품의 변화를 의미. 비즈니스를 수동으로 처리하는 기존의 방식을 최신 디지털 대안으로 완전히 교체하는 절차. 이러한 혁신은 기술뿐 아니라 비즈니스의 모든 측면을 포함
  출처 : 휴렛팩커드 https://www.hpe.com/kr/ko/what-is/digital-transformation.html
- **실사용데이터(RWD)** : 다양한 자료원을 통해 수집되는 환자, 건강상태, 보건의료 전달체계와 관련된 각종 자료를 의미
- **실사용증거(RWE)** : RWD 분석을 통해 의약품 등의 사용현황 및 잠재적인 유익성과 위해성에 관한 임상적 증거를 말한다
  출처 : 청년의사(http://www.docdocdoc.co.kr)

활동 과제

✔ 과거와 현재 의료 패러다임과 미래의 패러다임이 어떤 차이를 가지고, 어떻게 변화해가고 있는지 설명해 보자.

2 디지털 헬스의 정의

디지털 헬스라는 용어는 다양한 기관이나 연구자에 따라 다르게 정의되어 사용되고 있으며, 아직 국제적인 합의는 이루어지지 않은 것 같다. 헬스케어(healthcare)는 헬스(health)를 위한 수단, 치료 과정을 의미하므로 헬스케어와 헬스라는 용어의 사전적 의미는 다르다. 하지만 여러 분야에서 의료서비스(care)의 영역을 포함하는 용어인 '디지털 헬스케어'와 '디지털 헬스'라는 용어를 혼용하고 있다. WHO, FDA, OECD 등 대부분 국제기구에서도 일반적으로 디지털 헬스(digital health)라고 쓰고 있다.

디지털 헬스는 정보기술 발전이 의료의 영역으로 확장되면서 생긴 용어로 국내에서는 기술 발전단계에 따라 이헬스(e-Health: electronic health), 유헬스 (u-health: ubiquitous health), 스마트 헬스(smart-Health)라는 개념으로 이용됐다. 의료정보 기술의 진화에 따라 디지털 헬스는 기존 스마트 헬스케어의 개념에 미래 의료의 지향점인 4P 의료가 접목되

어 시간과 공간의 제약에서 벗어나며, 더욱더 개인 중심, 예방, 관리 중심으로 확장된 개념이라고 할 수 있을 것이다.

표 16-1 기술발전에 따른 디지털 헬스의 개념 변화

구분	텔레헬스 Telehealth	이헬스 e-Health	유헬스 u-Health	스마트 헬스 Smart-Health	디지털 헬스 Digital Health
시기	1990년 중반~	2000년~	2000년 중반~	2010년~	2015년 이후~
서비스 내용	원내 치료	치료/ 정보제공 [디지털병원 의료 정보화]	치료/정보제공/ 예방 [e-헬스+원격의료, 만성질환자 관리]	치료/예방/복지/안전 [u-헬스+운동+식사량 등 건강관리]	치료/예방/복지/안전 [smart헬스+개인맞춤형 관리, 근거중심 의학, 예방중심, 자가관리]
제공자	병원	병원	병원, ICT 기업	병원, ICT 기업, 보험사, 제약회사, 스포츠 기업, 서비스기업 등 다양화	
이용자 수요자	의료인	의료인 환자	의료인, 환자 일반인	의료인, 환자, 일반인, 정부, 기업 등 다양화	
정보화 수준	병원 정보화	병원간 정보교류	• 병원간 정보교류 • 병원 · 환자간 정보 교류	의료, 복지, 건강관리 등 종합 정보화	
기반 ICT 기술	네트워킹	초고속 인터넷	무선인터넷	• 스마트기기 • 앱스토어	• 웨어러블/모바일기기 • VR/AR
주요 시스템	병원 운영 HIS OCS PACS	의무기록(EMR) 웹사이트	건강기록 (EHR) 모니터링	개인건강기록(PHR) 사례기반추론(CBR) 맞춤형 서비스	IoT 기반 PHR, 클라우드, 빅데이터, 모바일 인공지능 디지털 치료제

출처 : 산업부 '스마트 헬스케어산업 활성화 방안'('15.1) 자료 재가공

아직 스마트 헬스, 모바일 헬스 등의 유사 용어와 혼용되어 사용되기도 하는데 디지털 헬스로 수렴되는 과정에 있다. 너무나 다양한 정의가 제시되고 있어 몇 가지 대표적 국내외 출처별 정의를 살펴보기로 한다.

WHO에서는 기존의 이헬스 개념에서 모바일 헬스(mHealth : mobile health)를 포함하는 매우 넓은 의미로 설명하면서 최신 디지털 기술인 빅데이터, 인공지능, 클라우드, 유전체 등의 기술을 의료에 활용하는 것으로 디지털 헬스를 정의하고 있다. 또한 디지털 헬스 전담 조직을 갖추어 나가는 등 큰 관심을 가지고 진행 중이다.

학계에서도 매우 다양한 정의를 내놓았는데, 네이처 자매지인 npj Digital Medicine에서는 디지털 도구를 이용해서 의료의 질을 높이는 것이라고 소개하였고 이민화(2017)는 데이

터 혹은 지능 기반의 건강관리라고 하였다. 신수용(2019)은 국내외의 다양한 개념들을 정리하면서 디지털 헬스를 새로운 디지털 기술을 활용한 헬스케어(healthcare that utilizes new digital technologies)라고 하였다. 즉, 인공지능, 빅데이터, 사물인터넷, 클라우드 등의 기술들이 융합되어 헬스케어 데이터를 수집, 분석, 활용하는 헬스케어 분야로 정의하였다. 이때 디지털 헬스의 본질은 디지털이 아니라 헬스이며, 헬스를 위해 디지털을 사용하는 것임을 강조하였다.

표 16-2 디지털 헬스의 정의

출처	정의
산업통상자원부 (2019)	정보통신기술(ICT)과 헬스케어가 융합된 산업으로, 빅데이터, AI 등의 ICT를 활용하여 고도화된 환자 맞춤 의료서비스와 환자 · 일반인의 건강을 증진시키기 위한 건강관리 제품 · 서비스를 제공하는 산업으로 정의
과학기술정보통신부 · 한국과학기술기획평가원 (2020)	의료와 ICT 융합을 디지털 헬스로 부르고, 의료 질 향상과 의료비 절감을 위해 의료와 ICT가 융합해 개인의 건강과 질병을 관리하는 산업 · 기술로 정의 ※ 디지털 헬스는 e헬스, u헬스, 모바일 헬스케어, 스마트 헬스케어 등을 모두 포괄하는 광의의 개념
WHO (2020)	디지털 헬스를 건강 분야에 ICT를 사용하는 eHealth 용어에 그 기원을 두고, eHealth(mHealth 포함) 분야를 비롯한 최신 유행하는 빅데이터, 유전체학, 인공지능과 같은 첨단컴퓨터과학 분야를 포함 ※ mHealth는 eHealth의 일부이며, 건강을 위해 무선 모바일 기술을 사용하는 것임
미국 FDA (2020)	• 디지털 헬스의 범주는 모바일 헬스, 건강정보 기술, 웨어러블기기, 원격의료와 원격진료, 개인맞춤형 의료로 제시됨 • 디지털 헬스 기술은 헬스케어(health care)와 관련된 플랫폼, 소프트웨어, 센서 등에 사용되는 기술임

3 헬스케어, 의료 그리고 디지털 헬스

디지털 헬스 시대에서는 의료서비스와 건강관리 서비스가 상호 연계되고 고도로 지능화되어 상시적인 개인맞춤형 서비스로 발전할 것이다. 의료인 관점에서는 환자를 대상으로 진단, 검사하는 부분에서 첨단 의료기기를 사용하는 것만을 디지털 헬스의 영역이라 생각할 수 있지만 웨어러블 디바이스를 만드는 것, 스마트폰 앱을 만드는 것, 기계학습 알고리즘을 구현하는 것, 빅데이터를 분석하는 것, 비대면 의료(원격진료)를 하는 것, 그리고 병원 경영 데이터분석도 디지털 헬스의 영역이며, 유전체 정보 분석도 그 데이터를 컴퓨터로 처리하기 때문에 디지털 헬스이다.

디지털 헬스의 핵심이 되는 데이터 관점에서 살펴본다면 데이터가 디지털화되어 있고, 디지털 데이터를 활용하는 분야는 모두 디지털 헬스에서 다루는 영역이라 할 수 있을 것이다. 즉, 데이터로 연결된 지능 기반의 건강관리에 사용되는 광범위한 정보통신 기술, 제품, 서비스를 포함한다.

디지털 헬스의 영역, 범위에 대한 논의를 위해 먼저 큰 틀에서 디지털 헬스가 어느 위치에 있는지 살펴보는 것이 좋을 것 같다. 최윤섭(2019)은 유헬스나 스마트 헬스케어 등은 우리나라에서만 쓰는 용어이며 원격의료에 매우 민감한 의료계 일부에서는 디지털 헬스를 원격의료와 동일시 하는 등 갈등과 혼란을 발생시킬 수 있어서, 관련 용어나 산업, 영역분류에서는 부분집합과 상위개념은 반드시 구분해야 한다고 주장한다. 넓은 의미에서 건강관리의 모든 분야를 포함하는 '헬스케어'를 최상위에 놓고, 전문 의료인들의 진단, 처방 및 치료 등 전문적인 서비스 영역 '의료'와 그렇지 않은 영역을 구분하였다. 디지털 기술이 적용되는 헬스케어 영역인 '디지털 헬스' 영역에도 전문 의료 영역과 이외의 영역(건강관리, 서비스)으로 나뉜다. 국내 디지털 헬스와 관련한 주요 분야로 모바일 헬스, 원격의료, 정밀의료, 의료 인공지능, 유전체분석 등을 제시하였다.

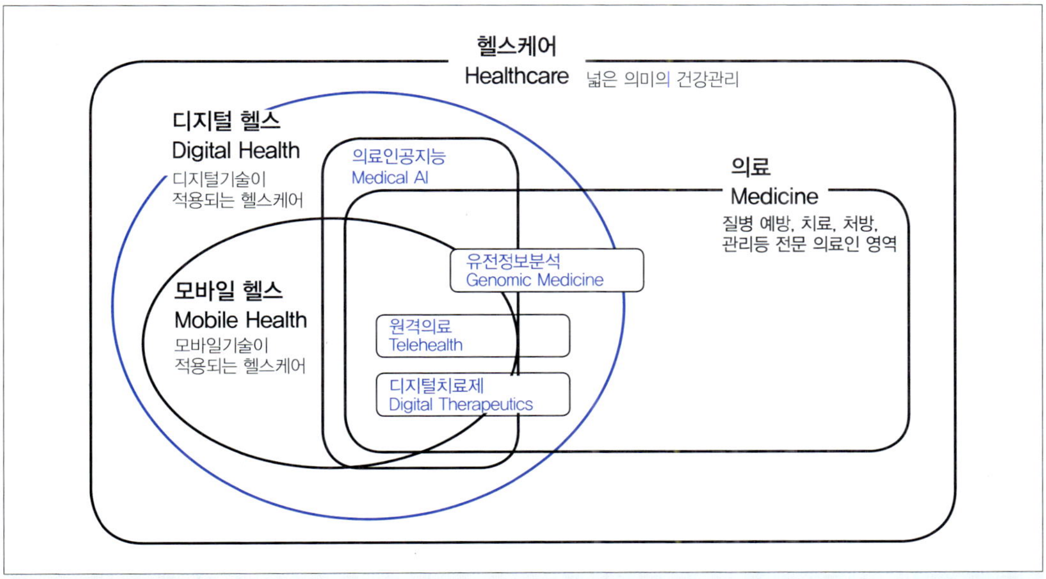

그림 16-2 디지털 헬스의 영역분류

출처 : 최윤섭디지털연구소 일부 수정

용어 정의

- 모바일 헬스(또는 mHealth, m-health) : 의학 및 공중보건에서 모바일 장치를 활용
- 원격 의료(telemedicine) : 원거리에서 임상 헬스케어를 제공하기 위해 원거리 통신과 정보기술을 이용
- 유전체(genome) : 유전자(Gene)와 염색체(Chromosome)를 합친 것으로 23쌍의 인간 염색체에는 2만5000개 유전자와 그 속에 30억쌍의 DNA가 들어 있다.
- 유전체분석(genomic analysis) : 세포→염색체→유전자→DNA 흐름에서 DNA를 해독해 질병 가능성을 찾아내는 것

출처 : 위키백과

활동 과제

✔ 넓은 의미의 건강관리인 헬스케어 전체 관점에서 전문 의료영역, 디지털 헬스의 각 분야의 영역 간의 관계와 포함 관계를 설명해 보자.

4 디지털 헬스의 유형 분류와 서비스 사례

디지털 헬스의 영역도 디지털 헬스의 정의와 마찬가지로 다양하게 기술되고 있다. 대부분 해당 국가 및 산업에서 이와 관련된 상품과 서비스 분야를 중심으로 제시하고 있다.

1) 미국 식품의약품안전처(FDA)는 디지털 헬스의 범주로 모바일 헬스(mobile health, mHealth), 건강정보기술(HIT, Health Information Technology), 웨어러블기기(wearable devices), 원격의료(telehealth), 원격진료(telemedicine), 개인맞춤형 의료(personalized medicine)를 제시하고 있다.
2) 세계보건기구(WHO)는 이헬스(eHealth), 모바일 헬스(mHealth), 원격의료/진료(telehealth/telemedicine), 보건의료정보학(medical informatics/health informatics), 정밀의료(precision medicine)로 구분하였다.
3) 국내 정부기관이나 연구소 등에서 발표하는 자료들이 많이 참고하고 있는 딜로이트(Deliotte)는 원격의료(telehealthcare), 모바일헬스(mHealth), 보건의료분석학(health analytics), 디지털화된 보건의료시스템(digitized health system)으로 구분하고 있다. 딜로이트의 구분은 4가지 유형이 서로 독립적이지 않고, 상호 긴밀한 연관성을 가지고 개인의 건강정보가 수집, 측정, 분석, 통합되는 흐름에 따른 서비스 유형

으로 그 범주를 나누고 있다.

표 16-3 Deloitte(2015)의 디지털 헬스케어의 4가지 유형

유형분류	하위 분류	특징
원격의료 (telehealthcare)	텔레케어 텔레헬스	환자와 의사 간 임상적 데이터를 원격으로 교환하고, ICT를 이용하여 먼 거리에서도 의료서비스 제공을 지원하거나 보조함
모바일 헬스(mHealth)	모바일 어플리케이션 웨어러블기기	건강 그리고/또는 웰빙에 관련한 모바일 애플리케이션(applications, apps)을 비롯하여 웨어러블기기와 연결된 모바일 애플리케이션
헬스분석 – 보건의료분석학 (health analytics)	유전자 분석 정밀의료 데이터분석 알고리즘 – clinical decision support, AI 등	소프트웨어 솔루션 및 빅데이터를 이해하는 데 필요한 분석적 역량
디지털 헬스 시스템 (digitized health system, digital health system)	병원주도의료기록 환자주도의료기록(PHR, myData 등)	디지털 건강 정보 저장 및 디지털화된 환자 의료 기록 교환

4) 산업연구원(KIET 2017)에서는 스마트 헬스케어 산업의 제품 및 서비스를 하드웨어, 소프트웨어, 서비스 3분야로 분류하고 하드웨어는 개인 건강관리기와 웨어러블기기, 부품, 소프트웨어는 건강정보 제공 앱, 맞춤형 건강관리 앱, 의료정보관리 플랫폼/DB, 서비스는 진단 서비스, 건강관리 서비스, 원격의료 서비스로 세분화하였다.

표 16-4 디지털 헬스케어 기술분류 체계

분류	정의
바이오 빅데이터 플랫폼	근거기반의 의료서비스, 건강관리 서비스 등의 헬스케어 서비스와 다양한 신산업 창출 기반을 제공하는 다중 임상데이터, 유전체, 생체신호 및 라이프로그 등의 바이오 빅데이터를 관리 · 분석 · 활용하기 위한 플랫폼
생체데이터 수집 시스템 및 어플리케이션	인체에서 생성되는 신호(예, 맥박, 혈압, 체온, 심전도 등)를 측정하고 수집하기 위하여 몸에 부착하거나 착용(웨어러블) 형태로 만들어진 장치
스마트 건강관리 서비스	웨어러블기기, 스마트폰 앱, 운동량 등 생체데이터 수집 장치를 활용한 건강관리 서비스, 웨어러블 컴퓨팅 기기와 모바일기기를 활용한 모바일 헬스(m-health) 서비스 · 상품
AI 기반 혁신 의료시스템	병원에서 수집되는 다중임상자료와 같은 빅데이터에 인공지능을 접목하여 환자의 검진, 진단, 치료 및 모니터링 활동을 고도화시킨 의료시스템

출처 : 산업통상자원부(2019)

5) 산업통상자원부(2019)에서는 디지털 헬스케어를 구성하는 기술 관점에서 바이오 빅데이터 플랫폼, 생체데이터 수집 시스템 및 어플리케이션, 스마트 건강관리 서비스, AI 기반 혁신 의료시스템으로 분류하였다.
6) 한국보건산업진흥원(2020)은 바이오 헬스 분야와 연관된 융합기술 영역으로 인공지능(AI), 사물인터넷(loT, Internet of Things), 빅데이터(Big Data), 클라우드(Cloud), 바이오센서(Biosensor), 의료영상(Medical Image), 로봇(Robot), 모바일(Mobile), 웨어러블(Wearable), 3D프린팅(3D printing) 등을 제시하고 있다.
7) 한국전자통신연구원(ETRI)에서는 '스마트 헬스케어'라는 용어를 사용하면서 이를 4차산업혁명의 핵심 ICT 기술인 IoT, 클라우드 컴퓨팅, 빅데이터 및 인공지능을 헬스케어와 접목한 분야라고 소개하였다. 소비자가 일상생활이나 의료기관 등 전문기관에서 생성해 낸 데이터를 데이터 전문 기업이 수집 및 분석하여, 이를 의료 및 건강관리 기업이 다시 활용하여 소비자에게 자문 및 치료해주는 구조로 기본적인 산업구조 영역을 분류하였다. 즉, (1) 데이터 생성, (2) 데이터 수집 및 분석 (3) 자문 및 치료로 나누었다.

기술별 분류는 의료 인공지능, 웨어러블기기, 유전자 검사, 모바일 헬스 등 주요 시장 및 산업군으로 제시되었고 구성 요소별 분류는 하드웨어, 소프트웨어, 서비스로 구분할 수 있다. 디지털 헬스에서 다루는 영역, 범주, 산업을 제대로 이해하려면 (1) 데이터의 생성, 통합, 해석의 산업 생태계 관점, (2) 서비스 유형의 관점, (3) 하드웨어, 소프트웨어 등 구성 요소별 관점, (4) 핵심 기술의 관점 등 다양한 관점에서 접근할 수 있어야 한다.

이상과 같이 여러 관계기관에 따른 유형, 기술, 서비스 분류를 살펴봄으로써 첫째, 디지털 헬스가 다루는 여러 범주들의 유형을 파악할 수 있고 매우 넓은 분야라는 것을 알 수 있다. 둘째, 체계적으로 합의된 정의와 분류체계가 정립되지 않았다는 것은 이 분야가 성장단계에 있다는 의미로 해석할 수 있다. 셋째, 대부분 해당 기관 관련 산업의 활성화 측면을 강조하고 있다는 것을 알 수 있다.

보건산업진흥원(2022)에 따르면 국내에서 많이 활용되거나 향후 활용이 많이 될 것으로 예상되는 디지털 헬스 서비스 사례는 ▲인공지능 영상분석 및 임상진단 결정지원 ▲원격모니터링 및 원격의료 ▲모바일 앱 ▲플랫폼 기반의 정보제공 서비스 ▲전자의무기록 및 전자처방 · 의뢰 ▲디지털 치료제 ▲음성인식시스템 등이라고 한다.

표 16-5 디지털 헬스 서비스 사례

유형	사례	
기존 의료서비스 지원, 보완, 대체 사례	만성질환관리 도구 환자상태 추적 및 모니터링 진단 결정지원 알고리즘 무선주파수식별(RFID) 추적 간병인 모바일 네트워킹 원격상담 디지털 진단도구	전자의무기록 EMR 전자처방 병원직원 내부 커뮤니케이션 전자의뢰(E-referral) 간단한 과정의 자동화(eICU의 바이탈모니터링, 바코드기반 약물투여, 원거리 케어)
새로운 유형의 의료서비스 사례	E-triage 만성질환자 원격 모니터링 환자동선파악 구매자분석 예방도구(앱, 피트니스 트래커 등) 설문지 원격진단	병원물류로봇 성과 대시보드 빅데이터기반 치료법 추천 의료 챗봇 환자지원 네트워크 전자예약

출처 : 보건산업진흥원(2022) 재수정

표 16-6 미국 기업인 compunnel digital의 디지털 헬스 미래 전망(2022)

분류	정의
원격의료 Telemedicine	• 2020년 대비 2027년까지 5배 이상 시장 성장 • 코로나 이전 보다 38배 이상 활용 증가 • hybrid telemedicine(하이브리드 원격의료)가 환자와 의료진들과 소통의 질 향상 • 원격 헬스케어에 의료사물인터넷(IoMT)과 웨어러블 기술의 효과적인 도입 • EHR 전자건강기록 기반의 원격건강관리로 쉽고 빠르게 환자 데이터에 접근
인공지능 (AI)	• 세계 인공지능 헬스케어 시장 2028년까지 연평균 40% 이상 성장 • 인공지능 어플리케이션으로 국가 의료비 절감 • Virtual Nurse Assistants 가상 간호보조사가 개인 맞춤형 서비스 제공 • 로봇수술시스템에 의한 원격 수술 • 진단 및 치료를 위한 머신러닝(ML) 기반 온도계
클라우드 컴퓨팅 Cloud computing	• 2020년 대비 2025년까지 헬스케어 클라우드 시장 2배 이상 성장 • 온디멘드 데이터 보관서비스로 비용 절감 • 고성능 분석기술로 좀 더 개인화된 환자 치료계획 수립가능 • 정확한 진단과 치료를 위해 EMR 전자의무기록을 클라우드에 저장 • 의료영상을 디지털화하고 클라우드에 저장
예측 해석 Predictive Analytics	• 2019년 대비 2027년까지 7배 이상 성장 • 가정에서 위험에 있는 환자에 대한 예측 돌봄(predictive care) • 정밀의료(precision medicine)와 새로운 치료법 도입 • 환자 상태의 파악, 예측 • 환자의 의료서비스 이용패턴 예측

[표 16-5]는 디지털 트랜스포메이션 컨설팅 전문기업에서 예측한 디지털 헬스 미래 전망이다. 앞서 열거하고 설명한 여러 분야와 기술 중에서 의료서비스 시장에서 성장성이 매우 큰 분야를 골랐다.

활동 과제

- ✔ 디지털 헬스에서 다루는 영역을 데이터의 생성, 통합, 해석의 산업 생태계 관점에서 설명해 보자.
- ✔ 디지털 헬스에서 다루는 영역을 서비스 유형의 관점에서 제시해 보자.
- ✔ 디지털 헬스에서 다루는 영역을 하드웨어, 소프트웨어 등 구성 요소별 관점에서 설명해 보자.
- ✔ 디지털 헬스에서 다루는 영역을 핵심 기술의 관점에서 제시해 보자.

5 4차산업혁명과 디지털 트랜스포메이션

4차산업혁명은 최신의 디지털 기술로 촉발되는 초연결 기반의 지능화 혁명으로 산업뿐만 아니라 국가 시스템, 사회, 삶 전반의 혁신적인 변화를 일으키는 것을 말한다. 물리 세계, 생물 세계, 디지털 세계를 통합시키는 다양한 신기술이 그 기반이 된다. 일부에서는 4차산업혁명을 물리학 기술, 생물학(바이오 기술), 디지털 기술의 발전으로 설명하고 있는데 잘못 이해된 것이다. 온라인과 오프라인을 연결하게 하는 O2O(Online to Offline)를 통해 물리적인 현실 세계와 디지털 세계의 경계를 허물고, IoT 등의 기술을 통해 생물학 세계(인체의 정보)를 디지털 세계로 접목하는 개념으로 이해해야 한다. 결국 인간과 사물의 연결을 극대화(초연결)하여 이를 통해 획득된 빅데이터를 기반으로, 산업 전 분야에 걸쳐 가치가 있고 활용성이 높은 지능화 혁명(초지능)을 만들어 내는 것이다.

표 16-7 산업혁명 시기별 특징

구분	1차산업혁명	2차산업혁명	3차산업혁명	4차산업혁명
시기	18세기	19~20세기초	20세기 후반	21세기 초반
특징	증기기관 기반의 기계화 혁명	전기에너지 기반의 대량생산 혁명	컴퓨터와 인터넷 기반의 정보화 기술혁명	IoT, AI, Big data 기반의 지능정보 기술 혁명 (물리적, 생물학적 세계, 디지털 세계융합)

4차산업혁명은 현재 만들어지고 진행 중인 개념이다. 예를 들어 코로나로 인한 다양한 새로운 신기술이 생겨나면 다른 개념이 추가될 가능성이 크다. 개념 자체가 매우 광범위하고 그 실체가 무엇인지 정확하게 알 수도 없다. 의료, 간호 분야에서 4차산업혁명이 진행 중이기 때문에 무엇인가 해야 한다고 한다면 정말 무엇을 해야 한다는 말인지 모호하다. 그래서 최근에 좀 더 구체적인 개념으로 디지털 트랜스포메이션(Digital transformation) 또는 DT, DX, 디지털 전환이라는 용어를 사용하기 시작하였다.

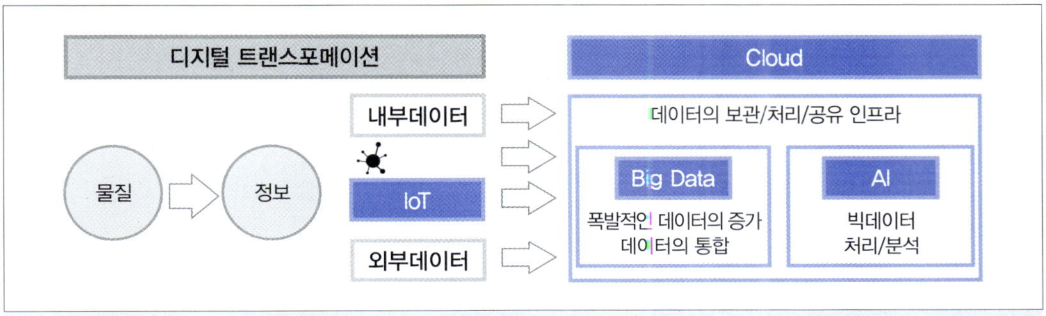

그림 16-3 디지털 트랜스포메이션과 4차산업혁명 핵심 기술

출처 : 주호재, 디지털트랜스포메이션(성안당) 수정

디지털 트랜스포메이션을 한마디로 정의한다면, 세상을 디지털로 바꾸는 것이다. 물질의 영역을 정보의 영역으로 바꾸는 것이다. 음악과 그림이 디지털로 쉽게 전환될 수 있고, 종이지도가, 메뉴판이, 대형상점이, 도서관의 책들이 스마트폰으로 이미 들어갔다. 앞서 설명한 4차산업혁명이 추상적 개념이라면 디지털 트랜스포메이션은 보다 실천적인 개념이라 할 수 있다. 단순히 아날로그적인 요소를 디지털로 바꾸는 것을 의미하는 것이 아니라 디지털 기술을 적용하여 프로세스 전반의 혁신을 가져오게 하는 것이다. 4차산업혁명의 파도를 넘기 위해서는 반드시 디지털 트랜스포메이션이 선행되어야 한다. 최신 기술들은 이를 더욱 가속화하고 선순환되도록 하였다.

IoT와 모바일(Mobile) 기술은 전통적인 데이터에 더하여 엄청난 양의 데이터를 생산하게 되어 빅데이터(Big Data)를 만들게 되었다. 이러한 빅데이터를 보관하고 처리하기 위하여 클라우드(Cloud)와 인공지능(AI) 기술을 활용하게 되었다.

데이터 기반 디지털 헬스 관점에서 다루어야 할 데이터를 살펴보자. 병원(전문 의료기관)에서 EMR, OCS, PACS를 통해 생성되는 임상데이터(clinical data), 유전체 데이터, 건강보험 관련 데이터가 디지털화되어 있다. 스마트워치와 같은 웨어러블기기, 웰니스 기기 등을 통해 일상적으로 만들어 내는 개인 생성 건강 데이터(PGHD, Patient-Generated Health Data), 건강에 영향을 주는 미세먼지, 작업환경 등 환경적 요인 데이터인 건강의 사회적 결정요인 데이터(SDOH, Social Determinants Of Health)도 있다. 기존 정보시스템, 모바일기기에 입력되는 정보 이외에 사물인터넷(IoT), 모바일기기의 각종 센서와 로그 정보들이 자동으로 입력된다. 데이터가 폭발적으로 증가하는 것이다. 이것이 빅데이터이다.

데이터 기반 개인맞춤형 의료를 지향하는 디지털 헬스에서 이러한 모든 데이터를 통합해야 한다. 기존의 방식으로는 이러한 빅데이터를 보관하고 처리할 수 없게 되었기 때문에 클라우드(Cloud) 기술을 도입하게 되었다. 여러 개의 서버를 연결하여 마치 하나의 서버처럼 사용하는 가상화 기술을 이용하여 데이터를 보관하고 여러 개의 CPU에 일을 나누어 처리할 수 있게 하는 분산처리 기술을 이용하여 데이터를 처리할 수 있게 한 것이다.

분산처리 기술만으로는 엄청난 양의 데이터에서 필요한 정보를 얻기가 점점 어려워졌기 때문에 인공지능(AI) 기술이 도입되게 된 것이다.

사물인터넷(IoT, Internet of Things), 클라우드(Cloud), 인공지능(AI, Artificial Intelligence), 그리고 빅데이터(Big Data) 기술은 독립적으로 기능하기보다는 서로 유기적인 관계를 형성하며 4차산업혁명을 실현하게 되는데 이때 중심이 되는 개념이 바로 빅데이터이다. 사물인터넷은 단순히 사물과 인터넷의 연결이라는 개념을 넘어 그 과정에서 대량의 데이터를 생산하고 다시 그 데이터를 이용한다는 점에서, 인공지능 기술은 대량의 정형 또는 비정형데이터를 학습(learning)하여 기계 스스로 의사결정을 할 수 있다는 점에서 결국 빅데이터가 그 맥락을 같이 하는 것이다. 결국은 디지털 데이터이고, 디지털 헬스이다. 핵심적인 몇 가지 기술에 대한 간략한 소개를 살펴보자.

1) 사물인터넷(IoT, Internet of Things)

사물인터넷은 “다른 사물들과 데이터를 송수신할 수 있는 센서와 소프트웨어, 기타 기술을 장착하고 서로 연결된 물체와 기기(사물)”로 정의한다. 모바일기기, 스마트워치는 물론이고 기계 및 물체, 전자제품 또는 동/식물을 포함하는 모든 사물이 네트워크에 연결되어 유일하게 식별된다는 것이다. 모든 사물에 인터넷 주소가 부여되고 사람의 개입 없이 사물이 스스로 데이터를 생성하여 네트워크에 연결된 사람이나 서버의 통신을 끌어내는 기술이다. 서로 연결된 사물들이 생성한 데이터의 공유, 융합과 활용을 통해 새로운 지식이나 유용한 서비스를 창출하도록 하는 것이다.

사물인터넷과 의료기술의 결합으로 의료사물인터넷(IoMT, Internet of Medical Things)라는 개념도 도입되었다. 사람들이 생활하는 공간이나 물건에 센서들이 설치되고 여기서 발생하는 건강 관련 의료 데이터를 인터넷에 연결해 사람들의 건강관리를 돕는다. 개인의 생활 습관, 질병 이력, 의료 이용정보, 유전체 정보 등을 정보화해서 정보, 기기, 시스템이 하나로 연결되는 기술인 것이다. 기술적 측면에서 의료기기, 소프트웨어, 응용프로그램, 건강관리시스템과 서비스가 서로 연결되어 의료 데이터를 생성, 수집, 전송, 분석할 수 있도록 하는 것이다. 딜로이트는 IoMT를 "디지털과 물리적 세계를 통합해 질병 진단, 치료의 속도와 정확성을 개선하고 환자 행동과 건강 상태를 실시간으로 관리하는 것"으로 정의하고 있다.

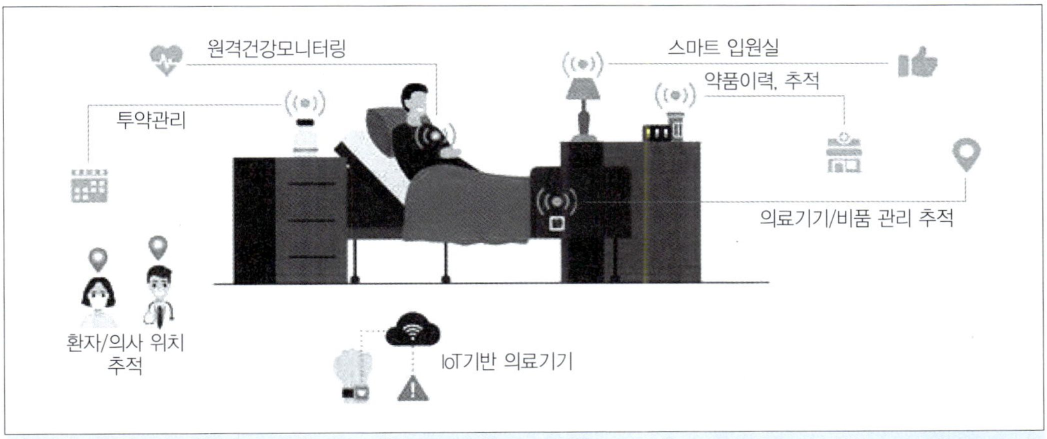

그림 16-4 디지털 헬스를 위한 IoT 기반 시스템의 일례

출처 : https://www.scnsoft.com 일부 수정

IoMT는 기존의 MRI, CT와 같은 고정식 의료기기, 페이스메이커와 같은 체내 이식형 기기, 스마트워치와 같은 착용형 기기들로 구분할 수 있다. 그런데 스마트워치나 스마트 렌즈와 같은 착용형 웨어러블기기 이외에도 센서가 장착된 원격환자모니터링 기기, 약물 추적 시스템, 의료용품, 의료기록, 약물 사용기록 저장장치, 장비 재고 추적 장치, 환자/의료진 위치추적 장치 등 매우 다양한 의료 장비를 포함할 수 있다.

IoMT의 장점은 첫째, 실생활 속에서 발생하는 건강정보의 실시간 모니터링 통해 우리의 건강 상태를 더욱 쉽고 편리하게 관리를 할 수 있어, 질병의 정확성과 시의성을 높일 수 있다. 둘째, 의료기관의 관점에서는 병원 운영 관리 측면에서 임상 프로세스 개선, 의료용품 관리, 유지보수 관련 문제 예측, 의료 데이터 오류 감소 등 운영 생산성과 효율성을 향상시킬 수 있다. 셋째, 환자 관점에서는 병원에 가서 해야 하는 여러 검사를 사전에 관찰하여 불필요한 병원 방문, 장시간 대기시간과 중증 입원 시간을 줄일 수 있는 등 편리성 증대의 장점이 있을 수 있다.

방대한 데이터가 공유되어야 하고, 효과적으로 처리되어야 하므로 IoMT는 클라우드 컴퓨팅, 빅데이터, AI와의 결합이 필수적이다. 기대할 수 있는 효과를 발휘하기 위해서는 이러한 의료정보관리 생태계 구축을 위한 제반 문제들을 해결해야 한다. 생성된 데이터의 과부하, 정보공유를 위한 표준화 문제, 의료기기와 프로토콜의 통합의 복잡성 등 기술적인 문제도 산적하고 과도한 투자 비용, 개인정보보호, 보험, 데이터의 소유권 문제, 법적인 문제만도 해결해야 할 것이 많다.

용어 정의 **사물인터넷(IoT, internet of things)**

각종 사물에 센서와 통신기능을 내장하여 무선으로 인터넷에 연결하는 기술
출처 : 위키백과

활동 과제

- ✔ 사물인터넷 기술의 기본개념을 이해하고 산업분야에서의 활용성을 토의해 보자.
- ✔ 이 기술이 현재 보건 분야에서 어떻게 적용하고 있는지 생각해 보고, 장점과 단점을 제시해 보자.
- ✔ 이 기술들의 단점을 극복할 수 있는 방안과 미래 보건 분야의 응용 및 발전 전략을 토의해 보자.
- ✔ 이 기술을 특히 임상 간호현장의 다양한 업무프로세스에 어떻게 최적화할 수 있을지 생각해 보자.

2) 클라우드(Cloud) 컴퓨팅

기존의 컴퓨터뿐만 아니라 사물인터넷 등의 영향으로 엄청난 양의 데이터가 폭발하게 되었다. 이러한 빅데이터를 보관하고 처리할 수 있는 시스템의 한계를 극복하기 위해 클라우드 컴퓨팅이 출현하였다. 클라우드 컴퓨팅은 서버, 스토리지(저장장치), 소프트웨어 등 필요한 IT 자원을 사용자가 직접 준비할 필요 없이 데스크톱, 태블릿PC, 스마트폰 등 정보기술 기기를 통해 언제 어디서나 이용할 수 있도록 하는 서비스 모델이다. 즉, 구름이라는 단어처럼 하늘에 떠다니는 인터넷망에 무형으로 존재하는 하드웨어 · 소프트웨어 등의 컴퓨팅 자원을 자신이 필요한 만큼 빌려 쓰는 방식으로 데이터 저장에서 더 나아가 데이터 처

리, 네트워크, 콘텐츠 사용, 서버 등 IT 관련 서비스를 한 번에 제공한다.

미국 국립표준기술연구소(NIST, National Institute of Standards and Technology)에 따르면, 클라우드 컴퓨팅은 5가지 필수적인 특징을 갖추어야 한다고 한다.

표 16-8 클라우드 컴퓨팅이 갖추어야 할 필수 특성

특징	의미
주문형 셀프서비스 (온디맨드 셀프서비스, On Demand Self-Service)	• 서버, 네트워크 장치, 저장장치 등의 컴퓨팅 자원을 사용자가 전문가의 중재 없이 자율적으로 자신이 원하는 서비스를 쉽게 확보해서 사용할 수 있다.
광범위 네트워크 접근 (Broad Network Access)	• 접속의 용이성을 말하는 것으로, 언제 어디서나 시간과 장소에 상관없이 모바일기기 등 다양한 정보기기를 통해 클라우드 서비스에 접근할 수 있는 환경을 제공한다.
빠른 확장과 탄력성 (Rapid Scalability, Elasticity)	• 수요의 변화에 따라 탄력적으로 필요한 만큼 컴퓨팅 자원을 쉽게 확장할 수 있으며, 불필요할 때는 줄일 수 있다.
자원의 공유 (리소스 풀링, Resource Pooling)	• 서비스 공급자의 컴퓨팅 자원을 여러 사용자가 풀(공동 이용) 방식의 공유하는 형태로 이용한다. 따라서 이용자는 제공되는 리소스의 정확한 위치를 알지 못하고 이를 통제할 수 없다.
측정 가능한 서비스 (Measured Service)	• 시스템 사용량을 모니터할 수 있어서, 이용한 만큼 요금을 부과할 수 있다.

클라우드 컴퓨팅 관련 개념과 용어 사용의 혼돈을 피하기 위하여 우리나라의 "클라우드 컴퓨팅 발전 및 이용자 보호에 관한 법률"의 용어 정의 부분을 제시한다.

표 16-9 클라우드 컴퓨팅 발전 및 이용자 보호에 관한 법률 제2조(정의)

제2조(정의) 이 법에서 사용하는 용어의 뜻은 다음과 같다. 〈개정 2020. 6. 9.〉

1. "클라우드컴퓨팅"(Cloud Computing)이란 집적 · 공유된 정보통신기기, 정보통신설비, 소프트웨어 등 정보통신자원(이하 "정보통신자원"이라 한다)을 이용자의 요구나 수요 변화에 따라 정보통신망을 통하여 신축적으로 이용할 수 있도록 하는 정보처리체계를 말한다.
2. "클라우드컴퓨팅기술"이란 클라우드컴퓨팅의 구축 및 이용에 관한 정보통신기술로서 가상화 기술, 분산처리 기술 등 대통령령으로 정하는 것을 말한다.
3. "클라우드컴퓨팅서비스"란 클라우드컴퓨팅을 활용하여 상용(商用)으로 타인에게 정보통신자원을 제공하는 서비스로서 대통령령으로 정하는 것을 말한다.
4. "이용자 정보"란 클라우드컴퓨팅서비스 이용자(이하 "이용자"라 한다)가 클라우드컴퓨팅서비스를 이용하여 클라우드컴퓨팅서비스를 제공하는 자(이하 "클라우드컴퓨팅서비스 제공자"라 한다)의 정보통신자원에 저장하는 정보(「지능정보화 기본법」 제2조제1호에 따른 정보를 말한다)로서 이용자가 소유 또는 관리하는 정보를 말한다.

컴퓨팅 자원을 빌리지 않고 전통적인 방식 또는 클라우드 환경을 자체적으로 구축하여 사용하는 것을 온프레미스(On-Premise) 방식이라고 한다. 이에 반하여 컴퓨팅 자원을 일부 또는 전체를 빌려서 사용하는 것을 클라우드 컴퓨팅 서비스라고 한다.

클라우드 컴퓨팅 서비스는 제공모델과 운용모델로 구분할 수 있다. 서비스 제공모델은 사용자 입장에서 정보자원을 어느 수준까지 빌려서 사용하느냐, 제공자로서는 어느 수준까지 제공하느냐에 따라 나눈 것이다.

표 16-10 클라우드 컴퓨팅 서비스 제공모델

서비스 제공모델	특징
SaaS (Software as a Service)	• 어플리케이션 수준 소프트웨어, 즉 응용 소프트웨어를 클라우드 서비스로 제공 • 응용프로그램은 웹 브라우저와 같은 씬 클라이언트(Thin client)를 통해서 접근 가능
PaaS (Platform as a Service)	• 응용프로그램 개발 도구, 컴파일러 등을 클라우드 서비스로 제공
IaaS (Infrastructure as a Service)	• 고객에게 컴퓨터, 저장장치, 네트워크 등의 컴퓨팅 자원을 클라우드 서비스로 제공

또한, 접속 가능 범위에 따라 운용모델을 구분하기도 한다. 퍼블릭 클라우드(Public Cloud)는 공공 클라우드, 개방형 클라우드라고도 하며 사용자는 인터넷 네트워크를 기반으로 서비스에 접근하고 개인 계정을 관리한다. 프라이빗 클라우드(Private Cloud)는 퍼블릭 클라우드와 반대 개념으로 클라우드 자원을 특정 기관 내부에 저장하여 내부자만 제한적으로 사용한다. 보안성이 장점이다. 하이브리드 클라우드(Hybrid Cloud)는 퍼블릭과 프라이빗을 조합한 형태이다. 보안이 중요한 데이터는 온프레미스 데이터센터에 저장하고 트래픽이 급증하여 자체 역량을 초과하면 퍼블릭 클라우드를 사용하여 처리하는 방식이다.

용어 정의 클라우드 컴퓨팅 기술(cloud computing technique)

집적 · 공유된 정보통신기기, 정보통신설비, 소프트웨어 등 정보통신자원을 이용자의 요구나 수요 변화에 따라 정보통신망을 통하여 신축적으로 이용할 수 있도록 하는 정보처리체계

출처 : 클라우드 컴퓨팅 발전 및 이용자 보호에 관한 법률 제2조(정의)

활동 과제

✔ 클라우드 컴퓨팅 기술의 개념과 특징을 이해하고 현재 산업분야에서의 활용현황에 대해 토의해 보자.
✔ 이 기술이 보건 분야에서 어떻게 적용되고 있는지 찾아보고, 장점과 단점을 생각해 보자.
✔ 이 기술의 단점을 극복할 수 있는 방안을 제시하고, 미래에 어떻게 응용할 수 있을지 토의해 보자.

3) 빅데이터(Big Data)

빅데이터란 디지털 환경에서 생성되는 데이터로 그 규모가 방대하고, 생성 주기도 짧고, 형태도 수치 데이터뿐 아니라 문자와 영상 데이터를 포함하는 대규모 데이터이다. 결국, 기존의 관리 방법이나 분석 체계로는 처리하기 어려운 엄청난 양의 데이터를 말한다.

맥킨지(McKinsey)에서는 일반적 데이터베이스 관리시스템이 저장, 관리, 분석할 수 있는 범위를 초과하는 데이터로 정의하였다. 가트너(Gartner)에서는 현재 가장 널리 사용하는 빅데이터의 속성을 3V, 즉 규모(Volume), 다양성(Variety), 속도(Velocity) 등 세 가지로 정의했고 빅데이터로 의사결정 및 통찰 발견, 프로세스 최적화를 향상하려면 새로운 형태의 처리 방식이 필요하다고 하였다. IBM은 여기에 정확성(Veracity) 요소를 더해 4V로 정의했고, 최근에는 가치(Value)를 포함하여 5V로 정의하기도 한다.

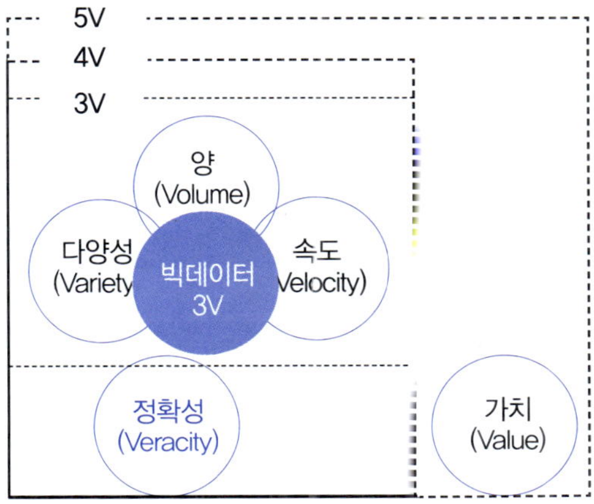

그림 16-5 빅데이터 특징 3V, 4V, 5V

빅데이터의 개념은 데이터의 규모와 기술적인 측면에서 출발했으나 빅데이터의 가치와 활용 측면으로 의미가 확대되는 추세에 있다. 결국은 다양한 데이터를 분석해서 가치를 창출하는 기술이라 정리할 수 있을 것이다. 성공적인 빅데이터 활용을 위해서는 자원(resource), 기술(technology), 인력(people) 3가지 요소가 필수적이다. 첫째, 유용한 정보와 지식을 찾는데 필요한 자원으로서 데이터를 적극적으로 확보하고 품질 향상 및 관리가 필요하다. 둘째, 빅데이터는 기존의 데이터와는 속성이 달라서 "데이터 생성-수집-저장(공유)-처리-분석-시각화"의 빅데이터 처리 과정마다 새로운 기술들이 필요하다. 셋째, 대규모 데이터 속에서 숨겨진 정보를 찾아낼 수 있는 통찰력을 가진 인력이 필요하다.

표 16-11 빅데이터 활용을 위한 필수 3요소

구성요소	내용	
자원(Resource)	빅데이터 Big Data	• 데이터 자원 확보 • 데이터 품질 확보
기술(Technology)	빅데이터 플랫폼(Big Data Platform)	• 데이터 저장 관리 기술 • 대용량 데이터 처리 기술 • 빅데이터 분석(정형, 비정형) 기술 • 시각화
인력(People)	데이터사이언티스트 (Data Scientist)	• 수학, 공학적 능력 • 인문학, 경제학, 통계학, 심리학 다학제적 이해 • 비판적 시각, 커뮤니케이션 능력 • 스토리 텔링 등 시각화 능력

출처 : 한국지능정보사회진흥원

빅데이터는 EMR의 환자 정보와 같은 정형화된 자산 내부의 정보뿐만 아니라 외부데이터, 비정형, 소셜 네트워크 데이터, 실시간 데이터 등 매우 복잡하게 구성된다. 즉 데이터베이스나 스프레드시트 등 고정된 필드에 저장된 정형(structured) 데이터, 고정된 필드에 저장되어 있지 않지만, HTML과 같은 메타데이터를 포함하는 반정형(semi-structured) 데이터, 고정된 필드에 저장되어 있지 않은 텍스트문서와 같은 비정형(unstructured) 데이터로 나눌 수 있다. 이 중에서 비정형데이터의 증가 속도는 상상을 초월할 정도이며 소셜 네트워크, 동영상 등 비정형데이터가 전체 데이터의 대부분을 차지할 것이다.

[그림 16-6]은 일반적인 빅데이터 처리 과정을 보였다. 처리 과정에 따른 요소 기술들을 간략하게 살펴보자.

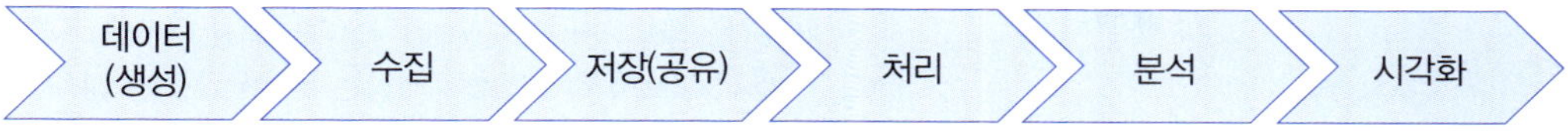

그림 16-6 빅데이터 처리 과정

과정별로 수많은 기술이 이용되고 있으므로 몇 가지 대표적인 방법들을 살펴보자.

표 16-12 빅데이터 처리 과정에서 사용되는 대표적 방법

처리 과정	기술	내용
생성 조직 내외부에 존재하는 여러 데이터를 생성	데이터베이스 파일 관리시스템	내부데이터
	인터넷 연결 파일	외부데이터
수집 필요한 데이터를 검색, 수동 또는 자동으로 수집, 변환을 통해 정제된 데이터를 확보	로그 수집기	웹서버의 로그 수집
	크롤링 Crawling	웹 로봇, 웹크롤러 프로그램으로 거미줄처럼 얽혀 있는 인터넷 링크를 따라다니며 방문한 웹사이트의 웹페이지라든가 소셜 네트워크 데이터 등 인터넷에 공개된 데이터를 수집
	센싱	각종 센서로 데이터들을 수집
	RSS, Open API	필요한 데이터를 프로그래밍으로 수집
	ETL	Extraction, Transformation, Loading으로 소스 데이터의 추출, 변환, 적재(데이터의 이동 및 변환이 주목적)
저장(공유) 저렴한 비용으로 쉽고, 빠르게 많은 양의 다양한 종류의 데이터를 저장, 공유	분산파일시스템	컴퓨터 네트워크로 공유하는 여러 호스트 컴퓨터 파일에 접근할 수 있는 파일 시스템 하둡분산파일 시스템(HDFS : Hadoop Distributed File System), 구글파일시스템(GFS: Google File System)
	NoSQL	데이터 모델을 단순화하여 관계형 데이터 모델과 SQL을 사용하지 않는 모든 DBMS, 데이터 저장장치에서 사용 HBase, Cassandra
	병렬DBMS	다수의 마이크로프로세서를 사용하여 여러 디스크의 질의, 갱신, 입출력 등 데이터베이스 처리를 동시에 수행하는 데이터베이스 시스템 Vertica, Greenplum, Netezza
	네트워크 구성 저장 시스템	서로 다른 종류의 데이터 저장 장치를 하나의 데이터 서버에 연결하여 총괄적으로 데이터를 저장 및 관리 SAN(Storage Area Network), NAS(Network Attached Storage)

처리 대규모의 데이터를 수집, 저장, 관리, 유통, 분석 처리 즉, 데이터 가공 및 분석을 지원 (속도, 확장성, 데이터 다양성 등)	분산병렬처리기술	빅데이터를 여러 서버로 분산하여 각 서버에서 나누어 처리하고, 이를 다시 모아서 결과를 정리하는 분산처리 기술 방식 구글 맵리듀스(MapReduce), 하둡 맵리듀스, 마이크로소프트 드라이애드(Dryad)
	실시간 처리 기술	• 데이터 스트림처리 – 빅데이터 실시간 처리 기술(Stream Processing)은 지속해서 발생하는 스트림 데이터를 실시간 질의하여 데이터를 처리하는 방식 • 인-메모리(In-Memory) 컴퓨팅 – 디스크에 저장, 처리하지 않고 RAM과 같은 메모리 내에서 저장, 연산 등을 수행하는 방식

출처 : https://dataonair.or.kr/ 일부수정

분석과정은 분석 가능한 형태로의 전처리 후 빅데이터에서 숨어있는 패턴과 지식을 찾아내어 의사결정을 수행하도록 하는 과정이다. 빅데이터를 분석하기 위한 기법들은 기존의 통계분석, 기계학습(machine learning), 데이터마이닝(data mining) 등에서 사용되던 방법들을 개선하여 적용하고 있다.

통계분석은 다양한 분석에 사용되는 기술이다. R 또는 SAS 같은 분석 도구를 이용해서 다양한 통계기법으로 분석할 수 있다.

데이터 마이닝은 대규모로 저장된 데이터 안에서 자동으로 통계적 규칙이나 패턴을 분석하여 가치 있는 정보를 추출하는 과정이다. 다른 말로는 데이터베이스 속의 지식 발견(KDD, Knowledge-Discovery in Database) 이라고도 한다. 데이터마이닝은 통계학부터 패턴인식까지 다양한 기법을 포함한다. 분류(classification), 군집화(clustering), 연관성(association), 연속성(sequencing), 예측(forecasting) 등의 분야에 적용한다.

텍스트마이닝(text mining)은 자연어처리에 기반하여 비정형/반정형 텍스트 데이터에서 정보를 찾아내는 기술이다. 데이터 마이닝의 경우 구조화된 데이터베이스로부터 패턴을 찾는 것이고 텍스트마이닝은 다양한 종류의 구조화되지 않은 대규모 텍스트 집합에서 정보를 검색, 추출, 체계화 및 분석과정에서 새로운 지식을 찾는다.

오피니언마이닝(opinion mining)은 평판분석(sentiment analysis)이라고도 한다. SNS, 블로그, 게시판 등에 기록된 사용자들의 의견 수집, 분석하여 제품, 서비스 선호도 추출할 수 있다. 보통 긍정(positive), 중립(neutral), 부정(negative)의 선호도를 판별한다.

군집분석(cluster analysis)은 비슷한 특성을 가진 개체들을 분석하여 유사 특성을 갖는 그룹을 발굴한다.

소셜 네트워크 분석(social network analytics)은 소셜 네트워크 연결구조 및 연결 강도

등을 바탕으로 사용자의 영향력 등을 분석한다.

기계학습은 컴퓨터에게 사람이 직접 명시적으로 지시하지 않아도 데이터를 통해 컴퓨터가 '학습'을 하고 그것을 사용해 컴퓨터가 자동으로 문제를 해결하도록 한다. 주어진 빅데이터를 학습시켜 새로운 입력에 대해 적절한 답을 찾는 과정이다.

빅데이터 처리 마지막 과정으로 시각화 부분은 분석 결과를 쉽게 이해할 수 있도록 시각적인 수단으로 정보를 전달하는 과정이다. 방대한 분석 결과의 핵심 개념을 직관적이고 명확하게 이해할 수 있도록 하는 정보를 편집하고 시각화하는 기술이다. 시간에 따른 데이터의 변화를 표현하는 시간 시각화, 분포를 표현하는 분포 시각화와 스토리 텔링 기법을 이용한 정보 편집기술 등을 포함한다.

용어 정의 빅데이터 기술(Big Data technology)

수십 테라바이트 용량의 정형 또는 데이터베이스의 형태가 아닌 데이터 집합을 포함한 데이터로부터 가치를 추출하고 결과를 분석하는 기술
출처 : 위키백과

활동 과제

- 빅데이터 기술의 기본개념을 이해하고 산업분야에서의 활용성을 토의해 보자.
- 이 기술이 현재 보건 분야에서 어떻게 적용하고 있는지 생각해 보고, 장점과 단점을 제시해 보자.
- 이 기술이 정밀의학과 유전체분석기술에 어떤 영향을 미치고 있는지 토론해 보자.
- 이 기술로 인해 변화하게 될 미래 보건의료분야를 상상해 보고 간호연구와 임상현장에서는 어떻게 활용할 수 있을지 생각해 보자.

4) 인공지능(AI, Artificial Intelligence)

인공지능은 컴퓨터가 인간 논리를 따라 하는 모든 기술을 통칭한다. 인간의 지능을 기계로 구현하는 것, 즉 인간의 지능과 유사한 특성을 가진 복잡한 컴퓨터를 제작하는 것이다. 얼마만큼 인간과 같아질 수 있을까? 또는 인간의 지능을 넘을 수 있을까? 라는 측면에서 인공지능을 3가지로 분류한다.

첫째, 약인공지능(Weak AI 또는 ANI : Aritificial Narrow Intelligence)은 주어진 조건 아래서만 작동 가능하며 주로 한 가지 종류의 문제를 풀도록 만들어진 것이다. 상품, 배달

음식 추천, 자율주행, 사진인식, 음성 명령 처리 등 이미 우리 주변에서 쉽게 접하고 사용하고 있는 것이 많다.

둘째, 강인공지능(Strong AI 또는 AGI: Artificial General Intelligence), 또는 범용 인공지능은 자의식을 가지고 인간과 같은 사고가 가능한 수준의 인공지능이다. 아이언맨의 자비스와 같은 것인데 현실에서는 아직 볼 수 없다. 다만 언젠가는 가능할 것으로 전문가들이 예측하는 수준이다.

셋째, 초인공지능(superintelligence)은 강인공지능이 순환적으로 스스로 발전시켜 반복학습을 통해 상상을 초월한 지능을 갖게 되는 것을 말한다. 거의 모든 수준에서 인간을 훨씬 뛰어넘는 지능을 보이는 것이다.

디지털 헬스나 4차산업혁명에서 말하는 인공지능은 약인공지능을 의미하는 것으로 이해하면 된다.

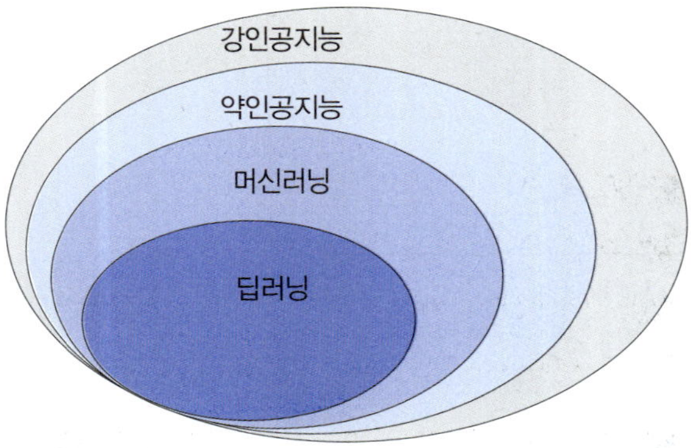

그림 16-7 인공지능, 머신러닝, 딥러닝 관계

머신러닝(machine learning, 기계학습)은 기계가 스스로 학습하여 발전시키는 기술의 총칭이고, 인공지능을 구현하는 구체적 기술이다. 딥러닝(deep learning)은 인공신경망(artificial neural network)에서 발전한 것으로 머신러닝을 실현하는 기술이다.

사무엘(Arthur Samuel, 1959)은 머신러닝을 "컴퓨터에게 배울 수 있는 능력, 즉 코드로 정의하지 않은 동작(명시적으로 프로그래밍하지 않은 것들)을 실행할 수 있게 하는 능력에 관한 연구 분야"라고 정의하였다.

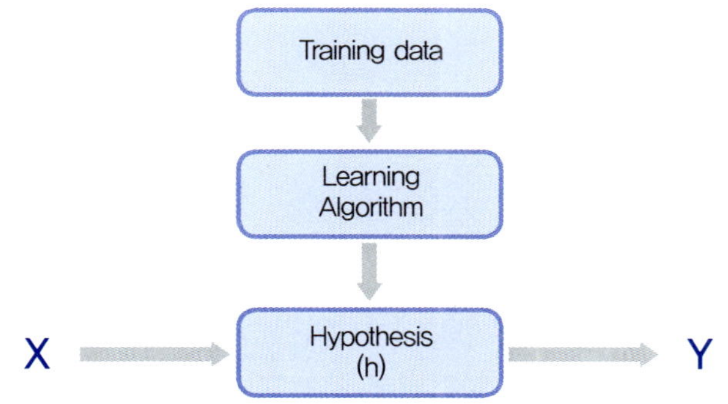

그림 16-8 머신러닝 작동방식

출처 : http://sanghyukchun.github.io/57/ 수정

머신러닝은 어떤 문제를 해결하기 위한 모델을 만들기 위해 데이터에 대한 가설(hypothesis)을 세우고 그 가설에 부합하는 알고리즘을 개발하는 것이다. 즉 주어진 데이터 X=(x1,x2,x3,…,xn)와 각각의 데이터에 대응하는 현상 Y=(y1,y2,…,yn)에 대한 '관계' function f를 찾는 과정과 같다. 이때 주어진 데이터를 최대한 잘 설명할 수 있는 함수 f를 Hypothesis라고 한다. 예를 들어, 데이터 X는 흉부 CT 영상 데이터이다. 한 장의 영상이 데이터일 수 있고, 한 개 영상을 이루는 개개의 화소(픽셀)가 데이터일 수 있다. 정하기 나름이다. 현상 Y는 각각의 데이터가 폐결절 인지 또는 아닌지 구분하는 레이블(label)이 될 수 있다. X 와 Y와의 관계를 학습시켜서, 학습하지 않은 새로운 대상 X가 입력되었을 때, 관계에 따른 결과를 보이는 것이다.

머신러닝은 학습하려는 문제의 유형에 따라 크게 지도학습, 비지도학습, 강화학습으로 분류할 수 있다.

질문에 대해 무엇이 정답인지 아는 경우 입력값과 정답을 대조하면서 학습하는 것을 지도학습이라고 한다. 지도학습을 위한 모델로는 예측모델과 분류모델이 있다. 예측모델로 대표적인 것으로 회귀(regression) 모델이 있고, 분류모델은 사용하는 알고리즘에 따라 로지스틱회귀, KNN, SVM, 의사결정트리(decision tree) 등의 모델로 구분된다. 벤지오 같은 전문가들은 인간과 필적하는 성능을 보이기 위해서는 카테고리별로 적어도 100만 개의 학습 예제가 필요하다고 한다. 단순히 정상, 비정상 군을 분류하는 인간의 작업을 대체하기 위해서는 정상 100만 개, 비정상 100만 개, 총 200만 개가 필요하다는 말이다.

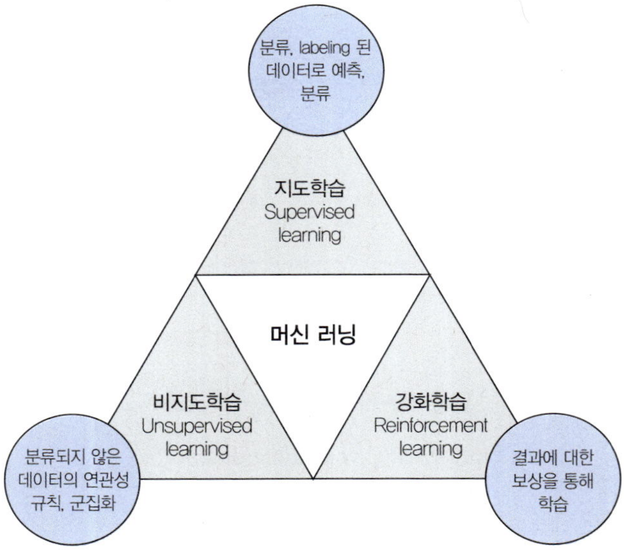

그림 16-9 머신러닝의 대표적 학습방법

비지도학습은 문제와 답(레이블)을 알려주는 지도학습과는 달리 답을 알려주지 않는 방식이어서, 많은 문제를 학습하면서 스스로 데이터의 규칙, 연관성 등을 파악하여 새로운 데이터에서 규칙을 찾는 방법이다. 데이터에 대한 사전지식이 없는 경우 데이터에 대한 숨은 특징, 구조를 연구할 때 활용된다. 대표적인 모델로는 입력된 데이터가 어떤 형태로 서로 그룹을 형성하는지 파악하는 군집화(clustering)가 있다.

지도/비지도학습은 학습데이터가 주어진 상태에서 학습을 진행했다면, 강화학습은 현재 상태에서 선택할 수 있는 행동 중에서 가장 최대의 보상을 가져다주는 행동이 무엇인지 학습하는 것이다. 친숙한 바둑의 알파고뿐만 아니라 자율주행 자동차, 드론, 로봇 분야 등 다양한 분야에서 활용되고 있다.

최근에는 정답은 존재하지만, 정답 데이터를 구하기가 힘든 경우 또는 반대로 많은 데이터가 생성되지만 각각에 정답을 레이블링하기 힘든 경우에 소량의 데이터만 정답을 주고 정답이 없는 대량의 데이터와 함께 학습해도 유사한 성능이 나도록 하는 준지도학습(semi-supervised learning)의 중요성이 커지고 있다.

학습 방법은 정답의 존재 여부와 관련 있다고 했다. 학습 방법과 관계없이 머신러닝에서 학습을 위한 데이터양과 질은 필수적이다. 인공지능은 데이터가 많을수록 똑똑해진다.

적은 양의 데이터를 바탕으로 다양한 알고리즘을 통해 데이터의 양을 늘리는 기술을 데이터 증강(data augmentation) 기술이라고 한다. 데이터 확보가 원천적으로 힘든 경우 또는 소량의 데이터로만 확보한 경우, 레이블링 작업을 위한 시간과 비용을 절약해야 할 때 합성데이터(synthesis data)를 이용할 수 있다.

합성데이터 생성기술로는 적대적 생성 신경망(GAN ,Generative Adversarial Networks)이 대표적이다. GAN은 가짜 데이터를 생성하는 생성기(G, generater)와 진짜와 가짜 데이터를 구분하는 판별기(D, discriminator)로 구성된다. 생성기 G는 판별기 D를 최대한 잘 속이기 위해 노력하고, 판별기 D는 진짜 데이터와 가짜 데이터를 최대한 구별하기 위해 경쟁적으로 학습하여 진짜 데이터에 가까운 가짜 데이터를 생성하는 원리다. 즉 진짜와 같아지는 학습을 통해 사용자가 입력한 조건에 가장 가까운 데이터를 생성한다. 의료 영상 데이터의 경우 데이터 증강 기술을 많이 사용한다.

의료 영역의 AI는 관점에 따라 크게 3가지 방향으로 나누어 볼 수 있다. 첫째, 전통적인 의료에 AI를 활용하는 관점으로 검사, 진단, 치료, 재활 등 실제 병원에서 이루어지는 여러 가지 의료행위를 AI로 구현하는 것이다. CT, MRI, 초음파 영상에서 자동으로 병변을 찾는 것이 대표적이다. 둘째, 서비스 관점의 의료 AI이다. 원격의료, 로봇 간호 서비스, 자연어 음성인식 기반으로 의료현장에서 발생하는 음성 정보를 문자로 전사하여 기록하는 서비스, 퇴원환자가 전화를 통해 상태를 말하면 AI가 자연어 처리 기술로 답변을 분석해서 전문의에게 전달되는 서비스, 약국에서 고객 증상에 맞는 일반의약품을 추천하는 서비스 등이다. 셋째, 플랫폼 관점의 AI이다. 기존의 의료시스템과 서비스를 효율화하고 지능화하게 한다. 환자의 영상, 음성, 전자의무기록 데이터를 기반으로 한 질병 예측 및 예방, 치료 등에 대한 종합적인 솔루션을 의료진과 환자에게 제공한다. 시스템과 서비스들이 통합되어 병원 경영관리, 교육, 연구를 위한 솔루션도 함께 제공할 수 있다.

용어 정의

- **인공지능(AI, Artificial Intelligence)** : 기계로부터 만들어진 인공적인 지능으로 컴퓨터 공학에서 이상적인 지능을 갖춘 존재, 혹은 시스템에 의해 만들어진 것
- **딥러닝(deep learning)** : 다량의 데이터나 복잡한 자료들 속에서 핵심적인 내용 또는 기능을 요약하는 작업을 시도하는 기계학습(machine learning) 알고리즘의 집합

출처 : 위키백과

활동 과제

- 인공지능의 기본개념을 이해하고 이로 인해 산업분야가 어떻게 변화하고 있는지 토의해 보자.
- 이러한 기술혁신이 현재 보건 분야를 어떻게 변화시키고 있는지 생각해 보고, 이에 따른 장점과 단점을 제시해 보자.
- 인공지능을 간호업무에 활용할 수 있는 방안에 대해 생각해 보자.
- 인공지능이 간호직을 비롯한 다양한 의료분야 직업군에 어떤 영향을 미치게 될지 생각해보고, 대응 방안을 모색해 보자.

6 차세대 융복합 기술

앞절에서 디지털 헬스의 대표 핵심 기술인 빅데이터, IoT, 클라우드, 인공지능에 대해 알아보았다. 이러한 최신 기술들의 발달로 주목받는 융합 기술들을 소개한다.

1) 디지털 트윈(digital twin)

디지털 트윈(digital twin) 컴퓨터에 현실 속 사물을 모사한 디지털 쌍둥이(아바타)를 만들어 활용하는 기술이다. 디지털 트윈 기술은 현실 세계의 물리적 대상(사람, 사물, 공간, 시스템, 프로세스 등)을 디지털 세계의 디지털 대상으로 복제한다. 현실 세계에서 발생하는 문제해결, 또는 수정 및 개선 등을 위한 다양한 시뮬레이션을 디지털 세계에서 실행한다. 이러한 시뮬레이션을 통해 최적의 해답을 찾아 현실 세계에 적용함으로써, 보다 안전하고 효율적인 현실 세계 구축에 필요한 디지털 기술 융합 플랫폼이라고 정의할 수 있다.

의료분야에서는 현실세계의 건강정보 및 의료자원 정보로부터 생성된 가상의 의료 환경에서 질병의 진단 및 맞춤형 치료 방법을 제시하고 질병의 예후를 예측 · 관리하는 환자 중심의 디지털 의료 지능화 융합기술이라 할 수 있다. 의료 분야의 디지털 트윈을 메디컬 트윈(medical twin)이라고 한다. 실세계 환자의 모든 데이터와 신체의 모습 그리고 내부 장기의 모습까지 시각화하여 구현할 수 있다. 환자와 내부 장기의 동작 상태도 모델링할 수 있다. 환자 심리 · 행동적 측면을 모사할 수도 있을 뿐만 아니라 신체의 물리적 변화와 신경 · 화학적 변화를 살펴볼 수도 있다. 이미 여러 나라에서 심장 등 장기를 메디컬 트윈 기술로 모방하고 상태를 예측 시뮬레이션할 수 있는 기술들이 개발 중이다.

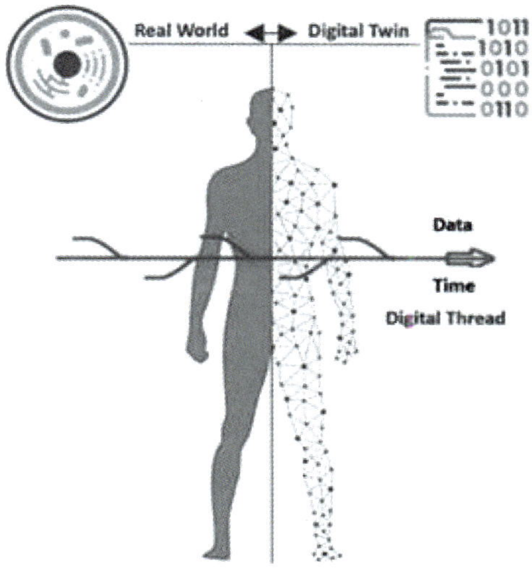

그림 16-10 메디컬 트윈 개념

출처 : 보건복지부 발표자료

활용 분야는 크게 3분야로 나누어 볼 수 있다. 첫째, 병원 등 의료기관이나 의료조직에 대한 디지털 트윈이다. 병원의 디지털 가상 트윈을 생성하여 운영 전략, 역량, 인력 배치 및 관리 모델을 검토하여 개선 영역을 식별하고, 미래의 과제를 예측하고, 조직 전략을 최적화하는 데 사용할 수 있다. 둘째, 인간의 신체 또는 환자의 디지털 트윈이다. 인체 장기, 세포, 개인의 유전적 구성, 생리적 특성, 생활 습관 등을 모델링하여 개인맞춤형 예측, 예방, 건강관리 및 치료계획을 수립하는 데 적용할 수 있다. 진단 및 치료에 대한 의료인 교육에도 사용할 수 있다. 셋째, 신약 및 의료기기의 디지털 트윈이다. 신약, 의료기기 설계, 개발, 테스트 및 모니터링에 적용할 수 있다.

어떻게 인간이 가진 건강 정보를 잘 측정해서 모사하느냐가 관건이다. 필요한 데이터를 수집할 수 있는 의료기기들의 디지털화, IoT기반의 빅데이터 처리 체계가 갖추어져야 한다. 이해를 돕기 위해 몇 가지 사례를 살펴보자.

(1) 디지털 트윈은 환자의 바이털사인 데이터를 비롯하여 배뇨, 뇌파, 움직임 등의 환자의 질병상태와 회복상태 등을 가늠하는 중요한 데이터들을 수집 및 자동분석하는 것을 지원한다. 그러므로 디지털트윈은 바이털 센서와 의료 인력의 수동 및 자동으로 입력되는 데이터들을 디지털 트윈 가상세계에 모니터링이 용이한 형태로 시각화하고 각종 경고시스템과 연계할 수 있기 때문에 휴먼에러 없는 24시간 상시 모니터링

을 지원한다.

(2) 간이나 신장 등과 같은 장기이식환자의 경우 디지털 트윈 모니터를 통해 이식된 장기의 동작 상태를 관찰할 수 있다. 암진단과 증세를 관찰하는 시스템과의 데이터 연계를 통해 질병상태 모니터링이 가능하다.

(3) 환자는 앱과 웨어러블 센서를 통해 엄청난 양의 데이터를 전송하고 이 데이터는 환자의 전신 디지털 트윈을 구축하는 데 활용된다. 당뇨병 환자의 혈당 평균 절대 오차를 목적 함수로 사용하는 인공지능으로 영양소 변경 또는 수면 요법 변경 등과 같은 상황을 시뮬레이션하고 이러한 요인이 혈당에 어떠한 영향을 미치는지 확인할 수 있다.

(4) 사전 예방적 치료를 위해 사용자의 현재 건강정보를 수집한 뒤, 생활패턴이나 병력 및 유전적 위험요인에 따라 가중치를 부여해 향후 건강 위험을 예측한다. 이러한 정보들은 개인의 해부학적, 생화학적 변화에 따라 실시간으로 변동된다. 디지털 트윈 플랫폼을 통해 개인의 생리적 상태 정보가 디지털 트윈 형태로 자동 반영되도록 한다.

2) 메타버스(metaverse)

메타버스(metaverse)는 가상과 초월을 의미하는 메타(meta)와 세계 · 우주를 뜻하는 유니버스(universe)의 합성어로 가상현실보다 한 단계 더 나아가 사회 · 경제적 활동까지 이뤄지는 온라인 공간이다. 미국의 기술 연구단체 ASF(Acceleration Studies Foundation)는 「메타버스 로드맵」을 통해 현실세계와 가상세계가 융합되는 현상으로 보고, 이전의 가상세계에서 좀 더 진보된 개념으로 메타버스를 정의하였다.

김상훈(2020)은 증강현실은 현실에 판타지와 편의를 입힌 것, 라이프로깅은 본인의 삶을 디지털 세계에 투영하는 것으로 해석했다. 즉 현실의 나에서 보여주고 싶지 않은 나를 빼고 이상적인 나를 더한 것이라 했다. 거울세계는 세상을 디지털 공간에 복제하는 것으로 현실세계에 효율성과 확장성을 더한 것으로 설명한다. 가상세계는 어디에도 없던 새로운 세상을 창조한 신세계에 소통과 놀이를 더한 것으로 정의했다.

장소와 장치와 관계없이 존재감과 경험을 공유할 수 있는 증강현실(AR, Augmented Reality), 가상현실(VR, Virtual Reality) 및 혼합현실(MR, Mixed Reality)을 포함하는 포괄적인 용어인 확장현실(XR, eXtended Reality)의 발전과 함께 클라우드 컴퓨팅에서 더욱 발전된 엣지 컴퓨팅(Edge computing)이 핵심 기술이다. 엣지 컴퓨팅은 IoT나 메타버스 같이 데이터 양이 폭증하는 소스 근처에서 실시간으로 처리하는 기술이다.

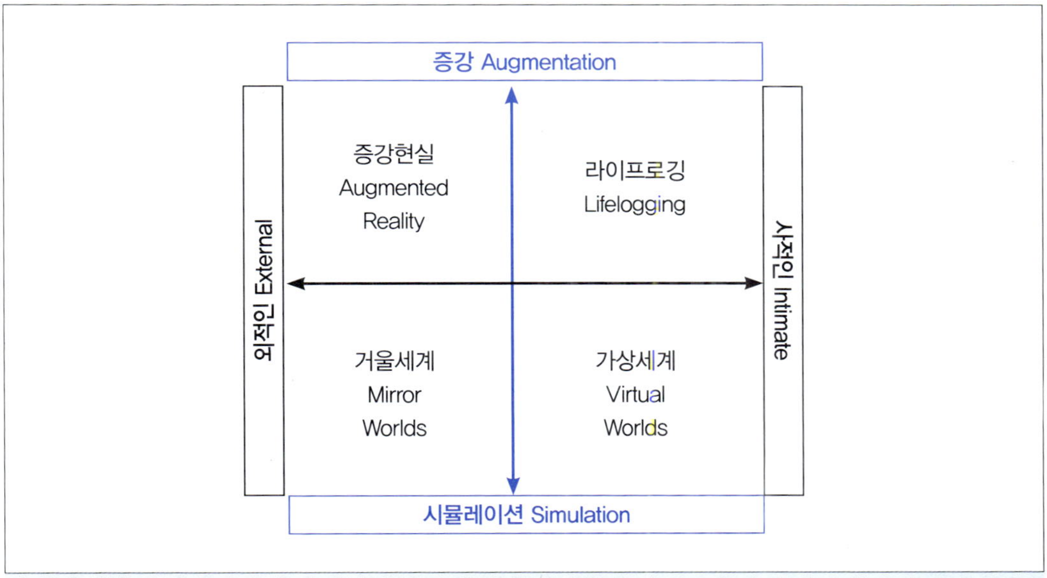

그림 16-11 메타버스 유형

출처 : ASF 메타버스 로드맵 수정

메타버스 이전의 디지털 트윈은 가상과 현실을 가장 사실적으로 연결하면서도 실질적인 사용이 가능하다는 점에서 디지털 트랜스포메이션의 대표적 사례로 언급되었다. 메타버스의 4가지 유형 중 현실세계 기반의 메타버스인 거울세계(mirror world)는 디지털 트윈과 매우 비슷하다. 구현방법도 같다. 디지털 트윈은 메타버스와 다르게 컴퓨터에 물리적 현실을 반영하는 가상 디지털 세계를 만들고, 현실에서 발생하는 사건을 디지털 세계에서 시뮬레이션한다는 점에서 차이가 있다.

메타버스는 대부분의 영역에서 디지털 트윈처럼 정밀하게 만들기는 매우 어렵다. 실제로 메타버스에서는 실세계를 정밀하게 만들 필요도 없다. 다만 특정 영역에서는 더 정밀한 디지털 트윈이 필요할 수 있다. 디지털 트윈이 현실에 실제하는 무엇인가에 대한 아바타라면 이 아바타가 움직이는 원동력은 IoT이다. 현실세계에서 변화되는 데이터가 바로 메타버스의 세계와 연동되어야 하기 때문이다. 메타버스는 디지털 트윈을 포함하는 다양한 유형의 디지털 세계다. 메타버스가 게임, 놀이, 소통의 수준에서 벗어나려면 디지털 트윈을 적극적으로 활용해야 한다.

메디컬 트윈, 인공지능, 클라우드 등 기술이 합쳐지면 의료'메타버스'가 된다. 메타버스에서 인공지능(AI) 의사를 만나고 디지털 트윈을 통해 진찰과 검진을 받을 것이다. 환자의 디지털 트윈이 동작하게 되면 환자를 검사하는 것이 아니라 데이터 검사로 개념이 바뀌게 될 것이다. 어디가 불편하세요? 라고 묻는 것이 아니라 환자 상태를 종합적으로 판단하기 위해 다양한 종류의 데이터에 대한 접근 권한을 요청하게 될 것이다. 메타버스에서 외래 진료는 완전한 가상세계에서 이루어진다. 본인이 가장 선호하는 장소에서 – 그곳이 한적한 바닷가의 별장일 수도 있고 최첨단 우주선 내부일 수도 있다 – 의사의 성격이나 성별을 선택할 수 있기 때문에 최대한 편안하게 느껴질 수 있다. 가상현실은 이미 통증 완화나 정신장애 치료, 인지능력 검사나 증진 활동에 도움을 준다. 그러나 이것은 가능한 것의 아주 작은 예일 뿐이다.

메타버스에서 가장 강력한 부분은 재미라는 요소이다. 게임이 아닌 영역에 게임의 요소와 원리를 적용해서 사람들을 몰입시키는 기술과 활동을 게이미피케이션(gamification)이라고 한다. 미래 의료는 사후 치료방식이 아닌 예방중심이라고 했다. 예방과 관련하여 완전히 새로운 경험을 제공해야 한다. 건강검진이나 일상생활에서 건강한 생활을 유지하기 위한 다양한 활동이 쉽고 재미있어지도록 하는 것이다.

3) 융복합 혁신 의료기기

앞서 설명한 다양한 4차산업혁명 핵심 기술의 급격한 발전과 함께 (1) 인공지능 · 빅데이터 기반 독립형 소프트웨어 의료기기, (2) 환자맞춤형 재활 의료기기, (3) 차세대 융복합 체외진단 시스템 등의 미래 융복합 혁신 의료기기에 중요성이 점차 높아졌다. 특히 진단 또는 치료목적으로 사용되는 독립형 소프트웨어 의료기기(SaMD, Software as a Medical Device)가 주목받고 있다. 빅데이터 기반 인공지능, 가상현실(VR, Virtual Reality) 증강현실(AR, Augmented Reality), 의료용 앱(App, Application)과 같은 형태의 독립 소프트웨어이다. 사용 목적과 위해도에 따라 의료기기와 비의료기기로 분류된다. 기존 의료기기 하드웨어에 탑재되어 단독으로는 목적을 수행할 수 없는 하드웨어 내장 소프트웨어(SiMD: Software in Medical Device), 운동이나 일상 건강관리를 위한 목적의 소프트웨어, 교육과 연구 목적의 소프트웨어, 의료기록관리 소프트웨어와는 구분된다.

대표적인 SaMD는 컴퓨터보조진단(CAD, Computer-Aided Diagnosis) 또는 임상의사결정지원시스템(CDSS, Clinical Decision Support Software)을 들 수 있다. 채외진단(IVD, In Vitro Diagnostics)은 인체에서 유래한 혈액, 소변, 조직과 같은 샘플을 이용해 몸 밖에서 질병 및 상태를 진단하는 기술인데 인공지능 기반 체외진단기기는 기구, 장치, 시약이 아니라 의료진을 보조하는 소프트웨어 형태이며 컴퓨터보조진단(CAD) 기능을 수행하는 것이다.

기존의 먹는 알약이나 주사제가 아닌 디지털 기술을 기반으로 질병 예방, 관리 및 치료하는 목적의 SaMD를 디지털 치료제(digital therapeutics)라고 한다. 우리나라 식품의약품안전청에서는 선제적으로 평가 가이드라인을 마련하면서 규제적 관점에서 "디지털치료기기(DTx, Digital Therapeutics)"로 부른다.

디지털치료기기는 (1) 기존 치료제 대신 단독으로 사용해도 직접적인 치료효과가 있고 기존 치료제와 변행하면 치료효과를 향상시키는 독립형 대체제(medication replacement)와 (2) 독립적인 치료효과가 없어서 단독으로는 사용 못하고, 기존 치료제와 병용해 치료효과 향상을 지원하는 증강, 보완형의 보완제(medication compement)로 유형을 나눌 수 있다.

전자약(electroceutical)은 주로 머리 등 신경계에 전기 자극을 이용해 질병(우울증, 불면증 등)을 치료하는 의료기기로 정의한다. 전자약은 하드웨어를 기반으로 한다. 전기, 자기장, 열 등 물리적 자극을 주는 하드웨어를 신체에 부착하거나 신체 내에 이식해 사용한다. 전자약은 아직 임상 평가기준이 마련되지 않아 일반 의료기기로 승인심사를 진행하고 있다.

다중오믹스(multi-omics analysis) 분석은 유전체(genome), 전사체(transcriptome), 단백체(proteome), 대사체(metabolome), 후성유전체(epigenome), 지질체(lipodome) 등 다양한 분자 수준에서 생성된 여러 데이터들의 총체적이고 통합적인 분석을 통해 개인 맞춤형 의학을 가능하게 한다. 분자생물학으로 디지털 헬스와 거리가 있는 것처럼 보이지만 방대한 양의 데이터를 양산하므로 빅데이터, 인공지능 등의 활용이 필수적인 디지털 헬스이다.

용어 정의

- **디지털 트윈(digital twin)** : 컴퓨터에 현실 속 사물을 모사한 디지털 쌍둥이(아바타)를 만들어 활용하는 기술
- **메타버스(metaverse)** : 가상 또는 초월을 의미하는 '메타'(meta)와 세계, 우주를 의미하는 '유니버스'(universe)를 합성한 신조어. 3차원에서 실제 생활과 법적으로 인정한 활동인 직업, 금융, 학습 등이 연결된 가상 세계를 의미
- **디지털 치료제(digital therapeutics)** : 의학적 장애나 질병을 예방 · 관리 · 치료하기 위해 환자에게 근거기반 치료적 개입을 제공하는 소프트웨어. 규제적 관점에서 디지털치료기기라고 한다.
- **전자약(electroceutical)** : 주로 머리 등 신경계에 전기 자극을 이용해 질병(우울증, 불면증 등)을 치료하는 의료기기
- **독립형 소프트웨어 의료기기(SaMD, Software as a Medical Device)** : 진단 또는 치료목적으로 사용되는 독립형 소프트웨어. 디지털 치료제와 혼용하기도 한다.
- **오믹스(omics)** : 전체를 의미하는 '옴(-ome)'과 학문을 뜻하는 접미사 '익스(-ics)'가 결합된 단어다. 유전체, 후성유전체, 전사체, 단백체, 대사체 등 광범위한 분야를 다룬다.
- **다중오믹스(multi- omics)** : 기존 단일오믹스(single-omics) 기반의 질병 진단기술의 한계점을 벗어나 유전체와 단백체 등을 함께 분석하는 방법

활동 과제

- ✓ 디지털 트윈 기본개념을 이해하고 이 기술이 보건 분야에서 어떻게 적용되고 발전되고 있는지 생각해 보자.
- ✓ 메타버스의 개념을 이해하고 이 기술이 보건 분야에서 어떻게 적용되고 발전되고 있는지 생각해 보자.
- ✓ 디지털치료제, 전자약, 다중오믹스 등 융복합 의료기술의 기본개념을 이해하고 이 기술이 보건 분야에서 어떻게 적용되고 발전되고 있는지 생각해 보자.

요약

- 미래 의료를 상징적으로 4P의료(P4 medicine) 라고도 하는데 예측의료 (predictive medicine), 맞춤의료(personalized medicine), 예방의료(preventive medicine), 참여의료(participatory medicine)를 의미한다.
- 정밀의료는 유전자 정보를 중심으로 시작되었지만, 타고난 체질(유전자)에 식사, 수면 등 생활습관 정보와 진료정보, 환경정보를 바탕으로 질병을 미리 예측하고, 사전에 예방하며, 환자에 맞춤형 의료를 제공하고, 그 과정이 환자들의 자발적인 참여를 통해 이뤄진다는 특징을 갖고 있다.
- 디지털 헬스는 미래 의료 패러다임을 실현할 수 있는 기술로 새로운 디지털 기술을 활용한 헬스케어(healthcare that utilizes new digital technologies)이다. 즉, 인공지능, 빅데이터, 사물인터넷, 클라우드 등의 기술들이 융합되어 헬스케어 데이터를 수집, 분석, 활용하는 헬스케어이다. 디지털 헬스의 본질은 디지털이 아니라 헬스이며, 헬스를 위해 디지털을 사용하는 것이다.
- 4차산업혁명은 최신의 디지털 기술로 촉발되는 초연결 기반의 지능화 혁명으로 산업뿐만 아니라 국가 시스템, 사회, 삶 전반의 혁신적인 변화를 일으키는 것으로 인간과 사물의 연결을 극대화(초연결)하여 이를 통해 획득된 빅데이터를 기반으로, 산업 전 분야에 걸쳐 가치가 있고 활용성이 높은 지능화 혁명(초지능)을 만들어 내는 것이다.
- 디지털 트랜스포메이션은 세상을 디지털로 바꾸는 것이다. 물질의 영역을 정보의 영역으로 바꾸는 것이다. 4차산업혁명이 추상적 개념이라면 디지털 트랜스포메이션이 보다 실천적 개념이라 할 수 있다.

- 사물인터넷은 “다른 사물들과 데이터를 송수신할 수 있는 센서와 소프트웨어, 기타 기술을 장착하고 서로 연결된 물체와 기기(사물)”인데, 의료에 접목된 것이 의료사물 인터넷(IoMT)이고 디지털과 물리적 세계를 통합해 질병 진단, 치료의 속도와 정확성을 개선하고 환자 행동과 건강 상태를 실시간으로 관리하는 것을 의미한다.
- 클라우드 컴퓨팅은 서버, 스토리지(저장장치), 소프트웨어 등 필요한 IT 자원을 사용자가 직접 준비할 필요 없이 데스크톱, 태블릿PC, 스마트폰 등 정보기술 기기를 통해 언제 어디서나 이용할 수 있도록 하는 서비스 모델이다.
- 빅데이터란 디지털 환경에서 생성되는 데이터로 그 규모가 방대하고, 생성 주기도 짧고, 형태도 수치 데이터뿐 아니라 문자와 영상 데이터를 포함하는 대규모 데이터이다. 결국, 기존의 관리 방법이나 분석 체계로는 처리하기 어려운 엄청난 양의 데이터를 말한다.
- 인공지능은 컴퓨터가 인간 논리를 따라 하는 모든 기술을 통칭한다. 인간의 지능을 기계로 구현하는 것, 즉 인간의 지능과 유사한 특성을 가진 복잡한 컴퓨터를 제작하는 것이다.
- 디지털 헬스의 대표 핵심 기술은 빅데이터, IoT, 클라우드, 인공지능이다. 사물인터넷과 웨어러블 기술 등으로 엄청난 양의 빅데이터가 쌓이고, 이를 저장하고 처리할 인프라스트럭처인 클라우드 컴퓨팅 환경이 조성되어야 하며, 인공지능에 의해 처리되어야 한다. 이에 따라 디지털 트윈, 메타버스, 디지털치료제 등 다양한 융복합 기술이 함께 발전하게 되었다.

제 **17** 장

간호정보학의 미래

학습목표

1. 간호정보학의 개념을 이해하고 특징을 설명할 수 있다.
2. 현재와 미래에 보건의료분야에서 간호정보간호사의 역할과 과제를 설명할 수 있다.
3. 감염병 팬데믹에 따른 보건의료분야 환경변화와 간호정보학에 미치는 영향을 설명할 수 있다.

주요용어

정보간호사, 간호수요, 간호인력, 간호프로세스, 대시보드,간호교육,
팀 기반 사례 중심 시뮬레이션 교육, 가상현실 간호교육시스템,
코로나 팬데믹, 감염병 팬데믹, 뉴노멀

1 정보기술의 발전전망

최근의 정보기술은 클라우딩 기술과 사물인터넷 기술이 발달하면서 4차 산업시대에 기초 인프라를 구축하고 더불어 정보기술의 전성기를 맞이하고 있다. 빅데이터로 정밀의료 등 선진의료가 가능해지는가 하면, 인공지능로봇이 진료현장에 투입되는 혁신을 경험하고 있기도 하다. 정밀의료는 환자들을 동일질병으로 묶어 동일한 치료법을 적용하는 과거 의료진 중심의 방식에서 탈피하고 빅데이터와 환자의 유전체분석기술을 통해 그 패러다임이 환자 중심으로 변화하는 경향이 있다. 또한 정보기술은 진료체계를 탈 중앙화 시킴으로써 환자 역시 의료기관을 중심으로 모이게 되는 방식에서 탈피하는 분산현상을 촉진시키고 있다. 이를 가능하게 하는 기반기술은 사물인터넷과 스마트 컴퓨팅 기술, 혁신적 진단기술 등이다.

우리 주변의 예로 당뇨환자의 경우를 들어보자. 과거 의료기관에서 의사와 환자가 의료기관에서 마주 앉아 매번 진료를 보는 형태에서 최근에는 사물인터넷과 모바일 기기를 이용한 어플리케이션을 깔고 환자 자신이 스스로 채혈을 통해 혈당을 체크하거나 연속혈당계 등의 실시간 데이터를 모바일단말기를 이용하여 관리센터로 수치를 전송하여 원격으로 인슐린 처방을 받을 수 있는 기술이 활용되고 있다. 의사의 치료방침에 따라 수동적으로 움직이던 것에 반해 환자가 점차적으로 자신의 질병 치료에 보다 적극적으로 참여하게 됨으로써 자신의 건강을 되찾고 유지하는데 책임 있게 행동할 수 있게 되었다.

활동 과제

- 과거와 현재 간호정보학이 어떻게 변화하고 있는지 토의해 봅시다.
- 간호정보사의 필요성과 양성을 위한 교육체계에 관해 생각해 보고, 제약조건이 있다면 해결방안을 제시해 봅시다.
- 미래 정보간호사의 역할과 모습을 상상해 보고, 향후 변화하게 될 임상 및 지역사회의 간호시스템을 환자와 간호사 관점으로 나누어 비교해 봅시다.
- 감염병 팬데믹에 따른 보건의료환경 변화와 향후 뉴노멀에 대비한 정보간호사의 역할에 대해 토론해 봅시다.

2 미래사회변화에 따른 간호정보학의 전망

간호정보학의 목표는 점점 다양해지는 업무 상황에 적절한 대응을 위해 최신의 정보기술을 최대한 활용하여 환자가 보다 안전하고 효율적인 건강관리를 할 수 있도록 돕고 가능한 최고의 기능으로 환자를 되돌려 보내는 것이라고 할 수 있다. 그 목표를 향해 간호사들이 고품질의 적합한 자원을 모으고 필요한 정보기술을 제대로 알고 탐색함으로써 환자간호 수행력을 높이고 긍정적인 환자결과 향상을 위해 기술의 가치를 접목시키는 것이 중요하다.

이를 위해 간호자원에 대한 요청 또한 합리적인 수준에서 확보하는 것과 더불어 간호의 품질을 떨어트리지 않으면서 저비용으로도 효율적인 간호 관리 프로그램을 구축하는 것이 중요하다. 간호정보를 포함한 의료정보시스템 및 병원 전반의 행정업무를 지원할 수 있는 정보시스템에 관한 지식습득은 물론 최근 사회 전반의 많은 혼란을 야기시켰던 감염병 팬데믹 이후 뉴노멀을 대비할 수 있는 솔루션 마련이 가장 시급하다고 할 수 있다. 재택진료와 원격진료, 지역사회 환자관리 프로그램의 필요성이 높아지고 있는 상황에서 관련 지식과 각종 데이터를 활용하여 저해요인들을 확인하고 이를 통합적으로 관리하고 개선해 나갈 수 있는 효율적 프로그램 개발에 끊임없는 노력을 이어 나가야 한다.

1) 간호수요와 적정 공급체계를 위한 정보기술

고품질의 간호인력을 산정하는 프로그램 개발에 리더십이 적극적으로 참여해서 실무자들의 필요를 충족시키고 통합하여 간호수행이 기능적으로 이루어지도록 해야 한다. 인력산정 프로그램에는 간호사의 업무 기능과 성격이 잘 반영됨은 물론 간호수요와 공급을 적절히 표현하는 기능이 매우 중요하다. 기술적으로 환자와 간호사 수를 단순히 매칭하는 수준에서 벗어나 수요공급 시스템 가동과 기능적으로 우수한 사례와 실패했던 사례들을 모두 모아 리모델링하는 작업이 필요하고 현장의 상황을 반영할 수 있는 의미 있는 설계가 이루어져야 한다.

간호사의 업무를 방해하거나 불편을 초래하는 요인들, 비효율적인 업무패턴, 낭비를 초래하는 불필요한 요소들, 환자측면에서 더 세심하게 접근이 가능한 필수 인력시간 등의 고려가 필요하다. 더불어 자동화로 감축할 수 있는 업무들은 어떤 것이 있는지, 과거와 다르게 많은 간호업무가 각종 컴퓨터 장비와 모바일 기기를 통해 이루어지고 있는 점을 감안하여 고려해야 한다.

또 규칙 중심으로 구조화할 수 있는 간호업무를 탐색하여 간호수행에 요구되는 인력시간 등도 제시되어야 효율적인 솔루션이 탄생할 수 있겠다. 즉 간호수요와 기능적 공급을 잘 예상하고 기술적인 설계에 반영하는 것은 매우 의미가 있는 작업 중의 하나라고 할 수 있다.

최근의 간호업무는 과거 종이기반의 정보체계에서 벗어나 다양한 간호정보를 인터넷기반으로 생성하고 관리하고 있으며 따라서 임상현장의 업무자체도 이미 수많은 스마트 기기와 클라우딩 시스템, 사물인터넷 등을 활용하고 있다. 그러나 간호직무 분석 틀은 종이기반 시스템에 머물러 있는 경우를 많이 볼 수 있다. 위에서 언급한 것처럼 간호수요와 공급체계의 정확한 분석과 환자들이 정확한 시점에 적절한 간호를 받을 수 있도록 현 상황에서의 의료기술과 업무시스템이 반영된 인력산정 프로그램의 정비가 필요하다.

더불어 간호업무는 스마트 컴퓨팅 및 사물인터넷 기술 등의 활용을 점차 높여 나가는 방향으로 반영되어야 업무효율을 극대화할 수 있고, 환자에게 안전하고 편리하고 접근성이 좋은 간호제공이 가능하다. 구조화된 업무기술서와 합리적으로 잘 설계된 인력관리프로그램은 간호직의 가치를 높이고 결과적으로 직업선택의 기회를 늘리는 결과를 가져오게 될 것이다.

코로나 팬데믹 이후 병원 및 지역사회 등의 보건의료환경에 많은 변화를 경험했다. 연일 계속되는 확진 환자 폭증으로 음압병실에 개별 격리되고 위중증 환자 수가 급격하게 증가함으로써 간호사 1인당 환자수가 대폭 줄어들게 되었다. 따라서 평소의 인력만으로는 대응이 어려운 현실에 놓이게 되었으며, 여기에 업무 수행과정에서 간호사 등 의료제공자 확진으로 이어져 인력 부족 상황은 더욱 열악해졌다. 간호업무도 이러한 사회적 위기상황의 큰 흐름에 맞추어 전반적인 패러다임을 전환하는 것이 불가피하다.

팬데믹 상황에서는 평소보다 훨씬 많은 수준의 인력이 요구되므로 대규모 감염병 팬데믹을 대비한 간호업무 기술서가 따로 마련되어야 하며, 이를 근거로 적시에 필요인력을 확보할 수 있어야 한다. 이러한 대비는 간호업무 과중에 따른 소진을 예방할 수 있을 것이다.

보호자나 간병인을 대신해 병원 간호사 및 간호조무사가 환자간호를 전담하는 간호 · 간병통합시스템은 코로나-19 감염병 팬데믹을 맞아 환자의 보호자, 간병인 등 병실환경에 대한 노출 인구수를 절대적으로 줄이고 차단해 나가야 하는 필요성과 당위성이 더욱 높아지고 있는 상황이 되었다. 이와 같은 맥락에서 방문간호서비스 확대도 감염병 팬데믹 상황에서 간호업무 변화 요인으로 작용할 것이다.

환자들의 감염병 확진사례를 확인하고 환자중증도 등급구분, 각 등급별 증가되는 간호필요도 파악, 업무프로세스 재편, 인력산정기준의 조정, 간호의 질 향상 여부, 제공된 전문간호서비스가 얼마나 기여하고 있는지 등의 간호결과들을 평가할 수 있는 일련의 지침들이 준비되어야 한다. 이뿐 아니라 지역별 보건소나 각 요양기관에서도 마찬가지로 위에서 열거한 감염병 대응 간호업무 프로그램 마련이 요구된다.

2) 환자기록 활용성을 높이기 위한 정보기술

환자의 안전과 임상 효율성을 향상시키기 위한 노력은 과거부터 현재까지 지속적으로 이루어지고 있다. 누적된 환자의 전자기록은 빅데이터 기술의 관점에서 볼 때 무한한 가능성을 가지고 있으며 적정한 분석과 표준화 과정을 거쳐 진단과 치료법 개발 및 환자 개별맞춤 유전자 치료까지도 가능한 기술로 활용된다. 환자 상태나 상황으로부터 생성하는 대부분의 간호정보들은 데이터의 형태로 표현되며 구조화된 표준화 과정을 거쳐야만 같은 동일 개념이 다른 방식으로 표현되는 것을 방지할 수 있다. 과거 종이 차트를 사용할 때 개별적인 의사소통을 위한 환자파악이나 단순한 간호수행은 기존의 대화방식으로 문제를 해결해 나갈 수 있지만, 효율적인 프로세스 개선을 위해서는 환자데이터 용어 표준화와 기록 간소화가 필수적일 것이다. 환자기록을 효율적으로 관리하기 위해서 편리한 전자기록 시스템의 개선도 전제가 되어야 한다. 텍스트 형태의 입력을 제한하기 위해서 표준화된 데이터세트를 폴다운 메뉴로 나열하고 체크박스방식을 사용해야 한다. 빅데이터 기술을 활용해서 환자 증상별로 유용한 데이터를 추출함으로써 일정한 패턴을 찾아내고 간호프로토콜 개발로 연결해 내야 한다. 디지털 형식의 간호기록은 일관되고 효과적인 의사소통을 가능하게 하고, 임상수행 및 결과, 평가과정을 합리적으로 설명할 수 있게 지원한다. 또한 간호수요와 간호공급의 틀 안에서 인력관리의 효율성을 높일 수 있다. 이러한 작업은 간호사의 적정인력 산정과 간호결과의 개선, 간호사의 업무소진, 불필요한 스트레스 상황을 배제할 수 있고 명확한 의사소통으로 의료사고를 사전에 방지함으로써 보다 안전하고 효율적으로 간호를 제공할 수 있게 된다.

방대한 양의 데이터를 함축적으로 융합하고 결합한 대시보드는 조직이나 인력 등 관리현황을 한 눈에 파악하는가 하면, 환자의 치료경과나 간호계획 등이 적시에 적절하게 진행되고 있는지 실시간으로 파악하고 필요시 효율적인 의사결정에 활용할 수 있다. 상황별 혹은 단계별로 마일스톤을 미리 설정해둠으로써 간호결과 목표달성 여부 판단이 가능하고 실천력을 증진시킬 수 있다(그림 17-1).

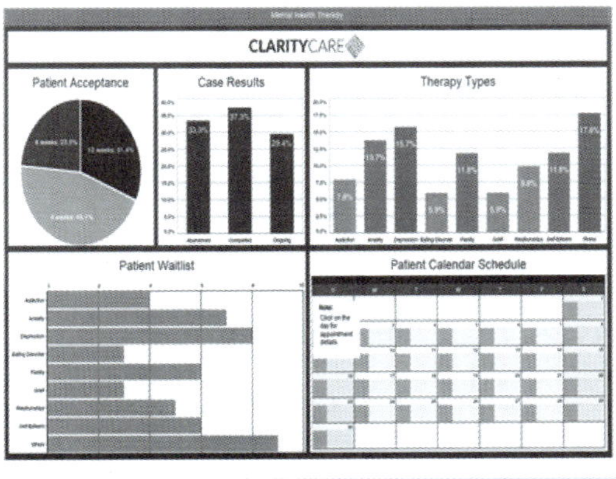

그림 17-1 개별 환자의 정신건강관리 대시보드

출처 : Healthcare Dashboards, iDashboards

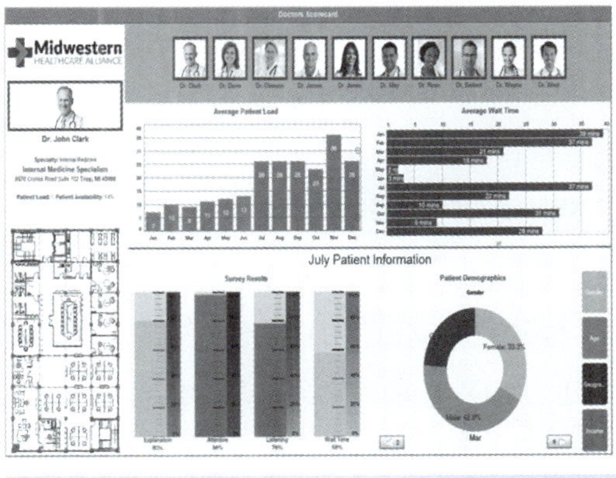

그림 17-2 의사별 외래 진료현황 대시보드

출처 : Healthcare Dashboards, iDashboards

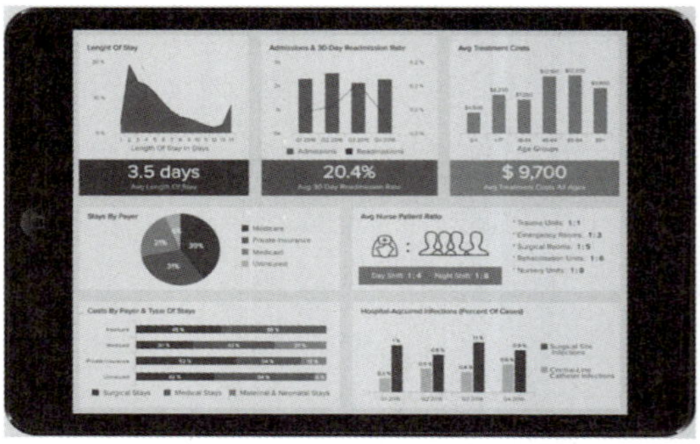

그림 17-3 병원의 핵심수행지표 대시보드

출처 : Healthcare Dashboards, iDashboards

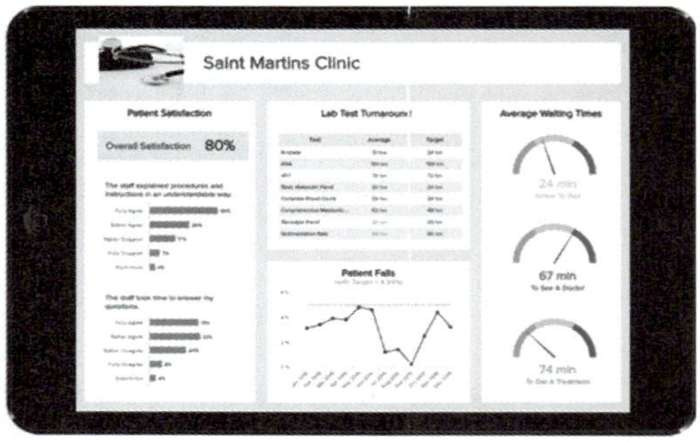

그림 17-4 병원의 환자만족도 대시보드

출처 : Healthcare Dashboards, iDashboards

대시보드를 통해 의사별 진료현황을 확인할 수 있고, 중재가 필요하다면 의사소통 도구로 활용하여 보다 나은 의사결정에 이를 수 있다. 특히 Critical Pathway 프로세스를 적용하는 통합수가체계에서 대시보드와 마일스톤은 환자의 상황과 간호결과를 평가할 수 있는 지표가 되기도 한다(그림 17-2). 간호수행에 따른 환자의 만족도 또한 대시보드로 파악할 수 있으며 수행역량과 평가에도 활용할 수 있다(그림 17-3, 4).

아울러 대시보드와 마일스톤 적용은 지역사회 만성질환 환자들이 단계별 목표달성 시점과 여부를 판단하는데 도움이 되며, 환자가 직접 자신의 건강데이터 접근이 가능하기 때문에 간호과정에 보다 적극적으로 참여하고 의사결정 주체로서 움직이는데 중요한 수단이 될 수 있다. 클라우딩 기술과 무선 네트워크 시스템으로 스마트 컴퓨팅 방식으로 대시보드를 활용하면 간호사는 물론 환자측면에서도 손쉽게 데이터에 접근하고 적시에 적정한 의사결정을 하는데 효율적일 것이다.

감염병 팬데믹과 같은 급박한 상황에서는 실시간 감염환자 현황과 구역별 가용병상 현황, 중증도에 따른 간호업무량 등 제반 관련 자료를 파악할 수 있는 대시보드를 활용함으로써 적시에 간호인력 수급 불균형을 조정할 수 있어야 한다. 지역사회에서도 마찬가지로 지역별 감염환자의 추이와 격리 및 환자상태 감시, 간호업무와 인력 현황, 의료기관별 가용병상 현황, 환자이송시스템, 재택치료환자 관리, 백신접종 현황 등과 같은 기초자료들이 적시에 제공되어야 한다.

[그림 17-5]와 [그림 17-6]은 국가별 코로나 환자 현황 대시보드이다. 이와 같은 형태로 지역사회 및 의료기관별 대시보드가 제공되어야 실시간 감염환자 현황에 따른 간호업무 및 인력산정에 관한 의사결정이 용이할 것이다. 이외 의료기관 직원들의 백신접종 현황을 한

눈에 파악할 수 있는 통합대시보드는 환자와 직원보호 프로그램과 인력관리 등 병원의 주요 의사결정을 지원할 수 있는 경영자료는 물론 의료정보 전략 계획을 수립하는데 기초정보로 활용성이 크다(그림 17-7).

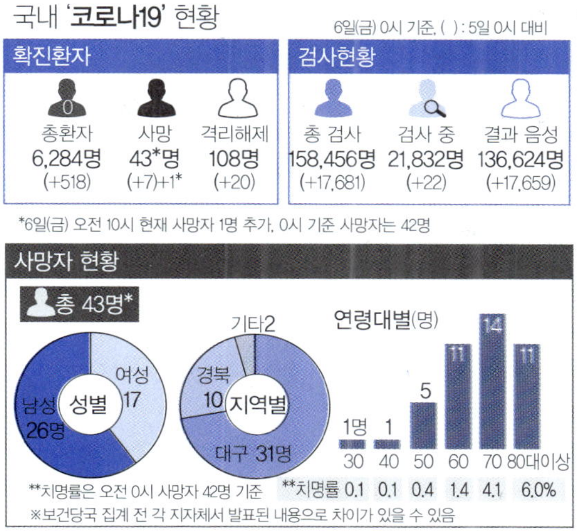

그림 17-5 국내 코로나 현황 대시보드

출처 : 질병관리본부, 중앙대책본부, 연합뉴스

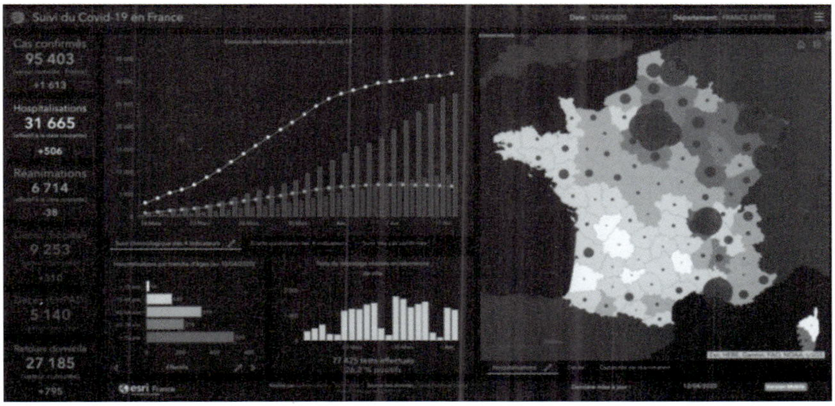

그림 17-6 프랑스의 공공데이터 활용사례, COVID-19 환자 모니터링

출처 : http://www.data.gouv.fr/en/reuses/suivi-des-patients-covid-19-en-france/

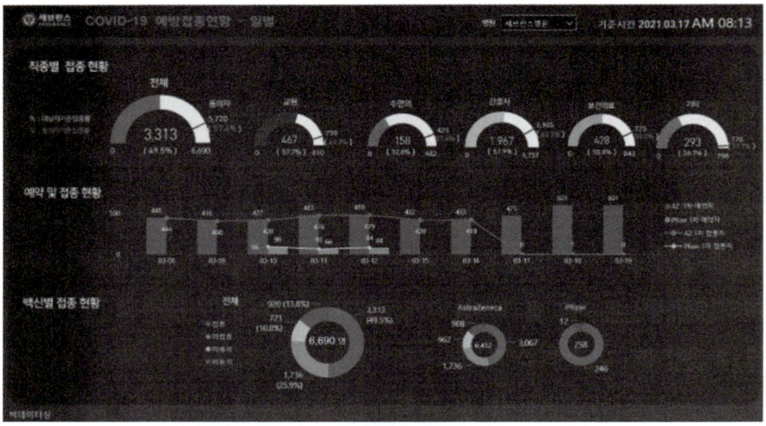

그림 17-7 코로나19 백신 접종 대시보드 구축

출처 : 세브란스병원 보도자료, 2021-03-24.

3) 간호프로세스 개선을 위한 정보기술

정보기술은 멀티미디어기술과 통합될 때 효율적인 건강관리프로그램과 질 높은 임상결과를 기대할 수 있는 임상절차를 설계할 수 있다. 간호의 진정한 발전은 더 많은 간호를 편리하게 잘 제공하고, 따라서 더 많은 수요자가 혜택을 받을 수 있어야 비로소 이루어 진다 하겠다.

적은 비용으로 짧은 시간을 효율적으로 사용하고 간호공급자 측면에서의 수행 모델을 질병의 종류 혹은 개별 환자 맞춤 방식으로 제공하기 위해서는 합리적인 근거를 바탕으로 설명할 수 있는 지식기반의 프로세스 설계가 필요하고 유기적으로 연결되어 있는 관련 의료공급자들과의 관계구축과 공급체계를 지지할 수 있는 전략설계가 필요하다. 이를 위해 환자로부터 생성되는 데이터를 수집하고 이를 분석함으로써 원하는 목표를 설명하고 필요한 지식과 증거를 제시할 수 있을 것이다.

또한 임상현장의 간호수행 내용과 간호사의 공식적 혹은 비공식적인 세밀한 목소리에 귀 기울여 듣고, 비효율적인 요소, 덜 효과적인 업무과정을 제거해야 하며, 이와 관련된 문제들을 함축적으로 해결할 수 있는 정책적 기반이 요구된다. 환자로부터 생성되는 건강데이터와 이에 따른 간호사의 의사결정 능력, 간호수행을 통해 만들어지는 높은 품질의 간호결과는 적정한 정보기술 활용이 전제되어야 평가될 수 있다. 특히 의료분야와 마찬가지로 환자의 이야기와 의료기록, 간호결정 및 수행, 간호결과들로부터 만들어지는 수없이 많은 방대한 데이터를 처리하고 분석함으로써 효율적 임상결과를 기대하려면 빅데이터의 기능과 활용능력을 가장 최우선으로 키워나가야 한다.

4) 지역사회간호 발전을 위한 정보기술

의료기술과 보건시스템이 많이 발달하고 있지만 환자가 병원이나 지역사회 보건기관을 직접 방문해서 의료서비스를 받고 귀가하는데까지 걸리는 시간을 계산해 보았을 때 실질적으로 그리 긴 시간이 걸리지 않는다. 오히려 환자 스스로 가정에서 자신의 건강을 고민하고 직접 관리하는 시간이 상대적으로 길다고 볼 수 있다. 특히 만성질환을 가진 경우라면 더욱 그렇다. 병원이나 보건기관에서 해줄 수 있는 의료제공의 한계는 결국 환자 스스로 극복해 나가야 한다. 자신의 질병을 잘 이해하고 그 과정에 얼마나 잘 순응하고 적극적으로 참여하느냐에 따라 현 질병 상태의 유지 혹은 회복, 합병증 예방 여부가 판가름 나게 될 것이다.

지역사회에서 만성질환 환자를 위한 시스템 자원을 보다 확충하고 중앙화되어 있는 보건인력을 기관에서 지역사회로 재배치해서 환자 가까운 곳을 의료진이 지킬 수 있게 혁신해 나가야 한다. 최신의 정보기술들을 잘 이용해서 환자데이터를 비롯한 의료정보들을 환자가 다루기 편하고 저렴한 비용으로 접근성을 높이고 환자 중심으로 시스템을 재설계한다면 상당 부분의 건강관리를 개선해 나갈 수 있다.

환자가 의료기관을 중심으로 관리되는 체계에서 벗어나 각 지역사회와 가정으로 분산되어 환자가 스스로 자신의 질병을 관리할 수 있게 하려면 표준화된 질병관리 가이드가 잘 마련되어야 가능하다. 질병분류체계와 환자특성별로 차별화된 치료가이드는 빅데이터 기술을 활용한 산출물이라고 할 수 있다. 과거에는 알 수 없었던 질환들의 원인과 진단 및 치료법이 명확해질수록 질환별 진단과 치료법의 표준화가 가능하고, 진료전달시스템에 영향을 미치면서 점차 보편적 의료제공시스템으로 변모해 나갈 것이다.

이렇게 되면 명확하게 진단이 내려진 환자들은 지속적으로 큰 규모의 종합병원으로 직접 찾아가 치료를 받기 보다는 점차 작은 규모의 의료기관 혹은 지역사회에서 편리하게 잘 관리되고 표준화된 의료서비스를 받으며 의료비용 또한 낮출 수 있게 된다. 여기에 클라우딩 기술과 사물인터넷, 원격진료 등의 기술이 접목되어 접근성이 어려운 진료체계가 개선되고 좋은 품질의 정보공유 체계가 지원된다면 미래 의료 환경은 환자중심으로 재편되면서 환자의 이익을 더욱 향상시킬 수 있을 것이다.

더 이상 직관의학과 경험 의학적 지식체계에 의존하지 않고 나아가 유전체분석기술 혁신이 가져오는 정밀의료를 바탕으로 한 맞춤의료의 방향으로 발전된 의료혜택을 받을 수 있게 된다. [표 17-1]은 의료기술이 발달함에 따라 대형병원을 중심으로 직관과 경험에 의존하는 형태의 의료행위가 이루어지던 중앙화 시대에서 점차 의료의 현장이 중소형 규모의 의료기관으로 탈 중앙화되고 있는 사례를 자세하게 설명하고 있다.

의료기술과 더불어 정보기술 발달은 환자의 데이터 분석기술 및 표준화 과정, 유전체 기술과 각종 질병별 알고리즘의 개발을 가능하게 함으로써 과거 대형병원에만 의존했던 환자들이 점차 중소병원으로 이동하게 되고 최종적으로 가정을 향해 분산되고 있는 현상을 경험하고 있으며 가까운 미래에 보편적인 의료 환경으로 자리 잡게 될 것이다.

아직 많은 연구와 시도가 필요하고 시기적으로 독단할 수는 없지만 환자의 의료기록은 의료기관에 한정된 중앙서버에 집중적으로 보관되지 않고 탈 중앙화 방식으로 유관 기관들이 함께 공유하는가 하면 점차 환자중심으로 분산이 가능한 블록체인 등의 정보기술이 소개되고 있다. 이로써 환자의료기록의 주인은 의료기관이 아니고 환자 자신이 될 것이다.

환자가 자신의 건강기록을 모두 소장하고 있다면 의료쇼핑의 문제와 중복 검사에 따른 의료비 상승 또한 줄일 수 있을 것이다. 환자가 질병예방에 보다 관심을 가지고 자신의 건강을 보살필 수 있는 정보 접근성도 좋아진다. 다양한 인터넷 소스를 찾아다니며 원하는 정보를 수집하고 해결책을 강구하게 되며, 소셜네트워크서비스(SNS,Social Networking Service) 등 사회 연결망을 충분히 활용하면서 자신의 건강유지와 관리활동에 적극적으로 참여할 수 있게 될 것이다.

최근 모바일 전화기는 우리의 실생활에 아주 가깝게 맞닿아 있고 나이의 한계를 뛰어 넘어 손쉽게 다룰 수 있게 되었으며 인공지능기술 역시 기관에서 점차 가정에서의 활용성이 커지고 있다. 스마트폰의 활용으로 의료정보에 빠르고 손쉽게 접근할 수 있도록 지원할 수 있다. 혹은 환자식별을 위한 지문이나 홍채인식, 카메라기능을 이용해서 피사체인 환자의 이전 상태와 현재 상태를 비교분석하고 정보를 제공할 수 있으며 환자 스스로 해결할 수 없는 상황으로 판단될 때는 관리센터로 전송하여 대처할 수 있게 해준다. 스마트폰에 탑재된 카메라 촬영으로 약물의 제조사와 이름을 식별하고, 용량 및 용법정보를 받을 수도 있다. 생체신호 센서기술을 이용해서 맥박 수, 혈중 산소포화도, 혈당, 심전도 등의 생체신호를 제공받을 수 있다.

위에 소개된 탈중앙화의 물결은 정보기술 혁신에 따른 정밀의학의 발달, 의료기기 첨단화, 의약품의 세분화 추세를 가속화하고 있다. 이는 감염병 팬데믹 이후 도래할 뉴노멀 환경과 기능적으로 맞닿아 있는 필수 불가결한 기술적 변화로, 환자들의 의료현장은 점차 대형병원에서 개별의료제공자 클리닉으로 지역사회 및 가정으로의 이동이 점차 빨라지게 될 것이다. 정보간호사는 이러한 변화의 맥락을 이해하고 미리 대비할 수 있는 정보관리에 초점을 맞추어 나가야 한다.

표 17-1 의료기술의 중앙화와 탈중앙화 주기

스테이지 제로	제1의 물결	제2의 물결	제3의 물결 및 그 이후
의사들이 진료실에서 현미경을 통해 혈액 검체를 직접 분석했다	채취한 혈액을 중앙검사실로 보내면 고속멀티채널 기기를 통해 필요한 검사를 수행한 후, 분석결과를 다시 의사에게 돌려보낸다.	테이블탑 기기나 i-sfaf 같은 휴대용 진단기기가 개발되어 의사의 진료실에서 검사가 가능해졌다.	가정용 검사장비와 우편주문서비스로 인해 환자들은 의사에게 진찰을 받을 필요 없이 자신의 혈액상태를 직접 모니터링할 수 있다.
겉으로 보기에 환자들은 무작위로 심장마비를 일으켰으며 저절로 회복되기도 하고 죽기도 했다.	심장외과의사들이 심장동맥우회로 조성술을 시행했는데, 처음에는 대학연계 병원에서 하다가, 점차 종합병원으로 확대되었다.	심장내과의사들이 병원에서 혈관성형술을 시행하지만 만약을 대비해 심장외과 의사들이 대기하고 있어야 한다.	의료기기의 발전으로 외과의사의 도움 없이도 심장내과의사들이 외래 크리닉에서 해당시술을 수행할 수 있게 된다.
많은 의원에 기초적인 X-선 장비가 있었다.	환자들이 종합병원의 방사선과에 찾아가면, 전문가들이 CT, MRI, PET 스캐너를 이용해 인체내부를 촬영한다.	동네근처에 별도의 영상의학센터가 생겨 검진이 더욱 편리해졌고, 심지어 이동검진차량 덕분에 검진센터가 없는 의료취약지역에서도 서비스를 이용할 수 있게 되었다.	저렴한 휴대용 CT와 MRI 기기가 VAP크리닉에 설치되어 외과의사가 직접 작동하는 등 환자프로세스 흐름에 통합된다.
의사들은 청진기를 통해 소리를 듣거나 뭉친 부위를 만져봄으로써 직관적으로 환자상태를 판단했다.	병원 방사선과에 초음파 기기가 설치되어 방사선과 의사가 움직이는 연부조직을 관찰할 수 있게 되었다.	카트에 탑재된 더 작은 초음파기기가 개발된 많은 산부인과와 심장내과에서 진료에 활용할 수 있게 되었다.	집중치료실과 응급실, 일차진료 클리닉에 있는 의사가 휴대용 초음파기기를 이용해 신속하게 촬영을 할 수 있게 되어서 진단에 도움을 받고 있다.
환자들은 신부전에 걸리면 딱히 치료법이 없어 사망했다.	신부전환자는 병원에 입원하여 대형장비를 통해 투석치료를 받았다.	집에서 더 가까운 외래 투석센터에서 간호사와 의료기사가 제공하는 투석치료를 받는다.	작은 가정용 투석기를 통해 환자나 환자가족이 직접 투석치료를 할 수 있다.
의사들은 환자의 소변에서 단맛이 나면 당뇨병이라고 진단했다.	병원검사실에 있는 기계로 환자의 혈당량을 측정했다. 간호사들이 혈액을 채취해서 직원들이 그것을 검사실에 맡기고 임상 병리사들이 기계를 작동시켰다.	내분비과 진료실에서 사용할 목적으로 화학시약 검사지가 개발되었다. 간호사들이 혈액을 채취해서 검사지의 색깔을 혈당치별 색상조견표와 비교했다.	환자들은 포켓용 계산기 만한 크기의 휴대용 검사 장비를 가지고 다닌다. 바늘로 손가락 끝을 찔러 피를 내고 화학시약 검사지에 혈액을 묻혀 직접혈당 검사를 한다.
외과수술의 스킬은 무엇보다도 손재주에 크게 의존했다. 환자들은 최고의 외과의사를 찾아서 먼 거리를 여행하기도 했다.	외과의사는 외과수술로봇 을 이용해 복잡한 부위의 시술을 최소침습법으로 행할 수 있게 되었고 결과는 더 좋아졌다. 그러나 이처럼 수백만 달러가 넘는 로봇을 보유한 곳은 초대형 병원들뿐이다.	외과의사가 다른 곳에서 로봇을 조종해서 시행하는 원격수술이 가능해진 덕분에 최고의 외과의사에 대한 환자의 접근이 조금은 더 용이해졌다.	현대식 LASIK 장비와 같은 일부 외과수술로봇은 그 자체가 필요시설이 다 완비된 하나의 수술실로 변해 가고 있다.

출처 : 파괴적 의료혁신, 청년의사 2010

5) 간호교육과 훈련강화를 위한 정보기술

간호대학의 학부과정에 간호교육을 위한 정보프로그램 통합과정은 매우 중요하다. 과거와 다르게 우리는 이미 환자를 대상으로 하는 직접적인 방식의 간호 현장 실습이 불가능한 현실을 경험하고 있기 때문이다. 환자와 간호업무를 둘러싼 임상환경의 관찰과 간호관리 혹은 행정업무를 간접적으로만 관찰할 수 있을 뿐이라는 한계상황에 대해 모두 공감하고 있다.

미래의 간호사인 간호학생이 임상간호사들의 의사결정과정에 참여하기 위해서는 임상시뮬레이션을 이용한 간접교육방식을 더욱 활성화하여 현장보다 더 현장감이 넘치는 콘텐츠를 개발하고 커리큘럼을 설계해 나가야 한다. 지금까지 많은 연구진에 의해 훌륭한 발전을 이루었지만 더욱 실제적인 연구와 시도가 요구된다. 임상상황에 기반한 다양한 시나리오를 개발하고 가상현실 및 증강현실 매체 혹은 고충실 시뮬레이터를 이용해 간호사의 역할은 물론 간호보조인력, 의사, 기사직 등과의 팀 기반 훈련이 전제되어야 한다. 간호학생 스스로 시나리오 프로젝트에 적극적으로 참여하면서 교과서 안에 머물고 있는 간호지식과 간호과정을 두뇌에서 꺼내 비판적 사고로서 임상의 문제를 찾아내고 문제해결 능력을 키워나가는 것은 임상현장에서의 관찰자 입장에서보다 훨씬 효율적인 체득과정이 될 것이다.

미래의 의료교육은 간호사와 의사, 보조인력 등이 서로 독립적으로 운영하는 교육과정을 최소화하면서 임상현장의 팀워크가 발현될 수 있는 방향성을 가지고 융합하며 설계해 나갈 수 있어야 한다. 하버드대학의 크리스텐슨 박사는 그의 저서 『파괴적 의료혁신』에서 현대 의과대학 교육이 과거 100년 전의 방식에서 벗어나지 못하고 있다고 하면서 의과대학에서 아무리 완벽한 기술을 갖춘 개별의사를 양성해낸다고 해도 병원이나 클리닉에서는 서로 기능장애에 놓이게 되고 그 의료는 비효과적이고 비싸기만 할 뿐이라고 지적했다. 결국 간호사와 의사는 임상에서 절대 독립적으로 환자를 치료할 수 없다는 것이다.

병원의 통합된 형태의 프로세스 안에서 협력적인 관계와 고밀도의 네트워크를 유지하면서 각자의 풍부한 지식체계를 임상이라는 무대에 팀워크의 형태로 연출하는 것이 무엇보다도 중요하다. 지금의 교육체계 안에서는 절대 불가능하다고 느낄 수 있지만 정보기술과 첨단의 과학기술이 이를 극복해 나갈 수 있는 주요 열쇠가 될 수 있다.

간호실습교육과 의사실습교육에서 지금까지 개발하고 시행하고 있던 수 많은 데이터, 정보들과 교육 콘텐츠들을 가지고 통합된 형태의 도구를 만들어 동일한 환자상황에서 간호과정과 치료과정을 동시에 적용시키는 것이다(그림 17-8). 한 공간에서 동일한 시간에 둘 혹은 셋 이상의 각 직역이 환자의 보다 개선된 건강관리를 위해 어떤 방식으로 움직여야 하는지 통합된 형태의 알고리즘을 만들어 낸다면, 주요시점에 따라 각 직역의 의사결정을 지원받을 수 있으며, 환자와 질병에 따른 창의적인 시나리오를 개발할 수 있다.

이런 방식의 교육은 주로 임상에서 질병을 중심으로 한 Critical Pathway 과정을 학생 교육과정에서부터 의학지식 및 간호지식이 충만한 실습 직전의 고학년을 대상으로 난이도에 따라 적용한다면 졸업 후 임상에서의 문제를 해결해 나가는 데 큰 도움이 될 것이다. 임상과 지역사회에서의 불필요한 역할갈등을 줄이면서 간호와 의사직의 수행력을 증진시키고 환자결과와 질 향상에 긍정적 가치를 드러낼 것이다.

코로나19로 감염병 팬데믹이 지속되고 있는 상황에서 간호교육 환경도 많은 저항과 어려움에 처해 있는 것이 사실이다. 간호학생은 물론이고 신규간호사를 비롯한 재직 중인 경력간호사들의 임상교육이 기존의 커리큘럼대로 이루어지기 어려운 처지이다. 병원의 의료교육은 사회적 거리두기 기준에 따라 교육생의 수를 줄이는가 하면 비대면 방식으로 변화를 모색할 수밖에 없다.

앞으로 도래하게 되는 전 분야에 있어서의 뉴노멀 시대는 보건의료교육분야도 비켜나갈 수 없는 큰 패러다임의 변동을 가져오게 될 것이다. 특히 간호학생들은 임상실습이 현저히 축소되거나 철저하게 차단되는 환경에서 대학교육에서 쌓은 간호지식만을 가지고 임상에 노출되므로 임상적응력을 높이기 위해서는 기존의 간호교육시간을 연장하고 내용면에서도 커리큘럼에 많은 변화를 꾀하여야 한다.

감염병 팬데믹은 중대형 의료기관보다는 지역사회에서의 일차진료 영역과 간호서비스에 초점을 맞추게 되었고, 이에 대비하기 위해 일차진료간호사의 인력확보와 교육을 통한 역량개발에 주안점을 두어야 한다. 감염병 대응에 적합한 방역과 예방에 필요한 간호지침이 필요하고 간호수행 역량개발을 위한 사전 직무교육프로그램을 마련해야 한다. 특히 비상체제에서 유휴 간호 인력의 투입이 많아지는 시점이므로 이를 대비할 수 있는 기초교육프로그램을 강화할 필요가 있다.

아울러 재난 상황의 가상현실, 증강현실, 홀로렌즈 등 최신 기술을 활용하고, 여기에는 각 직역이 함께 참여하는 팀 기반 사례 중심 시뮬레이션 교육이 유용할 것이다. 응급환자상황에 따르게 대처할 수 있도록 개발한 가상현실 간호교육시스템과 홀로렌즈 기술을 이용한 해부학 교육, 3D 홀로그램 기술로 가상환자를 등장시키는 교육과정들은 뉴노멀 시대에 비대면 형태의 교육강화 대안으로 적합하고 반복체험이 가능한 주요 장점을 갖는다(그림 17-9~11).

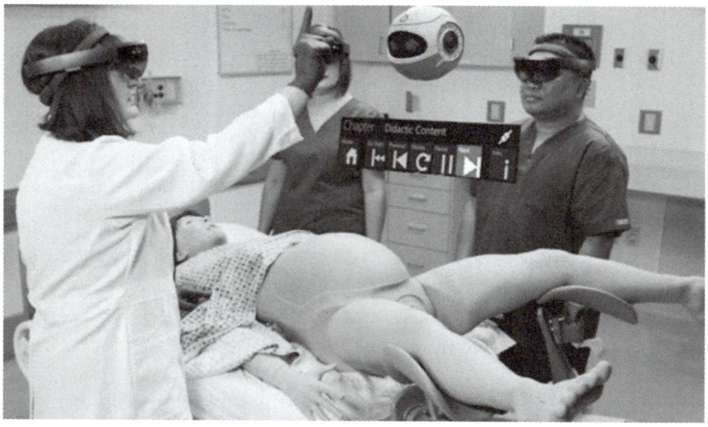

그림 17-8 고충실 시뮬레이터와 증강현실 기술을 활용한 팀기반 의학교육

출처 : Jonathan Nafarrete, 2018. 1.15, CAE Healthcare

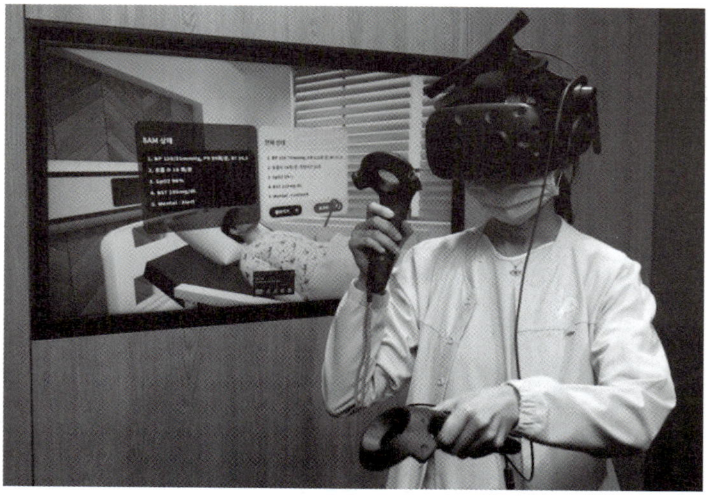

그림 17-9 서울아산병원, VR 간호사 술기교육 도입

출처 : 데일리메디, 2020년 08월 03일

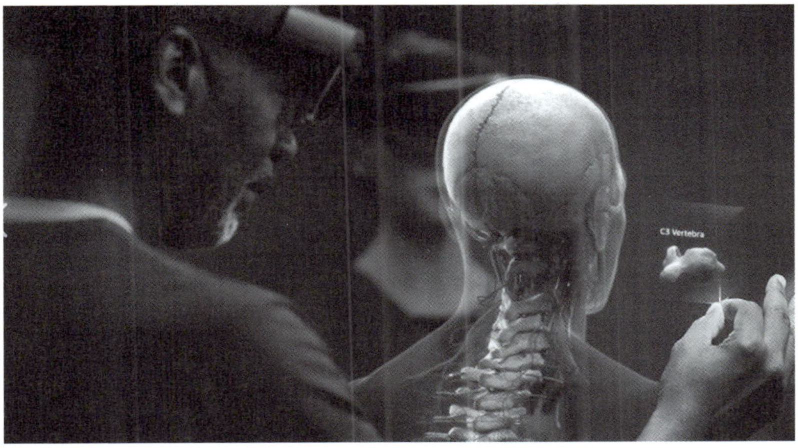

그림 17-10 홀로렌즈2(혼합현실안경)을 이용한 해부학교육

출처 : 마이크로소프트 사

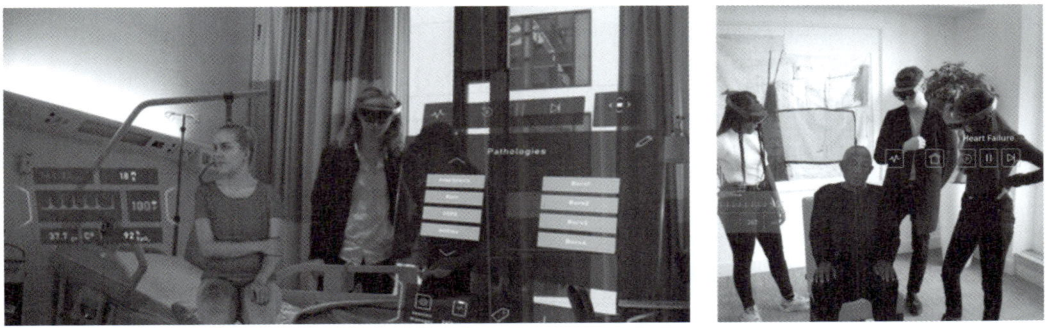

그림 17-11 홀로그램 가상환자를 이용한 의학교육

출처 : https://www.gigxr.com/holopatient

3 정보간호사의 역할

간호정보전문가의 역할은 첨단기술을 받아들이고 정보기술을 최대한 활용해서 보다 환자의 돌봄 수요를 반영하고 고품질 간호제공에 요구되는 각종 데이터를 결합하여 환자의 혜택과 간호효율을 높이는 데 있다. 주로 간호수행과 관련된 지식들과 정보기술을 접목하여 간호가 있는 현장에서 환자와 간호데이터를 모으고 분석함으로써 보다 효율적인 프로세

스를 개발하는가 하면 이를 통해 간호수행력을 높이고 다양한 형태의 환자관리 방안을 모색해 나간다.

정보간호사의 최종적인 목표는 환자의 건강상태를 확인하고 질병을 예방하고 유지함에 있어서 핵심정보기술을 최대한으로 활용하는 것이다. 그러기 위해서는 정보기술을 잘 다루고 간호기술과 역량을 갖춘 간호인력이 필요하다. 아울러 의료기관이나 지역사회, 가정 등 간호가 존재하는 영역과 그 범주 안에서 환자의 건강개선을 위해 유기적이고 협력적인 네트워크의 설계, 이를 근간으로 하는 통합된 간호전달 체계를 구축해 나가야 한다.

우리가 환자의 간호에 필요한 어떠한 해결방안을 찾고자 시야를 돌리는 순간 그 곳에는 이미 문제를 해결해 줄 수 있는 여러 다양한 정보기술들이 당신을 기다리고 있을 것이다. 최신의 정보기술을 활용하려는 의지가 이제까지는 매우 수동적이었지만, 간호를 위한 기술활용은 오직 간호사의 전문적 경험과 효율성을 목표로 하는 의지에서 출발해야 좋은 프로그램이 만들어질 수 있다. 실질적으로 시장에 나와 있는 다양한 정보기술을 수용하고 활용하려는 변화 노력이 요구된다고 할 수 있다. 환자의 가장 가까운 곳에 간호사가 있고 그들이 무엇을 원하는지 어떻게 지원해야 하는지는 간호사가 너무도 잘 알기 때문이다.

그러나 아직까지 환자의 접점에서 간편하고 이용하기 쉬운 기술을 중심으로 하는 건강정보기술 개발이 요구되고 있음에도 불구하고 주된 관심은 주로 진단과 치료행위에 초점을 맞추고 있는 실정이다. 간호사를 중심으로 하는 건강정보시스템 개발과 평가는 간호의 효과와 환자의 성과로 판단되는 것이 중요하다. 기술을 잘 알고 융합하여 통합적인 사고를 가지고 개발해 나가는 것도 중요하지만 해당 기술의 가치와 효과 평가결과 등에 대한 피드백을 적정하게 제공하고 기술을 확산시키는 연구와 마케팅도 게을리할 수는 없는 일이다.

또한, 다학제 간의 의료기술개발 프로젝트에 간호사가 적극적으로 참여하여 더욱 안전하고 효율적인 기술설계가 될 수 있어야 한다. 간호 분야에서 활용할 수 있는 정보기술을 가장 잘 사용할 수 있는 사람은 정보간호사로부터 비롯된다. 정보기술의 의미를 이해하고 임상현장에의 적용 가능성, 세부기술 활용능력 등에 관한 지식을 충족하고 정보기술을 이용한 정책을 설계하는 것은 정보간호사의 중요한 역할 중의 하나라고 볼 수 있다.

간호 분야에서 효과적인 정보기술 활용능력과 다양한 간호과정에 특화된 프로세스, 평가도구 개발을 위한다면 우선적으로 정보기술을 잘 이해하고 응용력을 갖춘 정보간호사를 양성하는 것이 필요하다. 점점 더 많은 기술이 빠른 속도로 의료분야에 유입되고 있다. 정보간호사는 간호사와 환자들에게 편리하고 효율적으로 접근할 수 있는 기술을 충분히 활용할 수 있는 데이터분석가, 원격의료 개발자, 간호 인공지능로봇 및 웨어러블 장치 전문가, 간호 앱 개발자, 간호기술 경영자로서 자질을 키우고 보건 분야에 유익한 정보기술의 도입과 확산에 적극적으로 대응하면서 그들의 역할을 재정의해 나가야 할 것이다.

지역사회에서는 다양한 측면의 간호정보를 활용하여 환자의사결정을 지원할 수 있는 시스템개발이 필요하다. 환자의 질병상태 등의 의료기록 및 생체정보 등을 매칭해서 현 시점에서 환자가 어떠한 치료적 활동을 해야 할지 가이드해 주어야 한다.

특히 사물인터넷기술과 스마트컴퓨팅기술, 인공지능로봇기술, 원격의료기술 등을 환자의 기본간호 및 투약, 생활습관 패턴, 생애주기에 잘 활용한다면 만성병 혹은 노인환자 개별 특성을 반영한 맞춤 간호에 더욱 기여할 수 있을 것이다(그림 17-12~15).

감염병 팬데믹 이후 도래하게 되는 뉴노멀 시대에 대비하기 위해서는 임상현장 실습을 대신할 수 있는 가상현실, 증강현실, 혼합현실, 홀로렌즈 등의 기술이 접목된 메타버스 방식으로 전환하고 임상현장에 맞는 다양한 시나리오개발에 박차를 가해야 할 것이다. 지역사회를 비롯한 임상간호사 재직교육도 마찬가지로 뉴노멀의 패턴에 맞게 커리큘럼을 재편하고 실질적인 임상수행력을 높일 수 있는 방향으로 전환해야 한다. 정보간호사의 역할이 어느 때보다도 많아지고 중요한 시기가 되었다.

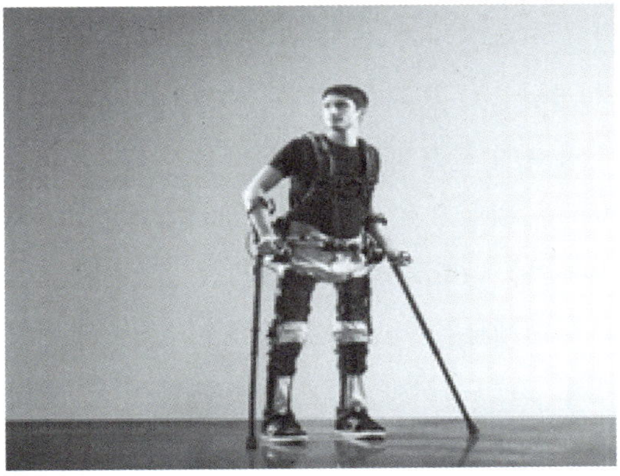

그림 17-12 하지마비 환자의 보행보조 웨어러블 로봇

출처 : The Medical Futurist[SM] ; Webicina Kft., 2018

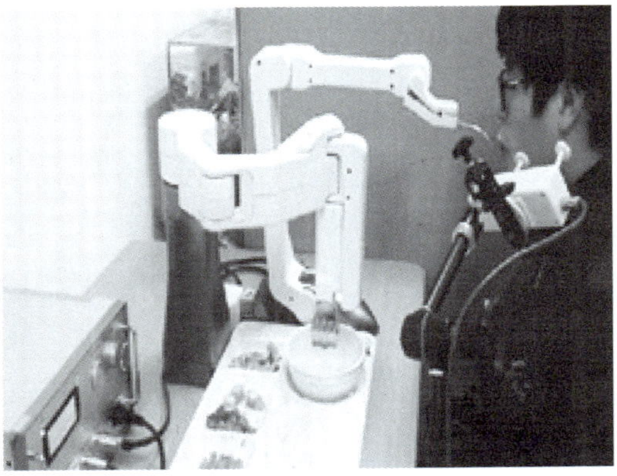

그림 17-13 마비환자의 식사를 돕는 수발로봇

출처 : 산업뉴스 여기에, 2014.9.30

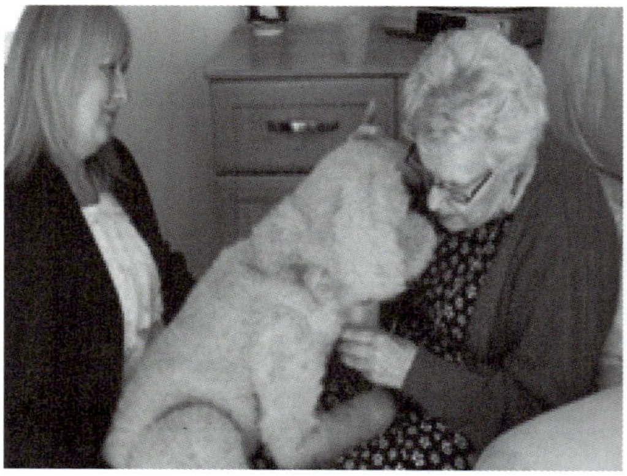

그림 17-14 치매환자의 기억력을 돕는 로봇애완견

출처 : 로봇신문, 2018.4.15.

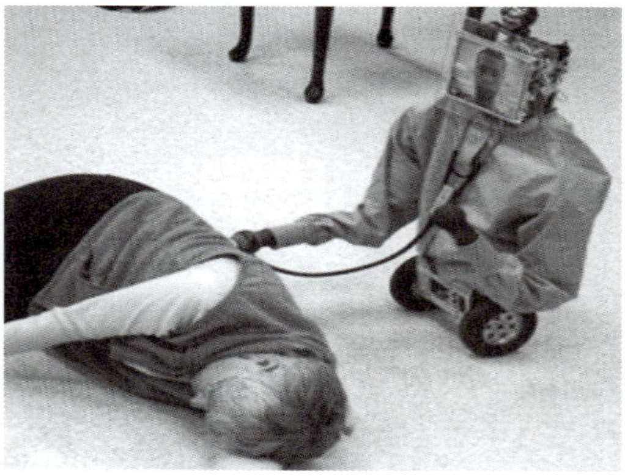

그림 17-15 환자를 모니터링하는 로봇

출처 : https://chinese.engadget.com

요약

- 간호정보학의 목표는 정보기술을 최대한 활용하여 환자가 보다 안전하고 효율적인 건강관리를 할 수 있도록 돕고 가능한 최고의 기능으로 환자를 되돌려 보내는 것이라고 할 수 있다. 이를 위해 정보기술을 최대한 활용하여 간호현장에 접목해야 한다.
- 간호수요와 적정 공급체계를 위해서 간호기록을 바탕으로 한 분석으로 규칙중심의 루틴업무에 요구되는 인력시간과 기능적 공급이 가능하도록 재설계할 필요가 있다.
- 환자기록 활용성을 높이기 위해 표준화된 데이터세트를 개발하고 간호프로토콜화해서 임상 활용을 현실화해야 한다. 조직이나 인력 등 관리현황, 환자현황을 한 눈에 파악할 수 있도록 대시보드를 만들고 적시에 의사결정할 수 있도록 한다. 이를 근간으로 합리적이고 효율적인 간호프로세스를 재설계한다.
- 정보기술을 최대한 활용하여 현재 중앙화되어 있는 의료정보 접근성을 높이고 환자가 다루기 편하고 비용이 저렴한 환자중심의 시스템으로 바꿔주어야 한다. 특히 빅데이터를 기반으로 만들어진 맞춤형 표준 가이드라인은 개인관리가 중요한 만성질환과 지역사회 환자에게 매우 유용할 것이다.
- 임상실습은 간접교육방식을 활성화해서 현장감 넘치는 콘텐츠와 커리큘럼을 설계해 나가야 한다. 가상현실, 증강현실, 홀로렌즈 등의 매체 활용을 위해 현실감 있는 다양

한 시나리오를 개발하고 의사. 기사, 보조인력 등 각 직역과의 팀 기반 훈련을 시도해야 한다.

- 간호실습교육과 의사실습교육을 통합된 형태의 시나리오를 만들어 동일한 환자상황에서 간호과정과 치료과정 알고리즘을 동시에 적용하고 훈련해 나가야 한다. 이런 방식의 교육은 졸업 후 임상과 지역사회에서의 불필요한 역할갈등을 줄이면서 간호와 의사직의 수행력을 증진시키고 환자결과와 질 향상에 긍정적 가치를 드러낼 것이다.
- 이를 위해 정보기술을 잘 다루고 간호기술과 역량을 갖춘 간호인력이 필요하고, 유관직역과 협력 네트워크를 가지며 환자의 건강개선을 위한 통합된 간호전달 체계를 구축해 나가야 한다.
- 다학제간의 의료기술개발 프로젝트에 간호사가 적극적으로 참여하여 더욱 안전하고 효율적인 기술설계도 중요하다. 특히 지역사회에서는 다양한 측면의 간호정보를 활용하여 환자의사결정을 지원할 수 있는 시스템 개발이 필요하다.
- 감염병 팬데믹 이후 보건의료환경에서의 뉴노멀을 잘 이해하고 이에 대비하기 위해 임상 현장실습을 대신할 수 있는 비대면 교육커리큘럼으로 재설계하여 임상수행력을 높여나가야 한다. 정보간호사는 앞서 배운 여러 다양한 최신 의료기술들을 활용한 비대면 교육방식과 시나리오 개발 등 역할이 어느 때보다도 중요한 시기인 동시에 사회적 기대에 부응하고 간호영역을 발전시킬 수 있는 좋은 기회이다.
- 감염병 팬데믹 이후 뉴노멀 시대에 더욱 가속화되고 있는 탈중앙화의 흐름을 맞추어 지역사회 간호사의 역할이 중요해지고 있으므로 이에 따른 정교한 간호업무 기술서가 필요하다. 아울러 가정에서 비대면 간호서비스에 적용할 수 있는 응용프로그램과 환자 접근성과 편리성이 높은 간호기기 개발을 통해 간호서비스의 효율화와 편의성 증진에 기여할 수 있어야 한다.

참고문헌

가톨릭대학교. 보건의료정보 표준화연구(IV). 보건복지가족부; 2010.

간사랑동우회 사이트[Internet]. Available from: http://www.liverkorea.org

간호사신문. 은평성모병원, 인공지능 음성 간호의무기록 구축[Internet]. Available from: http://www.nursenews.co.kr/main/ArticleDetailview.asp?sSection=63&idx=24682

개인정보 수집제공 동의서 작성 가이드라인 2.0(18.3 개정).

개인정보보호 종합포탈[Internet]. Available from: https://www.privacy.go.kr/inf/gdl/selectBoardList.do

개인정보보호법. 법률 제14839호. 2017.

개인정보보호위원회, 보건복지부. 개인정보보호 가이드라인-의료기관편. 2020.12.

건강iN 사이트[Internet]. Available from: http://hi.nhis.or.kr

건강보험심사평가원 사이트[Internet]. Available from: http://www.hira.or.kr

건강보험심사평가원, 보건의료시스템과 혁신의료기술- 국외 디지털헬스케어 도입 사례 및 시사점, 2021.5

건강보험심사평가원. 보건의료 근거 생산을 위한 건강보험 청구자료 분석 매뉴얼. 2017

건국대학교 글로컬산학협력단. 지역보건의료정보시스템 운영 개선에 관한 연구. 보건복지부; 2016.

공공보건포털 사이트[Internet]. Available from: http://www.g-health.kr

국가기술표준원. 표준화개요[Internet]. Available from: https://www.kats.go.kr/content.do?cmsid=23.

국립보건연구원 사이트[Internet]. Available from: http://www.nih.go.kr

국립암센터 사이트[Internet]. Available from: http://www.ncc.re.kr

국민건강보험공단 건강보험자료 공유서비스[Internet]. Available from: https://nhiss.nhis.or.kr/bd/ay/bdaya001iv.do

국민건강보험공단. 건강보험빅데이터 활용 교육자료. 2021

국제신문. 암 유전자 소셜네트워크로 콕 찍어 찾아낸다[Internet]. Available from: http://www.kookje.co.kr/news2011/asp/newsbody.asp?code=0800&key=20160708.22019184615

국제의료기관인증원회(JCI)의 한국 인증국가목록[Internet]. Available from: http://http://www.jointcommissioninternational.org/about-jci/jci-accredited-organizations/?c=South%20Korea&F_All=y

권선천. 병원정보시스템의 효율적 운영방안에 관한 연구: 안동의료재단 전자의무기록 도입효과분석[석사학위논문]. 안동대학교, 2007.

권승수. 4차 산업혁명시대 헬스케어의 의료정보 활용화 과제. 문화산업연구 21.2 (2021): 119-124.
권오탁. DSS요인의 관련성에 관한 연구. 경영정보연구. 1997.
김기봉, 한군희. 4차 산업혁명시대의 디지털 헬스케어 산업에 대한 연구. 융합정보논문지 10.3 (2020): 7-15.
김명주 외. Understanding of Ubiquitous & Computers. 서울: 이한출판사; 2009.
김미영 외 역. 간호관리학. 제6판. 서울: 정담미디어; 2017.
김미정 외. 보건의료정보학 입문, 파주: 수문사; 2015.
김미정, 최준영, 김선희. 보건의료정보학 입문. 경기: 수문사; 2015.
김복남 외. 간호정보학 워크북. 서울: 현문사; 2015.
김복남, 김지인, 송미라, 장혜정, 김인숙. 간호정보학 워크북. 서울: 현문사; 2015.
김선영. 의료기관평가인증제도와 소비자. 한국소비자원 소비자정책동향; 2011.
김성현 외. 의료영상 표준화를 위한 DICOM 표준 인터페이스 모듈 설계. 한국컴퓨터정보학회 학술발표 논문집. 2010;18(2):221-224.
김숙영. 모바일을 통한 의료정보 활용에 대한 인식 비교 [석사학위논문]. 중앙대학교, 2014.
김승희 외. 퇴원요약지를 이용한 CDA 문서 생성에 관한 가이드. 대한의료정보학회지. 2005;11(3) 통권 26호.
김여라. 인터넷 의료정보의 사회적·법적 쟁점에 관한 탐색적 연구. 언론과학연구. 2010;10(2):179-220.
김영홍. 소비자 중심의 의료-신체 프라이버시보호에 대하여[Internet]. Available from: https://blog.naver.com/01brigade/40012199228
김인경 외. 최신 간호관리학. 제3판. 서울: 퍼시픽북; 2017.
김인숙 외. 최신 간호관리학 제4판, 서울: 현문사; 2015.
김일곤 외. 보건의료정보(Health Information) 표준화. 정보통신표준화소식 TTA Journal. 2008;통권 제119호.
김정민. 병원정보시스템의 성과에 영향을 미치는 요인 [석사학위논문]. 인제대학교, 2008.
김지현 외. 4차 산업혁명과 간호정보 2판. 서울 : 학지사메디컬; 2022.
김진태. U-Healthcare를 위한 EMR기반의 U-Clinic의 설계와 구현 [박사학위논문]. 서울대학교, 2008.
김치원, 디지털 헬스케어는 어떻게 비즈니스가 되는가, 클라우드나인, 2020
김화선 외. 의료정보 표준에 기반한 EHR 플랫폼의 설계 및 개발. 한국지능시스템학회논문지. 2011;21(4).
네이버 국어사전[Internet]. Available from: http://krdic.naver.com
네이버 지식백과[Internet]. Available from: http://terms.naver.com
노동훈, 디지털 헬스케어 전쟁 청춘미디어, 2021
노문종. 의료환경에서 XDS를 이용한 의료정보의 공유에 관한 연구: 진료정보 공유시스템 사례 중심으로 [석사학위논문]. 건국대학교, 2005.
노영아. 종이의무기록과 전자의무기록의 의무기록 기재정보량 차이에 관한 연구: 입원기록지의 주호소 및 현병력 비교 [석사학위논문]. 가톨릭대학교, 2007.

뇌질환환자모임 사이트[Internet]. Available from: http://cafe.naver.com/perfectsv

다음 백과사전[Internet]. Available from: http://100.daum.net

다음 어학사전[Internet]. Available from: http://dic.daum.net

대통령직속 4차산업혁명위원회, 4차산업혁명대응계획, 2017.11

대한간호협회 보수교육 자료. 의료인과 간호윤리. 모듈8 의료정보보안과 간호윤리. 2017.

대한민국 정책브리핑. 빅데이터 활용해 대상자별 건강관리 서비스 제공한다![Internet]. Available from: https://www.korea.kr/news/pressReleaseView.do?newsId=156334145&call_from=naver_news. 2019년 5월 30일 보도.

대한의료정보학회. 보건의료정보학, 서울: 현문사; 2014.

데일리메디 사이트[Internet]. Available from: http://www.dailymedi.com

데일리메디. 은평성모병원, 세계 최초 적용 '음성 간호기록' 확대 실시[Internet]. Available from: http://www.dailymedi.com/detail.php?number=875529

데일리팜 사이트[Internet]. Available from: http://www.dailypharm.com

딜로이트. Deloitte Insights, 2021 글로벌 헬스케어 산업 전망, 2021.3

로봇신문. 로봇 애완견, 치매 노인 돕는다, 99세 영국 노인 '론 그랜담'의 치유 사례[Internet]. Available from: http://www.irobotnews.com/news/quickViewArticleView.html?idxno= 13668

류시원 외. 보건의료정보학. 서울: 계축문화사; 2008.

류창모. 가정방문간호사를 위한 사정중재를 포함한 모바일 간호관리 시스템에 대한 연구 [석사학위논문]. 세종대학교, 2013.

매일경제. 나만을 위한 치료법...정밀의학 선점 경쟁 뜨겁다[Internet]. Available from: http://news.mk.co.kr/newsRead.php?no=251206&year=2016

메드월드뉴스. 세계 최초 음성인식 간호기록(Voice ENR) 병동 가동[Internet]. Available from: https://www.medworld.co.kr/news/articleView.html?idxno=202921

메디게이트뉴스, http://medigatenews.com/news/2542355669

메디스태프, https://www.medistaff.co.kr/, 2022.01.15.

메디칼업저버 사이트[Internet]. Available from: http://www.monews.co.kr

메디칼트리뷴 사이트[Internet]. Available from: http://www.medical-tribune.co.kr

메디컬옵져버. 집중형 건강관리모형 실증사업 추진된다[Internet]. Available from: http://www.monews.co.kr/news/articleView.html?idxno=204664 2019년 8월 39일 보도.

문우영. EMR 서식 및 이미지 형식 기록의 전자인증을 위한 XML 변환 [석사학위논문]. 전남대학교, 2007.

미래창조과학부. 모든 것이 연결되고 보다 지능적인 사회로의 진화. 다보스포럼; 2016.

민경필, 한태화. IT 기반의 디지털병원 현황 및 방향. 정보과학회논문지. 2011;29(4):54-60.

민경화 외. 보건의약관계법규. 서울: 에듀펙토리; 2016.

민족의학신문 사이트[Internet]. Available from: http://www.mjmedi.com

박상미. 지역보건의료정보시스템의 데이터 품질 관리를 위한 업무규칙 관리시스템 구현 [석사학위논문]. 고려대학교, 2015.

박성애 외. 간호결과지표를 이용한 간호진단 및 중재관리 시스템. 대한의료정보학회지. 2001;7(1):35-43.

박성애 외. 전산화된 간호과정시스템(진단-중재연계시스템)에 대한 유용성 조사연구. 간호행정학회지. 2003;9(2):183-191.

박성애, 이혜자, 박성희. 의학진단과 연계된 간호진단 및 중재 프로그램 개발. 간호행정학회지. 2002;8(2):239-248.

박성희 외. 표준간호지식 기반 간호과정관리시스템의 유용성 검증. 한국보건정보교육학회지. 2003;5(1): 31-42.

박신영. 병원정보시스템 성과에 영향을 미치는 요인에 관한 연구 [석사학위논문]. 서울대학교, 2007.

박억남. 정보보안 개인정보보호 입문+실무 Bible: 정보보호 및 개인정보보호 달인되기!. 고양: 위즈플래닛; 2015

박우성 외. 건강정보 보호 및 보안체계. EHR 핵심공통기술연구개발사업단 연구보고서; 2010.

박인순. 병원원가계산시스템과 개선방안에 관한 연구 [석사학위논문]. 성균관대학교, 2006.

박주희. RFID를 이용한 HL7기반의 병원정보시스템 구축 [박사학위논문]. 광운대학교, 2006.

박진희. 병원 의사결정지원시스템의 서비스품질이 경영성과에 미치는 영향 [석사학위논문]. 건국대학교, 2014.

박찬석. 병원정보시스템 사용성 평가에 대한 연구 [박사학위논문]. 충북대학교, 2008.

박현애 외, 최신 간호정보학, 서울: 현문사; 2017.

박현애 외. 최신 간호정보학, 서울: 현문사; 2012.

변도화 외. 노인장기요양보험 제도 하에 제공되는 방문간호 서비스의 중요도와 성과도. 지역사회간호학회지. 2013;24(3):332-345.

병원간호사회. 한국형 중환자간호 분류도구(KPCSC) 개발 보고서; 2014.

보건복지부, '2020년 보건의료정보화 실태조사 결과보고서', 2021.4.

보건복지부, '2020년 보건의료정보화 실태조사 결과보고서', 2021.4.시스템을 중심으로 [석사학위논문]. 경희대학교, 2008.

보건복지부, 4차 산업혁명 기반 헬스케어 발전전략, 2018.12

보건복지부, 보건의료 데이터,인공지능 혁신전략, 2021.6

보건복지부. 안전행정부. 병원 개인정보보호 가이드라인; 2013.

보건복지부. 한국보건산업진흥원, "보건의료정보화를 위한 진료정보교류 기반 구축 및 활성화(②EMR 시스템, 제품인증 체계 및 절차 설계; 2015.

보건복지부와 안전행정부. 개인정보보호 가이드라인: 의료기관편; 2015.

보건복지인력개발원, 4차산업혁명, 의료정보&의료용어표준, 2020

보건산업진흥원. 보건의료정보화를 위한 진료정보교류 기반 구축 및 활성화 연구보고서; 2015

보건신문 사이트[Internet]. Available from: http://www.bokuennews.com

보건의료정보표준 사이트[Internet]. Available from: https://www.hins.or.kr/cmm/main/mainPage.do

보건의료정보표준[Internet]. Available from: https://www.hins.or.kr/EgovPageLink.do

사이언스엠디뉴스 사이트[Internet]. Available from: http://www.sciencemd.com
산업뉴스 여기에. 복지로봇, 성큼 다가선 고령화사회의 시장개화기에 대한 기대감[Internet]. Available from: http://www.ndsl.kr/ndsl/search/detail/report/reportSearchResultDetail.do?cn=KMR2014000216
서문경애 외. 간호정보학 3판. 서울: 포널스출판사; 2016.
서울대학교병원 의학정보 사이트[Internet]. Available from: m.terms.naver.com
서정욱 외. 서울대학교병원 전자의무기록 도입 사례. 대한의료정보학회지. 2006;12(3):213-215.
송태민 외. 보건복지 빅데이터 효율적 관리방안 연구. 한국보건사회연구원 연구보고서; 2014.
송태민. 우리나라 보건복지 빅데이터 동향 및 활용방안. 과학기술정책. 2013:19(2):56-73.
순천향대학교부속병원. EMR(전자의무기록)의 현황 및 발전방안. 순천향대학교부속병원; 2000.
식품의약품안전평가원. 스마트헬스케어 의료기기 기술, 표준전략보고서. 2018.8
식품의약품안전평가원. 신개발의료기기 전망분석보고서. 2020
신기은. 의료정보 시스템을 위한 효과적인 보안 프레임워크 [석사학위논문]. 성균관대학교, 2010.
신보영. 의료 포탈 구축을 위한 의료정보 사이트 분석 연구 [석사학위논문]. 한성대학교, 2003.
신수용 디지털 헬스 블로그 - https://sooyongshin.wordpress.com/
신수용. 의료정보 표준(1) - 표준이란? & 표준 역사[Internet]. Available from: https://sooyongshin.wordpress.com/2020/03/22/
신수용. 의료정보 표준(2) - 왜 표준인가?[Internet]. Available from: https://sooyongshin.wordpress.com/2020/04/
신수용. 의료정보 표준(3) - 어떻게 쓰면 될까?[Internet]. Available from: https://sooyongshin.wordpress.com/2020/05/
신수용. 의료정보 표준(4) - 의료정보 국내 표준들[Internet]. Available from: https://sooyongshin.wordpress.com/2020/06/
신수용. 의료정보 표준(5) - 용어표준[Internet]. Available from: https://sooyongshin.wordpress.com/2020/07/
신수용. 의료정보 표준(6) - 전송표준[Internet]. Available from: https://sooyongshin.wordpress.com/2020/12/25/
신수용. 의료정보 표준(7) - EDI 개편[Internet]. Available from: https://sooyongshin.wordpress.com/2020/12/28/
신승희. 의료환경 변화에 따른 마케팅 전략 연구 : EMR 시스템 도입 사례 분석 [석사학위논문]. 경상대학교, 2008.
신은경. RFID기반의 전자의무기록(EMR) 시스템의 설계 및 구현 [석사학위논문]. 부경대학교, 2008.
신장병환우모임 사이트[Internet]. Available from: http://cafe.naver.com/tlswkd
아미스테크놀로지(주). 병원정보시스템 사용자 지침서; 2009.
안은경 외 3. EHR System에서의 개인정보보호를 위한 개선된 RBAC 모델에 관한 연구. 정보보안논문지. 2009;9(2).
안전행정부. 개인정보보호법. 서울: 행정안전부; 2014.

암환자지원센터 사이트[Internet]. Available from: http://www.cpsc.or.kr
양대일. 정보보안 개론과 실습시스템 해킹과 보안. 서울: 한빛미디어; 2006.
양옥렬. '전자차트 비트U차트를 활용한 병원정보시스템 실무'. 서울: 에듀팩토리; 2019.
양옥렬. HIS 실무 - OCS중심으로. 파주: 지구문화사; 2013.
양옥렬. NEW 병원정보시스템실무. 파주: 지구문화사; 2013.
연합뉴스. 낙상·욕창 발생확률 빅데이터로 실시간 예측 AI 나왔다[Internet]. Available from: https://www.yna.co.kr/view/AKR20200915043400017. 2020년 9월 15일 보도
왕경해. 국내 의료기관의 정보화 현황 및 관련 요인 분석 [석사학위논문]. 연세대학교, 2006.
우형진. 텔레비전 뉴스시청이 시청자의 건강증진의지에 미치는 영향에 관한 연구. 한국언론학보. 2007;51(2):308-333.
위키백과[Internet]. Available from: https://ko.wikipedia.org
위키피디아[Internet]. Available from: https://ko.wikipedia.org
유선주, 최경숙, 김현영. 인력기준법 제도 개선방안 연구. 한국보건산업진흥원; 2013.
유정숙, 심미영, 최은하. 한국형 중환자간호 분류도구(KPCSC: Korean Patient Classification System for Critical care nurses) 개발. 2015;21(3):401-411.
윤석은. 병원 정보시스템 아웃소싱 사례연구 [석사학위논문]. 성균관대학교, 2006.
윤종훈. 1차 의료기관 이용자들의 인터넷 의료정보 이용행태 및 관련요인 [석사학위논문]. 고려대학교, 2008.
의료법 시행규칙, 보건복지부령 제485호, 2017.3.7
의료법, 법률 제15540호, 2018.3.27.
의료정보관리사 Master Bible. 서울: 청구문화사; 2008.
의료정책연구소, 디지털 헬스의 최신 글로벌 동향, 2020.5
의약뉴스. 은평성모병원, 세계 최초 인공지능 음성 간호의무기록 구축[Internet]. Available from: http://www.newsmp.com/news/articleView.html?idxno=196908
의학신문 사이트[Internet]. Available from: http://www.bosa.co.kr
의학신문. 'Voice ENR' 간호 실무의 새로운 패러다임[Internet]. Available from: http://www.bosa.co.kr/news/articleView.html?idxno=2161095
의협신문 사이트[Internet]. Available from: http://www.doctorsnews.co.kr
이건철 외. 알기쉬운 보건 통계학. 서울: 현문사; 2015.
이경아. 성형외과 HIS에서의 데이터웨어하우스 설계 및 구현 [박사학위논문]. 한밭대학교, 2008.
이경환, 강현희, 김영화. 의료정보화에 따른 프라이버시 보호를 위한 법적 고찰. 한국의료법학회지. 2003;11(2):39-55.
이난경 외, 중소형 병원의 클라우드 병원정보시스템 서비스 체계에 관한 연구. 한국전자거래학회지. 2015;20(3):89-112.
이미준 외. 4차산업과 간호정보학. 경기: 수문사; 2020.
이병숙 외. 간호관리학 3판, 서울: 정담미디어; 2015.
이병숙 외. 간호관리학. 2판. 서울: 정담미디어; 2012.

이병용. 순천향대학교 중앙의료원 모바일 PACS 구축사례. 제16회 헬스케어 코리아 포럼 컨퍼런스; 2015.

이상희. 온라인 진단시스템을 위한 의료 컨텐츠 모델 연구 [석사학위논문]. 국민대학교, 2008.

이선미. 중환자실 섬망 조기발견과 중재를 위한 데이터 마이닝 기반 임상의사결정지원 시스템. 과학기술정보통신부. 2017. Doi: https://doi.org/10.23000/TRKO201800003288

이성권 외. QR 코드를 이용한 의료정보 시스템 설계 및 구현. 인터넷정보학회논문지. 2015;16(2):109-115.

이승한. 원격진료 환경에서 환자의 개인정보보호를 위한 의료 정보 보안 기법 [석사학위논문]. 숭실대학교, 2014.

이영재. 지능 의사결정지원시스템(개정판). 파주: 생능출판사; 2009.

이영택. 병원 내 Drug CDSS 구축사례를 통한 진료개선 분석. 한국보건정보통계학회지. 2011;32(2):89-98.

이은옥, 임난영, 박현애, 이인숙, 김종임, 배정이, 이선미. 간호연구와 통계분석. 서울: 수문사; 2009.

이은주 외. 간호정보학. 서울: 정담미디어; 2016.

이은주, 이상수. 과학적 간호과정 적용과 훈련을 위한 멀티미디어 컨텐츠 및 웹 기반 EPSS의 개발. 교육정보미디어연구. 2004;10(2):135-158.

이인영. 인터넷 의료정보의 법률적 문제점. 대한병원협회지. 2000;29(6):34-46.

이재은. 상황인식기반 의사중심의 의료영상전송시스템(PACS) 미들웨어 [석사학위논문]. 숙명여자대학교, 2008.

이준택. 의료정보의 안전한 전송을 위한 감사시스템 기반의 Secured Node에 관한 연구 [석사학위논문]. 성균관대학교, 2010.

이진석. 국내종합병원의 통합의료정보시스템 사용자 만족도에 관한 연구 [석사학위논문]. 연세대학교, 2006.

이찬. 영상 EMR 시스템에 대한 이용자 만족도 연구 [석사학위논문]. 인제대학교, 2007.

이향숙 외. 작업치료 임상용어체계 표준화를 위한 예비연구: 작업치료 의무기록 시스템 현황 및 용어체계 표준화 요구도 조사. 대학작업치료학회지. 2014;22(4):121-133.

이현주. EMR시스템 하에서 환자 진료정보보호를 위한 사용자 관리방안 연구 [석사학위논문]. 서울대학교, 2006.

이혜자, 박성애, 박성희. 의학진단과 표준간호분류체계를 기반으로 한 간호진단 및 중재관리 시스템의 유용성 검증. 대한의료정보학회지. 2002;8(2):1-10.

이화순. 건강정보 제공 사이트별 정보의 형태 및 내용 비교 분석: 의료관련 사이트의 건강정보 제공 실태를 중심으로 [석사학위논문]. 연세대학교, 2004.

이희옥. 내외과 환자분류를 위한 도구개발연구 [석사학위논문]. 연세대학교, 1986.

인피니트헬스케어[Internet]. Available from: http://www.infinitt.com/cms/index?lang=ko

일본의료정보학회 편. 한국의료정보교육협회 역. 의료정보학. 서울: 현문사; 2009.

임형주. EMR 시스템의 도입 특성 요인이 지각된 유용성, 편이성 및 사용의도에 미치는 영향에 관한 연구 [박사학위논문]. 창원대학교, 2007.

장성운. 대학생들의 인터넷 의료정보 이용과 즐겨 찾는 인터넷 의료정보 연구 [석사학위논문]. 순천향대학교, 2005.

전국 간호대학 법교육 연구회. 보건의약관계법규 2021. 서울: 에듀팩토리; 2021.

전유전. 인터넷 의료정보서비스 이용행태와 관련 요인 [석사학위논문]. 인제대학교, 2006.

전자신문. '닥터 AI' 너의 능력을 보여줘[Internet]. Available from: http://www.etnews.com/20180227000087

전자신문. 코엑스에서 열린 '사물인터넷 진흥주간'. 2017 October.

전효찬. Clinical Pathway 개발을 위한 EMR 데이터 추출 방법에 대한 연구 [박사학위논문]. 계명대학교, 2006.

정면숙 외. 간호관리학 3판. 서울: 현문사; 2018.

정보통신산업진흥원, Global healthcare market- 헬스케어 품목별보고서, 2019

정승우 외. 서비스수준협약 기반의 병원정보시스템 성과측정 모형: IT 균형성과표 및 논리모형 접근법. 한국경영공학회지. 2015;20(2):1-15.

정유수. 의료 웹사이트 및 어플리케이션 사용 확산에 관한 연구 [박사학위논문]. 인제대학교, 2014.

정창원 외. u-병원 정보 시스템을 위한 멀티에이전트 시스템 기반 분산 프레임워크 구축 및 응용. 한국컴퓨터종합학술대회 논문집(A). 2009;36(1):56-57.

조금준. 의료 빅데이터를 활용한 임상 연구. 마취통증의학, 2017;12(1):9-14.

조숙진 외. 수요자 의료정보시스템의 정보제공형태가 의료성과에 미치는 영향에 대한 연구. 한국EA학회논문지. 2015;12(4):579-601.

조영번 외. 식품 알레르기에 관한 검색을 통한 국내 인터넷상에서의 의료정보의 적절성 평가. Korean Journal of Pediatrics. 2004;47(8):868-872.

조영복 외. 클라우드 컴퓨팅 환경에서 개인의료정보를 통합한 CloudHIS 시스템. 한국컴퓨터정보학회. 2014;19(5):27-35.

조울증정보카페 사이트[Internet]. Available from: http://www.koreanmania.com

조인숙 외. 국내 전자간호기록 개발 및 실무적용 현황 조사. 임상간호연구. 2013;19(3):345-356.

조인숙 외. 평생전자건강기록(Electronic Health Records) 기반 임상의사결정지원 시스템 연구동향. 정보과학회논문지. 2011;29(2)통권 261호.

조인숙, 최원자, 최완희, 김민경. 국내 전자간호기록 개발 및 실무적용 현황 조사. 임상간호연구. 2013;19(3):345-356.

조현석. Design of Active Intelligent Decision Support System for Investment Evaluation [석사학위논문]. 포항대학교, 1997.

주민철. 의료정보 표준화 동향. 정보과학회논문지. 2008;26(6).

㈜위너메디&㈜비트컴퓨터. BitNixAcademy 간호EMR 교육용 프로그램 간호병동 매뉴얼_학생용.

㈜위너메디&㈜비트컴퓨터. BitNixAcademy 간호EMR 교육용 프로그램 사례입력 매뉴얼_교수입력용.

㈜위너메디&㈜비트컴퓨터. BitNixAcademy 간호EMR 교육용 프로그램.

주인중, 서유정, 장주희. 직무분석 활용실태 및 분석기법 연구. 서울 : 한국직업능력개발원; 2011.

주호재. (현장 컨설턴트가 알려주는) 디지털 트랜스포메이션- 코로나와 4차산업혁명이 가속화시키는 디지털 트랜스포메이션. BM성안당. 2020.
중앙일보. 대장암 수술 후 치료는? 왓슨 8초 만에 "항암제 폴폭스 추천"[Internet]. Available from: https://news.joins.com/article/20966747
지식 관리 사이트[Internet]. Available from: http://www.systems-thinking.org/kmgmt/kmgmt.htm#dac
지식경제부 기술표준원[Internet]. Available from: http://www.kats.go.kr/
지식경제부. 의료정보 산업 및 표준화 동향. KATS(지식경제부 기술표준원) 기술보고서; 2011.
질병관리본부 국가건강정보포털 사이트[Internet]. Available from: http://health.cdc.go.kr
질병관리청. 국민건강영양조사 통계정보보고서[Internet]. Available from: https://www.data.go.kr/data/15076556/fileData.do
질병관리청. 지역사회건강조사 원시자료이용지침서[Internet]. Available from: https://chs.kdca.go.kr/chs/mnl/mnlBoardMain.do
질병관리청. 청소년건강행태조사 통계집. [Internet]. Available from: https://www.kdca.go.kr/yhs/home.jsp?id=m03_02
차정희. 간호와 법. 서울: 현문사; 2016.
차효성 외 4. 병원환경의 통합의료정보시스템에 적합한 권한관리 설계 및 구현. 융합보안논문지. 2014;14(5):57-64.
채영문, 박주희, 이혜자, 조경원. 보건의료분야의 시스템 분석과 설계. 서울: 수문사; 2010.
청년의사 사이트[Internet]. Available from: http://www.docdocdoc.co.kr
청년의사 사이트[Internet]. Available from: http://www.koreahealthlog.com/news/newsview.php?newscd= 2011052500005
청년의사. '수기 기록 멈춰!'…간호업무 기록에 음성인식 활용하는 병원[Internet]. Available from: https://www.docdocdoc.co.kr/news/articleView.html?idxno=2012211
최경환. U-Hospital 구축을 위한 Network 구성방안 연구 [석사학위논문]. 한양대학교, 2009.
최무진 외. 국내 DSS의 활용현황과 전망. 경영연구. 2002;17:161-189.
최윤섭. 디지털헬스케어 : 의료의미래. 클라우드나인. 2020.
최윤섭. 의료 인공지능. 클라우드나인, 2018.
최준영, 고민석. 의료정보관리학. 서울: 현문사; 2011.
최준영. 병원정보시스템의 운영성과에 관한 비교 연구: PACS와 EMR시스템을 중심으로 [박사학위논문]. 원광대학교, 2009.
캐나다 의료기관평가인증(AC)[Internet]. Available from: http://www.accreditation.ca/en/
케이티(KT). 진료기관 구분과 클라우드 도입; 2017.
코메디닷컴 사이트[Internet]. Available from: http://www.kormedi.com
크리스텐슨. 파괴적의료혁신. 청년의사; 2010.
통계청 (2021). 세계보건기구의 제11차 국제질병분류의 소개
통계청. 2021년 마이크로데이터 이야기. 2022
통계청. WHO-FIC 출장보고서. 통계청 통계기준팀 출장보고서; 2008.

통계청. 마이크로데이터[Internet]. Available from: https://mdis.kostat.go.kr/ofrData/selectClsOfrData.do?curMenuNo=UI_POR_P9210
통계청. 한국표준질병 및 사인분류코드(KCD)[Internet]. Available from: http://kostat.go.kr/
폐암환우 및 가족모임 사이트[Internet]. Available from: http://cafe.naver.com/lung
하오현 외. 의료소비자들의 병원정보 이용 목적과 획득한 정보의 실용성. 한국콘텐츠학회논문지. 2014;14(7):376-385.
하이닥 사이트[Internet]. Available from: http://www.hidoc.co.kr
한국강직성척추염환우회 사이트[Internet]. Available from: http://www.koas.org
한국과학기술기획평가원, 스마트헬스케어 기술동향브리프, 2020
한국보건복지인력개발원 (2020). 보건복지부4차 산업혁명 시대 의료정보 & 의료용어 표준.
한국보건사회연구원 사이트[Internet]. Available from: http://www.kihasa.re.kr
한국보건산업진흥원 사이트[Internet]. Available from: http://www.khidi.or.kr
한국보건산업진흥원. 'K-디지털헬스케어 이해하기'. 2021.06.23.
한국보건산업진흥원, 디지털헬스, 산업분석 및 전망연구, 2020.12
한국보건산업진흥원. 진료정보 전송표준개발. 보건복지부; 2004.
한국보건의료연구원 사이트[Internet]. Available from: http://www.neca.re.kr
한국보건의료정보원. 기관소개[Internet]. Available from: https://www.k-his.or.kr/
한국보건의료정보원. 보건의료정보표준[Internet]. Available from: https://www.hins.or.kr/
한국산업기술평가원. 개인건강기록(PHR) 서비스 기술 및 산업 동향. PD ISSUE REPORT. 2013;13(11).
한국소프트웨어진흥원(www.software.or.kr). 전자의무기록(EMR) 시장동향; 2006.
한국의료정보교육협회. 보건의료정보학 2판. 서울: 에듀팩토리; 2013.
한국의료정보교육협회. 보건의료정보학 3판. 서울: 애듀팩토리; 2015.
한국의료정보교육협회. 보건의료정보학 4판. 서울: 에듀팩토리; 2018.
한국의료정보학회 편. 보건의료정보학. 서울: 현문사; 2003.
한국의료패널. 한국의료패널 홈페이지[Internet]. Available from: http://www.khp.re.kr
한국일보, https://www.hankookilbo.com/News/Read/A2022011515280000030
한국전자통신연구원, 디지털치료제의 현황분석 및 발전방향, 2020.5
한국한의학연구원 사이트[Internet]. Available from: http://www.kiom.re.kr
한순화 외. 간호정보학. 서울: 고문사; 2012.
한의신문 사이트[Internet]. Available from: http://www.akomnews.com
행정안전부. 개인정보보호 이해하기 교육자료. 행정안전부; 2017.
헬로티. 웨어러블 디바이스의 신체적용. 첨단뉴스. 2017.
헬스데이뉴스 사이트[Internet]. Available from: http://www.healthdaynews.co.kr
헬스조선 사이트[Internet]. Available from: http://health.chosun.com
헬스케어(Health Care) 산업. 사물인터넷 도입 사례 확산, 인터넷 및 정보보호 동향. 2014;5.
홍경아. 전자의무기록(EMR)시스템 사용자 만족도에 영향을 미치는 요인에 관한 연구: 대형병원 EMR

홍준현. 의무기록정보관리학 8판. 서울: 고문사; 2012.

홍현기. 병원정보시스템의 성과측정을 위한 측정요인 도출과 중요도 분석. 한국산학기술학회논문지. 2010;1(11):4207-4211.

Abdella, F. G. & Levine, E. Better Patient Care Through Nursing Research. New York: Macmillan Company; 1979.

Ainsley B, Brown A. The Impact of Informatics on Nursing Education; A Review of the Literature. The Journal of Continuing Education in Nursing. 2009;40(5):228-232.

Bacon DR. A comparison of approaches to importance performance analysis. International Journal of Market Research. 2003;45(1):55-71.

Bartels AH. Smart Computing Drives The New Era Of IT Growth. Forrester Research. Inc. 2009.

Beyers, M. Quality : The Banner of the 1980s. Nursing Clinics of North America, 23(3), 1988, p. 617-623.

Bickford CJ. Nursing informatics: scope and standards of practice[Internet]. 2nd ed. HIMSS presentation material; 2014.

Bill Buxton. Absorbing and Squeezing Out: On Sponges and Ubiquitous Computing. Xerox Ubiquitous Computing Workshop Draft of April 12; 1993.

Bill Buxton. Ubiquitous Media and the Active Office. (to appear in the CACM).

CAE Healthcare. This HoloLens Childbirth Simulator Helps Train Medical Students; 2018.

CEN TC 251 Working Group[Internet]. Available from: http://www.cen.eu/

Choi HY. A study on post-hospital home health care needs in a general hospital [master's thesis]. Chonbuk National University, 2001.

Cronin JJ, Taylor SA. Measuring service quality: A reexamination and extension. Journal of Marketing. 1992;56(3):55-68.

Donabedian, A. Some issues in evaluating the quality of nursing care. American Journal Nation Health, 59(10), 1969, p. 1833-1836.

Eagle Dawg Blog. Perspectives in health informatics and medical librarianship[Internet]. Available from: https://eagledawg.blogspot.kr/2008/10/nahit-vs-medical-librarians-for-ehr.html

Eaves RH., Flagg AJ. The US Air Force pilot simulated medical unit: a teaching strategy with multiple applications. Journal of Nursing Education. 2001;40:110-115.

EHR 사업단[Internet]. Available from: http://www.ehrkorea.org/

Ellen WL. Using importance-performance analysis: Importance performance analysis is a simple tool which yields easily understood data with many uses. Journal of Nursing Management. 1990;21(5):20-25.

Frank H, Frank B. Ubiquitous Computing. seminar Innovative Benutzungsschnittstellen. SoSe; 1995.

Gillies, D. A. Determining Staffing Needs. Nursing Management; A System Approach, Philadelphia: W. B. Sander CO; 1982.

Gregg Keizer. Smarter Smart Home special report. Computer Life. 1996 June.

Health Informatics-ISO/TC215 Working Group[Internet]. Available from: http://www.iso.org/iso/standards_development/technical_committees/list_of_iso_technical_committees/iso_technical_committee.htm?commid=54960

HITI. Criteria for Assessing the Quality of Health Information on the Internet[Internet]. Available from: http://www.ncbi.nlm.nih.gov/pmc/articles/PMC1446565/pdf/11236453.pdf

Hundert et al. Institute of Medicine's (IOM) Health Professions Education: A Bridge to Quality. Washington (DC): National Academies Press (US); 2003.

IBM, IBM News release. 2013 October.

ICD[Internet]. Available from: http://ko.wikipedia.org/wiki/ICD-10

ICNP[Internet]. Available from: http://www.icn.ch/what-we-do/ICNP-Browser

IEC[Internet]. Available from: http://iec.org/

ISO/TC215 Working Group[Internet]. Available from: http://www.iso.org/

Issenberg SB, McGaghie WC, Hart I R, et al. Simulation technology for health care professional skills training and assessment. JAMA. 1999;282(9):861-866.

JCI[Internet]. Available from: http://www.jointcommissioninternational.org/

Jeong GH, Kang HY. Knowledge and perceptions on visiting nursing service needs among workers in longterm care insurance institutions. Journal of Nursing Science. 2009:14(1):119-130.

Jeremy CW. When to Use Web-based Surveys. Journal of the American Medical Informatics Association : JAMIA. 2000;7(4):426-429.

John Walker. Ubiquitous Computation, Global Connectivity, and the End of Privacy.

Joo, MK. A study on the determinants of consumer oriented nursing service quality. Korean Scholars of Marketing Science. 2002;2:229-253.

Kang YS, Ha YM, Eun Y. Health status and health promoting lifestyle profile II of north korean immigrants. Journal of Korean Academy of Community Health Nursing. 2012;23(3):231-243.

KCD[Internet]. Available from: http://www.koicd.kr/2016/kcd/v7.do#0&n

KDI경제정보센터, 디지털헬스케어 해외동향, 2021-2

Keen, Peter GW, Michael S, Scott M. Decision support systems: an organizational perspective. Reading. MA: Addison-Wesley. 1978;197(8).

Kim BY. Comparison studies on the effectiveness of gardening, music, and art therapies conducted as nursing interventions for imbecility: Mainly concentrated at rehabilitation nursing program. The Korean Nurse. 2001;40(1):51-63.

Kim KS, Ha EH. Factors affecting quality of nursing services and intention to revisit as perceived by hospitalized patients and nurses in medium sized urban hospitals. Journal of Korean Clinical Nursing Research. 2009;15(2),103–114.

Kim MH. Roles of visiting nurses defined based on longterm care insurance regulation for the elderly. Journal of Korean Academy of Public Health Nursing. 2009;23(2): 232–250.

Kim SJ. Path analysis of religious activity effect on the quality of life of the elderly. Journal of Welfare for the Aged. 2006;33:29–50.

KISA온라인 개인정보보호[Internet]. Available from: https://www.i-privacy.kr/jsp/user4/intro/define1.jsp

Koichi T, et al. MD Anderson's Oncology Expert Advisor powered by IBM Watson: A Web-based cognitive clinical decision support tool; 2014.

KOSTOM[Internet]. Available from: https://www.hins.or.kr/

Kwon DK. The study on the plan of improving the service quality in the food industry by the IPA matrix. Korean Journal of Tourism Research. 2011;26(1):1–31.

Kwon MO. Plan to boost long term care system for elderly in Korea [master's thesis]. Dongeui University, 2003.

Lee AJ, et al. Performed the first anniversary of long-term care insurance visiting nursing service policy debate for the activation. Seoul: National Health Insurance Corporation; 2009.

Lee JS, Cho SO. An empirical study on the influence of customer satisfaction and intention to reuse by pharmacy service quality and characteristics. Journal of the Korea Management Engineers Society. 2011;16(1):1–18.

Lee JS, Han EJ, Kang IO. The characteristics and service utilization of home nursing care beneficiaries under the Korean long term care insurance. Journal of Korean Academy of Community Health Nursing. 2011;22(1):33–44.

Lee MA, A study of the nursing service perceived by consumers and providers, and the tool that measures nursing service. Journal of Korean Academy of Nursing. 2003;33(6):772–783.

Lee MA. A study of the nursing service quality and gap perceived by consumers. Journal of Korean Academy of Nursing. 2004;34(2):225–234.

Lee MA. A study on the differences of perception between consumers and providers about nursing service quality, and the usefulness of tools measuring nursing service quality. Journal of Korean Academy of Nursing 2000;30(5):1121–1132.

Lee MK. Job identification of home visiting nurses based on long-term care insurance for the elderly program [dissertation]. Hanyang University, 2010.

Lee YH. A study on characteristics of long stay hospital patients and home health care needs [master's thesis]. Chung-Ang University, 2005.

Li S. Kenward K. A national survey of nursing education and practice of newly licensed nuises. Joumal of Nursing Administration's Healthcare, Law, Ethics, and Regulation. 2006;Ä(4):110–115.

LOINC[Internet]. Available from: https://loinc.org/

Long Term Care Insurance for Elderly. (Ta) Partial revision. 2011. 12. 31 law institution 11141. long term care insurance for elderly. Retrieved December 24, 2012[Internet]. Available from: http:// www.law.go.kr/DRF/lawService.do?OC=lrzh& target=law&MST=120495&type=HTML&efYd=20120901

Mark CT. Advances in Human–Computer Interaction: The Intelligent Room. Position Paper for CHI'95 Research Symposium; 1995.

Mark W, John SB. Designing Calm Technology. Xerox PARC, December; 1995.

Mark Weiser. "Ubiquitous Computing", a variation of the article below appeared in IEEE Computer 'Hot Topics'; 1993.

Mark Weiser. Creating the Invisible Interface. Invited Talk (short abstract). November2–4. UIST'94.

Mark Weiser. Some computer science issues in Ubiquitous Computing. CACM. 1993;36(7).

Mark Weiser. The Computer for the 21st Century. paper to appear in Scientific American.

Mark Weiser. The world is not a desktop. Perspectives article for ACM Interactions; 1993.

McDowell DE, Ma X. Computer literacy in baccalaureate nursing students during the last 8 years. Computers Informatics Nursing. 2007;2i:30–36.

McGonigle D, Mastrian KG. Nursing informatics and the foundation of knowledge (3rd ed.). Burlington, MA: Jones and Bartlett Learning; 2015.

Microsoft Internet of Things Blog. A better bedside manner, courtesy of IoT; 2014.

Milgram P, Takemura H, Utsumi A, F. Kishino F. Augmented Reality: A class of displays on the reality–virtuality continuum. Telemanipulator and Telepresence Technologies. 1995;2351:282–293.

Ministry of Health & Welfare. 2011 health and welfare white paper. Seoul: Author; 2011.

Ministry of Health & Welfare. The standard text of care worker. Seoul: Author; 2008.

Nelson R, Staggers N. Implications of the American Nurses Association Scope and Standards of Practice for nursing informatics for nurse educators: a discussion[Internet]. Nursing Outlook. 2008;56(2):93–94.

Paik NJ. More than half of old people complain of a pain[Internet]. Available from: http://health.chosun.com/site/data/ html_dir/2009/12/28/2009122800668.html

Parasuraman A, Zeithaml VA, Berry LL. SERVQUAL: A multiple–item scale for measuring consumer perceptions of service quality. Journal of Retailing. 1988;64 (1):12–40.

Patricia S. Yoder–Wise. Leading and Managing in Nursing, 6th Edition, Mosby; 2015.

Qmentum International[Internet]. Available from: http://www.internationalaccreditation.ca

Rauen C. Using simulation to teach critical thinking skills: you can't just throw the book at them. Crit Care Nurs Clin North Am. 2001;13:93-103.

Rauen CA. Simulation as a Teaching Strategy for Nursing Education and Orientation in Cardiac Surgery. Crit Care Nurse. 2004;24(3):46-51.

Saba VK, McCormick KA. Essentials of Nursing Informatics. 6th ed. NY: McGraw-Hill; 2015.

Schwab, Klaus. The Fourth Industrial Revolution: what it means, how to respond. World Economic Forum; 2016.

Shin, Soo-Yong. "Current status and future direction of digital health in Korea." The Korean journal of physiology & pharmacology 23.5 (2019): 311-315.

Snijders, C., Matzat, U., Reips, U. D. "Big Data": big gaps of knowledge in the field of internet science. International journal of internet science, 2012;7(1):1-5.

Stoop AP. Using information technology for patient education: realizing surplus value? Patient Education and Counseling. 2004;54(2):187-95.

Sung YH, Kwon IG, Kim MK. A study on the perception gap in clinical nursing service between customers and providers. Journal of Korean Clinical Nursing Research. 2006;12(1):109-123.

Sweeney J. Healthcare Informatics[Internet]. Online Journal of Nursing Informatics (OJNI). 2017;21(1). Available from: http://www.himss.org/ojni

The Medical Futurist. Webicina Kft. Robotics in Healthcare, Get Ready; 2018.

Tomlinson M, Solomon S, Singh Y, Doherty T, Chopra M, Ijumba P, Tsai A C, Jackson D. The use of mobile phones as a data collection tool: A report from a household survey in South Africa. BMC Medical Informatics Decision Making. 2009;9(1):51.

Toni Hebda, Petricia Czar 공저, 이은주 외 공역. 간호정보학 5판, 서울: 정담미디어; 2016.

"Touch: wetware, ubicom and nanotech". paper delivered at Artspace. 1995 April.

University of California San Francisco. Information Technology. REDCAP[Internet]. Available from: https://it.ucsf.edu/services/redcap

Weber S. Addressing technology pros and cons[Internet]. Available from: http://web.ebscohost.com/ehost/pdf?vid=30&hid=6&sid=5b3d76c9-ff05-4a91-a9e5-6c89b2d33659%40sessionmgr9

WHO. Building Srandard-Based Nursing Infomation Systems, Geneva(swiss); 2000.

Wikipedia[Internet]. Available from: https://en.wikipedia.org/wiki/Main_Page

Wikipedia[Internet]. Available from: https://ko.wikipedia.org

Yang SO, Lee SH. A survey on the customized visiting nurse's assessment and management of chronic musculoskeletal pain in older adults. Journal of Korean Academy of Community Health Nursing. 2010;21(3):311-320.

찾아보기

ㄱ

ㅂ

ㅅ

ㅇ

J

K

L

M

N

❖ 공저자 소개

- 이 혜 자(용인예술과학대학교 간호학과)
- 김 연 하(한국교통대학교 간호학과)
- 김 채 봉(인천재능대학교 보건의료행정과)
- 남 경 동(삼성서울병원 교육인재개발실)
- 양 옥 렬(혜전대학교 보건의료행정과)
- 이 병 채(용인예술과학대학교 간호학과)
- 이 혜 진(인천재능대학교 간호학과)
- 최 순 옥(부천대학교 간호학과)

알기 쉬운 **간호정보학** 값 29,000원

2018년 8월 25일 제1판 1쇄 발행
2022년 7월 30일 제2판 1쇄 발행
2024년 8월 25일 제2판 3쇄 발행

저 자 : 이혜자 · 김연하 · 김채봉 · 남경동
양옥렬 · 이병채 · 이혜진 · 최순옥

발행인 : 주 영 일

발행처 : **계 축 문 화 사**

서울특별시 종로구 통일로12길 16-17
우편번호 : 03029
TEL : 735-2257·738-9746
FAX : 723-9025
E-mail : gyechuk@hanmail.net
홈페이지 : http://gyechuk.co.kr
1973. 10. 31 등록번호 제300-1973-8호
ISBN 978-89-5629-685-2 93510